XIANDAI HULIXUE YANJIU YU JINZHAN

现代护理学研究与进展

主编 陈晓凯 窦爱华 李 娜 李荷焕

迟忠秋 史云霞 马 丽

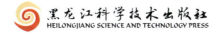

黑龙江科学技术出版社
HEILONGJIANG SCIENCE AND TECHNOLOGY PRESS

图书在版编目（CIP）数据

现代护理学研究与进展 / 陈晓凯等主编. -- 哈尔滨：
黑龙江科学技术出版社，2024.4
ISBN 978-7-5719-2364-8

Ⅰ. ①现… Ⅱ. ①陈… Ⅲ. ①护理学—研究 Ⅳ.
①R47

中国国家版本馆CIP数据核字（2024）第068912号

现代护理学研究与进展
XIANDAI HULIXUE YANJIU YU JINZHAN

主　　编	陈晓凯　窦爱华　李　娜　李荷焕　迟忠秋　史云霞　马　丽
责任编辑	陈兆红
封面设计	宗　宁
出　　版	黑龙江科学技术出版社
	地址：哈尔滨市南岗区公安街70-2号　邮编：150007
	电话：（0451）53642106　传真：（0451）53642143
	网址：www.lkcbs.cn
发　　行	全国新华书店
印　　刷	黑龙江龙江传媒有限责任公司
开　　本	787 mm×1092 mm　1/16
印　　张	23
字　　数	579千字
版　　次	2024年4月第1版
印　　次	2024年4月第1次印刷
书　　号	ISBN 978-7-5719-2364-8
定　　价	238.00元

编 委 会

主 编

陈晓凯　窦爱华　李　娜　李荷焕

迟忠秋　史云霞　马　丽

副主编

肖培培　叶艳琴　荆重阳　丁　彤

高　原　郭文雁

编 委（按姓氏笔画排序）

丁　彤　临清市人民医院

马　丽　单县中心医院

叶艳琴　十堰市人民医院（湖北医药学院附属人民医院）

史云霞　烟台毓璜顶医院

李　娜　兖矿新里程总医院

李荷焕　无棣县中医院

杨新菊　邹平市中心医院

肖培培　滨州医学院附属医院

迟忠秋　莱州市人民医院

陈晓凯　广东省深圳市宝安区空海医院

岳文萍　枣庄市立医院

荆重阳　运城市第二医院

高　原　鄄城县人民医院

郭文雁　兖矿新里程总医院

窦爱华　鄄城县人民医院

前 言
FOREWORD

护理学是一门综合性学科，涵盖了自然科学、社会科学和人文科学等多个领域的知识与技能，在临床医学中扮演着十分重要的角色。专业护理人员科学规范的护理和细致入微的关怀是患者回归健康生活、提高生活质量的前提。随着科学技术的不断发展和医疗研究的不断深入，护理学也面临着诸如人口老龄化、慢性疾病发病率增高、多元化护理服务需求增加、智能科技的融合等挑战和机遇，因此需要护理人员以更加完善的理论知识武装自己，提升自身的护理技术水平。因此，为了更好地推进护理专业的全面可持续发展，培养护理专业人才，促进良好护患关系的建立，我们邀请了一批多年从事护理工作的专家，他们在综合护理学的发展成果和自身积累的丰富经验的基础上编写了本书。

本书在结构安排上，从基础知识入手，对护理学的总论进行了阐述，然后分别对临床不同科室的常见疾病的护理做了详细讲解，包括疾病概述、护理评估、护理诊断、护理措施及护理评价等内容。本书具有系统性、科学性、实用性、规范性的特点，且内容全面、具体、新颖，可操作性强，可提供系统、实用的临床护理思维与操作指导。本书主要面向临床一线的护理工作者，也可作为护理教育者和医学院校学生的参考工具书。

编者在编写过程中查阅了大量文献，力求让本书成为一本专业的临床参考书，但由于临床工作繁杂，编者的精力和时间有限，书中难免存在不妥之处，恳请各位读者和广大同人惠予指正。

《现代护理学研究与进展》编委会
2024 年 1 月

目 录
CONTENTS

第一章 总论 ··· (1)

第一节 护理程序概论 ·· (1)

第二节 护理程序的步骤 ······································ (2)

第三节 标本采集技术 ·· (9)

第四节 生命体征测量法 ······································ (14)

第二章 普外科护理 ·· (17)

第一节 普外科一般护理常规 ································ (17)

第二节 甲状腺疾病 ·· (22)

第三节 急性乳腺炎 ·· (33)

第四节 乳腺囊性增生症 ······································ (36)

第五节 乳房良性肿瘤 ·· (37)

第六节 乳腺癌 ·· (40)

第七节 肝囊肿 ·· (58)

第八节 肝性脑病 ··· (62)

第九节 门静脉高压症 ·· (66)

第十节 胆囊炎 ·· (71)

第十一节 胰腺疾病 ·· (72)

第十二节 肠梗阻 ··· (78)

第三章 脊柱外科护理 ··· (87)

第一节 脊柱侧凸 ··· (87)

第二节 脊柱后凸 ··· (92)

第三节 颈椎间盘突出症 ······································ (98)

第四节 颈椎管狭窄症 ··· (103)

第五节 胸腰椎骨折脱位 ······································ (110)

第六节　腰椎间盘突出症………………………………………………（113）

第七节　腰椎管狭窄症………………………………………………（117）

第四章　手足外科护理………………………………………………（122）

第一节　肌腱损伤………………………………………………（122）

第二节　拇指及手指功能重建………………………………………（125）

第三节　手部骨折………………………………………………（129）

第四节　踝部骨折………………………………………………（135）

第五节　距骨骨折………………………………………………（139）

第五章　妇科护理………………………………………………（143）

第一节　妇科一般护理常规………………………………………（143）

第二节　妇科手术护理常规………………………………………（144）

第三节　子宫内膜异位症………………………………………………（153）

第四节　子宫肌瘤………………………………………………（157）

第五节　子宫脱垂………………………………………………（159）

第六节　外阴癌………………………………………………（162）

第七节　宫颈癌………………………………………………（165）

第八节　子宫内膜癌………………………………………………（169）

第九节　卵巢恶性肿瘤………………………………………………（172）

第十节　妊娠滋养细胞疾病………………………………………（175）

第六章　产科护理………………………………………………（182）

第一节　产前护理………………………………………………（182）

第二节　早产………………………………………………（184）

第三节　多胎妊娠………………………………………………（187）

第四节　过期妊娠………………………………………………（189）

第五节　异位妊娠………………………………………………（192）

第六节　羊水异常………………………………………………（194）

第七节　羊水栓塞………………………………………………（196）

第八节　脐带异常………………………………………………（199）

第七章　影像科护理………………………………………………（201）

第一节　影像科护理岗位职责………………………………………（201）

第二节　影像科护理质量控制………………………………………（202）

    第三节　影像科管理规章制度······························（204）

    第四节　影像科护理应急预案····························（208）

    第五节　计算机体层成像检查的护理······················（215）

    第六节　X线特殊检查与造影检查的护理··················（229）

第八章　手术室护理··（239）

    第一节　手术室常用消毒灭菌方法························（239）

    第二节　手术室安全防范措施····························（246）

    第三节　手术室护理中涉及的法律与伦理问题··············（263）

    第四节　麻醉前护理····································（267）

    第五节　麻醉中护理····································（269）

    第六节　麻醉后护理····································（270）

第九章　重症护理··（273）

    第一节　高血压急症····································（273）

    第二节　心源性猝死····································（281）

    第三节　溶血危象······································（285）

    第四节　超高热危象····································（288）

    第五节　甲状腺功能亢进危象····························（290）

    第六节　急性呼吸窘迫综合征····························（293）

第十章　重症康复护理··（301）

    第一节　重症相关营养问题的康复护理····················（301）

    第二节　重症相关疼痛问题的康复护理····················（312）

    第三节　重症精神障碍的康复护理························（326）

    第四节　神经重症意识障碍的康复护理····················（333）

    第五节　神经重症吞咽障碍的康复护理····················（342）

    第六节　神经重症运动功能障碍的康复护理················（345）

参考文献··（354）

第一章

总　论

第一节　护理程序概论

护理程序由评估、诊断、计划、实施和评价 5 个步骤组成,是一个动态的、循环往复的过程。这 5 个步骤又是相互联系、相互促进和相互影响的(图 1-1)。

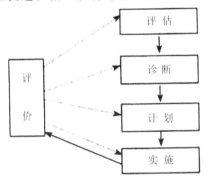

图 1-1　护理程序各步骤关系

一、评估

评估是护理程序的第一步,是采取各种方法和途径收集与护理对象的健康相关的资料,包括护理对象过去和现在的生理、心理、社会等方面的资料,并对资料进行分析和整理。

二、护理诊断

对通过评估获得的资料进行分类,经过综合分析,确认护理对象存在的问题,即确定护理诊断。

三、计划

根据护理诊断拟订相应的预期护理目标,制订护理措施,并将其以规范的形式书写出来。

四、实施

实施是将护理计划落实于具体的护理活动的过程。

五、评价

根据护理活动后产生的护理效果,对照预期目标进行判断,确定目标达到的程度。

(叶艳琴)

第二节 护理程序的步骤

一、评估

评估是指有组织地、系统地收集资料并对资料的价值进行判断的过程。评估是护理程序的第一步,也是护理程序的最基本步骤和非常关键的步骤,是做好护理诊断和护理计划的先决条件。收集到的资料是否全面、准确将直接影响护理程序的其他步骤。因此,评估是护理程序的基础。

(一)收集资料

1.资料的分类

护理评估所涉及的资料依照资料来源的主客体关系,可分为主观资料和客观资料两类。

(1)主观资料是指源于护理对象的主观感觉、经历和思考而得来的资料。如患者主诉:"我头晕、头痛""我感觉不舒服""我一定得了不治之症"等。

(2)客观资料是指通过观察、体格检查或各种辅助检查而获得的资料,如"患者体温39℃,寒战""患者双下肢可凹性水肿"等。

2.资料的来源

(1)护理对象本人。

(2)患者的家庭成员或与护理对象关系密切的人:配偶、子女、朋友、邻居等。

(3)其他健康保健人员:医师、护士、营养师等人员。

(4)既往的病历、检查记录:通过对既往健康资料的回顾,及时了解护理对象病情动态变化的信息。

(5)文献资料:通过检索有关医学、护理学的各种文献,为基础资料提供可参考的信息。

3.资料的内容

收集的资料不仅涉及护理对象的身体情况,还应包括心理、社会、文化、经济等方面。

(1)一般资料:姓名、性别、年龄、民族、职业、婚姻状况、受教育水平、家庭住址、联系人等。

(2)现在健康状况:此次发病情况、目前主要不适的主诉及目前的饮食、营养、排泄、睡眠、自理、活动等日常生活形态。

(3)既往健康状况:既往患病史、创伤史、手术史、过敏史、既往日常生活形态、烟酒嗜好,护理对象为女性时还应包括月经史和婚育史等。

(4)家族史:家庭成员是否有与护理对象类似的疾病或家族遗传病史。

(5)护理体检的检查结果。

（6）实验室及其他检查结果。

（7）护理对象的心理状况：对疾病的认识和态度、康复的信心、病后精神、行为及情绪的变化、护理对象的人格类型、对应激事件的应对能力等。

（8）社会文化情况：职业及工作情况、目前享受的医疗保健待遇、经济状况、家庭成员对疾病的态度和对疾病的了解、社会支持系统状况等。

4.收集资料的方法

（1）交谈法：护理评估中的交谈是一种有目的、有计划的交流或谈话。通过交谈，一方面可以获得有关护理对象的资料和信息，另一方面可以促进护患关系的发展，有利于治疗与护理工作的顺利进行，还可以使护理对象获得有关病情、检查、治疗、康复的信息。

（2）观察法：运用感官获得有关信息的方法。通过观察可以获得有关护理对象的生理、心理、社会、文化等多方面的信息。

（3）身体评估：护士通过视、触、叩、听等体格检查技术，对护理对象的生命体征及各个系统进行全面检查，收集有关护理对象身体状况方面的资料。

（4）查阅：通过查阅医疗病历、护理病历、各种实验室及其他辅助检查结果，获取有关护理对象的资料。

（二）整理资料

1.资料的核实

（1）核实主观资料：主观资料常常来源于护理对象的主观感受，因此，难免会出现一定的偏差，如患者自觉发热，而测试体温时却显示正常。核实主观资料不是对护理对象不信任，而是核实主、客观资料相符与否。

（2）澄清含糊的资料：如果在资料的收集整理过程中发现有些资料内容不够完整或不够确切时，应进一步进行取证和补充。

2.资料分类

（1）按马斯洛的需要层次理论分类：将收集到的各种资料按照马斯洛的五个需要层次进行分类。分别对应于生理需要、安全需要、爱与归属需要、尊敬与被尊敬需要和自我实现的需要。

（2）按人类反应型态分类：北美护理诊断协会（NANDA）将所有护理诊断按9种型态分类，即交换、沟通、关系、赋予价值、选择、移动、感知、认识、感觉/情感。收集到的资料可以按此方法进行分类。

（3）按 Majory Gordon 的 11 个功能性健康型态分类：Majory Gordon 将人类的功能分为11 种型态，即健康感知-健康管理型态；营养-代谢型态；排泄型态；活动-运动型态；睡眠-休息型态；认知-感知型态；自我认识-自我概念型态；角色-关系型态；性-生殖型态；应对-应激耐受型态；价值-信念型态。此分类方法通俗易懂，便于临床护士掌握，应用较为广泛。

（三）分析资料

1.找出异常所在

分析资料时应首先将收集到的资料与正常资料进行对照，发掘其中的差异，这是进行护理诊断的关键性的前提条件。因此，需要护理人员能熟练运用医学、护理学及人文科学知识，具备进行综合分析判断的能力。

2.找出相关因素和危险因素

通过对资料的分析比较，能够发现异常所在，但这只是对资料的初步分析，更重要的是要对引起异常的原因进行进一步的判断,找出导致异常的相关因素和危险因素,为后期进行护理计划的制订提供依据。

(四)资料的记录

资料的记录格式可以根据资料的分类方法不同和各地区的特点自行设计。但资料的记录应遵循以下几个原则:①资料要客观地反映事实情况,实事求是,不能带有主观判断和结论。②资料的记录要完整,并遵循一定的书写格式。③要正确使用医学术语进行资料的记录。④语言简明扼要,字迹清楚。

二、护理诊断

根据收集到的资料进行护理诊断是护理程序的第二步,也是专业性较强,具有护理特色的重要一步。护理诊断一词源于20世纪50年代,Virginia Fry首先在其论著中提出。1973年,美国护士协会正式将护理诊断纳入护理程序。NANDA对护理诊断的发展起了重要的推动作用。

(一)护理诊断的定义

护理诊断是关于个人、家庭、社区对现存的或潜在的健康问题或生命过程的反应的一种临床判断,是护士为达到预期结果选择护理措施的基础,这些预期结果是应由护士负责的。

(二)护理诊断的组成

NANDA的每个护理诊断均由名称、定义、诊断依据和相关因素四部分组成。

1.名称

名称是对护理对象健康状态或疾病的反应的概括性描述,一般可用改变、减少、缺乏、缺陷、不足、过多、增加、功能障碍、受伤、损伤、无效或低效等特定术语来描述健康问题,但不能说明变化的程度。根据护理诊断名称的判断,可将护理诊断分为3类。

(1)现存的:是对个人、家庭或社区的健康状况或生命过程的反应的描述,如"体温过高""焦虑""疼痛"等。

(2)有……危险的:是对一些易感的个人、家庭或社区对健康状况或生命过程可能出现的反应的描述,此类反应目前尚未发生,但如不及时采取有效的护理措施,则可能出现影响健康的问题。因此,要求护士要有预见性,能够预测到可能出现的护理问题,如长期卧床的患者"有皮肤完整性受损的危险",移植术后的患者"有感染的危险"等。

(3)健康的:是对个人、家庭或社区具有加强健康以达到更高水平健康潜能的描述。健康是生理、心理、社会各方面的完好状态,护理工作的任务之一是促进健康。健康的护理诊断是护士为健康人群提供护理时可以使用的护理诊断,如"执行治疗方案有效"等。

2.定义

定义是对护理诊断的一种清晰、准确的描述,并以此与其他护理诊断相区别。每个护理诊断都有其特征性的定义,如"便秘"是指"个体处于一种正常排便习惯发生改变的状态,其特征为排便次数减少和/或排出干、硬便"。

3.诊断依据

诊断依据是做出该诊断的临床判断标准。诊断依据常常是患者所应具有的一组症状和体征以及有关病史,也可以是危险因素。诊断依据有三种,第一种称"必要依据",即做出某一护理诊断时必须具备的依据;第二种称"主要依据",即做出某一诊断时通常需要存在的依据;第三种称"次要依据",即对做出某一诊断有支持作用,但不一定每次做出该诊断时都存在的依据。三种依据的划分不是随意的,而是通过严谨的科研加以证实的。

4.相关因素

相关因素是指促成护理诊断成立和维持的原因或情境,包括以下几个方面。

(1)生理方面:指与患者的身体或生理有关的因素。

(2)心理方面:指与患者的心理状况有关的因素。

(3)治疗方面:指与治疗措施有关的因素。

(4)情境方面:即涉及环境、有关人员、生活经历、生活习惯、角色等方面的因素。

(5)成长发展方面:指与年龄相关的认知、生理、心理、社会、情感的发展状况,比单纯年龄因素所包含的内容更广。

(三)护理诊断的陈述方式

护理诊断的陈述包括 3 个要素,即问题、原因、症状与体征,主要有以下 3 种陈述方式。

1.三部分陈述

具有 P、E、S 3 个部分,即 PES 公式,多用于现存的护理诊断。

2.两部分陈述

只有护理诊断名称和相关因素,而无临床表现,即 PE 公式,多用于"有……危险"的护理诊断。

3.一部分陈述

只有 P,这种陈述方式用于健康的护理诊断。

(四)医疗诊断与护理诊断的区别

1.使用人员不同

医疗诊断是医师使用的名词,用于确定一个具体疾病或病理状态。护理诊断是护士使用的名词,是对个体、家庭或社区的现存的、潜在的健康问题或生命过程反应的一种临床判断。

2.研究重点不同

医疗诊断侧重于对患者的健康状态及疾病的本质做出判断,特别是对疾病做出病因诊断、病理解剖诊断和病理生理诊断。护理诊断侧重于对患者现存的或潜在的健康问题或疾病反应做出判断。

3.诊断数目不同

每个患者的医疗诊断数目较少,且在疾病发展过程中相对稳定;护理诊断数目常较多,并随患者反应不同而发生变化。

4.解决问题的方法不同

医疗诊断做出后需通过用药、手术等医疗方法解决;而护理诊断是通过护理措施解决健康问题。

5.适用对象不同

医疗诊断只适于个体情况,而护理诊断既适于个体,也适于家庭和社区人群。

(五)护理诊断与合作性问题的区别

对护理诊断,护士需要做出一定的处理以求达到预期的结果,是护士独立采取措施可以解决的问题;而合作性问题是护士需要与其他健康保健人员,尤其是与医师共同合作解决的问题。对于合作性问题,护理的措施较为单一,重点在于监测潜在并发症的发生。

(六)护理诊断的有关注意事项

1.护理诊断名称

护理诊断的名称应使用 NANDA 认可的护理诊断名称,不允许随意编造。

2.书写格式

应用统一的书写格式,如相关因素的陈述,应统一使用"与……有关"的格式。再如,有关"知识缺乏"的护理诊断陈述格式应为"知识缺乏:缺乏……方面的知识"。

3.避免将临床表现误认为是相关因素

陈述护理诊断时,应避免将临床表现误认为是相关因素。如"疼痛:胸痛与心绞痛有关"的陈述是错误的,正确陈述应为"疼痛:胸痛与心肌缺血缺氧有关"。

4.整体护理观念

贯彻整体护理观念即护理诊断应涉及患者的生理、心理、社会各个方面。

5.避免价值判断

避免价值判断,如"卫生自理缺陷与懒惰有关"和"知识缺乏与智商低有关"等。

三、护理计划

制订护理计划是护理程序的第三步。当对患者进行全面的评估和分析、做出护理诊断后,应根据患者的具体问题制订和书写护理计划。护理计划的制订体现了护理工作的有组织性和科学性。

(一)排列护理诊断的优先次序

当患者有多个护理诊断时需要对这些护理诊断进行排序,以便统筹安排护理工作。排序时要考虑护理诊断的紧迫性和重要性,把对患者生命和健康威胁最大的问题放在首位,其他的诊断依次排列。在优先顺序上将护理诊断分为以下 3 类。①首要问题:首要问题是指会威胁患者生命、需要及时行动解决的问题。②中优问题:中优问题是指虽不直接威胁患者生命,但也能造成身体上的不健康或情绪上变化的问题。③次优问题:次优问题是指与患者此次发病关系不大,不属于此次发病反应的问题。这些问题并非不重要,只是在安排护理工作时可以稍后考虑。

护理诊断的排序,并不意味着只有前一个护理诊断完全解决才进行下一个护理诊断,而是护理人员可以同时解决几个护理问题,只是把重点放在需要优先解决的问题上。

(二)制订护理目标

护理目标是指患者在接受护理后,期望其能达到的健康状态,即最理想的护理效果。

1.护理目标的陈述方式

(1)主语:指护理对象,是患者,也可以是患者的生理功能或患者机体的一部分。

(2)谓语:即行为动词,指患者将要完成的内容。

(3)行为标准:即护理对象行为要达到的程度。

(4)条件状语:指主语完成某行动时所处的条件状况。

(5)时间状语:是指护理对象在何时达到目标中陈述的结果。

2.护理目标的种类

(1)长期目标:是指需要相对较长的时间才能实现的目标。

(2)短期目标:是指在相对较短的时间内(几小时或几天)要达到的目标。

长期目标和短期目标在时间上没有明确的分界,有些诊断可能只有短期目标或长期目标,有些则可能同时具有长、短期目标。

3.制订护理目标时应注意的问题

(1)目标主语一定是患者,而不是护士。

(2)一个目标中只能出现一个行为动词,否则评价时无法判断目标是否实现。

(3)目标应是可测量的、可评价的,其行为标准应尽量具体。

(4)目标应是护理范畴内的,且可通过护理措施实现的。

(5)目标应具有现实性、可行性,要在患者能力可及的范围内。

(三)制订护理措施

护理措施是帮助护理人员为达到预期目标所采取的具体方法。护理措施的制订是建立在护理诊断所陈述的相关因素基础上,结合护理评估所获得的护理对象的具体情况,运用知识和经验做出决策的过程。

1.护理措施的类型

(1)依赖性的护理措施:即来自医嘱的护理措施,如遵医嘱给药等。

(2)相互依赖的护理措施:是护士与其他健康保健人员相互合作采取的行动。如护士与营养师等共同协商患者的营养补充方案,以纠正患者出现的"营养失调:低于机体需要量问题"。

(3)独立的护理措施:指不依赖于医师的医嘱,护士能够独立提出和采取的护理措施。如护士通过音乐疗法或放松疗法缓解患者的疼痛问题等。在临床护理工作中,护理人员独立的护理措施很多,除一些常规的独立护理措施外,需要护士勤于思考和创新,用科学的方法探讨更多有效果的独立护理措施。

2.制订护理措施的注意事项

(1)措施必须与目标相一致,即护理措施应是能实现护理目标的具体护理活动。

(2)护理措施应具有可行性,应结合患者、工作人员和医院等的具体情况制订。

(3)护理措施的制订要以保障患者的安全为前提,要符合伦理道德要求。

(4)护理措施应与其他医务人员的健康服务活动相协调。

(5)护理措施应以科学理论为指导,每项护理措施都应有依据。

(6)护理措施应具体而易于执行。

(四)验证护理计划

护理计划的制订过程中,尤其在实施之前,应对计划的具体内容不断进行验证,以确保措施的安全有效,且符合患者的具体情况。护理计划的验证可由制订者自己验证,也可由其他健康保健人员协助进行。只有护理计划经过反复验证,确保护理措施适合患者情况时,才可进入实施阶段。

(五)书写护理计划

护理计划制订后应作为一种医疗护理文件执行和保存。因此,其书写应符合医疗护理文件书写的基本要求,以确保其能在医务人员之间相互沟通,促进教学、科研进程,提供护理质量检查依据,并具有法律效力。

四、实施

实施是护理程序的第四步,是执行护理计划中各项措施的过程。通过实施可以解决护理问题,并可以验证护理措施是否切实可行。实施应发生于护理计划之后,包括实施前准备、实施和实施后记录 3 个部分。

（一）实施前准备

要求护士在实施之前要考虑与实施有关的以下几个问题。

1.做什么

在实施前应全面回顾制订好的护理计划,并且需对护理计划的内容进行进一步的整理和组织,使之得到统筹兼顾和有秩序地进行。

2.谁去做

确定哪些护理措施应由护士自己做,哪些应由辅助护士做,哪些需要指导患者或其家属参与完成以及哪些需与其他健康保健人员共同完成等。

3.怎么做

怎么做即实施时应采用何种技术或技巧,如何按护理计划实施等。还应考虑到实施过程可能出现的问题及解决方法。

4.何时做

根据患者的具体情况、健康状态选择最佳的执行护理措施的时间。

（二）实施

此阶段是护士综合运用专业理论知识、操作技术、病情观察能力、语言表达能力、沟通技巧、协调管理能力及应变能力等执行护理计划的过程。这一阶段不仅可以解决患者的护理问题,也同时培养和提高了护士的综合素质和能力。在实施的同时,护士对患者的病情及对疾病的反应进行评估,并对护理照顾的效果进行评价,因此,实施阶段还是评估和评价的过程。

（三）实施后记录

实施护理计划后,护士应对执行护理计划的过程及过程中遇到的问题进行记录。其意义在于可以作为护理工作的阶段性的总结;利于其他医护人员了解实施护理计划的全过程;为今后的护理工作提供经验性资料;并且可以作为护理质量评价的内容。

五、评价

评价是指患者的健康状态与护理计划中制定的目标进行比较并做出判断的过程,即对护理效果的鉴定。评价是护理程序的最后一步,但并不意味着护理程序的结束,通过发现新问题,做出新的护理诊断和计划,或对既往的方案进行修改、补充等,使护理程序可以循环往复地进行下去。

（一）护理评价内容

1.护理全过程

护理全过程的评价,包括收集资料、护理诊断、护理目标、护理措施等的评价。

2.护理效果

护理效果评价即评价患者目前的健康状况是否达到预期的目标。

（二）护理评价的步骤

1.制订评价标准

护理计划中制订的护理目标常常作为评价护理效果的标准。

2.收集资料

收集有关患者目前健康状态的主观与客观资料。

3.评价目标是否实现

目标的实现程度可有 3 种情况:①目标完全实现。②目标部分实现。③目标未实现。

4.分析原因

针对目标部分实现或未实现可以从以下方面进行分析:①护理评估阶段收集的资料是否全面、确切。②护理诊断是否正确。③护理目标是否可行。④护理措施是否得当。⑤患者是否配合。⑥是否出现了新的护理问题。

5.重审护理计划

经过护理评价后及时发现问题,需对护理计划进行调整,具体包括以下几点。

(1)停止:对既已达到预期目标的护理诊断,说明其护理问题已经得到解决,应及时将护理诊断停止,同时其相应的护理措施亦应停止。

(2)修订:通过护理计划的实施,护理目标部分实现或未实现时,应查找原因,然后对护理计划进行合理的修改。

(3)删除:对根本不存在或判断错误的护理诊断应尽快删除。

(4)增加:对未发现或新近出现的护理问题应及时加以补充。

(陈晓凯)

第三节　标本采集技术

一、标本采集的原则

标本采集的原则:①按医嘱采集标本。②采集前做好评估工作。③认真做好核对和解释工作。④正确采集标本:采集方法、采集量和采集时间要正确,确保标本的质量,以免影响检验结果,导致漏诊或误诊;及时采集,按时送检,不可放置时间过久,特殊标本需注明采集时间。⑤培养标本的采集:应在患者使用抗生素前采集,如已经使用,应在检验单上注明;采集时严格执行无菌操作,标本须放入无菌容器内,不可混入防腐剂、消毒剂及其他药物,培养基应足量无混浊及变质,以保证检验结果的准确性。

二、血标本采集法

(一)目的

1.静脉血标本

静脉血标本包括全血标本,用于测定血液中某些物质的含量(如血糖、尿素氮等);血清标本,用于测定血清酶、脂类、电解质及肝功能等。

2.动脉血标本

常用于做血气分析。

3.血培养标本

用于血液的细菌学检查。

(二)用物准备

注射盘内放无菌的 5 mL 或 10 mL 一次性注射器(或一次性采血针和真空标本容器)、干燥试管、抗凝试管或血培养瓶、按需要备酒精灯、火柴。采集动脉血另备肝素、无菌纱布、无菌软木塞,必要时备无菌手套。

(三)操作要点

1.静脉血标本采集法

(1)准备:备齐用物,容器外贴好标签,核对检验单,采集血培养标本时,应检查容器有无裂缝,培养基是否足够,有无混浊、变质。

(2)核对解释:携用物至床边,核对并解释,以取得患者合作。

(3)选择静脉:选择合适的静脉,按静脉注射法扎紧止血带,常规消毒皮肤,嘱患者握拳,使静脉充盈;婴幼儿可采用股静脉采血。

(4)取血:按静脉穿刺法将针头刺入静脉,见回血后,抽动活塞,抽血至所需量。抽血毕,松开止血带,嘱患者松拳,以干棉签按压穿刺点,迅速拔出针头,嘱患者屈肘按压进针点片刻。

(5)留标本:将血液注入标本瓶。①血清标本:取下针头,将血液沿管壁缓慢注入干燥试管内,勿将泡沫注入,勿震荡,以防红细胞破裂而造成溶血;②全血标本:将血液如上法注入盛有抗凝剂的试管内,立即轻轻摇动,使血液和抗凝剂混匀,以防血液凝固;③血培养标本:培养瓶有密封瓶和三角烧瓶两种。注入密封瓶时,除去铝盖中部,用 2%碘酊、70%乙醇溶液消毒,更换针头后将抽出的血液注入瓶内,轻轻摇匀。若注入三角烧瓶内,应先将纱布松开,取出硅胶塞,迅速在酒精灯火焰上消毒瓶口,将血液注入瓶内,轻轻摇匀,再将硅胶塞至火焰上消毒后塞好,扎紧封瓶纱布。

(6)整理:协助患者取舒适卧位,清理用物。

(7)送检:将标本连同化验单及时送检。

2.动脉血标本采集法

(1)核对解释:携用物至床边,核对,解释目的和方法,以取得患者合作。

(2)选择动脉:选择合适的穿刺部位,多用桡动脉(穿刺点位于前臂掌侧腕关节上 2 cm,动脉搏动明显处)或股动脉(穿刺点按股静脉定位法确定)。操作者立于穿刺侧,常规消毒皮肤,消毒范围要广泛。

(3)抽吸肝素:抽吸肝素 0.5 mL 入注射器,使注射器内壁湿润后,余液全部弃去。

(4)取血:操作者戴无菌手套或常规消毒左手的示指、中指,以固定欲穿刺的动脉。右手持注射器,在两指间垂直或与动脉走向呈 40°刺入动脉,见有鲜红色回血,右手固定穿刺针,左手抽取血液。抽血毕,迅速拔出针头,同时用无菌纱布加压止血 5~10 分钟。

(5)隔绝空气:立即将针尖斜面刺入软木塞,以隔绝空气,连同化验单立即送检。

(6)整理:帮助患者取舒适卧位,清理用物。

(四)注意事项

1.静脉血标本采集法

做生化检验,应事先通知患者在空腹时采集血标本,以免因进食影响检验结果。根据不同的检验目的准备标本容器,并掌握采血量。一般血培养取血 5 mL,急性细菌性心内膜炎患者,为提高培养阳性率,采血量需增至 10~15 mL。严禁在输液、输血的针头处采集血标本,以免影响检验结果。同时抽取几个项目的血标本,应先注入血培养瓶,其次注入抗凝管,最后注入干燥试管,动作需迅速准确。

2.动脉血标本采集法

严格执行无菌技术,以防感染;有出血倾向的患者,谨慎使用;采集方法正确,标本及时送检。

三、尿标本采集法

(一)目的

1.常规标本采集法

该采集法用于检查尿液的色泽、透明度、细胞及管型,测定比重,并做尿蛋白及尿糖定性。

2.12 小时或 24 小时尿标本采集法

该采集法用于做尿的定量检查,如钠、钾、氯、17-烃类固醇、17-酮类固醇、肌酐、肌酸及尿糖定量或尿浓缩查结核杆菌等。

3.尿培养标本采集法

该采集法用于做尿液的细菌学检查,常通过导尿术或留取中段尿法采集未被污染的尿液标本。

(二)用物及环境准备

根据采集标本种类及评估资料准备容量为 100 mL、3 000 mL 的清洁大口容器或无菌试管等,外贴标签。病室整洁,必要时备屏风或床帘遮挡患者,容器妥善放置。

(三)操作要点

1.常规标本采集法

核对、解释目的和方法,以取得合作;嘱患者将晨起第一次尿约 100 mL 留于清洁瓶内。

2.12 小时或 24 小时尿标本采集法

(1)准备:容器贴标签,注明起止时间。

(2)核对解释:核对,解释目的和方法,以取得合作。

(3)指导留尿:指导患者于晨 7 时排空膀胱后开始留尿,至次晨 7 时留完最后一次尿,将 24 小时全部尿液留于容器中送检(如留 12 小时尿标本,则自晚 7 时至次晨 7 时止)。

(4)将容器置于阴凉处,按检验要求加入防腐剂,避免尿液久放变质。

3.尿培养标本采集法

常通过导尿术或留取中段尿法采集未被污染的尿液标本。留取中段尿时,另加试管夹。

(1)导尿术方法:按无菌导尿术留取尿培养标本。

(2)留取中段尿法:核对,向患者解释目的和方法,确认膀胱充盈并且有尿意。按导尿术要求清洁、消毒外阴(不铺洞巾),嘱患者自行排尿,弃去前段尿,以试管夹夹住无菌试管,接取中段尿 5 mL,盖紧塞子,贴标签。协助患者穿裤,整理床单位,清理用物,标本及时送检。

(四)注意事项

1.常规标本

采集常规标本:①嘱患者不可将粪便混于尿液中,粪便中的微生物可使尿液变质,影响检查结果;②昏迷或尿潴留患者可通过导尿术留取标本;③女患者在月经期不宜留取尿标本。

2.12 小时或 24 小时尿标本

12 小时或 24 小时尿标本采集应做好交接班,以督促检查患者正确留取尿标本。

3.尿培养标本

尿培养标本采集时,应注意严格无菌操作,以防尿液污染。

四、大便标本采集法

(一)目的

1.常规标本采集法

该采集法用于检查大便的性状、颜色、混合物及寄生虫等。

2.隐血标本采集法

该采集法用于检查大便肉眼不能观察到的微量血液。

3.寄生虫及虫卵标本采集法

该采集法用于检查寄生虫成虫、幼虫及虫卵。

(二)用物及环境准备

据采集标本种类及评估资料准备蜡纸盒或容器(如小瓶、塑料盒便器)、竹签。培养标本备无菌培养管、蜡纸盒和无菌长棉签、竹签;病室整洁,必要时用屏风或床帘遮挡患者。

(三)操作要点

1.常规标本采集法

核对,向患者解释目的;用竹签取少量异常大便(约蚕豆大小)放入盒内。如为腹泻者应取黏液部分,如为水样便应盛于容器中送检。

2.隐血标本采集法

操作步骤按以上常规标本留取法采集。

3.寄生虫及虫卵标本采集法

核对,解释目的和方法,根据检验目的采取不同的方法。检查寄生虫卵时,应在不同部位取带血及黏液的大便标本 5～10 g 送检;服驱虫剂后或做血吸虫孵化检查,应留取全部大便,及时送检;查阿米巴原虫,应在采集前将容器用热水加温,便后连同容器立即送检。因阿米巴原虫在低温下可失去活力而难以找到。

4.培养标本采集法

检查核对,解释留取标本的目的和方法。嘱患者排便于便盆中,用无菌竹签取带脓血或黏液的大便少许,置培养管或无菌蜡纸盒中,立即送检。如患者无便意,可用长棉签蘸无菌 0.9% 氯化钠溶液,由肛门插入 6～7 cm,沿一方向边旋转边退出棉签,置于无菌培养管中,塞紧送检。

(四)注意事项

采集常规标本,对于腹泻者应取黏液部分送检;如为水样便应盛于容器中送检。采集寄生虫及虫卵标本,应在不同部位取带血及黏液的大便标本送检。查阿米巴原虫,应在采集前将容器用热水加温,便后连同容器立即送检。

五、痰标本采集法

(一)目的

1.常规标本采集法

该采集法用于检查细菌、虫卵或癌细胞等(如涂片可找到革兰阳性肺炎链球菌、肺吸虫卵或癌细胞)。

2.24 小时标本采集法

该采集法用于检查 1 天的痰量,同时观察痰液的性状,协助诊断。

3.培养标本采集法

该采集法用于检查痰液的致病菌。

(二)用物及环境准备

根据采集标本种类及评估资料准备蜡纸盒、痰杯或广口玻璃瓶;培养标本备漱口溶液、无菌培养瓶(盒),并贴好标签;病室整洁,容器妥善放置。

(三)操作要点

1.常规标本采集法

核对,向患者解释目的;嘱患者晨起后漱口,以除去口腔中杂质,然后用力咳出气管深处的痰液,盛于清洁容器内送检。如找癌细胞,应立即送检,也可用 95% 乙醇溶液或 10% 甲醛溶液固定后送检。

2.24 小时标本采集法

将容器贴好标签,注明留痰的起止时间,向患者解释留痰目的,嘱其不可将唾液、漱口水、鼻涕等混入,将 24 小时(晨 7 时至次晨 7 时)的痰液全部置于容器中送检。

3.培养标本采集法

应于清晨收集,因此时痰量较多,痰内细菌也较多;护士须戴口罩,嘱患者用复方硼砂溶液漱口,再用清水漱口(避免混入口腔中细菌),深吸气后用力咳嗽,将痰吐入无菌培养盒内,加盖立即送检。昏迷患者留取痰培养标本时,可用吸痰管,外接大号注射器抽吸;也可用吸引器吸取,在吸引器吸管中段接一特殊无菌瓶,无菌瓶两侧各有一开口小管,其中一管接吸痰管,另一管接吸引器,开动吸引器后痰液即被吸进瓶内。

(四)注意事项

1.常规标本

采集常规标本找癌细胞,用 95% 乙醇溶液或 10% 甲醛溶液固定后立即送检。

2.24 小时标本

采集 24 小时标本,嘱患者不可将唾液、漱口水、鼻涕等混入,将 24 小时痰液全部置于容器中送检。

3.培养标本

采集培养标本应于清晨收集,护士须戴口罩,嘱患者用复方硼砂溶液。

六、咽拭子标本采集

(一)目的

从咽部及扁桃体采取分泌物做细菌培养。

(二)用物准备

无菌咽拭子培养管、酒精灯、火柴、压舌板、生理盐水。

(三)操作要点

操作要点:①携用物至患者床前,核对姓名、床号等,解释目的及方法;②点燃酒精灯;③患者张口发"啊"音,必要时用压舌板;④用蘸生理盐水的长棉签轻柔迅速地擦拭两腭弓、咽及扁桃体的分泌物;⑤试管口在酒精灯火焰上消毒;⑥棉签插入试管中;⑦清理用物,及时送检。

（四）注意事项

做真菌培养时,需在口腔溃疡面上采集分泌物;采集过程中,无菌容器应保持无菌。

七、真空采血管的应用

（一）目的

采取各种血标本。

（二）用物准备

采血双向针头、持针器、真空采血管、治疗盘（同皮内注射）。

（三）操作要点

操作要点:①核对患者无误,说明穿刺目的、方法、注意事项等,取得患者合作,协助患者摆好体位。②连接采血双向针头及持针器:双手握住双向针两端的针套并反向拧开,除去白色针套,暴露双向针后端（带弹性胶套的一端）,将双向针后端顺时针方向拧入持针器中。彩色针套仍保护针头前端,避免细菌污染。③选择穿刺血管,消毒。④拔除彩色针头护套,暴露双向针前端。以注射器采血方式进行静脉穿刺,在可见回血双向针的中部透明回血腔内可看到回血。⑤将真空采血管标签向下置入持针器中,左手示指和中指卡住持针器后端的凸缘,拇指推采血管底,将采血管推到持针器顶端,使双向针后端针尖穿透采血管胶塞。⑥真空采血管内真空将血标本吸入管内,当真空耗尽,血流停止。一手固定持针器,用一手拇指和中指捏住试管下部,用示指推持针器的凸缘,使管塞脱离采血针后端的针头,取出试管。⑦需要混匀的采血管在脱离持针器后要立即将采血管轻轻颠倒混匀。⑧如需采多管血,再向持针器内插入另一根采血管。⑨采血毕,先取出采血管,然后退出带针持针器。⑩用棉球按压穿刺处片刻。⑪整理用物,洗手。⑫血标本及时送检。

（四）注意事项

选择适宜的采血双向针;按标本类型选用合适的真空采血管;正确连接采血针头及持针器;采多管血时,固定好持针器,并按采集顺序要求采血。

（陈晓凯）

第四节　生命体征测量法

一、体温测量

（一）目的

测量并记录患者体温。

（二）用物准备

体温计、带秒表的表、笔、记录本。

（三）操作要点

操作要点:①根据病情选择测温部位;②检查体温计完好性及水银柱高度是否在35 ℃以下;③口腔测温:口表水银端置于患者舌下部位,闭口3分钟,取出;④直肠测温:肛表用油剂润滑,水银端插入肛门 3～4 cm,3 分钟取出;⑤腋下测温:擦干腋窝下汗液,体温计水银端放腋窝深处,紧贴皮肤,屈臂过胸,夹紧体温计,10 分钟取出;⑥视体温计读数,记录;⑦将水银柱高度甩至 35 ℃以下,放回消毒液容器中。

(四)注意事项

1.口腔测温、腋下测温

精神异常、昏迷、不合作、口鼻手术或呼吸困难者,不可于口腔测温。进食,抽烟,面颊部做热、冷敷者,应推迟 30 分钟后,方可测口腔温度。极度消瘦的患者,不适用腋下测温。沐浴后需待 20 分钟再测腋下温度。

2.直肠测温

腹泻、直肠或肛门手术、心肌梗死及某些心脏病患者(刺激肛门后,迷走神经兴奋,会引起心律不齐)不可由直肠测温。坐浴或灌肠需待完毕后 30 分钟,方可测直肠温度。

3.重复测温

发现体温和病情不相符时,应重复测温。

4.特殊患者测温

为婴幼儿、意识不清或不合作患者测温时,护士需守候在旁或用手托扶体温计以免发生意外。

5.防止体温计破碎以及破碎后处理

甩表时用腕部力量,不可碰及其他物品,以防碰碎。切忌把体温计放在热水中清洗或沸水中煮,以防爆裂。如患者不慎咬碎体温计时,应立即清除玻璃碎屑,口服蛋清或牛奶延缓汞的吸收。病情允许者可服用膳食纤维丰富的食物促使汞排泄。

6.消毒

肛表、腋表、口表应分别进行清洁消毒。

二、脉搏测量

(一)目的

计数每分钟的脉率,评价脉搏性质,了解心脏功能及周围血管情况。

(二)用物准备

有秒针的表、记录本和笔。

(三)操作要点

以示指、中指、环指的指端,用适中的压力按于桡动脉表面,计数 0.5 分钟;计数两次。做记录。

(四)注意事项

1.状态平稳后测量

诊脉前使患者安静,如有剧烈活动,先休息 20 分钟后再测。

2.防止混淆

不可用拇指诊脉,因拇指小动脉易与患者的脉搏相混淆。

3.脉搏短绌患者

对心脏病患者应测脉 1 分钟,对有脉搏短绌的患者,应由两人同时分测脉搏与心率 1 分钟,以分数式记录为心率/脉率。

4.动脉选择

除桡动脉以外,可测颞动脉、肱动脉、颈动脉、足背动脉等。

5.偏瘫患者

为偏瘫患者测脉,应选择健侧肢体。

三、呼吸测量

(一)目的

了解患者的呼吸情况,计算呼吸频率。

(二)用物准备

有秒针的表、记录本、笔。

(三)操作要点

观察患者胸部起伏,一起一伏为一次呼吸;危重患者呼吸不易被观察时,用少许棉絮置于患者鼻孔前,观察棉花吹动情况,计数 1 分钟。

(四)注意事项

测量呼吸前,使患者安静,如有剧烈活动,应先休息 20 分钟;测量时不能与患者讲话,呼吸不规则的患者及婴儿应测 1 分钟。

四、血压测量

(一)目的

测量血压值,了解生命体征动态变化。

(二)用物准备

血压计、听诊器。

(三)操作要点

1.上肢血压测量法

上肢血压测量法操作要点:①患者取坐位或卧位,使肱动脉与心脏在同一水平,露出手臂。②放平血压计,驱尽袖带内空气并平整地缠于上臂,使下缘距肘窝 2～3 cm,松紧以能放入一指为宜,放开水银槽开关。③戴好听诊器,将听诊器头放在肱动脉搏动最强处并固定。向袖带内打气,至脉搏声消失,再加压使压力升高 2～4 kPa,放气,使汞柱缓慢下降。④当从听诊器上听到第一次搏动时,汞柱所指刻度为收缩压;继续放气,到搏动声突然变弱或消失时,汞柱所指刻度为舒张压。⑤取下袖带,排尽空气,倾斜 45°关闭水银槽开关。整理单位,正确记录血压值。

2.下肢血压测量法

下肢血压测量法操作要点:①方法与上肢测量法同;②患者取俯卧位或仰卧屈膝位;③袖带缠于大腿,下缘距腘窝 3～5 cm,收缩压比肱动脉收缩压高 2～5 kPa;④记录时注明为下肢血压。

(四)注意事项

对需要长期密切观察的患者应定时间、定部位、定体位、定血压计观察血压。充气不可过猛、过高,防止水银外溢;放气不可过快,以减少读值误差。当搏动听不清或血压异常时,应分析排除外界因素;需重复测量时,应将袖带内气体驱尽,汞柱降至零点,稍等片刻后再测量。偏瘫患者测健肢。舒张压变音和消失音相差较远时,应同时记录两个数值。

(肖培培)

第二章

普外科护理

第一节 普外科一般护理常规

一、入院护理常规

迎接患者,与计算机系统核对相关信息,为患者佩戴腕带,完善入院手续,告知患者及家属医院相关制度,如医保手续、作息制度、安全管理等温馨提示。为患者安排床位,通知责任医师。对急/危重症患者根据情况做好相应的抢救准备。

引导患者至床单位,标识患者基本信息,如床头卡、护理等级、饮食、药物过敏等。对患者进行入院介绍,包括病室环境、设施、责任医师、责任护士、作息时间、膳食服务、探视陪伴等。做好患者个人卫生,更换合体病号服。

入院评估、做好记录,包括患者一般资料、基本评估、系统评估和专科评估。如姓名、性别、诊断、生命体征、身高、体重、意识状态、饮食、睡眠、排尿情况、吸烟史、饮酒史、既往病史、过敏史、宗教信仰、心理状况、自理能力等,以及与诊断相关的、需动态观察的症状与体征,具体内容应结合疾病特点。

专科护理评估,一般包括皮肤评估、自理能力评估、跌倒坠床评估、营养评估等。根据评估情况确定护理问题,制订护理计划并实施,对高危患者应悬挂高危标识,提醒医务人员加强防范措施,向患者及家属告知并签署高危告知书,并进行宣教。

按照护理程序为患者提供身体护理和心理护理,并对护理措施的实施及时进行效果评价,不断改进护理措施,为患者提供优质护理服务。

保持病室清洁、整齐、安静、舒适、安全,室内空气清新,光线充足。

遵医嘱执行各项治疗和护理,完成入院患者的标本采集、预约检查等。

做好健康指导,包括用药知识及相关疾病知识宣教。

入院后每天测量生命体征4次,连续3天;生命体征正常者,一级护理改为每天测量2次,二级护理或三级护理改为每天测量1次。如有病情变化随时测量,每天询问并记录大便次数。以后每周测量血压及体重,并记录在体温单上。

二、出院护理常规

及时处理出院医嘱,停止住院期间治疗医嘱,并通知患者及家属出院时间。告知患者或家属

17

办理出院手续流程。指导其做好出院准备,整理个人用物、准备必要的物品。做好出院指导和健康指导,包括出院后饮食、服药方法及注意事项、运动和康复的方法,复诊时间及流程,居家自我护理方法及注意事项等。必要时提供书面材料。

做好出院患者满意度调查,征求患者意见。做好出院患者床单位的终末消毒,清点床单位物品。

注销计算机内患者治疗医嘱、基本信息、各项治疗单、护理单,并做好出院登记。将病历按出院顺序整理好,由病案室保存。

提供延续性护理服务 通过预约随访、开设微信公众平台、专题讲座、电话追踪、上门服务等多种形式提供服务。

三、术前护理常规

(一)术前评估

术前评估主要内容:①评估患者的病情、配合程度、自理能力、心理状况。②评估患者的体征、饮食、睡眠、排便、既往用药情况、既往病史等。③了解女性患者是否在月经期,其初潮年龄。④了解患者对疾病和手术的认知程度。

(二)心理护理

根据患者的年龄、文化程度、心理状况、家庭、社会支持情况等给予心理护理,缓解患者恐惧、焦虑等不良情绪,提高患者对住院环境适应能力,减轻对手术预后的顾虑。

(三)术前准备

1.术前检查

协助医师完成各项化验及影像学检查。

2.血型检测、备血

遵医嘱必要时进行血型检测并备血。

3.药物过敏试验

遵医嘱做药物过敏试验,并记录。

4.皮肤准备

嘱患者做好个人清洁卫生,并按相应手术进行手术区皮肤准备。注意脐部、皱褶处皮肤的清洁。

5.遵医嘱进行肠道准备

术前1天可给予清洁肠道、灌肠。胃肠道手术嘱患者术前1～2天进流质,结直肠患者术前3天进流质并口服肠道制菌药,酌情清洁灌肠,以减少术后并发感染的机会。幽门梗阻患者术前应留置胃管进行洗胃。

6.指导患者休息、禁食

遵医嘱术前1天给予镇静药,以保证良好的睡眠。嘱患者术前8～12小时禁食,术前4～6小时禁水。

7.手术当天

(1)测量生命体征并记录,如有异常,通知医师。

(2)如妇女月经来潮,应及时通知医师停止手术。

(3)嘱患者取下发卡、手表、首饰、义齿等,排空膀胱,更衣,贵重物品交由家属保管。

（4）遵医嘱留置胃管/鼻肠管,根据手术医嘱及手术方式带齐患者病历、X线片和必要的手术物品等。检查手术部位并做好标记。与手术室护士做好交接记录。

（5）按麻醉方式、术式准备床单位、氧气、监护仪等物品及抢救物品。

（6）皮肤护理:手术当天,手术室护士根据患者年龄、营养状况、手术体位、时间等对患者易受压部位进行皮肤保护,防止压力性损伤的发生。

（四）健康指导

针对不同疾病、不同手术方式、麻醉方式进行相关知识的护理指导,使患者理解手术治疗目的及必要性,配合手术顺利完成。①向患者介绍主管医师、护士及病室环境,讲解手术的目的、方法及麻醉知识。②保持病室干净整齐,空气新鲜,减少噪音,创造良好的休息环境。③讲解术前有效咳嗽、咳痰方法,告知术前戒烟的重要性,减少术后肺部并发症。④用亲切的言语问候、轻柔的动作操作,建立良好的护患关系。术前一天手术医师、麻醉医师及手术室护士会对患者进行访视,可缓解患者心理压力。⑤教会患者床上大、小便技巧。⑥向患者讲解术后留置各种引流管的必要性及重要性,教会患者在活动时避免引流管打折、扭曲,特别是避免非计划性拔管发生。⑦向患者讲解镇痛的重要性和方法,取得患者理解。⑧讲解相关的疾病知识及术后注意事项,做好防治围术期并发症发生的指导。

四、术后护理常规

（一）术后评估

1.手术评估

评估麻醉方式、手术方式、术中情况,以及用药情况。

2.患者评估

评估术后患者的意识状态、自理能力、疼痛、皮肤及各种安全评估。

（二）生命体征观察

密切观察患者生命体征,意识状态、瞳孔及神志等情况。遵医嘱给予心电监护。

（三）保持呼吸道通畅

保持呼吸道通畅,及时清理呼吸道分泌物,遵医嘱给予氧气吸入、心电监护。

（四）体位

根据手术类型、麻醉方式及神志情况取恰当体位,注意保暖,防止受凉,并注意保护患者安全。

（五）引流管固定、观察引流液

妥善固定各种引流管并保持通畅,防止扭曲、打折、受压,防止脱落。注意观察引流液颜色、性质及量,并准确记录,出现异常及时通知医师。

（六）手术切口观察和保护

观察手术切口有无渗血、红肿等感染征象,敷料有无脱落,保持切口部位清洁干燥。

（七）输液顺序及滴速

根据医嘱及病情,合理安排输液顺序及滴速,注意营养补充和饮食情况。根据手术性质、麻醉方式遵医嘱给予肠内或肠外营养,给予禁食不禁水、流质、半流质和普通饮食。维持患者营养、水及电解质、酸碱平衡等。

（八）保持清洁

禁食、留置胃管期间，生活不能自理的患者，给予患者口腔护理或协助患者进行口腔清洁，根据口腔情况选择口腔护理频次。留置尿管期间，女患者进行会阴擦洗，男患者进行尿道口擦洗。

（九）皮肤护理

应用压力性损伤评估工具定时对皮肤进行评估，按时为患者实施预防皮肤损伤的护理措施。如给予体位垫、气垫床、骨隆突处给予泡沫敷料等，防止压力性损伤的发生。

（十）休息和活动

保持病室安静，减少对患者的干扰，保证其休息。术后无禁忌，鼓励患者尽早活动，减少相关并发症发生；术后指导患者下肢运动或穿抗血栓压力带、运用下肢静脉回流泵，预防深静脉血栓形成；但对休克、极度衰弱或手术本身需要限制活动者，则不宜早期活动。

（十一）并发症的观察与护理

1.术后出血

引流液量突然增加，颜色鲜红，心率加快，血压下降，尿排出量减少等失血性休克症状，应立即通知医师并遵医嘱给予止血补液治疗，若继续加重，应当采取措施，必要时迅速再手术止血。

2.术后发热

体温超过 38.5 ℃，予以物理降温，必要时遵医嘱给予进一步检查和处理。

3.肺不张、肺炎

协助患者床上翻身、拍背、有效咳嗽等肺功能锻炼，遵医嘱给予雾化吸入。

4.切口感染

保持切口敷料清洁、干燥，观察有无渗液、渗血情况并记录，遵医嘱给予抗生素等预防切口感染。

5.泌尿系统感染

留置尿管患者密切观察尿液颜色、性质及量，保持会阴部清洁。病情允许时鼓励患者多饮水，预防泌尿系统感染。

6.尿潴留

术后尿潴留多为全身麻醉后、切口疼痛、不习惯在床上排尿等引起。可采取以下措施：①稳定患者情绪，增加自行排尿信心；②病情允许时，可协助患者坐于床沿或下床等适当体位进行排尿；③用温开水洗或用热水熏外阴部，以解除尿道括约肌痉挛，诱导排尿反射；也可按摩膀胱区及下腹部热敷，听流水声等方法诱导排尿；④必要时遵医嘱进行导尿，第一次放尿不可超过 1 000 mL，应分次放出并控制尿液放出速度，不可过快；对于极度充盈的膀胱导出尿液超过 500 mL 时，应保留尿管。

7.预防下肢血液循环障碍和血栓形成

可应用相关的评分量表对患者进行评分，对高危患者提前采取预防措施。同时观察远端动脉搏动情况，皮色、皮温、下肢感觉、运动恢复情况。手术后无禁忌应鼓励早期下床活动。

（十二）术后健康指导

术后健康指导包括体位、饮食、并发症预防措施、药物使用和术后康复等。

五、微创技术护理常规

微创是指用最小的侵袭或损伤达到最佳外科治疗效果的外科技术，其包括腔镜外科技术、内镜外科技术和介入外科治疗技术。微创外科与传统手术相比,除具有相同的治疗效果外,还有创伤小、患者恢复快、住院时间短、感染率低、并发症少的优点,是 21 世纪外科发展的主要方向之一。

(一)术前护理常规

1.护理常规

执行外科术前护理常规。

2.术前评估

评估患者是否为微创适应证,既往手术史和疾病史。患者是否了解微创外科手术,能否配合手术顺利完成。

3.皮肤准备

根据微创外科手术方式进行皮肤准备,如腹腔镜手术尤其注意脐部的清洁、介入手术尤其注意腹股沟处皮肤清洁。

4.体位训练

微创外科手术特别是腔镜手术有时会采取特殊体位,如俯卧位、头低足高位。术前可对患者进行适应性训练,先从 30 分钟开始,直至达到手术预估时间。

5.肠道准备

根据手术部位遵医嘱完善肠道准备,盆腔粘连者需清洁灌肠。

6.心理护理

做好术前宣教,了解患者及家属对微创外科手术的接受程度,对可能出现的问题做好应对准备。与患者耐心进行沟通与讲解,使患者及家属消除对手术的恐惧感,能正确认识并接受手术。

(二)术后护理常规

1.护理常规

执行外科术后护理常规。

2.观察有无并发症

密切观察患者有无人工气腹并发症,如高碳酸血症、低氧血症、皮下气肿、腹胀、腹痛、气胸;腹壁穿刺并发症,如穿刺孔出血、腔内脏器(电)损伤、气体栓塞、心律失常,发现异常及时通知医师给予处理。

3.体位

麻醉清醒后改半卧位,24 小时后鼓励患者下床活动,需在医护人员指导下先在床上坐 20 分钟,腿垂在床沿 20 分钟,床旁站立 20 分钟,慢走 20 分钟,如有头晕、恶心等不适,立即平卧。

4.引流的护理

不同的微创外科手术有不同的引流,应做好导管妥善固定,密切观察引流液颜色、性质、量,并做好记录,避免非计划性拔管的发生。

5.饮食护理

根据病情术后 6 小时患者可适量饮水,无并发症遵医嘱进食,由流食、半流质过渡到普食,宜少食多餐,避免进食易产气食物。

6.并发症的观察及护理

(1)出血:术后严密观察生命体征及引流管情况,有出血倾向立刻通知医师。

(2)内脏损伤:术后 3～5 天,患者突然出现剧烈腹痛、恶心、呕吐、高热、白细胞计数增高等表现,应考虑内脏损伤,及时通知医师处理。

(3)气腹并发症:术后应仔细观察呼吸节律,皮下和阴囊有无气肿及气肿范围、大小。

(4)高碳酸血症和低氧血症:此为人工气腹并发症,对于原有肺功能障碍和手术时间过长的患者尤应注意。护士应高度重视,给予患者吸氧,使残留气体排出,纠正高碳酸血症,防止出现恶心、呕吐等并发症。

（肖培培）

第二节 甲状腺疾病

甲状腺分左、右两叶,覆盖并附着于甲状软骨下方的器官两侧,中间以峡部相连,由内、外两层被膜包裹,手术时分离甲状腺即在此两层被膜之间进行。在甲状腺背面、两层被膜的间隙内,一般附有 4 个甲状旁腺。成人甲状腺重约 30 g,正常者进行颈部检查时,既不能清楚地看到,也不易摸到甲状腺。由于甲状腺借外层被膜固定于气管和环状软骨上,还借两叶上极内侧的悬韧带悬吊于环状软骨,所以做吞咽动作时,甲状腺随之上下移动,临床上常以此鉴别颈部肿块是否与甲状腺有关(图 2-1)。

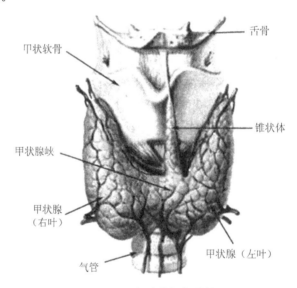

图 2-1 甲状腺的解剖结构

甲状腺的血液供应非常丰富,主要来自两侧的甲状腺上、下动脉。甲状腺有 3 条主要静脉,即甲状腺上、中、下静脉。甲状腺的淋巴液汇入颈深淋巴结。甲状腺的神经支配来自迷走神经,其中,喉返神经穿行于甲状腺下动脉的分支之间,支配声带运动,喉上神经的内支(感觉支)分布于喉黏膜,外支(运动支)支配环甲肌,与甲状腺上动脉贴近走行,使声带紧张。

甲状腺有合成、贮存和分泌甲状腺素的功能。甲状腺素的主要作用:①加快全身细胞利用氧的效能,加速蛋白质、糖类和脂肪的分解,全面增高人体的代谢,增加热量的产生。②促进人体的生长发育,在出生后影响脑与长骨的生长、发育。

一、单纯性甲状腺肿

(一)概述

单纯甲状腺肿发病率5%,甚至更高,女性好发,缺碘是主要原因。由于离海远的山区饮水和食物中含碘量低,发病者较多,故常称为地方性甲状腺肿。在缺乏碘而仍需甲状腺功能维持身体需要的前提下,垂体前叶促甲状腺激素的产生就增加,导致甲状腺代偿性肿大。病变早期为弥漫性肿大,随着增生和再生反复出现,会出现结节;晚期部分腺泡坏死、出血、囊性变、纤维化、钙化等,可出现质地不等、大小不一的结节,称为结节性甲状腺肿。

除甲状腺素的合成原料碘缺乏外,当机体对甲状腺激素的需要量较正常增高,或其他原因导致甲状腺素合成和分泌障碍时,也会引起甲状腺肿大。前者常见于青春期、妊娠期、绝经期、创伤或感染患者;后者原因众多,可以是大脑皮质-下丘脑-垂体前叶-甲状腺系统任意环节的失调。两者与地方性甲状腺肿的主要不同是,后者往往腺体肿大很突出,并多发生在地方性甲状腺肿的流行区。

(二)护理评估

1.健康史

评估时应询问患者的年龄、月经生育史、创伤感染情况和居住史,如是否居住于远离海的山区,以及饮食习惯。如是否不吃海带、紫菜等海产品,或者有海产品过敏或禁忌。据报道,卷心菜、花生、菠菜、大豆、豌豆、萝卜等食物可抑制甲状腺素的合成,经常大量进食,亦能导致甲状腺肿大。

2.临床表现

局部表现为主,颈部增粗,颈前肿块。一般无全身症状,基础代谢率正常。甲状腺可有不同程度的肿大,早期两侧呈弥漫性肿大,表面光滑,质地软,可随吞咽上下移动;随后可触及单个或多个结节,增长缓慢。较大腺体压迫周围器官或组织出现压迫症状,可表现为呼吸困难、气管软化、声音嘶哑或吞咽困难。胸骨后甲状腺肿易压迫气管和食管。

3.辅助检查

(1)甲状腺摄^{131}I率测定:缺碘性甲状腺肿可出现摄碘量增高,但吸碘高峰一般正常。

(2)B超检查:有助于发现甲状腺内囊性、实质性或混合性多发结节的存在。

(3)颈部X线检查:可发现不规则的胸骨后甲状腺肿及钙化的结节,还能确定有无气管受压、移位及狭窄的程度。

(4)细针穿刺细胞学检查:病变性质可疑时,可行细针穿刺细胞学检查以确诊。

(三)护理问题

1.焦虑

焦虑与疾病、担心手术预后等因素有关。

2.知识缺乏

缺乏进食加碘食盐或含碘丰富的食品的有关知识。

3.疼痛

疼痛与手术引起的组织损伤有关。

(四)护理目标

(1)患者紧张情绪缓解或减轻,积极配合手术。

(2)患者能够叙述相关知识。

(3)患者疼痛减轻或消失。

(五)护理措施

1.一般护理

(1)皮肤的准备:男性患者刮胡须,女性患者发髻低需要理发。

(2)胃肠道的准备:术前禁食 8~12 小时,禁水 4~6 小时。

(3)体位训练:术前指导患者进行头颈过伸位的训练。

2.心理护理

针对患者术前紧张和担心手术预后进行心理护理。

(1)讲解手术的必要性。

(2)讲解此手术为外科中等手术,手术医师经验丰富。

(3)讲解手术及麻醉方式。

(4)讲解过于紧张会影响手术的进行及麻醉效果。

(5)请手术已经康复的患者与之交流经验体会。

(6)调动社会支持体系,给患者予以协助和鼓励。

3.术后护理

术后护理主要针对术后并发症。

(1)出血。术后 48 小时内出现,表现为颈部迅速肿大、呼吸困难、烦躁不安,甚至窒息;伤口渗血或出血。护理措施:①预防术后出血。适当加压包扎伤口敷料。予半坐卧位,减轻术后颈部切口张力。避免大声说话、剧烈咳嗽,以免伤口裂开、出血。术后 6 小时内进食温凉流质、半流质饮食,避免进过热饮食,减少伤口部位充血。②观察伤口渗血情况及颈后有无渗血;观察患者呼吸情况,有无呼吸困难;观察患者颈部情况,有无颈部肿大。床旁备气管切开包,如发生出血,应立即剪开缝线,消除积血,必要时送手术室止血。

(2)呼吸困难和窒息。表现为颈部压迫感、紧缩感或梗阻感,还可表现为进行性呼吸困难、呼吸费力、烦躁、发绀及气管内痰鸣音。护理措施:①术后 24~48 小时严密观察病情变化。每 2 小时测量血压、脉搏、呼吸 1 次,观察伤口敷料及引流管引流液的情况,尤应注意颈部敷料有无渗血。②预防术后出血。适当加压包扎伤口敷料。予半坐卧位,减轻术后颈部切口张力。避免大声说话、剧烈咳嗽,以免伤口裂开出血。术后 6 小时内进食温凉流质、半流质饮食,避免进过热饮食,减少伤口部位充血。③保持呼吸道通畅。指导患者有效咳嗽、排痰的方法并示范,即先深吸一口气,然后用手按压伤口处,快速用力将痰咳出,但避免剧烈咳嗽,以免伤口裂开。痰液黏稠不易排出时,给予雾化吸入,每天 2~3 次,并协助患者翻身叩背,促进痰液排出。④及时处理。发现患者有颈部紧缩感和压迫感、呼吸困难、烦躁不安、心动加速、发绀时,应立即检查伤口。如果是出血引起,立即就地松开敷料,剪开缝线,敞开切口,迅速除去血肿;如血肿清除后患者呼吸仍无改善,则应立即施行气管切开,并予吸氧;待患者情况好转后,再送手术室进行进一步检查止血和其他处理。⑤术前常规在床旁准备气管切开包和抢救药品。⑥手术后如近期出现呼吸困难,宜先试行插管,插管失败后再做气管切开。

(3)喉返神经损伤。可分暂时性(2/3 以上的患者是暂时性损伤)和持久性损伤两种,评估患者有无声音嘶哑、失声。如果症状出现,注意给予安慰和解释,减轻其恐惧和焦虑,使其积极配合治疗。同时,应用促进神经功能恢复的药物,结合理疗、针灸,促进声带功能的恢复(暂时性损伤可在术后几周内恢复功能)。注意声带的休息,避免不必要的谈话。在后期要多与患者交流,并要求患者尽量用简短的语言回答或点头,亦可使用写字板,鼓励患者自己说出来,提高其自信心,促进声带功能的恢复。

(4)喉上神经损伤。喉上神经外支损伤可引起环甲肌瘫痪,使声带松弛,患者发音产生变化,常感到发音弱、音调低、无力、缺乏共振,最大音量降低。喉上神经内支损伤可使咽喉黏膜的感觉丧失,易引起误咽,尤其是喝水时出现呛咳。要指导患者取坐位进食,或进半固体饮食。一般理疗后可恢复。

(5)甲状旁腺功能减退。可出现低血钙,表现为面部、口唇周围和手、足针刺感及麻木感或强直感,还可表现为畏光、复视、焦虑、烦躁不安。重者可有面肌和手足阵发性痛性痉挛,甚至喉、膈肌痉挛,出现呼吸困难和窒息。血清钙低于正常。但只要有一枚良好的甲状旁腺保留下来,就可维持甲状旁腺的正常功能,故临床上出现严重的手足抽搐者并不多见。其发生率与甲状腺手术范围及以往手术次数直接相关。如果出现症状,护理上需注意以下事项。①限制含磷较高的食物:如牛奶、瘦肉、蛋类、鱼类。②症状轻者,可口服葡萄糖酸钙2~4 g,每天3次,2~3周后损伤的甲状旁腺代偿性增生,症状消失;症状较重者或长期不能恢复者加服维生素D,每天(5~10)×10^4U,促进钙在肠道中的吸收。口服双氢速甾醇油剂,有提高血清钙含量的特殊作用,从而降低神经肌肉的应激性,效果最好。③抽搐发作:注意患者安全,医护人员不要用手强力按压患者制止抽搐发作,避免受伤。

4.健康教育

(1)在甲状腺肿流行地区推广加碘食盐,告知居民勿因价格低廉而购买和食用不加碘食盐。日常烹调使用加碘食盐,每10~20 kg食盐中均匀加入碘化钾或碘化钠1 g即可满足人体每天的需碘量。

(2)告知患者碘是甲状腺素合成的必需成分,食用高碘含量食品有助于增加体内甲状腺素的合成,改善甲状腺肿大症状。鼓励进食海带、紫菜等含碘丰富海产品。

二、甲状腺功能亢进

(一)概述

1.病因

甲状腺功能亢进(简称甲亢)的原因尚未完全明了,目前多认为它是一种自身免疫性疾病。此外,情绪、应激等因素也被认为对其发病有重要影响。

2.分类

(1)原发性甲状腺功能亢进症(Grave病、突眼性甲状腺肿或者毒性甲状腺肿):最常见,多发于20~40岁,女性较男性发病率高。甲状腺呈弥漫性肿大、对称,有突眼征。

(2)继发性甲状腺功能亢进症:少见,多发于40岁以上,甲状腺肿大呈结节性、不对称,一般无突眼。

(3)高功能腺瘤:是继发性甲状腺功能亢进症的特殊类型,少见,多为单发,无突眼。

(二)护理评估

1.健康史

(1)患者的年龄、性别。

(2)患者是否有情绪急躁、容易激动、失眠、两手颤动、怕热、多汗、食欲亢进而体重减轻、消瘦、心悸、胸闷、脉快有力(每分钟脉率在100次以上,休息和睡眠时快)、月经失调等症状。

(3)是否进行过甲状腺手术或者放疗。

(4)甲状腺功能亢进症的药物治疗情况。

(5)患者及其家属对疾病的认识以及心理反应。

2.临床表现

(1)代谢率增高的表现:食欲亢进、食量大,但反见消瘦、体重下降;多汗、不耐热;紧张、神经过敏、手细颤;心律失常和心悸;皮肤毛发柔弱,易脱落;腹泻。

(2)性格的改变:烦躁易激惹。情绪波动大,可表现为时而兴奋,时而抑郁。言语及动作速度加快。

(3)心血管系统功能改变:患者主诉心悸、心慌。脉快有力,多在每分钟100次以上,休息和睡眠时亦快。脉压增大,常大于5.3 kPa(40 mmHg)。脉率增快和脉压的增大为重要临床表现。可作为判断病情程度和治疗效果的重要标志。

(4)内分泌紊乱:月经失调、不孕、早产等。

(5)眼征:瞬目减少,辐辏运动减弱,眼球内聚困难。突眼征是由于液体积聚在眼眶,球后水肿,造成眼球突出,但并非必然存在。突眼的严重程度与甲状腺功能亢进症的严重程度无明显关系。继发于结节性甲状腺肿的甲状腺功能亢进症患者多无突眼征。通常治疗不会改善。

3.辅助检查

(1)基础代谢率(BMR)测定:BMR = 脉率 + 脉压 - 111。BMR 正常为 ±10%,增高至 +20%~+30%为轻度甲状腺功能亢进症,+30%~+60%为中度甲状腺功能亢进症,+60%以上为重度甲状腺功能亢进症。

(2)甲状腺摄碘率的测定:给受试者一定剂量的放射性[131]I,再探测甲状腺摄取[131]I的程度,可以判断甲状腺的功能状态。正常甲状腺24小时摄碘量为人体总量的30%~40%,如果在2小时内甲状腺的摄碘量超过了人体总量的25%,或在24小时内超过了人体总量的50%,且吸碘高峰提前出现,都提示有甲状腺功能亢进症。注意如果患者在近2个月内吃含碘较高的食物如海带、紫菜或服用含碘药物如甲状腺素片、复方碘溶液等,需停药2个月才能做试验,否则影响检测效果。

(3)血清 T_3、T_4 测定:甲状腺功能亢进症时 T_3 可高出正常值4倍左右,T_4 高出正常2.5倍。

(4)B超:甲状腺呈弥漫性或结节性肿大。

(5)心电图(ECG):显示心动过速或心房颤动,P波和T波改变。

(三)护理问题

(1)焦虑:与担心疾病及手术预后等因素有关。

(2)活动无耐力:与代谢率增高、氧的供应不能满足机体需要有关。

(3)睡眠形态紊乱:与无法耐受炎热、大汗或性情急躁等因素有关。

(4)营养失调,低于机体需要量:与代谢率增高有关。

(5)疼痛:与手术引起的组织损伤有关。

(6)潜在并发症:出血、呼吸困难或窒息、喉返神经损伤、喉上神经损伤、甲状旁腺损伤、甲状腺危象等。

(四)护理目标

(1)患者紧张情绪缓解或减轻,积极配合手术。

（2）患者活动能力逐渐增强，能满足自我护理要求或患者日常需求得到满足。

（3）患者能得到充足的休息和睡眠。

（4）患者甲状腺功能亢进症症状得到控制，体重增加。

（5）患者疼痛减轻或消失。

（6）患者病情变化能够被及时发现和处理。

（五）护理措施

1.一般护理

（1）皮肤的准备：男性患者刮胡须，女性患者发髻低需要理发。

（2）胃肠道的准备：术前禁食 8～12 小时，禁水 4～6 小时。

（3）体位训练：术前指导患者进行头颈过伸位的训练。

（4）术前药物准备：用药目的是降低甲状腺功能和基础代谢率，控制甲状腺功能亢进症症状，减轻甲状腺肿大及充血。先使用硫氧嘧啶类抗甲状腺药物，待基础代谢率正常后加用碘剂，适用于重度甲状腺功能亢进症患者。硫氧嘧啶类药物主要抑制甲状腺素分泌，但能使甲状腺肿大、充血。加用碘剂可以抑制甲状腺素的释放，并能使腺体缩小、变硬，减少充血，利于手术。常用碘剂为饱和碘化钾熔液，或用 Lugol 溶液。服用方法有二：①增量法，常用的碘剂是复方碘化钾溶液，每天 3 次，第 1 天每次由 3 滴开始，逐天每次递增 1 滴，至每次 16 滴为止。然后，维持此剂量至手术。②恒量法。10 滴，每天 3 次；4～5 滴，每天 3 次。给抗甲状腺药物和碘剂时，多需 2～3 周或以上方可手术。为缩短术前准备时间，目前常给普萘洛尔口服，替代抗甲状腺药物和碘剂做药物准备。

用药注意事项：①硫氧嘧啶类药物的突出不良反应是白细胞和粒细胞计数减少。当发现患者有咽痛、发热、皮疹等主诉或症状时，应及时与医师联系，进一步检查分析是否需要停药。②服用碘剂时要将碘溶液滴在水、果汁、牛奶里，并用吸管饮用，以减少碘液的不良味道和对黏膜的刺激及牙齿的损害。切忌将浓的碘剂直接滴入口腔，以免灼伤口腔黏膜，刺激口腔和胃黏膜引起恶心、呕吐、食欲缺乏等，且要强调一定要按剂量服用。③碘剂不能单独治疗甲状腺功能亢进症，仅用于手术前的准备。因为碘剂只能抑制甲状腺激素的释放，而不能抑制其合成。因此，一旦停药，贮存于甲状腺滤泡内的甲状腺球蛋白分解，大量甲状腺激素释放到血液，使甲状腺功能亢进症症状加重。④使用普萘洛尔的禁忌证为心脏束支传导阻滞、支气管哮喘。对使用普萘洛尔的患者应监测心率。发现心率低于 60 次/分时，应及时提醒医师停药。

2.心理护理

针对术前紧张和担心手术预后进行心理护理。多与患者交谈，消除患者的顾虑和恐惧心理，向患者讲解甲状腺功能亢进症是一种可治愈的良性疾病。安排通风良好、安静的休息环境，指导患者减少活动，适当卧床，以免体力消耗。限制探视，避免过多外来刺激，使患者情绪稳定。

3.术后并发症的护理

（1）出血：术后 48 小时内出现，表现为颈部迅速肿大、呼吸困难、烦躁不安，甚至窒息；伤口渗血或出血。护理措施如下。①预防术后出血：适当加压包扎伤口敷料。给予半坐卧位，减轻术后颈部切口张力。避免大声说话、剧烈咳嗽，以免伤口裂开出血。术后 6 小时内进食温凉流质、半流质饮食，避免进过热饮食，减少伤口部位充血。②观察伤口：观察伤口渗血情况及颈后有无渗血；观察患者呼吸情况，有无呼吸困难；观察患者颈部情况，有无颈部肿大。如发生出血，应立即剪开缝线，清除积血，必要时送手术室止血。③观察伤口引流管颜色、性质、量，并准确记录。如有异常，及时通知主管医师。

(2)呼吸困难和窒息:表现为颈部压迫感、紧缩感或梗阻感,还可表现为进行性呼吸困难、呼吸费力、烦躁、发绀及气管内痰鸣音。护理措施如下:①观察病情。术后24～48小时严密观察病情变化,每2小时测量血压、脉搏、呼吸1次,观察伤口敷料及引流管引流液的情况,尤应注意颈部敷料有无渗血。②预防术后出血。适当加压包扎伤口敷料。给予半坐卧位,减轻术后颈部切口张力。避免大声说话、剧烈咳嗽,以免伤口裂开出血。术后6小时内进食温凉流质、半流质饮食,避免进过热饮食,减少伤口部位充血。③保持呼吸道通畅。指导患者有效咳嗽、排痰的方法并示范,即先深吸一口气,然后用手按压伤口处,快速用力将痰咳出,但避免剧烈咳嗽,以免伤口裂开。痰液黏稠不易排出时,给予雾化吸入,每天2～3次,并协助患者翻身叩背,促进痰液排出。④及时处理。发现患者有颈部紧缩感和压迫感、呼吸困难、烦躁不安、心动加速、发绀时,应立即检查伤口。如果是出血引起,立即就地松开敷料,剪开缝线,敞开切口,迅速除去血肿;如血肿清除后患者呼吸仍无改善,则应立即施行气管切开,并予吸氧;待患者情况好转后,再送手术室进行进一步检查止血和其他处理。⑤术前常规在床旁准备气管切开包和抢救药品。⑥手术后如近期出现呼吸困难,宜先试行插管,插管失败后再做气管切开。

(3)喉返神经损伤:可分暂时性(2/3以上的患者是暂时性损伤)和持久性损伤两种,评估患者有无声音嘶哑、失声。如果症状出现,注意给予安慰和解释,减轻其恐惧和焦虑,使其积极配合治疗。同时,应用促进神经功能恢复的药物,结合理疗、针灸,促进声带功能的恢复(暂时性损伤可在术后几周内恢复功能)。注意声带的休息,避免不必要的谈话。在后期要多与患者交流,并要求患者尽量用简短的语言回答或点头;亦可使用写字板,鼓励患者自己说出来,提高其自信心,促进声带功能的恢复。

(4)喉上神经损伤:可引起环甲肌瘫痪,使声带松弛,患者发音产生变化,常感到发音弱、音调低、无力、缺乏共振,最大音量降低。喉上神经内支损伤可使咽喉黏膜的感觉丧失,易引起误咽,尤其是喝水时出现呛咳。要指导患者取坐位进食,或进半固体饮食。一般理疗后可恢复。

(5)甲状旁腺功能减退:可出现低血钙,表现为面部、口唇周围和手、足针刺感及麻木感或强直感,还可表现为畏光、复视、焦虑、烦躁不安。重者可有面肌和手足阵发性痛性痉挛,甚至喉、膈肌痉挛,出现呼吸困难和窒息。查血清钙低于正常。但只要有一枚良好的甲状旁腺保留下来,就可维持甲状旁腺的正常功能,故临床上出现严重的手足抽搐者并不多见。其发生率与甲状腺手术范围及以往手术次数直接相关。如果出现症状,护理上需注意以下事项:①限制含磷较高的食物,如牛奶、瘦肉、蛋类、鱼类。②症状轻者可口服葡萄糖酸钙2～4 g,每天3次,2～3周后损伤的甲状旁腺代偿性增生,症状消失;症状较重者或长期不能恢复者加服维生素D,每天5万～10万U,促进钙在肠道中的吸收。口服二氢速固醇油剂,有提高血清钙含量的特殊作用,从而降低神经肌肉的应激性,效果最好。③抽搐发作时,注意患者安全,医护人员不要用手强力按压患者制止抽搐发作,避免受伤。

4.健康教育

(1)用药指导:说明甲状腺功能亢进症术后继续服药的重要性并督促执行。教会患者正确服用碘剂的方法,如将碘剂滴在饼干、面包等固体食物上,一并服下,以保证剂量准确。

(2)复诊指导:嘱咐出院患者定期至门诊复查,了解甲状腺的功能,出现心悸、手足震颤、抽搐等情况时,及时就诊。

三、甲状腺腺瘤

(一)概述

甲状腺腺瘤是最常见的甲状腺良性肿瘤,多见于 40 岁以下的女性,病理上可分为滤泡状和乳头状囊性腺瘤两种,前者较常见。乳头状囊性腺瘤少见,不易与乳头状腺癌区别。腺瘤周围有完整的包膜。

(二)护理评估

1.健康史

(1)患者的年龄。

(2)肿物生长速度。

(3)有无压迫症状。①压迫气管:导致呼吸困难。②压迫食管:可致吞咽困难。③压迫静脉:表现为面部瘀血、青紫、水肿、浅表静脉怒张。④压迫神经:喉返神经受压,可引起声带麻痹、声音嘶哑。

2.临床表现

多为单发,表面光滑,边界清,随吞咽上下活动,多无不适,生长缓慢。肿块较大时可有压迫症状。多为实性,部分为囊性,当囊壁血管破裂发生囊内出血时,肿块迅速增大,伴局部胀痛。

3.辅助检查

(1)颈部 B 超:用来测定甲状腺肿物的大小及其与周围组织的关系。

(2)穿刺细胞学检查:用以明确甲状腺肿块的性质。

(三)护理问题

(1)焦虑:与担心手术及预后有关。

(2)疼痛:与手术引起的组织损伤有关。

(四)护理目标

(1)患者紧张情绪缓解或减轻,积极配合手术。

(2)患者疼痛减轻或消失。

(五)护理措施

1.术前护理

(1)皮肤的准备:男性患者刮胡须,女性患者发髻低需要理发。

(2)胃肠道的准备:术前禁食 8～12 小时,禁水 4～6 小时。

(3)体位训练:术前指导患者进行头颈过伸位的训练。

2.心理护理

针对患者术前紧张和手术预后进行心理护理。

(1)讲解手术的必要性,若不进行手术治疗,则有恶变的可能。

(2)讲解此手术为外科中等手术,手术医师经验丰富。

(3)讲解手术及麻醉方式。

(4)讲解过于紧张影响手术的进行及麻醉效果。

(5)请手术已经康复的患者与之交流经验体会。

(6)调动社会支持体系给患者予协助和鼓励。

3.术后护理

同单纯性甲状腺肿术后护理。

4.健康教育

术后多做吞咽动作,防止颈前肌粘连;伤口拆线后适当进行颈部运动,防止瘢痕挛缩。定期门诊复查。

四、甲状腺癌

(一)概述

甲状腺癌是最常见的甲状腺恶性肿瘤,发病率因国家和地区而不同,在我国约占全身恶性肿瘤的1%,近年有增长趋势,女性多见。发病年龄不同于一般癌肿多发于老年人的特点,此病从儿童到老年人都可发生,青壮年占大多数。

(二)护理评估

1.健康史

(1)患者的性别、年龄。

(2)肿物生长速度。

(3)有无压迫症状:呼吸困难、吞咽困难、声音嘶哑、面部淤血、青紫、水肿、浅表静脉怒张等。

2.临床表现

肿块特点是质硬、不规则、边界不清,随吞咽活动度差。局部淋巴结转移时伴有颈部淋巴结肿大。晚期常因压迫邻近组织如喉返神经、气管、食管、交感神经节而出现相应的压迫症状。

3.辅助检查

(1)颈部 B 超检查:用来测定甲状腺肿物的大小及其与周围组织的关系。

(2)放射性同位素扫描:多为冷结节或凉结节。

(3)CT/MRI 检查:能更清楚地定位病变范围及淋巴结转移灶。

(4)穿刺细胞学检查:用以明确甲状腺肿块的性质。

4.心理社会因素

近期有无心理应激,如家庭生活、工作等方面。

(三)护理问题

(1)焦虑:与甲状腺肿块性质不明、担心手术及预后有关。

(2)知识缺乏:缺乏甲状腺手术术前、术后康复知识。

(四)护理目标

(1)患者焦虑减轻,舒适感增加,积极配合治疗。

(2)患者能够叙述相关知识。

(五)护理措施

1.一般护理

(1)皮肤的准备:男性患者刮胡子,女性患者发髻低需要理发。

(2)胃肠道的准备:术前禁食 8~12 小时,禁水 4~6 小时。

(3)体位训练:术前指导患者进行头颈过伸位的训练。

2.心理护理

针对患者术前紧张和担心手术预后进行心理护理。

(1)讲解手术的必要性,若不进行手术治疗,则病情有恶化的可能。

(2)讲解此手术为外科中等手术,手术医师经验丰富。

(3)讲解手术及麻醉方式。

(4)讲解过于紧张影响手术的进行及麻醉效果。

(5)请手术已经康复的患者与之交流经验体会。

(6)调动社会支持体系,给患者予协助和鼓励。

3.术后护理

除不会发生甲状腺危象外,其余同甲状腺功能亢进术后护理。

4.健康教育

(1)甲状腺全部切除的患者需终身服用甲状腺制剂以满足机体对甲状腺素的需要。常用的甲状腺制剂有甲状腺素片、左甲状腺素钠等。要使患者了解不正确的用药可导致严重心血管并发症。指导患者:①每天按时服药。②出现心慌、多汗、急躁或畏寒、乏力、精神萎靡不振、嗜睡、食欲减退等体内甲状腺激素过多或过少表现时,应及时就诊,以便调整剂量。③不随意自行停药或变更剂量。④随年龄变化,药物剂量有可能需要调整,故最好至少每年到医院复查一次。

(2)不同病理类型的甲状腺癌患者的预后有明显差异,乳头状腺癌恶性程度低,预后较好。指导患者调整心态,积极配合后续治疗。

五、甲状腺结节

(一)概述

甲状腺结节是指在甲状腺内出现的肿块,临床上是一种常见病证,可由甲状腺各种疾病引起,因而怎样区分结节的良、恶性,对如何选择治疗方案有其重要意义。儿童时期出现的甲状腺结节50%为恶性。发生于年轻男性的单发结节,也应警惕恶性的可能。如果患者突然出现甲状腺结节,且短期内发展较快,则恶性的可能性较大,但有些早已存在的乳头状囊性腺瘤,常因重体力劳动或剧烈咳嗽而发生囊内出血时,短期内可迅速增大,应加以区分,后者病变局部常有胀痛感。

(二)护理评估

1.健康史

(1)患者的性别、年龄。

(2)结节生长速度。

(3)有无压迫症状。

2.临床表现

甲状腺单个孤立结节比多个结节的恶性机会大。触诊时,良性腺瘤表面平滑,质地较软,随吞咽移动度大;而腺癌常表现为不平整,质地较韧,随吞咽移动度较小,可同时触及颈部肿大的淋巴结。有时腺癌结节很小,而同侧已有肿大的淋巴结。

3.辅助检查

(1)核素扫描:单个冷结节恶性的可能性较大;温结节多为良性腺瘤,癌的概率较小;热结节则几乎为良性。

(2)B超检查:能测定甲状腺结节大小及数目,可区分甲状腺结节为实质性肿块、囊肿或囊实性,因此,可弥补放射性核素扫描检查的不足。如扫描为冷结节、超声检查为囊性者,则恶性的可能性大大减低。此外,还可经超声定位指导针吸活检。

(3)穿刺细胞学检查:是明确甲状腺结节性质的有效方法。细胞学检查结果阴性,则90%为良性。

(三)护理问题

(1)焦虑:与担心甲状腺肿块性质、预后等因素有关。

(2)疼痛:与手术引起的组织损伤有关。

(四)护理目标

(1)患者焦虑减轻,舒适感增加,积极配合治疗。

(2)患者疼痛减轻或消失。

(五)护理措施

1.一般护理

(1)皮肤的准备:男性患者刮胡子,女性患者发髻低需要理发。

(2)胃肠道的准备:术前禁食8~12小时,禁水4~6小时。

(3)体位训练:术前指导患者进行头颈过伸位的训练。

2.心理护理

针对患者术前紧张和担心手术预后进行心理护理。

(1)讲解手术的必要性,若不进行手术治疗,病情有恶化的可能。

(2)讲解此手术为外科中等手术,手术医师经验丰富。

(3)讲解手术及麻醉方式。

(4)讲解过于紧张影响手术的进行及麻醉效果。

(5)请手术已经康复的患者与之交流经验体会。

(6)调动社会支持体系,给患者予协助和鼓励。

3.术后护理

同甲状腺功能亢进术后护理。

4.健康教育

良性肿瘤的健康教育同甲状腺腺瘤,恶性肿瘤的健康教育同甲状腺癌。

(六)最新进展

近年来,随着腔镜手术技能的不断成熟及腔镜手术器械的不断发展,腔镜技术在甲状腺外科中已被广泛使用,如腔镜甲状腺肿物切除术、一侧腺叶切除术或甲状腺大部分切除术,甚至甲状腺全切除合并颈中央区淋巴结清扫术等。这些术式与传统开放的甲状腺手术相比,其术后并发症并无增多,且具有手术损伤小、恢复快、住院时间短以及除颈入路途径外,术后在身体暴露部位不留下手术瘢痕、能达到较满意的美容效果等优点。

1.腔镜甲状腺手术概况

Gagner等成功进行了首例腔镜甲状旁腺部分切除术;Huscher等报道了腔镜甲状腺腺叶切除术,两者手术的成功和所取得的满意的美容效果,为腔镜甲状腺手术的开发和推广奠定了基础。从此以后,腔镜甲状腺手术在国内外迅速开展,且未出现手术死亡病例或严重并发症的报道。腔镜甲状腺手术可分为经颈、经胸和经腋入路3种途径。

2.腔镜甲状腺手术后护理

腔镜手术较普通术式术后易发生脂肪液化、皮下积液、皮肤红肿、瘀斑。皮下瘀斑、皮下红肿一般可自行消除,严重者先行冷敷后行热敷,加用活血化瘀药物治疗后可消失。脂肪液化者予拆除乳沟处切口缝线,使其自然引流,定时换药,加用抗生素抗感染后可消失。皮下积液者,量少可自行吸收,量多者用针刺抽吸或切开引流,以防皮瓣坏死。其他护理同甲状腺功能亢进患者术后护理。

(马　丽)

第三节　急性乳腺炎

一、概述

急性乳腺炎多为乳腺的急性化脓性感染,也是产后妇女哺乳期常见的疾病,多见于初产妇,产后 3～4 周容易发生。

(一)病因

除与产妇生产后全身抗感染能力下降有关外,还与下列因素有关。

1.细菌入侵

致病细菌以金黄色葡萄球菌为主,其次为链球菌。感染的途径:①细菌直接由乳头表面的破损、皲裂处侵入。②产妇在喂乳时,婴儿含乳头而睡或婴儿患口腔炎等有利于细菌直接侵入乳管,上行到腺小叶。

2.乳汁淤积

乳汁淤积有利于入侵细菌的生长繁殖。乳头发育不良(过小或内陷)妨碍哺乳;乳汁过多或婴儿吸乳少,以致乳汁不能完全排空或乳管不通畅而影响乳汁排出。

(二)转归

不及时治疗可形成乳房脓肿(图 2-2)。

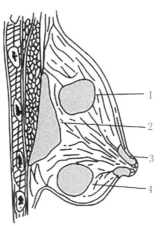

图 2-2　乳房脓肿的不同部位

1.乳房深部脓肿;2.乳房后脓肿;3.乳晕下脓肿;4.乳房浅部脓肿

二、护理评估

(一)健康史

评估有无乳头凹陷、过小或乳管不通等引起乳汁淤积的原因,了解有无乳头破损或皲裂。

(二)临床表现

1.局部表现

患侧乳房胀痛或触痛,局部红肿、发热,脓肿形成时,患部疼痛加剧,搏动性或触痛明显。脓肿可以是单房或多房性。脓肿可向外溃破,也可向深部形成乳房后脓肿,严重者,可并发脓毒症。

2.全身反应

常伴有寒战、高热等全身中毒症状。

3.心理状况

多见于初产妇,患者常因不能哺乳而担心婴儿喂养问题,出现精神紧张或焦虑。

(三)辅助检查

1.实验室检查

血常规显示白细胞计数及中性粒细胞比例升高。

2.超声检查

脓肿部位较深者,此项检查可明确脓肿的大小和部位,有利于准确切开排脓。

3.诊断性穿刺

在乳房肿块波动或压痛最明显的部位穿刺进行确诊,抽到脓液表示脓肿已形成,脓液应进行细菌培养及药物敏感试验。

(四)、治疗要点

1.局部处理

患侧乳房停止哺乳,改善乳汁淤积,采用抽吸方法促进乳汁经乳头排出;早期热敷、药物外敷或理疗。一旦形成脓肿,应及时切开引流。

2.全身治疗

(1)抗菌药:早期、足量应用抗菌药物。首选青霉素类抗菌药物,也可根据脓液的细菌培养和药物敏感试验结果选用。禁忌使用四环素、氨基糖苷类、磺胺类和甲硝唑等对婴儿有不良影响的抗菌药物。

(2)中药治疗:服用蒲公英、野菊花等清热解毒药物或外敷鱼石脂软膏。

(3)终止乳汁分泌:感染严重、脓肿引流损伤乳管造成乳瘘者应终止乳汁分泌,方法如下。①口服溴隐亭 1.25 mg,每天 2 次,服用 7～14 天;或己烯雌酚 1～2 mg,每天 3 次,2～3 天。②肌内注射苯甲酸雌二醇,每次 2 mg,每天 1 次,至乳汁分泌停止。③中药炒麦芽,每天 60 g,水煎服,分 2 次服用;或冲茶饮,2～3 次/天。

三、护理诊断

(一)疼痛

与乳汁淤积、乳房炎症、肿胀有关。

(二)体温过高

与细菌感染或毒素入血有关。

（三）焦虑

与担心婴儿喂养有关。

（四）知识缺乏

缺乏哺乳期卫生及乳腺炎等的预防知识。

（五）其他潜在并发症

比如脓毒症等。

四、护理措施

（一）一般护理

患乳暂停哺乳，定时用吸乳器吸净或挤净乳汁；用宽松的胸罩托起乳房，以减轻疼痛和肿胀；局部热敷、药物外敷或理疗。饮食应清淡，但应给予营养丰富、易消化的流质或半流质饮食，并嘱患者少食多餐。

（二）控制体温和感染

定时监测生命体征，高热者予以物理降温。必要时遵医嘱应用解热镇痛药物或补液；遵医嘱早期、足量应用有效抗生素。

（三）脓肿切开引流后的护理

一旦形成脓肿，应及时切开引流。为避免损伤乳管而形成乳瘘，乳房内脓肿应做放射状切口；乳晕下脓肿应沿乳晕边缘做弧形切口；深部脓肿或乳房后脓肿可沿乳房下缘做弧形切口，经乳房后间隙引流，保持引流通畅，定时更换切口敷料（图 2-3）。注意观察伤口情况及脓液的量、颜色、气味、性状等。

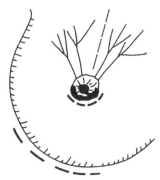

图 2-3　乳房脓肿的切口

（四）心理护理

鼓励患者说出焦虑原因，正确解答患者的疑问，给患者以安全和信任感，消除紧张情绪；指导患者及家属合理喂养婴儿。

五、健康指导

（一）哺乳前

有乳头内陷者，应于分娩前 3～4 个月开始每天挤捏、提拉乳头，也可用吸乳器吸引，使乳头外突。习惯性流产者慎用。妊娠后期应经常用温水擦洗乳头。

(二)哺乳期

1.保持局部清洁

产妇分娩后第一次哺乳前用温水毛巾清洁乳头和乳晕,忌用肥皂、乙醇等。每次哺乳前、后均需清洁乳头。

2.养成正确哺乳习惯

应按需定时哺乳,双侧乳房轮流哺乳,一侧乳房吸尽后再吸对侧乳房,如有乳汁淤积,应及时用吸乳器或手法按摩排空乳汁。避免养成婴儿含乳头睡觉的习惯。

3.乳头破损或皲裂

可暂停哺乳,将乳汁挤出或用吸乳器吸出后哺喂婴儿。症状严重者,可涂抹红霉素软膏治疗,待愈合后再行哺乳。

4.婴儿口腔

保持婴儿口腔卫生,预防或及时治疗婴儿口腔炎症。

(肖培培)

第四节　乳腺囊性增生症

一、概述

乳腺囊性增生病是乳腺组织的良性增生,常见于中年妇女。本病的发生与内分泌失调有关。主要表现为周期性乳房胀痛和肿块。主要以观察和药物治疗为主;病理检查证实有不典型上皮增生,则可结合其他因素决定手术治疗。

二、护理评估

(一)健康史

询问患者既往乳房发育情况,乳房胀痛与月经周期是否有关,有无乳头异常溢液等病史。

(二)身体状况

1.症状

乳房周期性胀痛。疼痛与月经周期相随,经前疼痛加重,经期后减轻或消失。

2.体征

一侧或双侧乳腺弥漫性增厚,可局限于乳腺的一部分,也可分散于整个乳腺,肿块呈圆形结节或片状,大小不一,质地韧而不硬,增厚区与周围组织界限不清。本病病程较长,发展缓慢。

三、护理诊断

慢性疼痛,与内分泌失调致乳腺实质过度增生有关。

四、护理措施

(一)减轻疼痛

1.心理护理

解释疼痛发生的原因,消除患者的思想顾虑,保持心情舒畅。

2.托起乳房

用宽松乳罩托起乳房。

3.服用药物

按医嘱服用中药调理或其他对症治疗药物。

(二)复查和自我检查

定期复查和乳房自我检查,以便及时发现恶性变。

五、健康指导

(一)保持乐观愉快的情绪

长期出现精神紧张、焦虑、烦躁、悲观等情绪,会使大脑皮质兴奋和抑制过程的平衡失调,所以需要保持愉快的心情。

(二)作息规律

生活节制注意休息、生活有序,保持乐观、积极、向上的生活态度。注意劳逸结合,多参加体育锻炼。

(三)合理膳食、营养均衡

合理膳食可多摄入一些高纤维素以及新鲜的蔬菜和水果,营养均衡,包括蛋白质、糖、脂肪、维生素、微量元素和膳食纤维等必需的营养素。荤素搭配,食物品种多元化,充分发挥食物间营养物质的互补作用。

(肖培培)

第五节　乳房良性肿瘤

一、概述

临床上最常见的乳房良性肿瘤是乳腺纤维腺瘤,其次为乳管内乳头状瘤。雌激素是乳腺纤维腺瘤的刺激因子,临床表现主要为乳房肿块,好发于乳房外上象限,约75％为单发。肿块质似硬橡皮球的弹性感,表面光滑,易推动,增长缓慢。乳管内乳头状瘤多见于经产妇,40～50岁多见。乳头溢液为主要临床表现。常用辅助检查有乳腺 B 超、乳管内镜检查、乳腺导管造影等。乳房良性肿瘤有 6％～8％的恶变率,确诊后手术治疗为主。由于妊娠可使肿块迅速增大,妊娠前、后发现的乳腺纤维腺瘤一般都应行手术切除。手术切除的肿块必须常规做病理学检查。

二、护理评估

(一)健康史

健康史评估内容:既往乳房发育情况;发现肿块时间;肿块增长情况;有无乳房胀痛。

(二)身体状况

1.乳腺纤维腺瘤

(1)好发外上象限,约75%单发,少数多发无痛性孤立肿块,无意中发现;圆形或椭圆形,直径1～5 cm。月经周期对肿瘤大小无影响,生长较慢,无乳头溢液。

(2)扪诊:肿块表面光滑、边界清楚、质地坚韧、与皮肤和周围组织无粘连,易被推动,腋窝淋巴结不肿大。

2.乳管内乳头状瘤

(1)乳头溢液,多为血性。

(2)小的肿瘤难以触及,较大者在乳晕区扪及圆形、质软、可推动的小肿块。

(3)挤压肿块时乳头有血性溢液。

(三)乳腺良性肿瘤辅助检查

1.乳房纤维腺瘤

乳房纤维瘤辅助检查:乳腺钼靶X线摄影、活组织病理。

2.乳管内乳头状瘤

乳管内乳头状瘤辅助检查:乳管内镜检查、乳腺导管造影。

(四)乳腺良性肿瘤处理原则

纤维腺瘤属良性,恶变可能性很小,一经发现,应予手术切除。将瘤体连同其包膜完整切除;并常规病理检查,排除恶性。

乳管内乳头状瘤恶变率6%-8%,明确诊断后妥善手术治疗。

三、护理诊断

(一)知识缺乏

缺乏乳腺纤维腺瘤、乳管内乳头状瘤诊治的相关知识。

(二)焦虑

与担心乳腺纤维腺瘤、乳管内乳头状瘤可能恶变有关。

四、护理措施

(一)相关知识宣教

告知患者乳腺纤维腺瘤、乳管内乳头状瘤的病因、预防、治疗及预后相关知识,解除顾虑。

(二)随访和复查

未行手术者,告知乳房自检的方法和时机,门诊随访,定期复查;肿块明显增大者及时就诊,及时治疗。

(三)保持清洁

行手术切除术者,保持伤口敷料清洁干燥,促进伤口愈合良好。

(四)关键点

1.定期随访

乳房良性肿瘤患者定期随访,以便早期发现、早期诊断、早期治疗。

2.乳头溢液

若出现乳头溢液,尤其为血性液体,或者肿块迅速增大者,及时就诊。

五、健康指导

(一)乳房纤维腺瘤

1.休息与运动

术后注意劳逸结合,通常 1 周即可参加轻体力劳动。

2.饮食指导

嘱患者进普食或治疗饮食。

3.心理指导

保持心情开朗,学会自我调整,积极参加社会活动。

4.康复指导

保持切口敷料干燥,特别在夏季要避免出汗,1 周后切口愈合良好方可沐浴,指导患者定期进行乳腺自检。

5.复诊须知

1 周复诊检查切口愈合情况。

(二)乳管内乳头状瘤

1.营养指导

教育患者关于健康饮食的重要性,以提高身体的免疫力和恢复能力,根据患者的身体状况和营养需求,制定个性化的饮食计划。注意护理患者的饮食禁忌和摄入的药物相互作用。

2.并发症预防

规范患者的药物使用,遵守医嘱并监测不良反应和药物相互作用。教育患者关于乳房保健的重要性,如正确佩戴和维护乳罩、避免乳房受伤等。鼓励患者定期进行体检、乳房超声和乳腺X 线摄影等乳房筛查方法。

3.康复指导

协助患者制定个性化的康复计划和目标,帮助他们恢复身体功能和日常生活能力。提供理疗和康复训练,如乳房按摩、肩颈放松和手臂运动等。鼓励患者参加适当的体育运动和健身活动,以促进身体和心理的康复。

（肖培培）

第六节 乳 腺 癌

一、概述

乳腺癌是女性最常见的恶性肿瘤之一。在我国发病率为 23/10 万。且呈上升趋势,占全身恶性肿瘤的 7%～10%,占乳房肿瘤的 80%,在某些大城市已超过子宫颈癌,居于女性恶性肿瘤的首位。本病多见于 40～65 岁的妇女,少数 60 岁左右的男性也可发生。

(一)病因

乳腺癌的病因尚不清楚,目前认为与下列因素有关。

1.内分泌因素

如雌激素、孕激素及催乳素等,其中雌酮及雌二醇与乳腺癌的发病有直接关系。20 岁以后发病率迅速上升,45～50 岁妇女发病率较高,绝经后发病率继续上升,可能与年老者雌酮含量升高有关。

2.遗传因素

研究表明,乳腺癌的发病与家族史有关,一级亲属(如生母或同胞姐妹)中有乳腺癌病史者,其发病危险性是普通人群的 2～3 倍。

3.月经及生育史

初潮早、绝经年龄晚、不孕和未哺乳等因素可能也是乳腺癌发生的原因。

4.癌前病变

乳腺小叶上皮高度增生或不典型增生或与乳腺癌发病有关。

5.环境因素和生活方式

环境因素如北美、北欧地区乳腺癌发病率为亚洲地区的 4 倍。营养过剩、肥胖、高脂肪饮食,可加强或延长雌激素对乳腺上皮细胞的刺激,从而增加发病机会。

(二)病理类型

根据乳腺癌的病理特点分型如下。

1.非浸润性癌

非浸润性癌又称原位癌,包括导管内癌、小叶原癌及乳头湿疹样乳腺癌。此型属于早期乳腺癌,预后较好。

2.早期浸润性癌

早期浸润性癌包括早期浸润性导管癌、早期浸润性小叶癌。此型仍属早期,预后较好。

3.浸润性特殊癌

浸润性特殊癌包括乳头状癌、髓样癌、小管癌、腺样囊性癌、黏液腺癌、大汗腺样癌、鳞状细胞癌等。此型分化一般较高,预后尚好。

4.浸润性非特殊癌

浸润性非特殊癌是乳腺癌中最常见的类型,占 70%～80%,包括浸润性小叶癌、浸润性导管癌、硬癌、髓样癌、单纯癌、腺癌等。此型一般分化低,预后较上述类型差,但判断预后尚需结合疾病分期等因素。

5.其他罕见癌或特殊类型乳腺癌

其他罕见癌或特殊类型乳腺癌如炎性乳腺癌和乳头湿疹样乳腺癌。炎性乳腺癌多发于青年女性,尤其是在妊娠期或哺乳期。此型癌可在短期内迅速侵及整个乳房,患乳淋巴管网及浅静脉充满癌细胞,表现为患乳明显增大,皮肤充血、发红、发热,同急性炎症表现。癌细胞转移早且广,预后极差,患者常在发病后数月内死亡。乳头湿疹样乳腺癌多发于 50 岁以上女性,恶性程度低,发展缓慢。初期症状是乳头刺痒、灼痛,呈湿疹样改变,乳头和乳晕皮肤发红、糜烂、潮湿,有时覆有黄褐色的鳞屑样痂皮;揭掉痂皮又出现糜烂面。淋巴结转移较晚。

二、护理评估

(一)扩散及转移途径

1.局部浸润

癌细胞沿导管或筋膜间隙蔓延,继而浸润皮肤、胸肌、胸膜等周围组织。

2.淋巴转移

癌肿向腋窝淋巴结、胸骨旁淋巴结转移至锁骨上下淋巴结。

(二)心理-社会状况

患者面对恶性肿瘤对生命的威胁、不确定的疾病预后、乳房间隔缺损失所致的外形受损、复杂而痛苦的治疗(手术、放疗、化疗、内分泌治疗等)所产生的心理反应;家属尤其是配偶对本病的认知程度及心理承受能力。一定要注意评估患者对疾病及自身形象变化的认识和反应。

(三)辅助检查

1.X 线检查

乳腺钼靶 X 线摄影可显示密度增高的肿块影,边界不规则或呈毛刺征。确诊率高达 90% 以上。

2.B 超检查

B 超检查可清晰显示乳房各层次软组织结构及肿块的形态和质地,能显示直径在 0.5 cm 以上的乳房肿块。

3.病理学检查

病理学检查如乳头溢液涂片、细针穿刺细胞学检查、活体组织切片检查等,均能提供诊断依据。最终的确诊依靠组织病理切片检查。

(四)治疗要点

手术是治疗乳腺癌的主要手段,同时辅以化疗、放疗、激素、免疫疗法等综合措施。

1.手术治疗

(1)乳腺癌根治术:切除整个乳房、胸大肌、胸小肌、腋窝和锁骨下淋巴结。该术式适用于Ⅰ期、Ⅱ期乳腺癌。

(2)乳腺癌扩大根治术:在乳腺癌根治术的基础上,同时切除胸廓内动、静脉及胸骨旁淋巴结。

(3)乳腺癌改良根治术:切除整个乳房,保留胸大肌和胸小肌或保留胸大肌切除胸小肌。该术式保留了胸肌,术后对胸部外观影响较小,是目前常用的手术方式,最适用于Ⅰ期乳腺癌。

(4)全乳房切除术:切除包括腋尾部及胸大肌筋膜的整个乳腺。该术式适用于原位癌、微小癌或年老体弱不能耐受根治性切除者。

(5)保留乳房的乳腺癌切除术:完整切除肿块加腋窝淋巴结清扫。术后必须辅助放疗或化疗。

2.化疗

化疗是一种必要的全身性辅助治疗,可提高手术治疗效果和患者生存率。化疗应在术后早期开始,一般主张联合用药。常用的药物有 CMF(环磷酰胺、甲氨蝶呤、氟尿嘧啶)方案、CAF(环磷酰胺、多柔比星、氟尿嘧啶)方案、ACMF(多柔比星、环磷酰胺、甲氨蝶呤、氟尿嘧啶)方案等。治疗期不宜过长,以 6 个月左右为宜。

3.放疗

放疗是局部治疗的重要手段之一,以减少局部复发率,根据情况可在手术前或手术后进行。早期乳腺癌确无淋巴转移的患者,不必进行放疗。

4.内分泌治疗

不良反应比化疗少,疗效较持久,凡不宜手术或放疗的原发晚期乳腺癌、雌激素受体含量高者,可单独或合并内分泌治疗,可采用以下方法。

(1)去势治疗:绝经前患者可手术切除或 X 线照射卵巢,消除卵巢功能。

(2)抗雌激素治疗:绝经后患者应用雌激素拮抗剂他莫昔芬(三苯氧胺),以抑制肿瘤生长,降低乳腺癌手术后复发和转移,减少对侧乳腺癌的发生率;主张每天口服 20 mg,持续 3~5 年。

三、护理诊断

(一)焦虑及恐惧

与担心麻醉、手术中的危险、预后、手术后乳房间隔缺损失致形体改变有关。

(二)疼痛

与手术、癌肿压迫及转移有关。

(三)自我形象紊乱

与乳房切除后失去女性第二性征、化疗后引起的脱发等有关。

(四)躯体活动障碍

与手术、术后患侧上肢淋巴水肿、手术瘢痕挛缩等有关。

(五)其他潜在并发症

皮瓣下积液、皮瓣坏死、感染、术侧上肢水肿、气胸等。

四、护理措施

(一)围术期护理

围术期是围绕手术的一个全过程,从患者决定接受手术治疗开始,到手术治疗,直至基本康复,包含手术前、手术中及手术后的一段时间。处于该期的患者在生理和心理方面都要承受重大变化,因而做好健康指导,使患者顺利地度过围术期,减轻手术创伤带来的痛苦,达到早日康复的目的是重中之重。

1.临床路径

临床护理路径(clinical nursing pathway,CNP)是一个崭新的照顾模式,由医师、护士和其他专业人员针对某个诊断或手术做出最适当,并兼具有序性和时间性的照顾计划,减少康复延迟和资源浪费,使服务对象得到最佳的照顾质量。乳腺癌围术期应用 CNP 进行健康指导,根据患者不同阶段存在的不同健康问题和需求,结合医师的治疗计划,为患者制订护理计划,见表 2-1。

表 2-1　围术期患者临床路径式护理的主要内容

时间	护理内容
入院时	介绍主管医师、责任护士、病区环境、有关作息和探陪制度;安全的相关知识;沐浴安全,防滑、防烫;贵重物品保管;心理疏导、饮食指导、防感冒、戒烟酒、发放所患疾病围术期健康指导路径卡,并讲解有关内容;介绍所患疾病相关的科普知识、主要治疗(与医师沟通后)及护理措施等
检查前	了解患者平素健康状况、慢性病服药情况;介绍各种检查项目、目的、检查方法、注意事项及配合;协助进行检查结果解释;心理沟通,帮助患者"丢包袱"
术前第 1 天	介绍拟行手术的名称与麻醉方法、相关替代治疗方案的比较;手术注意事项与配合;备皮、备血(必要时)、相关药物(如普鲁卡因、抗生素)试验;指导床上使用便器、床上轴线翻身的方法、患肢功能锻炼的方法、平卧状态下深呼吸技巧、有效咳嗽的方法等。晚 20:00 后禁食,术前 6 小时禁饮
手术前当天	应用镇静药物的目的,取下义齿及金属饰物的目的;更换手术衣,配合完成备皮、进手术室前药物(如阿托品)的应用等
手术后当天	去枕平卧,患者完全清醒后可枕枕头,观察生命体征和四肢感觉运动情况;鼓励患者下肢床上主动和被动运动;观察伤口渗血情况;观察引流液的量、色、质,引流管妥善固定;指导开始进水与饮食的时间等
术后第 1 天	观察生命体征、四肢的感觉运动情况,伤口渗血情况以及观察引流液的量、色、质等情况;饮食指导;协助其下床活动,指导下床活动的注意事项;指导患者患肢功能锻炼的方法,如握拳、绕手腕等;指导患者深呼吸、有效咳嗽并说明其重要性;引流管/瓶的妥善管理
术后第 2 天	介绍术后用药的目的、药物的作用、毒副作用、使用的注意事项;指导患者患肢功能锻炼的方法,如握拳、绕手腕等;指导下床活动的注意事项;引流管/瓶的妥善管理
术后第 3 天	指导患者下床活动的注意事项;指导患者患肢功能锻炼的方法,如握拳、绕手腕等;引流管的自我管理与发现异常的应对措施;指导患者多饮水、合理饮食食谱;指导患者深呼吸、有效咳嗽;引流管/瓶的妥善管理
术后第 4、5 天	饮食指导:半流→普通饮食,少食易产气、辛辣刺激性食物等;指导患者休息及运动并说明目的意义;指导患者循序渐进的术侧上肢活动方案及注意事项等;引流管/瓶的妥善管理
术后第 6~9 天	饮食指导:普通饭,多食高蛋白、高热量的饮食,指导患者多食新鲜的蔬菜、水果;做好生活护理;指导患者循序渐进的术侧上肢活动方案及注意事项等;引流管/瓶(如果有)的妥善管理
术后第 10 天	出具书面出院指导;指导术后近期肢体活动的重点及注意事项;拆线;指导饮食;建立健康的行为和生活方式,并嘱复诊时间;引流管 1 瓶(如果有)的妥善管理及需要请医师帮助的情况

CNP 式健康指导一方面要求护理人员的工作必须按路径表的内容进行,由责任护士负责具体落实,不但减少了护士工作的盲目性,而且提高了护理质量。宣教内容须循序渐进,依序多次少量进行,重点问题反复指导,避免传统护理模式中因采用"填鸭方式"将健康指导的内容一次性灌输给患者,导致患者受益不多的问题,使患者顺利度过围术期,减轻手术创伤带来的痛苦,达到早日康复的目的。实施 CNP 的护理方式,可以提高护理质量,增加了围术期患者的健康知识和满意度,减少术后并发症的发生,也突显出医院健康指导对患者的重要性和必要性。

2.术前指导宣教工作

手术前指导主要是向患者介绍手术治疗的意义,手术方案,手术基本过程,教会患者术后切口和引流管的护理,如何应对疼痛、淋巴水肿的预防和治疗,以及假体植入的自我护理等。手术前的指导包括告知合并高血压糖尿病等患者,需停止使用抗凝以及水杨酸类药物。术前合并有高血压,长期服用降压药维持治疗者,术前不停药,应持续用药至手术当日早晨,可于进手术室2 小时前用一小口水服下。

3.术前护理

(1)皮肤的准备:术前 1 天做好皮肤准备,安排患者洗澡,保证皮肤清洁。并根据手术方式的不同,选择备皮范围。常规乳腺手术的备皮范围为锁骨至脐平,前过对侧锁骨中线,后过腋后线,包括腋毛。如需植皮,应备好供皮区皮肤,备皮时仔细操作,避免损伤。拟行卵巢切除者,应将阴毛剃至耻骨平面以下。有乳头凹陷者,应提起乳头,以松节油揩净,再以 75%乙醇擦洗干净。如有乳头糜烂或肿瘤破溃者,术前应行清洁换药 5～7 天,使破溃的局部炎症得以控制。如行乳房重建者需对组织供区进行皮肤准备。

(2)胃肠道准备:手术前鼓励患者多进食高蛋白、高维生素和富含膳食纤维的食物,为术后创面愈合创造有利条件,保持大便通畅。全麻手术患者术前一晚进半流质饮食,术前 12 小时禁饮食,禁饮水 4 小时。

(3)患者准备:术前嘱患者训练卧床大、小便,以便于术后卧床时能适应。训练有效咳嗽及腹式呼吸。女性一般采用胸式呼吸,乳腺癌手术部位在胸部,故术前训练腹式呼吸,以减少胸式呼吸对手术的干扰,并减轻术后疼痛。测量患者胸围,准备好合适的胸带。

(4)术前用药:术前晚安定 10 mg 肌内注射或口服安定 5 mg。术前 30 分钟肌内注射苯巴比妥钠 0.1 g 和阿托品 0.5 mg。并嘱患者肌内注射药物后勿下床活动,防止跌倒坠床。

(5)导尿管的安置:如行全麻手术,术日晨(进手术室前)应置导尿管,如行局部麻醉的术式,则不置导尿管。

(6)抗生素使用原则:对不伴有破溃等易发生感染因素者,术前不应使用抗生素,但对肿瘤区有破溃、炎性乳腺癌或有其他潜在感染因素者,或计划性假体乳房重建术者,宜酌情应用抗生素。术前行相关的抗生素(如青霉素)皮试。

(7)其他:术前晚及手术当日晨监测生命体征,取下义齿、发夹、手表和饰品等。准备好麻醉床、吸氧和吸引装置、心电监护仪和术后治疗相关设备仪器等。

4.术中护理

乳腺癌术中护理配合的技术细节在此不做详述。术中配合的关键点是贯彻无瘤原则与无瘤技术。无瘤原则是指应用各种措施防止手术操作过程中离散的癌细胞直接种植或播散,包括不切割原则和整块切除原则。无瘤技术指在恶性肿瘤的手术操作中为减少或防止癌细胞的脱落、种植和播散而采取的一系列措施。无瘤原则与无瘤技术被视为肿瘤外科手术治疗的精髓及规范。恶性肿瘤切除术时的无瘤操作技术以及护理配合比较复杂,疏忽其中任何环节都有可能使癌细胞脱落,造成癌细胞种植或促使癌细胞沿血液、淋巴播散而转移。通过手术中的无瘤操作技术以及护理配合,尽量减少术中医源性的肿瘤播散和转移。各种器官恶性肿瘤根治术后瘤床冲洗出的液体经病理检查常发现癌细胞。无瘤操作技术的目的是防止癌细胞沿血道、淋巴播散和手术创面种植。器械护士与巡回护士在癌症手术过程中不仅是无瘤技术操作的执行者,而且还应是无瘤原则的监督检查和管理者,必须配合、提醒手术医师,让无瘤操作贯穿于肿瘤切除的全过程,防止术中癌细胞医源性播散,为提高患者生存率创造条件。

为了贯彻无瘤原则,术中应注意的要点:①高度重视无瘤操作技术的落实,一定要准备两套器械分别用于乳腺肿块完整切除以及乳腺癌手术。②加强术中蒸馏水冲洗创面的执行,手术标本即将解离前即需要预先准备好蒸馏水,保证蒸馏水的温度在 $38\sim42$ ℃。需要医师、器械护士与巡回护士的良好配合,才能掌握好蒸馏水冲洗时的时间、温度和剂量。③洗手护士必须熟悉手术步骤及各步骤所需器械,做到主动、快捷、准确地传递器械。特别是病变组织切除、蒸馏水冲洗创面后,关闭切口的器械应更换,并督促手术医师更换手套后再使用新的器械,形成相对无瘤区域后再缝合手术切口。

5.术后护理

(1)体位护理:全麻后患者自手术室返回病室,去枕平卧,头偏向一侧。以防患者因麻醉反应发生呕吐而窒息。待麻醉清醒后可垫枕头,呼吸、血压平稳后可改半卧位,便于有效咳嗽,预防肺部感染的发生,以利于术后伤口渗血渗液的引流。并将术侧上肢处于功能位,平放在前胸,避免外展,以减轻皮瓣张力,有效防止皮下积液。手术当天家属协助患者在床上做肢体主动运动和被动运动,向心性按摩上下肢体。患者可用几个枕头支撑手术侧上肢和背部,增加患者舒适度。术后第1天,鼓励患者下床活动,下床时要做到3个30秒即醒后30秒再起床、起床后30秒再站立、站立30秒再行走,预防跌倒坠床和下肢静脉血栓的形成。在有并发症的情况下,适当延迟活动及减少活动量。

(2)密切观察患者病情变化和排尿情况:术后常规给予持续低流量(1~2 mL/min)氧气吸入,持续心电监护,密切观察患者脉搏、呼吸、血压、体温和血氧饱和度情况,保持呼吸道通畅。全麻患者,需要每30分钟观察1次,连续观察6次正常后,改为每小时观测1次,至生命体征平稳。行乳房扩大根治术的患者,术后应注意观察患者有无胸闷、呼吸困难等症状,警惕气胸的发生。一旦发现异常,及时通知值班医师协同处理。观察尿量,术前留置导尿管者,注意记录尿量,未置导尿管者,注意及时发现有无尿潴留。对排尿困难者,可给膀胱区轻轻按摩、热敷等处理,必要时应导尿,避免患者过度用力排尿。

(3)引流管的观察护理:乳腺癌手术患者多置有术区引流管,尤其是乳腺癌根治术患者,由于腋窝淋巴结清除,大量淋巴管断离,淋巴液回流不畅,积聚皮下,必须持续低负压引流,压力为$-10.7\sim-5.3$ kPa($-80\sim-40$ mmHg),压力过大,容易引起出血,压力过小不能有效引流,导致皮瓣漂浮、坏死,影响伤口愈合。应定期挤压引流管保持引流管通畅。目前临床上常用的引流管有一次性负压引流瓶、一次性负压引流球和高负压引流瓶等,各医疗单位的传承与习惯有不同的选择,只要能够提供有效的负压即可。护理要点:①维持负压状态。若引流管膨起,应重新抽吸,若经反复抽吸仍达不到空瘪状态,应检查胶管及瓶塞处是否漏气,排除上述原因后,应请医师协助检查切口处或皮肤的引流管口处是否漏气(引流管不应直接自游离的皮瓣处引出,而应在游离皮瓣以外,在有皮下脂肪组织处潜行一段,以免因引流管抽扁而造成引流管口处漏气)。②妥善固定引流管。告知患者翻身、起床、活动时避免牵拉、扭曲、折叠引流管,并经常挤压负压引流管,保持引流管通畅。患者下床活动时,应嘱患者将引流瓶装于背包内或衣袋内,保持引流瓶低于引流口高度,防止倒灌及逆行感染。告知患者万一发生引流管脱出,立即返折引流管,并及时通知医护人员。③观察引流液的颜色、性质及量:正常情况下,术后 24 小时内,腋窝引流量为300～400 mL,胸骨旁引流量为 100～200 mL,引流液为血性;若每小时血性引流液＞100 mL,或鲜红色,质地黏稠伴有血块,且＞50 mL,应请医师检查是否有活动性出血。术后 24～48 小时多为淡血性液,一般≤50 mL;当其量＜10 mL/24 h,检查皮瓣无积液、创面紧贴皮肤,此时可予拔管。若拔管后仍有皮下积液,协助医师在严格消毒后抽取积液或重新放置引流管,注意无菌操作。

(4)伤口敷料的观察及护理:乳腺癌手术后,使用胸带加压包扎,创造良好的愈合环境,促进组织再生,避免皮下积血积液、感染和皮瓣坏死的发生,医护人员密切观察伤口敷料有无渗血渗液。若出现小范围(直径＜5 cm)浆液性或淡血性渗液,不需要特殊处理;若渗出范围不断扩大,渗出液变为鲜红色,立即通知医师,打开敷料检查有无活动性出血,必要时,再次行手术清创止血。胸带包扎松紧度以感觉不紧为宜,告知患者及家属术后不可自行解开胸带,避免皮瓣移动。同时要密切观察患肢远端的血液供应情况,若皮肤呈青紫色,脉搏不能扪及,提示腋窝血管受压,应及时调整胸带松紧度,以患侧上肢血运恢复正常为宜。行假体植入患者,重点观察重建乳房形态,告知患者勿剧烈活动,避免假体滑动上移;转移肌皮瓣乳房重建重点观察重建乳房的血运情况,有无缺血或淤血的表现等。

(5)饮食指导:患者术后 6～8 小时禁饮食,由于麻醉药的应用,使患者多有恶心呕吐等表现,一般在夜间或凌晨容易出现,可能与副交感神经兴奋增高有关。可于术后 6 小时少量饮水,以湿润咽喉部和食管,术后 8 小时开始进半流质饮食,吃一些清淡的食物如清淡的菜汤、粥、果汁和软的食物有助于缓解麻醉后不适感如恶心等。24～48 小时后可进普通饮食。行卵巢切除者,应在肛门排气后开始进食,一般需 48～72 小时。术后鼓励患者进食高蛋白、高维生素饮食,以加速伤口愈合,多食含植物激素的豆制品,抗癌作用的菌菇类、大蒜和洋葱等食物,告知患者禁食含雌激素,高脂肪饮食以及各种保健品等,并告知患者禁烟酒。

(6)疼痛的护理:麻醉作用消失后,术后疼痛的程度根据每个人的文化背景、痛阈、手术过程和镇痛药的应用而不同。乳腺癌术后疼痛多为轻到中度疼痛,疼痛部位主要以伤口、术侧上肢、腋下和腰背部为主,疼痛性质都多表现为酸胀痛。有些患者在肿块切除术后仅有轻度疼痛,不影响患者睡眠,不需要处理,为患者创造良好的休养环境,减少噪声,减少探视,避免激发和加剧疼痛;对疼痛影响患者情绪或睡眠者,应用阿片类药物。术后当日晚睡前给予催眠剂,如安定或苯巴比妥钠等,以使患者得到充分的休息。术后疼痛的处理需要根据医护人员的观察和患者对疼痛耐受程度作出个体化的处理。

(7)拆线:根治性乳房切除的皮肤切口缝线,拆除时间宜适当延长,一般应于术后 7 天间断拆线,12～14 天拆除其余缝线。

6.移植皮瓣的观察与护理

(1)受区护理:皮瓣/肌皮瓣移植乳房重建或术区缺损修复重建是乳腺外科治疗的重要内容,手术技术是皮瓣成活的保证,加强围术期护理对预防术后皮瓣坏死同样至关重要。实施系统、有效的护理措施是防止皮瓣术后坏死的必要条件,包括术前加强心理护理,根据手术特点完善各项术前准备,术前与手术医师沟通,了解手术方式,皮瓣设计,供、受皮区准备,病室准备等。术后注意保暖,针对患者体位、疼痛和给药等一系列护理问题采取相应措施,对潜在不安全因素及时发现,可大大降低血管危象发生。皮瓣移植术后,对移植组织血液循环的观察可通过对皮温、皮肤颜色、肿胀程度和毛细血管反应等情况耐心、细致、全面地观察实现,综合判断皮瓣成活情况,及时发现问题,早期处理,可提高手术成功率。这项工作一般由医师完成。

(2)供区护理:皮瓣/肌皮瓣供区并发症与组织缺失量以及特定部位有关,精细观察护理对降低并发症的发生率以及损害程度至关重要。例如,于股部取皮者,创面应贴敷油纱布、敷料和绷带包扎,注意不宜过紧或过松,手术后5～7天拆开检查,如发现内层油纱敷料尚难脱下,则不应强行撕脱,可将内层油纱布留存,外层再以无菌敷料包扎,再待3天后拆开,这样多会一次性痊愈。禁忌术后即每天更换敷料。

(3)肌皮瓣供区最常见或普遍发生的并发症为皮下血肿或者血清肿;特定部位相关的并发症如腹直肌肌蒂皮瓣相关的腹壁切口疝。腹壁切口疝的重要成因之一是腹壁肌肉及其筋膜的功能缺陷或结构缺失,腹直肌肌皮瓣移除后腹壁完整的肌肉结构受到破坏,在腹壁薄弱区容易形成疝气。行腹直肌肌皮瓣乳房重建术为防止腹壁切口疝的发生,在手术中常规加用一层聚丙烯网片,可降低腹壁切口疝及腹壁膨隆的发生率。术后腹部切口用腹带加压包扎,并注意保暖,防止受凉引起咳嗽;保持大便通畅,必要时用缓泻剂,避免用力解大便增加腹压等措施是降低腹壁切口疝发生的重要护理措施。

7.乳腺癌术后患侧上肢水肿护理对策

乳腺癌术后的主要并发症有切口感染、出血、皮下积液、皮瓣坏死和患侧上肢肿胀等,其中乳腺癌相关淋巴水肿(breast cancer related lymphedema,BCRL)是乳腺癌治疗相关非致死性并发症中对患者身心健康影响最为突出的并发症。淋巴水肿一旦形成就很难治愈,因此预防淋巴水肿的发生至关重要。对于BCRL的预防,除医师需要做好与治疗相关因素的预防干预外,护理人员在手术前做好预防患肢水肿的宣教和指导,术后指导其患肢保护等预防干预,可显著降低患肢水肿的发生率。

(1)上肢保护:在临床实践中应及时提供患者准确足量的淋巴水肿相关信息,实施更具有针对性的健康指导方式,帮助患者减轻淋巴水肿症状,减少发病率。美国淋巴水肿网站(NLN)提出了18条预防措施,旨在鼓励患者采用自我保健法保护患肢,避免危险因素,预防感染,保持皮肤的完整性。减低对淋巴系统和静脉血管的损伤,从而消除上肢淋巴水肿。18条预防措施的核心内容概括为以下5个方面:①加强对患肢细微变化的观察,早期发现发生BCRL的征象,发生任何感染症状,如皮疹、瘙痒、发红、疼痛、皮温增高或发热时要及时报告。②避免或者减少在患肢进行医疗护理操作。③重视患肢的保护与保健,避免日常生活对患肢的损伤,适时佩戴弹力袖套。④合理的患肢使用与运动。⑤保持理想的体质量,进低盐高蛋白易消化饮食,避免吸烟、喝酒。

(2)术后护理与功能锻炼:患侧上肢加压护理对乳腺癌术后患肢淋巴水肿有积极的预防意义。术后第3天开始患侧肢体给予加压护理,从手臂中部开始,至肘部,再至肘上部,每个部位间隔时间为5分钟,反复进行2次,压力为10～12 kPa,然后以弹力绷带束臂10分钟,每天进行2次。锻炼要求每天1～3次,进行30分钟/次。锻炼应遵守循序渐进的原则,避免过度疲劳。

术后适时、有计划的功能训练有助于伤口愈合,且有利于上肢静脉血和淋巴液回流,有利于上肢功能恢复,也能防止腋窝瘢痕及腋窝长期不能舒展所致的畸形挛缩压迫淋巴管。

护理人员应根据患者的病情、手术方式、意识及合作程度、伤口情况、术后天数、引流量、以往康复进行情况,制订个体化康复锻炼计划,示范并指导患者循序渐进地进行患肢功能锻炼。并指导患者尽早开始功能锻炼,专业护士指导,家属参与,患者坚持,持之以恒,持续时间 2 年以上。

协助患者进行患肢功能锻炼注意事项:①功能锻炼应循序渐进,达标要求为患肢上臂能伸直、抬高绕过头顶摸到对侧的耳。达标后继续进行功能锻炼。②每个动作重复 10 遍,以患者不疲劳为宜。③术后 7 天内限制肩关节外展,以免影响皮瓣愈合。④严重皮瓣坏死者,术后 2 周内避免大幅度患肢运动。⑤皮下积液或 1 周后引流液超过 50 mL 时应减少练习次数及肩关节的活动幅度(限制外展)。⑥搀扶体弱者回病区休息。

(3)自疗自护措施:对于已经发生患肢水肿者,在排除肿瘤复发、感染的情况下,以淋巴驱逐按摩配合完全的去肿胀治疗和弹力绷带压迫可以减轻局部组织充血,改善局部微循环,促进淋巴液回流,是治疗淋巴水肿有效的方法,其内容包括每天平均 1 小时的手动按摩促进淋巴回流,按摩要慢并且有节奏,力量要小。绷带的加压包扎需要在按摩后进行,以减少液体量。同时,要注重受损皮肤的护理;适当佩戴弹力手臂套以促进淋巴液的回流,注意保护好患肢。应用中性洗液和油性肥皂以保持皮肤的湿润和柔软。仔细检查治疗皮肤上小的伤口,避免碰伤、晒伤,叮咬和擦破等皮肤损害。锻炼也要个体化。避免振动、重击和高强度的锻炼等。推荐游泳和水中练习,因为水在肌肉收缩时为上肢提供支持。

循环驱动治疗仪是乳腺癌术后最常用的预防淋巴水肿的装置,淋巴驱动治疗是应用手或外界装置自远端向近端驱动淋巴回流,推荐压力为 4.0～5.3 kPa(30～40 mmHg),移动速度无明确要求,速度较慢可能患者更能够获益。研究显示,淋巴液自肘部流到腋窝大概需要 3 分钟,患者可应用循环驱动治疗仪每天坚持锻炼促进淋巴液回流,有利于减轻淋巴水肿,建议患者治疗前后 1 小时均应按照水容量分析法测量双上肢以评估水肿程度,坚持每天锻炼 1 小时,每 15 分钟休息 1 次。循环驱动治疗虽可有效缓解上肢淋巴水肿,但要求驱动治疗仪的工作原理需满足整个袖带呈节段性收缩,当下一个袖带压力施压时前一个压力并未放松,如此循环挤压促进淋巴液回流方可实现淋巴水肿的减轻。

(二)放疗护理

在乳腺癌局部治疗方面,放疗是初治乳腺癌患者综合治疗和局部区域复发患者的重要方法之一,也应用于转移性患者的姑息性治疗。早期乳腺癌保留乳房手术后行根治性放疗是乳房保留手术治疗不可缺少的部分。然而,射线在杀伤肿瘤细胞的同时,对放射野内的正常组织有或轻或重的影响而产生相应的放疗并发症。放疗护理的责任就是协同医师使这种并发症的发生率、危害程度降至最低水平。乳腺癌放疗的并发症发生率为 10%～20%,严重并发症的发生率在5%左右。

1.一般护理措施

(1)生活护理:放疗期间,嘱患者保持放射野皮肤清洁干燥,保持放疗标记清晰,照射时不可移动位置。穿宽松、便于穿脱的衣服,内衣以柔软的棉质衣服为宜,避免照射区皮肤的机械性刺激。放射野皮肤不可涂抹乙醇、碘伏等刺激性物品,不可粘贴胶布,不能用冰袋或暖具,禁止剔除毛发。保持足够和充分平衡的饮食摄入,宜进高维生素、高蛋白、高热量、低脂肪和易消化的清淡饮食,如没有过敏的食物则不必忌口,以少食多餐为宜,鼓励多饮水,不宜进食过硬的食物,治疗期间戒烟酒。只要不觉得疲劳而且愿意,适当的性生活是无妨的。

(2)定期检查血常规:放疗期间,应每周查血常规 1 次,当外周血白细胞计数降低时,应通知医师,应用升高白细胞计数药物。如 WBC≤3.0×10⁹/L 时,应停止放疗,WBC≤1.0×10⁹/L 时,需单间保护隔离,并进行房间消毒,以预防患者发生感染,患者应注意休息,减少外出和亲属探视,尽量不去人群密集的区域,注意监测体温,观察患者有无发热、腹泻等,及时发现,及时处理。同时,放疗期间应加强营养,给予维生素 C、B 族维生素、利可君或鲨肝醇等口服,以预防 WBC 降低。

2.并发症的观察及其护理

放疗是乳腺癌术后治疗的有效方法之一,加强对放射性损伤的预防,做好放疗损伤的观察与护理,是患者顺利完成放疗计划,减少和减轻放射性皮肤损伤发生的重要保证。护理人员应针对患者放疗相关并发症发生的实际情况,制订护理计划,研究和开发新技术,加大放疗知识宣教力度,正确对待放疗,强调积极预防是减少放射相关并发症的重要环节,使患者自我保护意识不断增强,积极配合,提高治疗效果。

(1)全身反应:全身反应表现为食欲缺乏、恶心等消化道症状以及头昏、乏力和全身不适等体力下降症状,前者最早可发生在放疗后的第 2 天,多数在照射后的第 5、6 天发生;后者多表现在照射的中期和末期。全身反应的发生与患者身体状况、照射前的治疗情况、个体差异有关,亦与心理因素有一定的关系。只要注意饮食调节,合理休息,患者多能耐受,一般不构成终止治疗的因素。

(2)乳腺纤维化:保留乳房术后行根治性放疗的患者,当全乳照射剂量>60 Gy 时,乳房纤维化几乎不可避免,只是程度不同而已,一旦发生,则无有效的补救及治疗办法。因此,关键在于预防,放疗技术合理应用是避免或者降低其危害程度的关键。

(3)皮肤反应:根据肿瘤放射治疗协作组(Radiation Therapy Oncology Group,RTOG)急性放射损伤分级标准,皮肤放疗反应分级。无变化为 0 级;滤泡样暗红色红斑、脱发、干性脱皮、出汗减少为 1 级;触痛性或鲜色红斑、片状湿性脱皮、中度水肿为 2 级;皮肤皱褶以外部位的融合的湿性脱皮,凹陷性水肿为 3 级;溃疡、出血、坏死为 4 级。皮肤反应对射线的耐受量与所用放射源剂量、照射面积和照射部位有关,应根据出现放射性皮炎的临床特点采取不同的护理治疗措施。预防和早期治疗是乳腺癌急性放射性皮肤损伤护理中的两个要点,总的应对原则是"干对干,湿对湿",即皮损干燥时予霜剂、软膏,皮损糜烂渗出时予油剂、水剂药物。

关于放射性皮肤损伤的药物预防与治疗方案较多,涉及许多中西药物的研究,但多数都是经验介绍,证据等级低。通常早期皮肤反应可给予无刺激性软膏,如羊毛脂软膏、氢化可的松软膏和三乙醇胺乳膏等有助于减轻炎症。玉米淀粉、冰片和薄荷等具有止痒作用,可用于湿性期。小范围水疱可涂以甲紫使局部干燥,范围较大时应每天清洁换药,再用康复新液和庆大霉素湿敷 15~20 分钟,皮肤表面覆盖藻酸盐或阴离子敷料,保持湿性环境。晚期皮肤反应多为不可逆的改变,主要为对症治疗。

聚乙二醇医用敷料(医用皮肤保护凝胶)被证实在体外具有较强的抗菌及促进皮肤新陈代谢和自我修复的功能,能明显减少皮肤损伤的级别,延缓放射性皮肤损伤的发生,故聚乙二醇医用敷料可作为一种预防用药,对发生放射性皮肤损伤而未脱皮的皮肤或近期愈合的皮肤也有较好的效果。研究发现,三乙醇胺乳膏是治疗 I 级放射性皮肤损伤最常用的药物。三乙醇胺具有促进皮肤黏膜局部微循环、水合作用、降低白细胞介素-6 浓度、升高白细胞介素-1 浓度,以及增加损伤部位巨噬细胞数量的作用,具有预防及治疗急性放射性皮肤损伤的效果。

治疗渗出性皮肤损伤优先考虑的是干燥防腐,并使用抗生素预防感染,一般采用夫西地酸、磺胺等,严重时可使用普那霉素等。经临床实践发现,运用吹氧(用乙醇过滤)联合庆大霉素加维生素 B$_{12}$治疗乳腺癌放疗Ⅲ度皮肤损伤,疗效明显。乳腺癌放疗后Ⅲ度皮肤损伤的组织创面呈缺氧状态,用乙醇滤过的大剂量氧气吹创面及周围皮肤,既能扩张局部毛细血管,改善局部组织有氧代谢和血液循环,又可抑制细菌生长,加速创面干燥;庆大霉素抗菌谱广,细菌对其耐药性产生较慢且不稳定;维生素 B$_{12}$通过神经感觉器及感觉中枢阿片受体达到镇痛作用。有学者经临床实践发现,吹氧联合蜂胶膏治疗放射性皮肤损伤也同样获得满意效果。认为蜂胶具有抗细菌、抗病毒、抗真菌、抗肿瘤、抗氧化、抗辐射、消炎止痛、调节免疫、促进组织连接和修复、维持成纤维细胞的活性、促进创伤愈合等作用,并且治疗时间短、疗效确切、取材及换药方便、价廉,无过敏和中毒等不良反应,值得临床推广应用。

(4)放射性食管炎:WHO、RTOG 和美国国家癌症研究所(National Cancer Institute,NCI)等研究组织均有急性放射反应的评分标准,并在应用实践中不断补充和完善。"常见毒性反应标准(CTC)2.0 版"分级如下。①0 级:无症状;②1 级:轻度吞咽困难,但能进食;③2 级:吞咽困难,仅可进半流或流质饮食;④3 级:吞咽困难,需鼻饲或静脉补充营养;⑤4 级:完全阻塞(不能下咽唾液),非外伤或摩擦引起的出血性溃疡或穿孔。食管镜下放射性食管炎多采用 Kuwahata 分级。0 级为正常的食管黏膜;1 级为黏膜红斑;2 级为黏膜糜烂、脱落;3 级为黏膜溃疡、出血、狭窄。

乳腺癌在行内乳区或锁骨上区照射时,可发生不同程度的食管炎症,但多轻微,表现为吞咽疼痛或不适,多不影响治疗的继续进行,一般不需特别处理,应做好生活、口腔护理和饮食护理,给予稀软温冷、清淡食物,多食新鲜蔬菜水果,忌食辛辣刺激性食物。症状较重者,三餐前后用 2%利多卡因液 10 mL＋地塞米松 5 mg＋生理盐水 100 mL 混合液漱口,一般 5～7 天会消失,期间保证充足睡眠,适当锻炼。进食困难者,给予半流质或流质饮食,必要时可暂停放疗。

(5)放射性肺炎或肺纤维化:放射性肺损伤分为早期和晚期 2 个阶段,即急性放射性肺炎(radiation pneumonitis,RP)和放射性肺纤维化(radiation-induced pulmonary fibrosis,RIPF)。传统观点认为 RP 和 RIPF 是同一个病理过程中 2 个不同的阶段,是一个线性的连续发生和发展的过程。根据美国放射肿瘤学协作组急性及晚期放射损伤分级标准,放射性肺损伤分为 6 个等级。①0 级:无变化;②Ⅰ级:轻度干咳或劳累时呼吸困难;③Ⅱ级:持续咳嗽需麻醉性镇咳药,稍活动即呼吸困难,但休息时无呼吸困难;④Ⅲ级:重度咳嗽,对麻醉性镇咳药无效,或休息时呼吸困难,临床或影像有放射性肺炎的证据,间断吸氧或可能需皮质激素治疗;⑤Ⅳ级:严重呼吸功能不全,持续吸氧或辅助通气治疗;⑥Ⅴ级:致命性呼吸困难。

对于放射性肺损伤防护的研究大多数结果来源于动物实验,临床防护途径及效果仍不明确。放射性肺炎较常用的防治即给予糖皮质激素、还原型谷胱甘肽、角质细胞生长因子、阿米福汀、抗生素、支气管扩张剂、吸氧和祛痰等,还可应用中医方法治疗,但对于 RIPF 并无确切疗效,且长期大剂量使用激素会引起多种并发症。因此预防比治疗更重要,临床上对放射性肺损伤的预防主要是减少肺组织受量,尽可能缩小照射体积,治疗肺部慢性疾病。但肺对放射线的耐受性存在个体差异,如能在治疗前识别那些发生治疗相关的肺损伤高危个体,从而采取有效干预措施,则对减少胸部照射并发症更有意义。

放射性肺炎＞25%的肺体积时,可限制继续治疗的进行,在症状明显时,应给予对症处理,同时给予激素及抗生素,辅以滋阴润肺的中药治疗。

(三)细胞毒药物治疗护理

1.化疗前的护理

(1)患者的心理准备:根据患者的性格、年龄、职业、文化程度、社会支持及心理状态等因素给予个体化的心理护理。①向患者讲解化疗的基本知识,使患者能理解化疗的必要性并能积极有效地应对化疗中可能出现的不良反应。消除对化疗的恐惧,使患者以轻松、自信的心理对待疾病,以良好的心态配合治疗;②患者家属对患者身心健康起着至关重要的作用,应鼓励其家属以积极的心态接纳患者,理解患者,尽量满足患者的要求,为患者创造轻松的环境,增强其战胜疾病的信心。

(2)医学资料的准备:化疗前应测患者的身高、体质量,以供医师在决定用药剂量时参考。配合医师做好必要的一些检查:如血常规、肝功能、肾功能、心电图、B超和胸部X线片等,必要时做CT或MRI等。护理人员应对各种化疗药物主要不良反应有充分的了解,以便协助做相应脏器的重点检测,如需应用蒽环类药物等对心脏毒性较明显的药物时,化疗前应对心脏功能做详细检查,必要时做动态心电图等。

(3)生活指导:嘱咐患者注意口腔卫生,自化疗开始,养成饭后漱口的习惯,保持口腔清洁,可应用复方硼砂溶液漱口,对有口腔溃疡者,可用氯己定液及碳酸氢钠液清洗口腔。如有龋齿、牙周炎等,化疗前应医治。鼓励患者进营养丰富的食物,增加蛋白质、维生素摄入量,多吃蔬菜、水果。食物烹饪方法以煮、炖、蒸为宜,忌煎、炸、烤。

2.静脉的选择与护理

术后患者必须避免在患侧上肢输液及应用化疗药物。在《静脉治疗护理技术操作规范》中注明,一次性静脉输液钢针宜用于短期或单次给药,腐蚀性药物不应使用一次性静脉输液钢针。外周静脉留置针宜用于短期静脉输液治疗,不宜用于腐蚀性药物等持续性静脉输注。乳腺癌患者需接受多次静脉化疗,建议尽早实行中等长度中心静脉置管,如中心静脉导管(central venous catheter,CVC)、经外周置入中心静脉导管(peripherally inserted central catheter,PICC)和输液港(implantable venous access port,PORT)。护士应根据患者用药种类、用药时间和患者情况,并结合各个导管的优缺点选择适合患者的导管(表2-2)。

表 2-2 静脉导管优缺点

导管种类	优点	缺点
外周静脉留置针	穿刺过程简单易于维护;适用于输液时间长(≥3天)、输液量大(≥4小时)的患者;可用于输注全血、血液制品、做糖耐量试验等的患者	留置时间短,维护频繁,需每天维护;用于婴幼儿、老年人、血管较脆或血管硬化的人群穿刺困难;留置在关节附近血管或健侧手臂血管时影响患者活动;不适用于输注发疱性刺激性药物
CVC	CVC置管可适用于所有类型的静脉治疗,并可用于监测中心压;紧急抢救情况可在患者床旁置入;多种规格,分为单腔、双腔、三腔导管	操作较复杂,容易引起气胸;需严格采用无菌技术操作以预防感染发生;不适用于长期静脉输液
PICC	患者舒适度高;是危重患者持续性静脉输液的静脉通路,可在任何医疗机构用于各种静脉治疗,如发疱性、高渗性、刺激性药物;导管费用较PORT低,并适合各种年龄	对患者日常生活有一定的影响,如导管植入部位为肘窝,限制患者活动,导管口径较小,不能抽血;相比外周静脉置管价格昂贵

导管种类	优点	缺点
PORT	减少药物外渗的机会,防止药物对外周静脉的损伤;不影响正常的工作生活及日常活动,不易被人发现,对患者心理影响小;静脉输液港埋置于皮下,基本无感染风险;维护简单,治疗间期每 4 周维护 1 次;使用期限长	需要经过培训的医师进行置入;拆除需要再进行一次手术;发生异常时纠正更复杂、困难;费用较 CVC 和 PICC 管昂贵;每次穿刺时患者有轻微的疼痛感

化疗药物外渗可导致局部组织坏死,一旦形成皮肤溃疡,经久不愈,因此,药物外渗重在预防。化疗药物应按要求配制,先以不含化疗药物的液体穿刺血管,待穿刺成功,确无液体外渗后再输注含有化疗药物的液体。静脉推注时,应先回抽,见回血后方可推注。推注过程中,重复回抽观察,推注速度不宜太快,以免产生渗出及静脉炎。注药过程中嘱咐患者如果感觉疼痛或有异常感觉,应及时告诉护士,不可勉强忍受,以免因药物对局部的强刺激性或药液渗出引起并发症。

化疗药物一旦产生外渗,应立即停止用药,推注地塞米松 5 mg 后拔针,24 小时内禁忌热敷,根据化疗药物性质选择冷敷,24 小时后局部仍有红肿,涂以醋酸可的松软膏,或用地塞米松湿敷,疼痛者用利多卡因和氢化可的松琥珀酸钠行局部封闭,地塞米松和庆大霉素交替湿敷。局部已明显坏死形成溃疡者,需外科清创处理。

3.不良反应的观察及其护理

每天与患者接触时间最长的护理人员,必须富有同情心和责任心,耐心听取患者的主诉,及时发现不良反应的预兆并加以鉴别,在这方面护理人员的仔细观察,往往可纠正医师的偏差。化疗不良反应的护理关键在于预防,一旦发生,轻则影响全程治疗计划的进行,重则可给患者造成程度不同的痛苦,甚至致死。

(1)胃肠道反应:胃肠道反应往往是患者自述最严重、且最忧虑的化疗不良反应,可因此导致治疗终止。严重的消化道反应常导致患者的营养不良,而营养不良则可影响治疗效果。化疗胃肠道反应可有以下不同的表现或多种表现同时存在,且各种表现均可互为因果。①厌食:乳腺癌患者的化疗初期,即可有程度不同的厌食症状,轻者表现为食欲缺乏,厌油腻、肉和鱼类等特殊气味的饮食,重者闻到烹调食物的味道就觉腹胀,烦躁不安。②恶心、呕吐:轻者仅有恶心,且持续时间短,而重者则反复呕吐,直至呕吐胆汁,严重影响饮食的摄入。③口腔炎:某些抗代谢药(如 MTX 和 5-FU)和抗癌抗生素(如多柔比星)常致口腔炎,表现为口腔黏膜溃疡,甚至食管炎症。口腔的炎症性和溃疡性反应,一般在化疗开始后 1～6 天,由于接受化疗患者自身体质一般较差。而化疗后白细胞计数降低,机体抵抗力降低,口腔黏膜溃疡处易受到真菌、细菌和病毒等侵袭,并发感染,使溃疡不易愈合。口腔炎引起的疼痛常影响患者的食欲。④腹泻或便秘:5-FU 等可引起腹泻,而 VCR 则可导致便秘。排便次数明显超过平日习惯的频率,粪质稀薄,水分增加,每天排便量＞200 g,或含未消化食物或脓血、黏液。腹泻常伴有排便急迫感、肛门不适、失禁等症状。

护理措施:①一般情况下,应用化疗药物前 20 分钟常规应用止吐药物,此类药物会防止或减轻这些反应。还要合理安排饮食,化疗当日早饭提前,午饭拖后,化疗期间给予清淡易消化的食物,可减轻消化道反应。呕吐严重时,可在一定时间内暂禁饮食,以减轻胃的负担,化疗结束后,症状会逐渐消失。②恶心时,要尽量避免饮用柑橘类果汁(如橙汁、柚子汁和菠萝汁等),因其蕴含的酸能刺激胃部。而苹果汁、葡萄汁、鸡汤、清茶和运动饮料,可以缓慢饮用。起床的动作尽量缓慢。避免香辣、油腻和油炸等浓味道的食品,多吃高蛋白、多维生素、低动物脂肪、易消化的食物及新鲜水果、蔬菜。③如在卧床时呕吐,应侧卧以防呕吐物误吸入气管,呕吐及时清理污物,协助患者漱口,记录呕吐物的颜色、量及性质,并报告医师,必要时给予补充电解质液体输入,防止脱水的发生,指导多饮水 2 000～2 500 mL。④口腔炎、食管炎患者进食疼痛时应进流质、半流质或软食,不要进大块饭团及块状肉类食品,饭后饮温开水以冲洗食管。根据医嘱使用利多卡因 20 mL、庆大霉素 24 万 U、地塞米松 10 mg、加入生理盐水 250 mL,每次 30 mL 缓慢口服。⑤指导患者禁食粗纤维食物、辛辣刺激性食物和生冷的瓜果蔬菜,可以进食咸面汤、米汤和面条等半流质食物,必要时可以给予止泻药物治疗,如蒙脱石散、洛哌丁胺口服治疗。⑥发生便秘时,避免食用干酪性和精致的食物,选择富含纤维素性的饮食,每天喝≥3 000 mL 液体,如新鲜果汁、汤类等。

(2)骨髓抑制:患者在放化疗时,由于放射线及多种化疗药物的作用可引起不同程度的骨髓抑制,表现为血细胞计数减少特别是白细胞计数的减少,其次是血小板计数减少,严重时血红蛋白数量亦降低,白细胞计数低于正常值时易并发感染,血小板计数严重减少时易伴发各种出血症状。白细胞计数降低应从预防继发感染上着手进行护理指导;血小板计数降低应从预防和发现出血倾向进行护理指导:①保持室内清洁、空气新鲜,温、湿度适宜,避免受寒感冒。②注意口腔和皮肤清洁卫生,刷牙时用软质毛刷,避免牙龈出血;着柔软、棉质内衣裤,不用刺激性强的肥皂洗澡等,避免继发性感染的发生。③白细胞计数低的患者尽量少去人群聚集的公共场所,减少感染机会,如果必须外出,最好戴口罩。白细胞计数过低的患者应进行预防性隔离,房间每天进行空气消毒,室内家具用消毒液擦拭,最好单间居住,必要时进行保护性隔离,减少陪人探视。④及时预防和发现出血,能口服的药物尽量不进行注射,如必须进行注射,可用棉球多按压针眼一些时间。注意查看皮肤有无瘀点及瘀斑,出现的部位和时间。用液体石蜡涂局部以防口、鼻黏膜干裂引起出血,进食应进软食、流质或半流质饮食,减少活动,避免外伤,保持大便通畅。⑤严格按医嘱应用升白细胞和升血小板药物,定期进行血常规检查。⑥增加休息,进食富含蛋白质、维生素的食物。

(3)泌尿系统毒性:乳腺癌的一线化疗药物可引起肾或膀胱毒性,如顺铂(DDP)、大剂量 MTX 易发生肾毒性,CTX 易致血尿,应定期监测肾功能。在应用 DDP 时,应同时给予水化(足量液体及甘露醇)、碱化(5%小苏打),嘱患者多饮水。

(4)心脏毒性:蒽环类化疗药物,如多柔比星是乳腺癌化疗的主要药物,ADM 及其衍生物易致心脏损伤。急性毒性表现为一过性心电图改变,如窦性心动过速,ST 段和 T 波的变化。慢性毒性为不可逆的"心肌病综合征",呈充血性心力衰竭的临床表现。ADM 的心脏毒性与累积剂量有关,也有个体易感因素,在有心脏病病史者更易发生。因此,需要定期做心电图检查,护理人员要注意观察脉搏的变化,必要时给予持续心电监护。出现心肌毒性后应保证休息,预防感染,保证有效睡眠,给予高维生素及高热量饮食。饮食宜少食多餐,保持大便通畅,避免加重心脏负担。

(5)生殖系统及性功能方面的影响:化疗可致月经不规则或暂时性闭经,尤其年纪轻的患者更为常见,但停药后多可恢复月经周期。化疗所致闭经与化疗效果之间的关系,意见尚不统一,有人认为在年轻患者中,化疗效果部分是通过对卵巢功能影响而发挥的。一般说来,化疗对月经影响并无重要临床意义。但化疗开始前,护理人员必须向患者讲明可能出现暂时性停经的现象,以免造成患者精神紧张、影响情绪稳定与性功能(化疗本身不是性生活障碍的直接原因)。由于大多数化疗药物具有致基因突变及胎儿畸形的作用(尤其CTX最为明显),因此,化疗期间应告诫患者采取避孕措施,并应该主动与患者讨论乳腺癌与性生活、生殖相关问题。

(6)脱发:某些化疗药物损害毛囊,引起脱发。由于脱发而致的"化疗特殊形象"是影响患者自尊的严重问题,因此,化疗开始前应将这一可能发生的问题告诉患者,以便心理有所准备。在化疗结束后,毛发通常可以重新长出,因此不必紧张,正确对待脱发的现实,外出时可配戴假发、帽子和头巾等改善自我形象。化疗过程中冰帽的使用对脱发有一定的预防作用。

(7)其他:不同的细胞毒药物对肝脏、肺脏和神经系统等有不同的毒副作用,护理人员应该掌握所用药物常见以及特异的毒副作用,有的放矢地进行护理指导。

(四)内分泌治疗护理

内分泌治疗以药物治疗为主,多数是在术后恢复期院外进行,由于服药时间长,有一定的不良反应,患者一般很难坚持。服药依从性的保障成为乳腺癌内分泌治疗护理的重要内容,调查显示,治疗依从性不佳的患者比例达21%～54%,较高的服药中断率和依从性不佳患者的比例均提示目前患者的服药依从性尚不令人满意。国内外研究显示,护士主导的电话或短信随访和个体化健康指导不仅可以满足患者的心理和信息支持,提高满意度,而且是确保延续护理的一种简便、经济而有效的途径。

(五)靶向药物治疗护理

目前广泛用于乳腺癌辅助治疗以及晚期乳腺癌解救治疗的靶向治疗药物主要是曲妥珠单抗(trastuzumab),是由瑞士Roche公司生产的一种作用于HER2的单克隆抗体。使用曲妥珠单抗治疗乳腺癌时,正确的护理方法和护理人员细致的观察,尤其对心脏毒副作用表现的观察,在整个治疗过程中起着重要的作用。

1.用药知识宣教

在患者计划接受曲妥珠单抗治疗后,治疗前护理人员要向患者解释曲妥珠单抗应对HER2过度表达与乳腺癌患者预后不良的关系,说明曲妥珠单抗应对HER2过度表达的治疗效果和药理作用。护理人员要告知患者HER2是一个与预后密切相关的生物学指标,它的存在促进了乳腺癌细胞的生长,曲妥珠单抗可以起到抑制肿瘤细胞增生的作用。同时,护理人员还要提前说明,患者在使用曲妥珠单抗的治疗过程中可能出现寒战、发热和心脏不适等症状,这些都是可能出现的不良反应,使患者能够做好充分的心理准备。

2.疗程和剂量的确定

曲妥珠单抗的总量是根据患者的实际体质量计算的,无上限或下限,当患者的体质量变化≥10%,则要重新计算使用剂量。由于曲妥珠单抗是生物制剂,因此在配制时要严格按照要求,以免影响药效。使用曲妥珠单抗治疗乳腺癌主要有两种疗程和剂量方案,第一种方案为每3周注射1次,首次剂量为8 mg/kg,第2次和以后的维持剂量为6 mg/kg。第二种方案为每周注射1次,首次剂量为4 mg/kg,第2次和以后的维持剂量为2 mg/kg。将溶解后的曲妥珠单抗溶液加入500 mL生理盐水中静脉滴入。由于曲妥珠单抗提供的注射用水内含防腐剂,因此配好的药液可在2～8 ℃冰箱中保存1个月并可多次重复使用。护理人员在放置时要清楚地注明配制人和患者的姓名、开瓶时间等信息。

3.心脏不良反应的护理观察

护理人员在给药前要了解患者有无心脏病病史和药物过敏史,做好肝肾功能检查和尿、血、便常规,还要重点做好心电图、超声心动图等心功能检查。在用药前30分钟要给予患者心电监护,并给予地塞米松、盐酸异丙嗪等抗过敏药物。用药后的15分钟内护理人员要密切观察患者的生命体征,认真倾听患者主诉,严密观察患者有无胸闷气促、寒战、发热、血压下降、呼吸困难及心律、心率、心电图改变等情况。

(六)康复期护理

乳腺癌康复随访期仅指患者主要治疗(手术、放疗和化疗)结束后,通过现代常规检查技术证实机体已无肿瘤存在,进入观察随访阶段以后的时期。此期内患者可能仍需接受某些治疗,但治疗的本身已不影响患者的生活和工作(如长期 TAM 治疗)。康复期的重点在于帮助患者建立生活信心,改善 QOL 以及指导患者的随访复查工作。

1.康复指导

现代医疗实践的意义不仅仅是去除疾病,更重要的是帮助患者重新进入原有生活轨道和社会角色。康复指导的目标:患者及家属了解乳腺癌的相关知识,积极配合治疗,患侧肢体肿胀等并发症得到预防,达到躯体恢复;患者对手术后自我形象的变化,能够主动接受;患者焦虑、抑郁、恐惧心理减轻或消失;患者能积极进行功能锻炼,家属能协助患者促进手术后患肢功能的恢复。要想使患者达到以上目标,医护工作要着重以下两个方面。

(1)给予家庭成员的支持:家庭成员特别是配偶的理解与支持,是消除乳腺癌患者康复期心理负担的重要影响因素。因此促进和鼓励家属参与和监督有助于促进乳腺癌患者术后功能康复锻炼的持续进行。医护人员在与康复期患者家庭成员(尤其是配偶)的交谈中,应给予以下鼓励和支持:①保护患者的自尊;②给予患者生活上的合理照顾而不包办(这方面应包括上司、同事与朋友等);③坦率地与患者交谈病情而非采取保密策略,以充分建立相互的信任和依赖;④充分发挥爱的潜力,包括性生活的恢复。

(2)协助患者建立生活信念:医护人员对康复期患者的责任在于指导患者充分发挥自己的潜力,实现生活愿望上的"自我"。特别是对于羞耻感较重的患者,利用乳腺癌患者羞耻感量表,筛查出此方面的特殊人群,进行个体化的康复指导,以达到康复指导的目标。工作要点有以下方面:①指导患者建立自理意识,鼓励患者为了增进、保持和恢复自己的健康和幸福做自我努力。自理意识建立的重要性在于,有利于身体健康、生理功能的恢复;有利于减轻长期依赖他人而带来的精神压力;有利于恢复个人尊严,体现出自身存在的价值,充分发挥自我角色(女儿、妻子和母亲等)对他人的影响。②指导患者采取适合自己的弥补身体缺陷的办法,如佩戴特制乳罩,进行乳房重建等。③性生活的鼓励与指导。④工作能力的建议,进入原有的工作环境,是患者自我意识健康恢复的标准之一。医护人员应对患者的劳动力恢复程度做出评价,指导患者恢复工作的时间与工作量。⑤鼓励患者树立长期与疾病作斗争的勇气,协助完成继续治疗的计划(如内分泌治疗)。⑥近年来一种新型的护理模式,即 CNP,在提高患者 QOL 和自护能力方面取得了很好的效果。

(3)上肢功能锻炼:持续时间应＞1年。

2.随访指导

为患者制订出完整的随诊计划,是对复发癌及第二原发癌早诊早治的关键,乳腺癌随诊内容包括以下方面。

(1)自我检查:患者出院前,医护向患者传授有关乳腺癌自我检查知识,指导患者行术区、锁骨上及对侧乳房自我检查,1次/月,终生坚持。

(2)定期复查:患者出院时,配合医师为患者安排好整个复诊计划,利用现代通讯方式保持与患者的联系,提高患者复诊的依从性。随诊另一方法为信访,这对来院复查困难者尤为重要。患者出院前,护理人员应耐心向患者讲述如实填写随访信的重要性,以得到充分的配合,并向患者介绍随访内容,以免患者对有关问题漏复,患者出院,即应填写随访卡片,送信访组备案待访。更多借助于计算机、网络进行随访,尤其是在城市,并可形成大数据,指导临床工作,或将患者信息录入 APP 随访管理软件,通过网络信息沟通。

(七)临终关怀

1.临终患者的界定

临终患者一词涉及临终时限的界定。按照目前国际上通行标准,无论患者年龄和疾病类型,在现有的医疗条件下,其病情呈现不能够逆转的恶化、没有治愈希望,预计患者生存期<6个月。根据大多数临终患者的情况,从临床实用的角度对一般临终患者概念定义为患有在医学上已经判明在当前医学技术水平条件下治愈无望的疾病,估计在 3～6 个月内将要死亡的患者,称为临终患者。

2.临终关怀的定义

临终关怀,译至英文 hospice care,原意是"招待所""济贫院""小旅馆"的意思。美国国立图书馆(NLM)出版的"医学主题词表"对 Hospice 的解释是"对临终患者和家属提供缓和性和支持性的医护措施"。WHO 指出,临终关怀是当疾病已无法治愈时,对患者做积极完整的照顾,疼痛与其他症状的控制以及对精神、社会和灵性问题的处理。临终关怀的目标是达成患者与其家庭的最佳生活品质。从不同国家的情况来看,临终关怀实际上有两个理解:一是指对临终患者实施关怀照顾,如 WHO 对临终关怀的解释;二是包括对临终患者本人以及临终患者家属的关怀照顾。在医护人员看来,无论临终者是否还需要采用必要的治疗,对已进入临终阶段的患者都应该加大人文关怀的力度,实际工作中,主要是以对患者的关怀照顾为中心,同时对患者家属进行适当的安慰、心理疏导等。

3.临终关怀原则与特点

(1)以舒缓疗护为主的原则:对临终患者的治疗与护理,不以延长患者生命时间为目的,而是通过对患者的全面照护,使临终患者舒缓极度痛苦,维护临终者的生命尊严,提高患者临终阶段的生命质量。同时,帮助临终者家属正视现实,接受现实,并予以心理辅导,使临终患者在生理、心理上同时都得到关心和照顾,使之得以舒适安宁地走完人生最后一站。

(2)全方位照护的原则:临终关怀实施的是以临终患者为中心的整体照护,它用缓和医学技术控制患者的临终症状,借以减轻患者的身体痛苦。同时,关注患者的心理状态,及帮助协调社会关系,必要时按照患者的宗教习惯给予照护,使患者保持身心平静,对患者进行全面的照护,提高临终患者的生命和 QOL。服务的内容广泛全面,包括医疗、护理、心理咨询、社会支援、居丧照护和死亡教育等多学科、多方面的综合性的 24 小时全天候服务。例如,麻醉医师使用药物控制身体上的疼痛,护士通过对患者身体护理减少患者的不适,心理咨询师从心理方面对患者加以抚慰,而后勤人员志愿者可以通过美化环境、提供可口的饭菜等方式使患者感到关爱和舒适。

临终关怀服务对象既包括临终患者也包括患者家属。在临终关怀中,家属则不仅担当着为患者服务的角色,而且也成为医护人员或者说临终关怀团队成员服务对象的角色。晚期癌症者家属面对亲人处于濒死状态时心理同样经受重大的压力,他们对死亡的认识、对患者病情或者治疗方案的态度往往直接关系到患者的病情和情绪,对治疗结果产生直接影响。因而临终关怀工作者对患者家属的帮助实质上间接影响到患者的治疗,同时家属能够和临终关怀工作者一起帮助患者去面对即将来临的死亡。临终患者死亡之后,家属经历着丧失亲人的悲痛,身心健康都受到威胁。在这种情况下,运用心理抚慰等方法和社会支援等社会学方法对晚期患者或者已经离世患者的家属进行悲伤抚慰,帮助他们尽快适应新的生活,从身体和心理两个方面加强自我保护和自我调节。这种人文关怀的思想同样是医学职业精神的体现,同时也是建立和谐社会的需要。

(3)人道主义原则:人道主义是一种关心人、尊重人、以人为中心的世界观。医学人道主义把医学看作是全人类的事业,谴责和反对非道德的行为,提倡关心患者、同情患者,为患者服务。临终关怀作为医学实践的一个特殊领域,是在医学领域中逐步形成和发展起来的。在面对临终者时,如何来减轻临终者的痛苦,就成为医疗实践中的重要问题。临终关怀中的人道主义,同样也在医疗实践中不断发展,人道主义理论在临终关怀中的体现:①人道主义始终贯穿于医学和临终关怀事业发展的全过程,人道主义作为医学的一项基本理论,把人类的价值和利益始终放在第一位,提倡关心人、尊重人、以人为中心。作为临终关怀的人道主义所展示的伦理思想是指在医疗护理中尊重临终者的尊严及生命,同时积极提高临终者的生命质量和价值。②人道主义理论对临终关怀的发展起着积极的推动作用。人道主义理论尊重临终者的生命、权力、价值及生命质量。死亡是人类社会不可避免的阶段,临终者仍然是一个活着的生命,应该充分尊重他所应享受到的一切权力。生命只有一次,生命不可逆转,人人都会经历这一阶段,对临终者进行关怀,同时就提高了临终者的生命品质和价值。

(4)适度"照护"原则:一般临终患者的基本需要有三方面。①尽量保存生命或延长生存时间;②解除临终阶段的身体痛苦;③无痛苦的死亡状态。在对临终患者进行症状控制时所使用一般情况下的"治疗方法"时,其宗旨一般不以延长患者的生存时间为目的,而以解除或减少患者痛苦、提高临终患者的生命质量为宗旨。

在《辞海》中,对"治疗"的概念是这样界定的,治疗:消除疾病,减少患者痛苦,促使恢复健康的医疗措施。主要包括去除病因,消除症状,改善功能的不平衡状态,恢复机体的生理功能,增强患者的一般健康等。早期治疗能缩短病程、预防或减少并发症、促进患者迅速恢复健康。由此看来,"治疗"这种医疗措施具有明确的目的性,主要是去除引起疾病的原因,其次需要消除症状、改善功能,最后是恢复功能、增强健康。假如患者处于不可逆转的临终状态,临床上医护人员采取的一系列医疗措施都不能达到上述目的,那么一般观念下的"治疗"对其已经毫无意义,所以我们不称之为"治疗"而称之为临终"舒缓疗护",用"关怀""照护"(care)取代"治疗""治愈"(cure)。就是说在临终关怀这门学科中,充分意识到了对临终患者进行治疗的无意义性。因此,我们应该清楚地认识到,临终关怀中几乎一切针对患者的操作措施只有"照护""关怀"上的意义,并无一般的"治疗"意义可言。这样,在临终关怀过程中的一切操作措施,尽管有与一般治疗相同的操作程序,例如,控制疼痛等症状药物的使用,或者为了缓解症状而使用的手术、化疗等,这一切都不能归于一般"治疗"范畴,只能归于"照护"的范畴。当我们在临终关怀范畴内淡化了"治疗"的观念后就可以发现,这种观念可以促使我们在从事临终关怀的工作中,不必为临终患者的所谓"无法治疗"而焦虑;不必为强调"治疗"而侵犯临终患者的尊严与人格;从临终伦理角度淡化"治疗"的意义。

(5)服务形式多样化原则:虽然临终关怀概念和观念有国际化的特征,但临终关怀的服务方式却有显著的多样性和本土化特点。在任何一个国家或地区,临终关怀服务模式的形成和发展完善,都与该国家或地区的经济发展状况、文化背景、道德观念、风俗习惯以及医疗卫生服务体系密切相关。如美国,更多的临终关怀服务是在家庭中通过社区志愿服务来完成。在我国目前临终关怀服务模式有3种,一是独立的临终关怀医院提供的临终关怀服务;二是在综合医院里设置专门区域提供临终关怀服务;三是家庭临终关怀服务模式。有调查显示,75%的老年患者希望以家庭病床方式得到临终关怀,这说明医院并不是完全理想的临终关怀场所。社区临终关怀服务模式的开展,将使临终关怀服务更趋于家庭化,更有利于患者和家属接受。

临终关怀服务应根植于各级各类医院的正常工作之中。无论是肿瘤等专科医院,还是各级综合医院,都可以根据自己的实际情况安排相应数量的临终关怀病房,或者在相关科室开展临终关怀服务,在临床工作中加强科学临终关怀理念的宣传,对临终者加大人文关怀力度,为临终者提供尊严、舒适、高效、节俭和满意的临终关怀服务。同时完善现有的护理院、养老院、福利院和老年病医院等养老服务机构,通过改造和对工作人员培训,形成较为完善的临终关怀服务体系,提高服务能力,为更多的需要者提供临终关怀服务。借鉴发达国家发展临终关怀事业的经验,建立社会捐助机制,广泛募集资金,救助那些需要临终关怀服务的重晚期患者,该模式也可以募集人道主义临终关怀劳务服务,直接参与到社区临终关怀劳务服务之中,并在家庭病床临终关怀中作为一种志愿者力量体现其价值。只有在全社会建立广泛的临终关怀服务机构,才能满足不同人群个性化的临终关怀服务需求,形成覆盖完全的临终关怀服务网络。

五、健康指导

术后近期避免用患侧上肢搬动、提取重物,坚持康复训练。术后五年内应避免妊娠,以免乳腺癌复发。介绍义乳或假体的作用和使用方法。术后患者每月做一次乳房自我检查,并定期到医院复查,以便早期发现复发征象。

(肖培培)

第七节　肝　囊　肿

肝囊肿总体可分非寄生虫性和寄生虫性囊肿,非寄生虫性肝囊肿是常见的良性肿瘤,又可分为先天性、创伤性、炎症性和肿瘤性囊肿,临床以潴留性囊肿和先天肿瘤性多囊肝为多见(图2-4)。单发性肝囊肿可发生于任何年龄,女性多见,常位于肝右叶。多发性肝囊肿比单发性多见,可侵犯左、右肝叶。多发性肝囊肿约50%可合并多囊肾。此病一般没有明显的症状,体检时发现。肝囊肿一般是良性单发或多发,与胆管相通或不通。肝实质单发的大囊肿非常少见。大部分囊肿以胆管上皮,有的是实质细胞,或其他细胞内衬。右叶多发,囊肿因基膜的改变,逐步形成憩室,或小上皮细胞代谢失常、脱落、异常增殖,或局部缺血、炎症反应、间质纤维化,最终小管梗阻形成囊肿。

一、病因

肝囊肿有遗传性,特别是多囊肝有家族化倾向。肝囊肿是在胚胎时期胆管发育异常造成的。囊肿壁是由胆管上皮伴炎性增生及胆管阻塞致管腔内容滞留而逐渐形成。

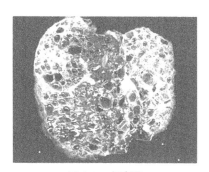

图 2-4　多囊肝

非寄生虫性肝囊肿是指肝脏局部组织呈囊性肿大而出现肝囊肿,最常见有两种情况。①潴留性肝囊肿:为肝内某个胆小管由于炎症、水肿、瘢痕或结石阻塞引起分泌增多,或胆汁潴留引起,多为单个;也可因肝钝性挫伤致中心破裂而引起。病变囊内充满血液或胆汁,包膜为纤维组织,为单发性假性囊肿。②先天性肝囊肿:由于肝内胆管和淋巴管胚胎时发育障碍,或胎儿期患胆管炎,肝内小胆管闭塞,近端呈囊性扩大及肝内胆管变性,局部增生阻塞而成,多为多发。

二、病理

孤立性肝囊肿发生于右叶较左叶多 1 倍。囊肿大小不一,小者直径仅数毫米,大者直径达20 cm 以上,囊液量由数毫升至数千毫升。囊肿呈圆形或椭圆形,囊壁光滑,多数为单房性,亦可为多房性。囊肿有完整的包膜,表面呈乳白色或灰蓝色,囊壁较薄,厚度为 0.5～5.0 mm,较厚的囊壁中有较大的胆管、血管及神经。囊液多数清亮、透明,有时含有胆汁,其比重为 1.010～1.022,呈中性或碱性,含有少量胆固醇、胆红素、葡萄糖、酪氨酸、胆汁、酶、清蛋白、IgG 和黏蛋白,显示囊壁上皮有分泌蛋白的能力。

多囊肝的囊肿大多散布及全肝,以右叶为多见。肝脏增大变形,表面可见大小不一的灰白色囊肿,小如针尖,大如儿头。肝切面呈蜂窝状。囊壁多菲薄,内层衬以立方上皮或扁平胆管上皮,外层为胶原组织。囊液多数为无色透明或微黄色。囊肿间一般为正常肝组织,晚期可出现纤维化和胆管增生,引起肝功能损害、肝硬化和门静脉高压。

创伤性肝囊肿多发生于肝右叶,囊壁无上皮细胞内衬,是假囊肿。囊内含有血液、胆汁等混合物,合并感染时可形成脓肿。

三、护理评估

(一)临床表现

先天性肝囊肿生长缓慢,小的囊肿可无任何症状,常偶发上腹无痛性肿块、腹围增加,临床上多数是在体检 B 超发现,当囊肿增大到一定程度时,可因压迫邻近脏器而出现症状。

(1)肝区胀痛伴消化道症状:如食欲缺失、嗳气、恶心、呕吐、消瘦等。

(2)若囊肿增大压迫胆总管,则有黄疸。

(3)囊肿破裂可有囊内出血而出现急腹症。

(4)带蒂囊肿扭转可出现突然右上腹绞痛,肝大但无压痛,约半数患者有肾、脾、卵巢、肺等多囊性病变。

(5)囊内发生感染,则患者往往有畏寒、发热、白细胞计数升高等。

（6）体检时右上腹可触及肿块和肝大，肿块随呼吸上下移动，表面光滑，有囊性感，无明显压痛。

（二）辅助检查

（1）B超检查是首选的检查方法，是诊断肝囊肿经济、可靠而非侵入性的一种简单方法。超声波显示肝大且无回声区，二维超声可直接显示囊肿大小和部位。

（2）CT检查：可发现直径1～2 cm的肝囊肿，可帮助临床医师准确定位病变，尤其是多发性囊肿的分布状态定位，从而有利于治疗。

（3）放射性核素肝扫描：显示肝区占位性病变，边界清楚，对囊肿定位诊断有价值。

（三）治疗原则

非寄生虫性肝囊肿治疗方法包括囊肿穿刺抽液术、囊肿开窗术、囊肿引流术或囊肿切除术等。

四、护理措施

（一）术前护理

（1）术前访视：①根据患者不同情况做心理评估，通过面对面交流，采用图表、健康教育宣传册、同疾病患者现身说法等形式，向患者宣传肝囊肿的相关知识，简要介绍穿刺过程及治疗效果。②术前应详细了解患者病史，准确测量生命体征，并做好记录。③术前完善血常规、凝血功能、肝肾功能和心电图等常规检查。④向患者和家属耐心细致地做好解释工作，介绍术前准备内容、目的及必要性；术中注意事项：手术大概需要的时间；手术体位、部位，消除焦虑紧张的情绪。

（2）呼吸训练：指导患者进行有效的屏气训练，告知屏气是术中顺利进针的关键，尽量保持呼吸幅度不宜过大，以小幅度腹式呼吸为主，尽量减少膈肌的运动幅度，增加穿刺的准确性。

（3）患者术前2小时禁食水，防止术中不适引起呕吐；嘱患者术前排空膀胱。

（4）询问有无过敏史，特别是乙醇过敏史并详细记录。

（二）术中护理

（1）术前准备：术前常规超声检查肝胆脾胰肾、心电图，完善血常规、凝血酶原时间、肝功能等实验室检查；有出血倾向、严重心肝肺肾等脏器功能障碍及对乙醇过敏者列为穿刺禁忌患者。患者及家属对手术知情同意并签署手术知情同意书。

（2）穿刺前测量血压，嘱患者双手抱头充分暴露穿刺区域，常规消毒皮肤。治疗前先行超声定位检查，明确囊肿部位、大小、与周围脏器和血管的关系。根据定位情况，患者取仰卧位或左侧卧位，明确皮肤穿刺点、进针角度、路径和深度，注意穿刺针经过部分正常肝组织后，再进入囊肿内部，尽量吸尽囊液，并留样做进一步生化和细胞学检查，常规送脱落细胞检查，以除外癌变。

（3）手术采用局部麻醉，患者意识清醒，护理人员要加强与患者的沟通，分散其注意力，告知如有任何不适要及时告诉医护人员。

（4）超声引导下乙醇硬化治疗肝囊肿的方法分保留法和冲洗法两种。目前，国外多采用保留法。但保留法对较大囊肿效果不佳，其原因是保留乙醇量的限制，无法达到囊壁上皮细胞硬化的乙醇浓度。通过研究发现，乙醇反复冲洗置换囊液法（冲洗法）对10 cm以上的较大肝囊肿仍有较好的疗效，治愈率高达95%，观察3年无复发病例。目前，单纯性囊肿乙醇硬化治疗已成为一线治疗方法。

（5）计算并准备好硬化剂：依据囊腔大小注入99.5%乙醇，一般用量20～30 mL，注入速度以

0.2～0.6 mL/s 为宜,压力不可过大,防止胀痛不适以及由于压力过大导致硬化剂外溢引起肝实质及周围组织坏死、腹膜炎等并发症。操作过程中,密切观察患者生命体征,面色及表情变化,一旦出现剧烈腹痛,应立即停止操作并作相应处理。

(6)术后按压穿刺部位,注意观察患者的呼吸、脉搏、血压以及有无加剧性的疼痛等异常表现,超声观察有无内部出血。消毒穿刺部位皮肤,无菌纱布覆盖,腹带加压包扎,局部沙袋压迫。

(三)术后护理

1.常规护理

(1)回病房后,继续监测患者神志、血压、脉搏、呼吸、面色等情况,每 30 分钟测量血压、脉搏 1 次,连续 4 次生命体征平稳后停测。若患者出现面色苍白、恶心、四肢湿冷、脉搏细速等出血征兆,应及时通知医师,协助医师行必要的检查和处理,观察患者有无腹痛、恶心、面色潮红、呼吸困难等并发症的发生。

(2)指导患者卧床休息,12 小时内避免剧烈活动和增加腹压的动作,可以更换体位(特别提醒患者禁忌自己用力),让硬化剂与囊壁充分接触。告知患者出现轻微上腹痛感,卧床休息 30 分钟后可自行缓解。

(3)保持穿刺点及敷料周围皮肤清洁干燥,观察穿刺部位有无出血、渗液、红肿及感染,及时更换敷料。

(4)遵医嘱止血,抗感染治疗。

2.并发症的观察与护理

(1)出血:穿刺后肝脏出血是最危险的并发症。一般在术后 4～6 小时发生,主要表现为出汗、烦躁不安、面色苍白、血压下降、脉搏细速等,应立即通知医师,进行止血、抗休克、输血、输液处理。

(2)腹痛:位于肝包膜附近的囊肿,由于穿刺路径较短,穿刺无法经过脏器实质,注入的硬化剂沿穿刺针道反流以及无水乙醇烧灼造成剧烈疼痛。一般疼痛持续 3～5 天,可自行消退,疼痛多为隐痛,均能耐受,经临床观察后未做特殊处理。告知患者出现轻微上腹痛感,卧床休息 30 分钟后可自行缓解。如腹痛较明显,复查超声排除出血的情况下,遵医嘱给予止痛药物。

(3)酒精中毒:患者术后如有局部发热感,面部潮红等症状,嘱患者不必紧张,是注入乙醇作用。术前询问有无乙醇过敏史,术后嘱患者多饮水,加速乙醇排出,一般无须特殊处理。

五、健康教育

(1)指导患者注意休息,避免劳累,适当进行体能锻炼。

(2)饮食应高热量、高维生素、优质蛋白、低脂、易消化,忌饱餐。

(3)保持引流管处切口敷料干燥、清洁。若突然发生腹痛、高热,应及时与医师联系。

(4)随访及复查:最后一次穿刺术后,1 个月及 6 个月行腹部超声检查。

(马　丽)

第八节　肝性脑病

　　肝性脑病(hepatic encephalopathy,HE)又称肝昏迷,是严重肝病引起的、以代谢紊乱为基础的中枢神经系统功能失调的综合征。其主要临床表现是意识障碍、行为失常和昏迷。有急性与慢性脑病之分,前者多因急性肝衰竭后肝脏的解毒功能发生严重障碍所致;而后者多见于慢性肝衰竭和门体侧支循环形成或分流术后,来自肠道的有害物质,如氨、硫醇、胺、芳香族氨基酸等直接进入体循环至脑部而发病。肝性脑病的发生机制尚未完全阐明,目前提出的假说主要有氨毒性学说、假性神经递质学说和 γ-氨基丁酸(GABA)学说等。肝性昏迷是肝性脑病的最后阶段,是肝衰竭的最终临床表现。

一、临床表现与分期

(一)临床表现

　　其临床表现因肝病的类型、肝细胞损害的程度、起病的急缓及诱因的不同而有所差异。由于导致肝性脑病的基础疾病不同,其临床表现也比较复杂、多变,早期症状的变异性是本病的特点。但也有其共性的表现,即反映为神经精神症状及体征,表现为性格、行为、智能改变和意识障碍。现主要就其脑病的临床表现分类简述如下。

　　(1)起病:可急可缓。急性肝性脑病起病急骤,前驱期极为短暂,可迅速进入昏迷,多在黄疸出现后发生昏迷,也有在黄疸出现前出现意识障碍而被误诊为精神疾病者。慢性肝性脑病起病隐匿或渐起,起初常不易发现,易误诊和漏诊。

　　(2)性格改变:常是本病最早出现的症状,主要是原属外向型性格者表现为抑郁,而原属内向型性格者表现为欣快多语。

　　(3)行为改变:最初可能仅限于一些"不拘小节"的行为,如乱写乱画,乱洒水,乱吐痰,随地便溺,房间内的桌椅随意乱拖乱放等毫无意义的动作。

　　(4)睡眠习惯改变:常表现为睡眠倒错,也有人称为近迫性昏迷,此现象提示患者中枢神经系统的兴奋与抑制处于紊乱状态,常预示肝性脑病即将来临。

　　(5)肝臭:是由于肝衰竭,机体内含硫氨基酸代谢中间产物(如甲硫醇、乙硫醇及二甲硫化物等)经肺呼出或经皮肤散发出的一种特征性气味。

　　(6)扑翼样震颤:是肝性脑病最具特征性的神经系统体征,具有早期诊断意义。检测方法是嘱患者伸出前臂,展开五指,或腕部过度伸展并固定不动时,患者掌-指及腕关节可出现快速的屈曲及伸展运动,每秒钟常可出现 1～2 次,也有达每秒钟 5～9 次者,且常伴有手指的侧位动作。此时患者可同时伴有整个上肢、舌、下腭、颌部的细微震颤及步态的共济失调。或发于单侧,也可出现于双侧。这种震颤不具有特征性,也可见于心力衰竭、肾衰竭、呼吸衰竭等患者。震颤常于患者睡眠及昏迷后消失,苏醒后仍可出现。

　　(7)视力障碍:并不常见。

　　(8)智能障碍。

　　(9)意识障碍。

(二)临床分期

为便于早期诊断并指导治疗,常根据患者的临床表现对肝性脑病进行临床分期。目前多数学者赞同 Davidson 根据临床表现把肝性脑病分为前驱期、昏迷前期、昏睡期、昏迷期四期。

1.Ⅰ期(前驱期)

Ⅰ期(前驱期)的患者可出现轻度性格改变和行为失常。表现为性格改变出现抑郁或欣快,行为改变出现无意识动作,睡眠时间改变出现睡眠颠倒。扑翼样震颤(一),正常反射存在,病理反射(一),脑电图多正常。

2.Ⅱ期(昏迷前期)

Ⅱ期(昏迷前期)的患者以意识错乱、睡眠障碍、行为失常为主。表现为定向力障碍,定时障碍,计算力下降,书写缭乱,语言断续不清,人物概念模糊,扑翼样震颤(+),正常反射存在,病理反射(+),常见膝腱反射亢进,踝阵挛(+),肌张力可增强。可出现不随意运动及运动失调,脑电图出现对称性 θ 波(每秒 4~7 次)。

3.Ⅲ期(昏睡期)

Ⅲ期(昏睡期)的患者以昏睡和精神错乱为主。表现为患者大部分时间处于昏睡状态,反应存在(可被唤醒),或狂躁扰动,扑翼样震颤(+),肌张力明显增强。脑电图同Ⅱ期。

4.Ⅳ期(昏迷期)

Ⅳ期(昏迷期)的患者神志完全丧失,不能被唤醒。浅昏迷时,对痛觉刺激(如压眶反射阳性)和不适体位尚有反应,腱反射和肌张力仍亢进,扑翼样震颤由于患者查体不能合作而无法引出。深昏迷时,各种反射消失,肌张力降低,瞳孔常散大,可表现为阵发性抽搐,踝阵挛(+),换气过度,脑电图上出现极慢 δ 波(1.5~3.0 次/秒)。

但各期之间并无明确的界限,前后期可有重叠,其程度可因病情的发展或治疗好转而变化。少数慢性肝性脑病患者还因中枢神经系统不同部位有器质性损害而出现暂时性或永久性智能减退、共济失调、锥体束阳性或截瘫。

二、并发症

(1)脑水肿。

(2)消化道出血。

(3)肾功能不全。

(4)水电解质酸碱平衡失调。

(5)感染。

三、治疗

本病尚无特效药,常采用综合治疗措施。

(一)消除诱因

避免诱发和加重肝性脑病。慎用镇静剂,有躁狂症状可试用异丙嗪、氯苯那敏等抗组胺药物。

(二)减少肠内有毒物质的产生和吸收

1.饮食

严重的肝性脑病应严格限制甚至停止蛋白质摄入,饮食以碳水化合物为主,尚应补充足够的多种维生素。随着病情好转可给少量豆浆、牛奶、肉汤或蛋类,可隔天增加 10～20 g,直至每天 40～60 g,因植物蛋白质含蛋氨酸、芳香氨基酸较少,对肝性脑病患者较适用。

2.灌肠或导泻

灌肠或导泻以清除肠内积食或积血,口服或鼻饲 25%硫酸镁 30～60 mL 导泻,灌肠禁用碱性肥皂水,而用生理盐水或弱酸性溶液,如生理盐水 100 mL 加白醋 30 mL 做保留灌肠,保持肠道呈酸性环境。

3.抑制肠菌生

口服肠道不吸收的抗菌药物如新霉素、甲硝唑。有肾功能损害或忌用新霉素的患者,或需长期治疗者,乳果糖(经细菌分解为乳酸、乙酸,降 pH,减少 NH_3 吸收)为首选药物。乳梨醇经结肠细菌分解成乙酸、丙酸也可用于酸化肠道。乳酶生也有减少肠内产氨气的作用,但不能与抗菌药物同服。

(三)促进有毒物质的代谢,纠正氨基酸代谢紊乱

1.降氨药

(1)谷氨酸钾和谷氨酸钠,每次用 4 支,总量 23 g 左右,加入葡萄糖液中静脉滴注,每天 1～2 次。尿少时慎用钾剂,明显腹水和水肿时慎用钠剂。

(2)精氨酸,能促进肝内鸟氨酸循环,增加尿素的合成而降低血氨,适用于碱中毒。

(3)L-鸟氨酸-L-天门冬氨酸。

(4)γ-氨酪酸,每次 2～4 g,稀释后静脉滴注,对兴奋和躁动者治疗效果较好。

2.复方氨基酸溶液

口服或静脉输注以支链氨基酸为主的复方氨基酸溶液,可纠正体内氨基酸代谢的不平衡。

(四)对症治疗

保护脑细胞功能,防治脑水肿;保持呼吸道通畅;防治出血;积极防治各种感染;加强护理,防止压疮;保持大便通畅;注意口腔护理;严密观察病情等。

四、健康教育与管理

(一)疾病知识指导

向患者和家属介绍肝脏疾病和肝性脑病的相关知识,指导其认识肝性脑病的各种诱发因素,要求患者自觉避免诱发因素,如戒烟戒酒、避免感染、保持排便通畅等。

(二)用药指导

指导患者严格按照医嘱规定的剂量、用法服药,了解药物的主要不良反应,避免使用有损肝功能的药物,并定期门诊随访。

(三)照顾者指导

指导家属给予患者精神支持和生活照顾,帮助患者树立战胜疾病的信心。使患者家属了解肝性脑病的早期征象,指导家属学会观察患者的思想、性格、行为及睡眠等方面的改变,以便及时发现病情变化,及早治疗。

五、预后

肝性脑病的预后取决于肝细胞功能衰竭的程度,特别是肝细胞变性、坏死的程度及其发展速度,以及残余肝细胞数量及质量。对于肝细胞功能代谢尚可,或伴有门体分流的患者,诱因明确而又易于祛除者,预后较好。对于肝细胞功能差,伴有明显黄疸、腹水、低清蛋白血症,同时并发严重感染、上消化道大出血、水电解质及酸碱平衡紊乱、肝肾综合征者预后极差。如临床上能够早发现、早治疗或在未出现肝性脑病前积极防治,患者预后相对较好。综合目前国内治疗效果,其病死率仍较高,生存率仍不足 30%。对于内科治疗无效而采用人工肝支持治疗后行肝移植者,预后较好,其 5 年生存率可达 70%,最长已达 13 年。

六、护理

见表 2-3。

表 2-3 肝性脑病的护理

日期	项目	护理内容
入院当天	评估	1.一般评估:患者的神志、生命体征和皮肤等
		2.专科评估:患者的性格、精神状态和行为表现
	治疗	根据病情对患者实施保护措施,建立静脉通道
	检查	按医嘱做相关检查,如脑电图、化验血标本等
	药物	按医嘱正确使用降血氨药物、保肝药物、抗炎药物,注意用药后的观察
	活动	以卧床休息为主。专人护理,防止意外的发生
	饮食	1.合理饮食
		2.禁止蛋白质的摄入,昏迷患者可以鼻饲葡萄糖供给热量
	护理	1.做好入院介绍,主管护士自我介绍
		2.制定相关的护理措施,如口腔护理、管道留置护理、皮肤、毛发、会阴、肛周护理措施
		3.视病情做好各项监测记录
		4.根据病情留陪伴人员,上床挡,确保安全
	健康宣教	向患者讲解疾病相关知识、安全知识、服药知识等,各种检查注意事项
第 2 天	评估	神志、生命体征、精神状况及患者的心理状态,对疾病相关知识的了解等情况
	治疗	按医嘱执行治疗
	检查	继续完善检查
	药物	密切观察各种药物作用和不良反应
	活动	家属陪同下适当扩大活动范围,注意安全
	饮食	同前
	护理	1.基础护理、留置管道护理、皮肤、毛发、会阴、肛周护理
		2.加强病情观察,重视患者的异常表现,发现肝性脑病的先兆症状时,立即报告医师处理
		3.仔细询问病史,找出发病的诱因,通过避免和祛除诱因,减少该病的发作
		4.做好情志护理
		5.注意保护患者,防止意外的发生
	健康宣教	讲解该病的一般诱发因素及饮食指导,避免和去除病因

日期	项目	护理内容
第 3～10 天	活动	正常下床活动
	健康宣教	讲解该病的有关知识,指导和认识肝性脑病的各种诱发因素,防止和减少肝性脑病的发生。告知家属肝性脑病发生时的早期征象,以便患者发病时能得到及时的救治
	其他	同前
出院前 1 天	健康宣教	出院宣教:
		1.服药指导
		2.饮食指导
		3.避免肝性脑病发作的诱因
		4.注意保暖,防外感,节饮食,调情志
		5.定时专科门诊复诊
出院后	随访	出院 1 周内电话随访第 1 次,1 个月内随访第 2 次,3 个月内随访第 3 次

(马　丽)

第九节　门静脉高压症

门静脉的正常压力是 1.27～2.35 kPa(13～24 cmH$_2$O),当门静脉血流受阻、血液淤滞时,压力 2.35 kPa(24 cmH$_2$O)时,称为门静脉高压症,临床上常有脾大及脾功能亢进、食管胃底静脉曲张破裂出血、腹水等一系列表现。

门静脉主干由肠系膜上、下静脉和脾静脉汇合而成。门静脉系统位于两个毛细血管网之间,一端是胃、肠、脾、胰的毛细血管网,另一端连接肝小叶内的肝窦。门静脉流经肝脏的血液约占肝血流量的 75%,肝动脉供血约占 25%,由此可见肝脏的双重供血以门静脉供血为主。门静脉内的血含氧量较体循环的静脉血高,故门静脉对肝的供氧几乎和肝动脉相等。此外门静脉系统内无控制血流方向的静脉瓣,与腔静脉之间存在 4 个交通支:①胃底、食管下段交通支。②直肠下段、肛管交通支。③前腹壁交通支。④腹膜后交通支。这些交通支中,最主要的是胃底、食管下段交通支,上述交通支在正常情况下都很细小,血流量很少。

门静脉血液淤滞或血流阻力增加均可导致门脉高压,但以门静脉血流阻力增加更为常见。按阻力增加的部位,可将门静脉高压症分为肝前、肝内和肝后三型。在我国肝内型多见,其中肝炎后肝硬化是引起门静脉高压症的常见病因;但在西方国家,酒精性肝硬化是门脉高压最常见的原因。由于增生的纤维束和再生的肝细胞结节挤压肝小叶内的肝窦,使其变窄或闭塞,导致门静脉血流受阻,其次由于位于肝小叶间汇管区的肝动脉小分支和门静脉小分支之间的许多动静脉交通支大量开放,引起门静脉压力增高。肝前型门静脉高压症的常见病因是肝外门静脉血栓形成(脐炎、腹腔内感染、胰腺炎、创伤等)、先天畸形(闭锁、狭窄或海绵样变等)和外在压迫。肝前型门静脉高压症患者肝功能多正常或轻度损害,预后较好。肝后型门静脉高压症常见病因包括Budd-Chiari 综合征、缩窄性心包炎、严重右心衰竭等。

一、护理评估

(一)健康史

应注意询问患者有无肝炎病史、酗酒、血吸虫病病史。既往有无出现肝性脑病、上消化道出血的病史,以及诱发的原因,对于原发病是否进行治疗。

(二)身体状况

1.脾大、脾功能亢进

脾大程度不一,早期质软、活动,左肋缘下可扪及;晚期,脾内纤维组织增生而变硬,活动度减少,左上腹甚至左下腹可扪及肿大的脾脏并能出现左上腹不适及隐痛、胀满,常伴有血白细胞、血小板数量减少,称脾功能亢进。

2.侧支循环建立与开放

门静脉与体静脉之间有广泛的交通支,在门静脉高压时,为了使淤滞在门静脉系统的血液回流,这些交通支大量开放,经扩张或曲张的静脉与体循环的静脉发生吻合而建立侧支循环。主要表现:①食管下段与胃底静脉曲张最常见,出现早,一旦曲张的静脉破裂可引起上消化道大出血,表现为呕血和黑便,是门静脉高压症最危险的并发症。由于肝功能损害引起凝血功能障碍,加之脾功能亢进引起的血小板减少,因此出血不易自止。②脐周围的上腹部皮下静脉曲张。③直肠下、肛管静脉曲张形成痔。

3.腹水

腹水是由于门静脉压力增高,使门静脉系统毛细血管床滤过压增高;同时肝硬化引起的低蛋白血症,造成血浆胶体渗透压下降;以及淋巴液生成增加,使液体从肝表面、肠浆膜面漏入腹腔形成腹水。此外,由于中心血流量减少,刺激醛固酮分泌过多,导致水、钠潴留而加剧腹水形成。

4.肝性脑病

门静脉高压症时由于门静脉血流绕过肝细胞或肝实质细胞功能严重受损,导致有毒物质(如氨、硫醇、γ-氨基丁酸)不能代谢与解毒而直接进入体循环,从而对脑产生毒性作用并出现精神综合征,称为肝性脑病,是门静脉高压的并发症之一。肝性脑病常因胃肠道出血、感染、大量摄入蛋白质、镇静药物、利尿剂而诱发。

5.其他

可伴有肝大、黄疸、蜘蛛痣、肝掌、男性乳房发育、睾丸萎缩等。

(三)心理-社会状况

患者因反复发作、病情逐渐加重、面临手术、担心出现严重并发症和手术后的效果而有恐惧心理。另外由于治疗费用过高,长期反复住院治疗,以及生活工作严重受限产生长期的焦虑情绪。

(四)辅助检查

1.血常规

脾功能亢进时,血细胞计数减少,以白细胞计数降至 $3 \times 10^9/L$ 以下和血小板计数至 $(70 \sim 80) \times 10^9/L$ 以下最为明显。出血、营养不良、溶血、骨髓抑制都可引起贫血。

2.肝功能检查

常有血浆清蛋白降低,球蛋白增高,白、球比例倒置;凝血酶原时间延长;还应做乙型肝炎病原学和甲胎蛋白检查。

3.食管吞钡 X 线检查

在食管为钡剂充盈时,曲张的静脉使食管及胃底呈虫蚀样改变,曲张的静脉表现为蚯蚓样或串珠状负影。

4.腹部超声检查

可显示腹水、肝密度及质地异常、门静脉扩张。

5.腹腔动脉造影的静脉相或直接肝静脉造影

可以使门静脉系统和肝静脉显影,确定静脉受阻部位及侧支回流情况,还可以为手术提供参考资料。

(五)治疗要点

外科治疗门静脉高压症主要是预防和控制食管胃底曲张静脉破裂出血。

(1)食管胃底曲张静脉破裂出血的治疗主要包括非手术治疗和手术治疗。

非手术治疗:①常规处理。绝对卧床休息,立即建立静脉通道,输液、输血扩充血容量;维持呼吸道通畅,防止呕吐物引起窒息或吸入性肺炎。②药物止血。应用内脏血管收缩药,常用药物有垂体后叶素、三甘氨酰酸升压素和生长抑素。③内镜治疗。经纤维内镜将硬化剂直接注入曲张静脉,使之闭塞及黏膜下组织硬化,达到止血和预防再出血目的。④三腔管压迫止血。利用充气的气囊分别压迫胃底和食管下段的曲张静脉,达到止血目的。⑤经颈静脉肝内门体分流术。采用介入放射方法,经颈静脉途径在肝内静脉与门静脉主要分支间建立通道,置入支架以实现门体分流。主要适用于药物和内镜治疗无效、肝功能差不宜急诊手术的患者,或等待肝移植的患者。

手术治疗:上述治疗无效时,应采用手术治疗,多主张行门-奇静脉断流术,目前多采用脾切除加贲门周围血管离断术;若患者一般情况好,肝功能较好的可行急诊分流术。血吸虫性肝硬化并食管胃底静脉曲张且门脉压力较高的,主张行分流术。常用术式有门静脉-下腔静脉分流术,脾-肾静脉分流术。

(2)严重脾大,合并明显的脾功能亢进:多见于晚期血吸虫病,也见于脾静脉栓塞引起的左侧门静脉高压症。这类患者单纯脾切除术效果良好。

(3)肝硬化引起的顽固性腹水:有效的治疗方法是肝移植。其他方法包括 TIPS 和腹腔-上腔静脉转流术。

(4)肝移植:已成为外科治疗终末期肝病的有效方法,但供肝短缺,终身服用免疫抑制药的危险,手术风险,以及费用昂贵,限制了肝移植的推广。

二、护理诊断及合作性问题

(1)焦虑或恐惧:与担心自身疾病的愈后不良,环境改变,对手术效果有疑虑,害怕检查、治疗有关。

(2)有窒息的危险:与呕吐、咯血和置管有关。

(3)体液不足:与呕吐、咯血、胃肠减压、不能进食有关。

(4)营养失调:低于机体需要量与摄入低于人体需要量有关。

(5)潜在并发症:上消化道大出血、肝性脑病。

三、护理目标

患者无焦虑和恐惧心情,无窒息发生,能得到及时的营养补充,肝功能及全身营养状况得到改善,体液平衡得到维持,无上消化道出血、肝性脑病等并发症发生。

四、护理措施

(一)非手术治疗及术前护理

1.心理护理

通过谈话、观察等方法,及时了解患者心理状态,医护人员要针对性地做好解释及思想工作,多给予安慰和鼓励,使之增强信心、积极配合,以保证治疗和护理计划顺利实施。对急性上消化道大出血患者,要专人看护,关心体贴。工作中要冷静沉着,抢救操作应娴熟,使患者消除精神紧张和顾虑。

2.注意休息

术前保证充分休息,必要时卧床休息。可减轻代谢方面的负担,能增进肝血流量,有利于保护肝功能。

3.加强营养,采取保肝措施

(1)宜给低脂、高糖、高维生素饮食,一般应限制蛋白质饮食量,但肝功尚好者可给予富含蛋白质饮食。

(2)营养不良、低蛋白血症者静脉输给支链氨基酸、人血清蛋白或血浆等。

(3)贫血及凝血机制障碍者可输给鲜血,肌内注射或静脉滴注维生素 K。

(4)适当使用肌苷、辅酶 A、葡萄糖醛酸内脂(肝泰乐)等保肝药物,补充 B 族维生素、维生素 C、维生素 E,避免使用巴比妥类、盐酸氯丙嗪、红霉素等有害肝功能的药物。

(5)手术前 3～5 天静脉滴注 GIK 溶液(即每天补给葡萄糖 200～250 g,并加入胰岛素及氯化钾),以促进肝细胞营养储备。

(6)在出血性休克及合并较重感染的情况下应及时吸氧。

4.防止食管胃底曲张静脉破裂出血

避免劳累及恶心、呕吐、便秘、咳嗽等使腹内压增高的因素;避免干硬食物或刺激性食物(辛辣食物或酒类);饮食不宜过热;口服药片应研成粉末冲服。手术前一般不放置胃管,必要时选细软胃管充分涂以液状石蜡,以轻巧手法协助患者徐徐吞入。

5.预防感染

手术前 2 天使用广谱抗生素。护理操作要遵守无菌原则。

6.分流手术前准备

除以上护理措施外,手术前 2～3 天口服新霉素或链霉素等肠道杀菌剂及甲硝唑,减少肠道氨的产生,防止手术后肝性脑病;手术前 1 天晚清洁灌肠,避免手术后肠胀气压迫血管吻合口;脾-肾静脉分流术前要检查明确肾功能正常。

7.食管胃底静脉曲张大出血三腔管压迫止血的护理

(1)准备:置管前先检查三腔管有无老化、漏气,向患者解释放置三腔管止血的目的、意义、方法和注意事项,以取得患者的配合。将食管气囊和胃气囊分别注气约 150 mL 和 200 mL 后,观察气囊是否膨胀均匀、弹性良好,有无漏气,然后抽空气囊,并分别做好标记备用。

(2)插管方法:管壁涂液体石蜡,经患者一侧鼻孔或口腔轻轻插入,边插边嘱患者做吞咽动作,直至插入50～60 cm;用注射器从胃管内抽得胃液后,向胃气囊注入150～200 mL空气,用止血钳夹闭管口,将三腔管向外提拉,感到不再被拉出并有轻度弹力时,利用滑车在置管端悬以0.5 kg重物做牵引压迫。然后抽取胃液观察止血效果,若仍有出血,再向食管气囊注入100～150 mL空气以压迫食管下端。置管后,胃管接胃肠减压器或用生理盐水反复灌洗,观察胃内有无新鲜血液吸出。若无出血,同时脉搏、血压渐趋稳定,说明出血已得到控制;反之,表明三腔管压迫止血失败。

(3)置管后护理:①患者半卧位或头偏向一侧,及时清除口腔、鼻咽腔分泌物,防止吸入性肺炎。②保持鼻腔黏膜湿润,观察调整牵引绳松紧度,防止鼻黏膜或口腔黏膜长期受压发生糜烂、坏死;三腔管压迫期间应每12小时放气10～20分钟,使胃黏膜局部血液循环暂时恢复,避免黏膜因长期受压而糜烂、坏死。③观察、记录胃肠减压引流液的量、颜色,判断出血是否停止,以决定是否需要紧急手术;若气囊压迫48小时后,胃管内仍有新鲜血液抽出,表明压迫止血无效,应紧急手术止血。④床旁备剪刀,若气囊上移阻塞呼吸道,可引起呼吸困难甚至窒息,应立即剪断三腔管。⑤拔管:三腔管放置时间不宜超过5天,以免食管、胃底黏膜长时间受压而缺血、坏死。气囊压迫24小时如出血停止,可考虑拔管。放松牵引,先抽空食管气囊、再抽空胃气囊,继续观察12～24小时,若无出血,让患者口服液体石蜡30～50 mL,缓慢拔出三腔管;若再次出血,可继续行三腔管压迫止血或手术。

(二)术后护理

(1)观察病情变化:密切注视有无手术后各种并发症的发生。

(2)防止分流术后血管吻合口破裂出血,48小时内平卧位或15°低半卧位;翻身动作宜轻柔;一般手术后卧床1周,做好相应生活护理;保持排尿排便通畅;分流术后短期内发生下肢肿胀,可予适当抬高。

(3)防止脾切除术后静脉血栓形成,手术后2周内定期或必要时隔天复查1次血小板计数,如超过$600×10^9$/L时,考虑给抗凝处理,并注意用药前后凝血时间的变化。脾切除术后不再使用维生素K及其他止血药物。

(4)饮食护理,分流术后应限制蛋白质饮食,以免诱发肝性脑病。

(5)加强护肝,警惕肝性脑病:遵医嘱使用高糖、高维生素、能量合剂,禁用有损肝功能的药物。对分流术后患者,特别注意神志的变化,如发现有嗜睡、烦躁、谵妄等表现,警惕是肝性脑病发生,及时报告医师。

(三)健康指导

指导患者保持心情乐观愉快,保证足够的休息,避免劳累和较重体力劳动;禁忌烟酒、过热、刺激性强的食物;按医嘱使用护肝药物,定期来医院复查。

五、护理评价

患者有无焦虑和恐惧心情,有无窒息发生,能否得到及时的营养补充,肝功能及全身营养状况是否得到改善,体液平衡是否得到维持,有无上消化道大出血、肝昏迷等并发症发生。

(杨新菊)

第十节 胆 囊 炎

胆囊炎是最常见的胆囊疾病,常与胆石症同时存在。女性多于男性。胆囊炎分为急性和慢性两种。

一、临床表现

急性胆囊炎可出现右上腹撑胀疼痛,体位改变和呼吸时疼痛加剧,右肩或后背部放射性疼痛,高热,寒战,并可有恶心,呕吐。慢性胆囊炎,常出现消化不良,上腹不适或钝疼,可有恶心,腹胀及嗳气,进食油腻食物后加剧。

胆囊炎并发胆石症者,结石嵌顿时,可引起穿孔,导致腹膜炎,疼痛加重,甚至出现中毒性休克或衰竭。胆囊炎胆石症可加重或诱发冠状动脉粥样硬化性心脏病,引起心肌缺血性改变。专家认为,胆囊结石是诱发胆囊癌的重要因素之一。胆囊炎胆石症常可引起胰腺炎,由胆管疾病引起的急性胰腺炎约占 50%。

二、治疗原则

(1)无症状的胆囊结石患者根据结石大小数目,胆囊壁病变确定是否手术及手术时机。应择期行胆囊切除术,有条件医院应用腹腔镜行胆囊切除术。

(2)有症状的胆囊结石患者用开放法或腹腔镜方法。

(3)胆囊结石伴有并发症时,如急性、胆囊积液或积脓,急性胆石性胰腺炎胆管结石或胆管炎,应即刻行胆囊切除术。

三、护理措施

(一)术前护理

(1)按一般外科术前常规护理。

(2)低脂饮食。

(3)急性期应给予静脉输液,以纠正电解质紊乱,输血或血浆,以改善全身情况。

(4)患者如有中毒性休克表现,应先补足血容量,用升压药等纠正休克,待病情好转后手术治疗。

(5)黄疸严重者,有皮肤瘙痒,做好皮肤护理,防止瘙痒时皮肤破损,出现皮肤感染,同时注意黄疸患者,由于胆管内胆盐缺乏,维生素 K 吸收障碍,容易引起凝血功能障碍,术前应注射维生素 K。出现高热者,按高热护理常规护理。

(6)协助医师做好各项检查,如肝功能、心电图、凝血酶原时间测定、超声波、胆囊造影等,肝功能损害严重者应给予保肝治疗。

(7)需做胆总管与胆管吻合术时,应做胆管准备。

(8)手术前一天晚餐禁食,术晨按医嘱留置胃管,抽尽胃液。

(二)术后护理

(1)按一般外科手术后护理常规及麻醉后护理常规护理。

(2)血压平稳后改为半坐卧位,以利于引流。

(3)禁食期间,给予静脉输液,维持水电解质平衡。

(4)停留胃管,保持胃管通畅,观察引流液性质并记录量,术后2～3天肠蠕动恢复正常,可拔除胃管,进食流质,以后逐渐改为低脂半流质,注意患者进食后反应。

(5)注意腹部伤口渗液,如渗液多应及时更换敷料。

(6)停留T管引流,保持胆管引流管通畅,并记录24小时引流量及性质。

(7)引流管停留时间长,引流量多者,要注意患者饮食及消化功能,食欲差者,可口服去氧胆酸、胰酶片或中药。

(8)胆总管内有残存结石或泥沙样结石,术后两周可行T管冲洗。

(9)防止T管脱落,除手术时要固定牢靠外,应将T管用别针固定于腹带上。

(10)防止逆行感染。T管引流所接的消毒引流瓶(袋)每周更换两次,更换引流袋要在无菌操作下进行。腹壁引流伤口每天更换敷料一次。

(11)注意水电解质平衡,注意有无低钾、低钠症状出现,注意黄疸消退情况。

(12)拔T管指征及注意事项:一般术后10～14天,患者无发热、无腹痛、大便颜色正常、黄疸消退,胆汁引流量逐天减少至50 mL以下,胆汁颜色正常,呈金黄色、澄清时,用低浓度的胆影葡胺做T管造影,以了解胆管远端是否通畅,如通畅可试行钳夹T管或提高T管距离腋后线10～20 mL,如有上腹胀痛、发热、黄疸加深等情况出现,说明胆管下端仍有梗阻,应立即开放引流管,继续引流,如钳夹T管48小时后无任何不适,方可拔管。拔管后1～2天可有少量胆汁溢出,应及时更换敷料,如有大量胆汁外溢应报告医师处理。拔管后还应观察患者食欲及腹胀、腹痛、黄疸、体温和大便情况。

(马　丽)

第十一节　胰　腺　疾　病

一、胰腺解剖生理概要

(一)解剖

胰腺位于腹膜后,横贴在腹后壁,相当于第1～2腰椎前方。分头、颈、体、尾四部分,总长15～20 cm,头部与十二指肠第二段紧密相连,两者属同一血液供应系统。胰尾靠近脾门,这两者也属同一血液供应系统。胰管与胰腺长轴平行,主胰管直径2～3 mm,多数人的主胰管与胆总管汇合形成共同通道开口于十二指肠第二段的乳头部,少数人胰管与胆总管分别开口在十二指肠。两者开口于十二指肠又是胆、胰发生逆行感染的解剖基础。胰腺除主胰管外,有时有副胰管。

(二)生理

胰腺具有内、外分泌的双重功能,内分泌主要由分散在胰腺实质内的胰岛来实现,其最主要功能是调控血糖。胰腺的外分泌功能是分泌胰液,每天分泌可达 750～1 500 mL。呈强碱性,含有多种消化酶,其中含有蛋白酶、淀粉酶、脂肪酶等。外分泌是由腺细胞分泌的胰液,进入胰管,经共同通道排入十二指肠,胰液的分泌受神经、体液的调节。

二、急性胰腺炎

(一)病因

1.梗阻因素

梗阻是最常见原因,常见于胆总管结石,胆管蛔虫症,Oddi 括约肌水肿和痉挛等引起的胆管梗阻及胰管结石、肿瘤导致的胰管梗阻。

2.乙醇中毒

乙醇引起 Oddi 括约肌痉挛,使胰管引流不畅、压力升高。同时乙醇刺激胃酸分泌,胃酸又刺激促胰液素和缩胆囊素分泌增多,促使胰腺外分泌增加。

3.暴饮暴食

尤其是高蛋白、高脂肪食物、过量饮酒可刺激胰腺大量分泌,胃肠道功能紊乱,或因剧烈呕吐导致十二指肠内压骤增,十二指肠液反流,共同通道受阻。

4.感染因素

腮腺炎病毒、肝炎病毒、伤寒杆菌等经血流、淋巴进入胰腺所致。

5.损伤或手术

胃胆管手术或胰腺外伤、内镜逆行胰管造影等因素可直接或间接损伤胰腺,导致胰腺缺血、Oddi 括约肌痉挛或刺激迷走神经,使胃酸、胰液分泌增加也可导致发病。

6.其他因素

内分泌或代谢性疾病,如高脂血症、高钙血症等;某些药物,如利尿剂,吲哚美辛、硫唑嘌呤等均可损害胰腺。

(二)病理生理

根据病理改变可分为水肿性胰腺炎和出血坏死性胰腺炎两种。基本病理改变是水肿、出血和坏死,严重者可并发休克、化脓性感染及多脏器衰竭。

(三)临床表现

1.腹痛

大多为突然发作性腹痛,常在饱餐后或饮酒后发病。多为全上腹持续剧烈疼痛伴有阵发性加重,向腰背部放射。疼痛与病变部位有关:胰头部以右上腹痛为主,向右肩部放射;胰尾部以左上腹为主,向左肩放射;累及全胰则呈束带状腰背部疼痛。重型患者腹痛延续时间较长,由于渗出液扩散,腹痛可弥散至全腹,并有麻痹性肠梗阻现象。

2.恶心、呕吐

早期为反射性频繁呕吐,多为胃十二指肠内容物,后期因肠麻痹或肠梗阻可呕吐小肠内容物。呕吐后腹胀不缓解为其特点。

3.发热

发热与病变程度相一致。重型胰腺炎继发感染或合并胆管感染时可持续高热,如持续高热不退则提示合并感染或并发胰周脓肿。

4.腹胀

腹胀是重型胰腺炎的重要体征之一,其原因是腹膜炎造成麻痹性肠梗阻所致。

5.黄疸

黄疸多在胆源性胰腺炎时发生。严重者可合并肝细胞性黄疸。

6.腹膜炎体征

水肿性胰腺炎时,压痛只局限于上腹部,常无明显肌紧张;出血性坏死性胰腺炎压痛明显,并有肌紧张和反跳痛,范围较广泛或波及全腹。

7.休克

严重患者出现休克,表现为脉细速,血压降低,四肢厥冷,面色苍白等。有的患者以突然休克为主要表现,称为暴发性急性胰腺炎。

8.皮下瘀斑

少数患者因胰酶及坏死组织液穿过筋膜与基层渗入腹壁下,可在季肋及腹部形成蓝棕色斑(Grey-turner征)或脐周皮肤青紫(Cullen征)。

(四)辅助检查

1.胰酶测定

(1)血清淀粉酶:90%以上的患者血清淀粉酶升高,通常在发病后3～4小时后开始升高,12～24小时达到高峰,3～5天恢复正常。

(2)尿淀粉酶测定:通常在发病后12小时开始升高,24～48小时开始达高峰,持续5～7天开始下降。

(3)血清脂肪酶测定:在发病24小时升高至1.5康氏单位(正常值0.5～1.0 U)。

2.腹腔穿刺

穿刺液为血性浑浊液体,可见脂肪小滴,腹水淀粉酶较血清淀粉酶值高3～8倍之多。并发感染时显脓性。

3.B超检查

B超检查可见胰腺弥漫性均匀肿大,界限清晰,内有光点反射,但较稀少,若炎症消退,上述变化持续1～2周即可恢复正常。

4.CT检查

CT扫描显示胰腺弥漫肿大,边缘不光滑,当胰腺出现坏死时可见胰腺上有低密度、不规则的透亮区。

(五)临床分型

1.水肿性胰腺炎(轻型)

水肿性胰腺炎主要表现为腹痛、恶心、呕吐;腹膜炎体征、血和尿淀粉酶增高,经治疗后短期内可好转,死产率低。

2.出血坏死性胰腺炎(重型)

除上述症状、体征继续加重外,出血坏死性胰腺炎可有高热持续不退,黄疸加深,神志模糊和谵妄,高度腹胀,血性或脓性腹水,两侧腰部或脐下出现青紫瘀斑,胃肠出血、休克等。实验室检查:白细胞计数增多($>16×10^9$/L),红细胞和血细胞比容降低,血糖升高(>11.1 mmol/L),血钙降低(<2.0 mmol/L),$PaO_2<8.0$ kPa(<60 mmHg),血尿素氮或肌酐增高,酸中毒等,甚至出现急性肾衰竭、弥散性血管内凝血、ARDS等。病死率较高。

（六）治疗原则

1.非手术治疗

急性胰腺炎大多采用非手术治疗：①严密观察病情；②应用抑制或减少胰液分泌的药物；③解痉镇痛；④有效抗生素防治感染；⑤抗休克、纠正水电解质平衡失调；⑥抗胰酶疗法；⑦腹腔灌洗；⑧激素和中药治疗。

2.手术治疗

（1）目的：清除含有胰酶、毒性物质和坏死的组织。

（2）指征：采用非手术疗法无效者；诊断未明确而疑有腹腔脏器穿孔或肠坏死者；合并胆管疾病；并发胰腺感染者。

（3）手术方式：有灌洗引流、坏死组织清除和规则性胰腺切除术、胆管探查、T管引流和胃造瘘、空肠造瘘术等。

（七）护理措施

1.非手术期间的护理

（1）病情观察：严密观察神志，监测生命体征和腹部体征的变化，监测血气、凝血功能、血电解质变化，及早发现坏死性胰腺炎、休克和多器官衰竭。

（2）维持正常呼吸功能：给予高浓度氧气吸入，必要时给予呼吸机辅助呼吸。

（3）维护肾功能：详细记录每小时尿量、尿比重、出入水量。

（4）控制饮食、抑制胰腺分泌：对病情较轻者，可进少量清淡流质或半流质饮食，限制蛋白质摄入量，禁进脂肪。对病情较重或频繁呕吐者要禁食，行胃肠减压；遵医嘱给予抑制胰腺分泌的药物。

（5）预防感染：对病情重或胆源性胰腺炎患者给予抗生素，为预防真菌感染，应加用抗真菌药物。

（6）防治休克：维持水电平衡，应早期迅速补充水电解质、血浆、全血。患者还易发生低钾血症、低钙血症，在疾病早期应注意观察，及时矫正。

（7）心理护理：指导患者减轻疼痛的方法，解释各项治疗措施的意义。

2.术后护理

（1）术后各种引流管的护理：①熟练掌握各种管道的作用，将导管贴上标签后与引流装置正确连接，妥善固定，防止导管滑脱。②分别观察记录各引流管的引流液性状、颜色、量。③严格遵循无菌操作规程，定期更换引流装置。④保持引流通畅：防止导管扭曲，重型患者常有血块、坏死组织脱落，容易造成引流管阻塞。如有阻塞可用无菌温生理盐水冲洗。经常更换体位，以利引流。⑤冲洗液、灌洗液现用现配。⑥拔管护理：当患者体温正常并稳定10天左右，白细胞计数正常，腹腔引流液少于每天5 mL、引流液淀粉酶测定正常后可考虑拔管。拔管后要注意拔管处伤口有无渗漏，如有渗液应及时更换敷料。拔管处伤口可在1周左右愈合。

（2）伤口护理：观察有无渗液、有无裂开，按时换药，并发胰外瘘时，要注意保持负压引流通畅，并用氧化锌糊剂保护瘘口周围皮肤。

（3）营养支持治疗与护理：根据患者营养评定状况，计算需要量，制订计划。第1阶段，术前和术后早期，需抑制分泌功能，使胰腺处于休息状态，同时因胃肠道功能障碍，此时需完全胃肠外营养（TPN）2～3周。第2阶段，术后3周左右，病情稳定，肠道功能基本恢复，可通过空肠造瘘提供营养3～4周，称为肠道营养（TEN）。第3阶段，逐渐恢复经口进食，称为胃肠内营养（EN）。

(4)做好基础生活护理和心理护理。

(5)并发症的观察与护理:①胰腺脓肿及腹腔脓肿,术后2周的患者出现高热,腹部肿块,应考虑其可能。一般均为腹腔引流不畅,胰腺坏死组织及渗出液局部积聚感染所致。非手术疗法无效时应手术引流。②胰瘘:如观察到腹腔引流有无色透明腹腔液经常外漏,其中淀粉酶含量高,为胰液外漏所致,合并感染时引流液可显脓性。多数可逐渐自行愈合。③肠瘘:主要表现为明显的腹膜刺激征,引流液中伴有粪渣。瘘管形成后用营养支持治疗。长期不愈者,应考虑手术治疗。④假性胰腺囊肿:多数需手术行囊肿切除或内引流手术,少数患者经非手术治疗6个月可自行吸收。⑤糖尿病:胰腺部分切除后,可引起内、外分泌缺失。注意观察血糖、尿糖的变化,根据化验报告补充胰岛素。⑥心理护理:由于病情重,术后引流管多,恢复时间长,患者易产生悲观急躁情绪,因此应关心体贴鼓励患者,帮助患者树立战胜疾病的信心,积极配合治疗。

(八)健康教育

(1)饮食应少量多餐,注意食用富有营养易消化食物,避免暴饮暴食及酗酒。

(2)有胆管疾病、病毒感染者应积极治疗。

(3)告知会引发胰腺炎的药物种类,不得随意服药。

(4)有高糖血症,应遵医嘱口服降糖药或注射胰岛素,定时查血糖、尿糖,将血糖控制在稳定水平,防治各种并发症。

(5)出院4~6周,避免过度疲劳。

(6)门诊应定期随访。

三、胰腺癌、壶腹部癌

胰腺癌是常见消化道肿瘤之一,以男性多见,40岁以上患者占80%,癌肿发生在胰头部位占70%~80%,体尾部癌约占12%。其转移途径有血行、淋巴途径转移和直接浸润,癌细胞还可沿胰周神经由内向外扩散。壶腹部癌是指胆总管末段壶腹部和十二指肠乳头的恶性肿瘤,在临床上与胰腺癌有不少共同点,统称为壶腹周围癌。

(一)临床表现

1.腹痛和上腹饱胀不适

初期仅表现为上腹部胀闷感及隐痛。随病情加重,疼痛逐渐剧烈,并可牵涉到背部,胰头部癌疼痛多位于上腹居中或右上腹部疼痛,胰体尾部癌疼痛多在左上腹或左季肋部疼痛。晚期可向背部放射,少数患者以此为首发症状,当癌肿侵及腹膜后神经丛时,疼痛常剧烈难受,尤以夜间为甚,以至于患者常取端坐位。

2.消化道症状

患者常有食欲缺乏、恶心、呕吐、厌食油腻和动物蛋白饮食、消化不良、腹泻或便秘、呕吐和黑便。

3.黄疸

胰腺癌侵及胆管时可出现黄疸,其特征是进行性加深并伴尿黄,大便呈陶土色及皮肤瘙痒。胰头癌因其靠近胆管,故黄疸发生较早,胰体尾部癌距胆管较远,通常到晚期才发生黄疸。

4.乏力和消瘦

胰腺癌较早出现乏力及消瘦,常于短期内出现明显消瘦。

5.发热

少数患者可出现持续性或间歇性低热。

6.腹部肿块

患者主要表现为肝大,胆囊肿大,晚期患者可扪及胰腺肿大。

7.腹水

晚期患者可见腹水。

(二)辅助检查

1.实验室检查

(1)免疫学检查:癌胚抗原(CEA)、胰腺胚胎抗原(POA)、胰腺癌相关抗原(PCAA)、胰腺癌特异抗原(PaA)、糖类抗原 19-9(CA19-9)均增高。

(2)血清生化检查:早期可有血、尿淀粉酶增高,空腹血糖增高,糖耐量试验阳性,有黄疸时,血清胆红素增高,碱性磷酸酶升高,转氨酶轻度升高,尿胆红素阳性;无黄疸的胰体尾癌可见转肽酶升高。

2.影像学检查

主要影像学检查有超声波检查、CT、内镜逆行胰胆管造影(ERCP)、腹腔镜检查、X 线钡餐检查。

(三)治疗原则

早期发现、早期诊断、早期手术治疗。手术切除是胰头癌最有效的治疗方法。胰腺癌无远处转移者,应争取手术切除,常用的手术方法有胰头十二指肠切除术。对不能切除的患者,应行内引流手术,即胆总管与空肠或十二指肠吻合。术后采用综合治疗包括化学、免疫和放疗及中药治疗。为控制晚期患者的疼痛可采用剖腹或经皮行腹腔神经丛无水乙醇注射治疗。

(四)护理措施

1.手术前护理

(1)心理支持:每次检查及护理前给予解释,尊重患者心理调适的过程。

(2)控制血糖在稳定水平:检查患者血糖、尿糖,如有高血糖,应在严密监测血糖、尿糖的基础上调整胰岛素用量,将血糖控制在稳定水平。

(3)改善凝血功能:遵医嘱给予维生素 K。

(4)改善营养:术前应鼓励患者进富有营养饮食,必要时给予胃肠外营养。

(5)术前日常规皮肤准备,术前晚灌肠。

2.手术后护理

(1)观察生命体征:由于胰头癌切除涉及的器官多、创伤重,术后要严密观察生命体征。

(2)防治感染:胰头十二指肠切除术手术大、范围广,消化道吻合多,感染机会多,故术后应遵医嘱静脉加用广谱抗生素。术后更换敷料应严格遵循无菌操作规程。

(3)维持水、电解质和酸碱平衡:手术范围大、创伤大,术后引流管多,消化液及体液丢失,易导致脱水、低钾、低钙等,应准确记录出入量。按医嘱及时补充水和电解质,以维持其平衡。

(4)加强营养:术后给予静脉高营养,静脉输血、血浆、清蛋白及脂肪乳,氨基酸等。限制脂肪饮食,少量多餐。

(5)引流管护理:应妥善固定引流管,保持引流通畅,并观察记录引流液的颜色、性质和量。患者无腹胀、无腹腔感染、无引流液时可去除引流管。

(6)术后出血的防治与护理:观察患者有无切口出血、胆管出血及应激性溃疡出血。

(7)低血糖监测:胰头十二指肠切除患者术后易发生低血糖,注意每天监测血糖、尿糖变化。

(8)胰瘘的预防与护理:胰瘘多发生在术后5～7天。

(9)胆瘘的预防与护理:多发生于术后2～9天。表现为右上腹痛、发热、腹腔引流液呈黄绿色,T形管引流量突然减少,有局限性或弥漫性腹膜炎表现,严重者出现休克症状。术后应保持T形管引流畅通,将每天胆汁引流量做好记录,发现问题,及时与医师联系。

(10)化疗护理:适用于不能行根治性切除的胰腺癌,术后复发性胰腺癌和合并肝转移癌。

(11)心理护理:给予心理支持,促进早日痊愈。

(五)健康教育

(1)出院后对于胰腺功能不足,消化功能差的患者,除应用胰酶代替剂外,同时采用高蛋白、高糖、低脂肪饮食,给予脂溶性维生素。

(2)定期检测血糖、尿糖,发生糖尿病时给予药物治疗。

(3)3～6个月复查一次,如出现进行性消瘦、乏力、贫血、发热等症状,应回医院诊治。

(马　丽)

第十二节　肠　梗　阻

一、概述

肠梗阻指肠内容物在肠道中通过受阻,为常见急腹症,可因多种因素引起。起病初梗阻肠段先有解剖和功能性改变,进而发生体液和电解质的丢失、肠壁循环障碍坏死和继发感染,最后可致毒血症休克死亡。如能及时诊断、积极治疗大多能逆转病情的发展以至治愈。

二、病因

(一)机械性肠梗阻

1.肠外原因

(1)粘连与粘连带压迫:粘连可引起肠折叠扭转而造成梗阻。先天性粘连带较多见于小儿,腹部手术或腹内炎症产生的粘连是成人肠梗阻最常见的原因,但少数病例无腹部手术及炎症史。

(2)嵌顿性外疝或内疝。

(3)肠扭转常由粘连所致。

(4)肠外肿瘤或腹块压迫。

2.肠管本身的原因

(1)先天性狭窄和闭孔畸形。

(2)炎症肿瘤吻合手术及其他因素所致的狭窄。例如,炎症性肠病、肠结核、放射性损伤、肠肿瘤(尤其是结肠瘤)、肠吻合等。

(3)肠套叠在成人中较少见,多因息肉或其他肠管病变引起。

3.肠腔内原因

成团蛔虫异物或便块等引起的肠梗阻已不常见。巨大胆石通过胆囊或胆总管-十二指肠瘘管进入肠腔,产生胆石性肠梗阻的病例时有报道。

(二)动力性肠梗阻

(1)麻痹性:腹部大手术后腹膜炎、腹部外伤、腹膜后出血、某些药物肺炎、脓胸脓毒血症、低钾血症或其他全身性代谢紊乱均可并发麻痹性肠梗阻。

(2)痉挛性:肠道炎症及神经系统功能紊乱均可引起肠管暂时性痉挛。

(三)血管性肠梗阻

肠系膜动脉栓塞或血栓形成和肠系膜静脉血栓形成为主要病因。各种病因引起肠梗阻的频率随年代地区、民族医疗卫生条件等不同而有所不同。例如,年前嵌顿疝所致的机械性肠梗阻的发生率最高,随着医疗水平的提高、预防性疝修补术得到普及,现已明显减少,而粘连所致的肠梗阻的发生率明显上升。

三、病理改变

单纯性完全机械性肠梗阻发生后,梗阻部位以上的肠腔扩张,肠壁变薄,黏膜易有糜烂和溃疡发生,浆膜可被撕裂,整个肠壁可因血供障碍而坏死穿孔,梗阻以下部分肠管多呈空虚坍陷。

麻痹性肠梗阻时,肠管扩张、肠壁变薄。

在绞窄性肠梗阻的早期,由于静脉回流受阻,小静脉和毛细血管可发生淤血、通透性增加甚至破裂而渗出血浆或血液。此时肠管内因充血和水肿而呈紫色,继而出现动脉血流受阻、血栓形成,肠壁因缺血而坏死,肠内细菌和毒素可通过损伤的肠壁进入腹腔,坏死的肠管呈紫黑色,最后可自行破裂。

四、病理生理

肠梗阻的主要病理生理改变为肠膨胀、体液和电解质的丢失、感染和毒血症。这些改变的严重程度视梗阻部位的高低、梗阻时间的长短以及肠壁有无血液供应障碍而不同。

(一)肠膨胀

机械性肠梗阻时,梗阻以上的肠腔因积液、积气而膨胀,肠段对梗阻的最先反应是增强蠕动,而强烈的蠕动引起肠绞痛。此时食管上端括约肌发生反射性松弛,患者在吸气时不自觉地将大量空气吞入胃肠,因此肠腔积气的70%是咽下的空气,其中大部分是氮气,不易被胃肠吸收,其余30%的积气是肠内酸碱中和与细菌发酵作用产生的,后弥散至肠腔的 CO_2、H_2、CH_4 等气体。正常成人每天消化道分泌的唾液、胃液、胆液、胰液和肠液的总量约8 L,绝大部分被小肠黏膜吸收,以保持体液平衡。肠梗阻时大量液体和气体聚积在梗阻近端引起肠膨胀,而膨胀能抑制肠壁黏膜吸收水分,以后又刺激其增加分泌,如此肠腔内液体越积越多,使肠膨胀进行性加重。单纯性肠梗阻的肠管内压力一般较低,初始常低于 0.8 kPa(8 cmH_2O)。

但随着梗阻时间的延长,肠管内压力甚至可达到 1.8 kPa(18 cmH_2O)。结肠梗阻时肠腔内压力多平均在 2.5 kPa(25 cmH_2O)。结肠梗阻时肠腔内压力平均多在 2.5 kPa(25 cmH_2O)以上,甚至有高到 5.1 kPa(52 cmH_2O)。肠管内压力的增高可使肠壁静脉回流障碍,引起肠壁充血水肿,通透性增加。肠管内压力继续增高可使肠壁血流阻断,使单纯性肠梗阻变为绞窄性肠梗阻。严重的肠膨胀甚至可使横膈抬高,影响患者的呼吸和循环功能。

(二)体液和电解质的丢失

肠梗阻时肠膨胀可引起反射性呕吐。高位小肠梗阻时呕吐频繁,大量水分和电解质被排出体外。如梗阻位于幽门或十二指肠上段,呕出过多胃酸,则易产生脱水和低氯低钾性碱中毒。如梗阻位于十二指肠下段或空肠上段,则重碳酸盐的丢失严重。低位肠梗阻,因肠黏膜吸收功能降低而分泌液量增多,梗阻以上肠腔中积留大量液体,有时多达 5～10 L,内含大量碳酸氢钠。这些液体虽未被排出体外,但封闭在肠腔内不能进入血液,等于体液的丢失。此外,过度的肠膨胀影响静脉回流,导致肠壁水肿和血浆外渗,在绞窄性肠梗阻时,血和血浆的丢失尤其严重。因此,患者多发生脱水伴少尿、氮质血症和酸中毒。如持续脱水,血液进一步浓缩,则导致低血压和低血容量休克。失钾和不进饮食所致的血钾过低可引起肠麻痹,进而加重肠梗阻的发展。

(三)感染和毒血症

正常人的肠蠕动使肠内容物经常向前流动和更新,因此小肠内是无菌的,或只有极少数细菌。单纯性机械性小肠梗阻时,肠内纵有细菌和毒素也不能通过正常的肠黏膜屏障,因而危害不大。若梗阻转变为绞窄性,开始时,静脉血流被阻断,受累的肠壁渗出大量血液和血浆,使血容量进一步减少,继而动脉血流被阻断而加速肠壁的缺血性坏死。绞窄段肠腔中的液体含大量细菌(如梭状芽孢杆菌、链球菌、大肠埃希菌等)、血液和坏死组织,细菌的毒素以及血液和坏死组织的分解产物均具有极强的毒性。这种液体通过破损或穿孔的肠壁进入腹腔后,可引起强烈的腹膜刺激和感染,被腹膜吸收后,则引起脓毒血症。严重的腹膜炎和毒血症是导致肠梗阻患者死亡的主要原因。

除上述三项主要的病理生理改变之外,绞窄性肠梗阻往往还伴有肠壁、腹腔和肠腔内的渗血,绞窄的肠祥越长,失血量越大,亦是导致肠梗阻患者死亡的原因之一。

五、临床表现

症状和体征典型的肠梗阻是不难诊断的,但缺乏典型表现者诊断较困难。X 线腹部透视或摄片检查对证实临床诊断、确定肠梗阻的部位很有帮助。正常人腹部 X 线平片上只能在胃和结肠内见到少量气体。如小肠内有气体和液平面,表明肠内容物通过障碍,提示肠梗阻的存在。通常要经过 6 小时,急性小肠梗阻患者的肠内才会积聚足够的液体和气体,形成明显的液平面。经过 12 小时,肠扩张的程度达到诊断水平。结肠梗阻发展到出现 X 线征象的时间就更长。充气的小肠特别是空肠可从横绕肠管的环状襞加以辨认,并可与具有结肠袋影的结肠相区别。此外,典型的小肠肠型多在腹中央部分,而结肠影在腹周围或在盆腔。根据患者体力情况可采用立式或卧式,从正位或侧位摄片,必要时进行系列摄片。

肠梗阻的诊断确定后,应进一步鉴别梗阻的类型。不同类型肠梗阻的治疗及预后方面差异很大,如机械性肠梗阻多需手术解除,动力性肠梗阻则可用保守疗法治愈,绞窄性肠梗阻应尽早进行手术,而单纯性机械性肠梗阻可先试行保守治疗。鉴别方法如下。

(一)鉴别机械性肠梗阻和动力性肠梗阻

首先要从病史上分析有无机械梗阻因素。动力性肠梗阻包括常见的麻痹性和少见的痉挛性肠梗阻。机械性肠梗阻的特征是阵发性肠绞痛、肠鸣音亢进和非对称性腹胀;麻痹性肠梗阻的特征为无绞痛、肠鸣音消失和全腹均匀膨胀;痉挛性肠梗阻可有剧烈腹痛突然发作和消失,间歇期不规则,肠鸣音减弱而不消失,但无腹胀。腹部 X 线平片有助于两者的鉴别:机械性梗阻的肠胀气局限于梗阻部位以上的肠段;麻痹性梗阻时,全部胃、小肠和结肠均有胀气,程度大致相同;痉挛性梗阻时,肠无明显胀气和扩张。每隔 5 分钟拍摄正、侧位腹部平片以观察小肠有无运动,常可鉴别机械性与麻痹性肠梗阻。

(二)鉴别单纯性肠梗阻和绞窄性肠梗阻

绞窄性肠梗阻可于单纯性机械性肠梗阻的基础上发生,单纯性肠梗阻因治疗不善而转变为绞窄性肠梗阻的占 15%～43%,一般认为出现下列征象应疑有绞窄性肠梗阻。

(1)急骤发生的剧烈腹痛持续不减,或由阵发性绞痛转变为持续性腹痛,疼痛的部位较为固定。若腹痛涉及背部,提示肠系膜受到牵拉,更提示为绞窄性肠梗阻。

(2)腹部有压痛、反跳痛和腹肌强直,腹胀与肠鸣音亢进则不明显。

(3)呕吐物、胃肠减压引流物、腹腔穿刺液含血液,亦可有便血。

(4)全身情况急剧恶化,毒血症表现明显,可出现休克。

(5)X 线平片检查可见梗阻部位以上肠段扩张并充满液体,状若肿瘤或呈"C"形面,被称为"咖啡豆征",在扩张的肠管间常可见有腹水。

(三)鉴别小肠梗阻和结肠梗阻

高位小肠梗阻呕吐频繁而腹胀较轻,低位小肠梗阻与之相反。结肠梗阻的临床表现与低位小肠梗阻相似,但腹部 X 线平片检查则可区别。小肠梗阻是充气之肠祥遍及全腹,液平较多,而结肠则不显示。若为结肠梗阻,则在腹部周围可见扩张的结肠和袋形,小肠内积气则不明显。

(四)鉴别完全性肠梗阻和不完全性肠梗阻

完全性肠梗阻多为急性发作而且症状明显,不完全性肠梗阻则多为慢性梗阻,症状不明显,往往为间歇性发作。X 线平片检查完全性肠梗阻者肠祥充气扩张明显,不完全性肠梗阻则反之。

(五)肠梗阻病因的鉴别诊断

判断病因可从年龄、病史、体检、X 线检查等方面的分析着手。例如,以往有过腹部手术、创伤、感染的病史,应考虑肠粘连或粘连带所致的梗阻。如患者有肺结核,应想到肠结核或腹膜结核引起肠梗阻的可能。遇风湿性心瓣膜病伴心房纤颤、动脉粥样硬化或闭塞性动脉内膜炎的患者,应考虑肠系膜动脉栓塞,而门静脉高压和门静脉炎可致门静脉栓塞,这些动静脉血流受阻是血管性肠梗阻的常见原因。在儿童中,蛔虫引起肠堵塞偶可见到;3 岁以下婴幼儿中原发性肠套叠多见;青、中年患者的常见病因是肠粘连、嵌顿性外疝和肠扭转;老年人的常见病因是结肠癌、乙状结肠扭转和便块堵塞,而结肠梗阻病例的 90% 为癌性梗阻。成人中肠套叠少见,多继发于 Meckel 憩室、肠息肉和肿瘤。在腹部检查时,要特别注意腹部手术切口瘢痕和隐蔽的外疝。

腹痛、呕吐、腹胀、便秘和停止排气是肠梗阻的典型症状,但在各类肠梗阻中轻重并不一致。

1.腹痛

肠梗阻的患者大多有腹痛。在急性完全性机械性小肠梗阻患者中,腹痛表现为阵发性绞痛。腹痛是由梗阻部位以上的肠管强烈蠕动引起,多位于腹中部,常突然发作,逐步加剧至高峰,持续数分钟后缓解。间隙期可以完全无痛,但过段时间后可以再发,绞痛的程度和间隙期的长短则视梗阻部位的高低和病情的缓急而异。一般而言,十二指肠、上段空肠梗阻时,呕吐可起减压作用,患者绞痛较轻。而低位回肠梗阻则可因肠胀气抑制肠蠕动,故绞痛亦轻。唯急性空肠梗阻时绞痛较剧烈,一般每 2～5 分钟即发作一次。不完全性肠梗阻腹痛较轻,在一阵肠鸣或排气后可见缓解。慢性肠梗阻亦然,且间隙期亦长。急性机械性结肠梗阻时,腹痛多在下腹部,一般较小肠梗阻为轻。结肠梗阻时若回盲瓣功能正常,结肠内容物不能逆流到小肠,肠腔因而逐渐扩大,压力增高,因之,除阵发性绞痛外可有持续性钝痛。若此种情况出现,应注意有闭祥性肠梗阻的可能性。发作间隙期的持续性钝痛亦是绞窄性肠梗阻的早期表现。如若肠壁已发生缺血坏死则呈持续性剧烈腹痛。至于麻痹性肠梗阻,由于肠肌已无蠕动能力,故无肠绞痛发作,可由高度肠管膨胀引起腹部持续性胀痛。

2.呕吐

肠梗阻患者几乎都有呕吐,早期为反射性呕吐,吐出物多为胃内容物。后期则为反流性呕吐,因梗阻部位高低而不同,部位越高,呕吐越频越剧烈。低位小肠梗阻时呕吐较轻亦较疏。结肠梗阻时,由于回盲瓣可以阻止反流,故早期可无呕吐,但后期因肠腔过度充盈而回盲瓣关闭不全时,亦有较剧烈的呕吐,吐出物可含便汁。

3.腹胀

腹胀是较迟出现的症状,其程度与梗阻部位有关。高位小肠梗阻由于频繁呕吐多无明显腹胀;低位小肠梗阻或结肠梗阻的晚期常有显著的全腹膨胀;闭襻性梗阻的肠段膨胀很突出,常呈不对称的局部膨胀;麻痹性肠梗阻时,全部肠管均膨胀扩大,故腹胀显著。

4.便秘和停止排气

完全性肠梗阻时,患者排便和排气现象消失。但在高位小肠梗阻最初的 2～3 天,如梗阻以下肠腔内积存了粪便和气体,则仍有排便和排气现象,不能因此否定完全性梗阻的存在。同样,绞窄性肠梗阻如肠扭转、肠套叠以及结肠癌所致的肠梗阻等都仍可有血便或脓血便排出。

5.全身症状

单纯性肠梗阻患者一般无明显的全身症状,但呕吐频繁和腹胀严重者必有脱水,血钾过低者有疲软、嗜睡、乏力和心律失常等症状。绞窄性肠梗阻患者的全身症状最显著,早期即有虚脱,很快进入休克状态。伴有腹腔感染者,腹痛持续并扩散至全腹,同时有畏寒、发热、白细胞计数增多等感染和毒血症表现。

六、治疗措施

肠梗阻的治疗方法取决于梗阻的原因、性质、部位、病情和患者的全身情况。但不论采取何种治疗方法,纠正肠梗阻所引起的水、电解质和酸碱平衡的失调,做胃肠减压以改善梗阻部位以上肠段的血液循环以及控制感染等皆属必要。

(一)纠正脱水、电解质丢失和酸碱平衡失调

脱水与电解质的丢失与病情及病类有关。应根据临床经验与血化验结果予以估计。一般成人症状较轻的约需补液 1 500 mL,有明显呕吐的则需补 3 000 mL,而伴周围循环虚脱和低血压时则需补液 4 000 mL 以上。若病情一时不能缓解,则尚需补给从胃肠减压及尿中排泄的量以及正常的每天需要量。当尿量排泄正常时,尚需补给钾盐。低位肠梗阻患者多因碱性肠液丢失易发酸中毒,而高位肠梗阻患者则因胃液和钾的丢失易发生碱中毒,皆应予相应的纠正。在绞窄性肠梗阻和机械性肠梗阻的晚期,可有血浆和全血的丢失,造成血液浓缩或血容量的不足,故尚应补给全血或血浆、白蛋白等,方能有效地消除循环障碍。

在制订或修改此项计划时,必须根据患者的呕吐情况,脱水体征,每小时尿量和尿比重,血钠、钾、氯离子、二氧化碳结合力,血肌酐以及血细胞比容、中心静脉压的测定结果加以调整。由于酸中毒、血浓缩,钾离子从细胞内逸出,血钾测定有时不能真实地反映细胞缺钾情况。而应进行心电图检查作为补充。补充体液和电解质、纠正酸碱平衡失调的目的在于维持机体内环境的相对稳定,保持机体的抗病能力,使患者在肠梗阻解除之前渡过难关,能在有利的条件下经受外

科手术治疗。

(二)胃肠减压

通过胃肠插管减压可引出吞入的气体和滞留的液体,解除肠膨胀,避免吸入性肺炎,减轻呕吐,改善由于腹胀引起的循环和呼吸窘迫症状,在一定程度上能改善梗阻以上肠管的淤血、水肿和血液循环。少数轻型单纯性肠梗阻经有效的减压后肠腔可恢复通畅,胃肠减压可减少手术操作困难,提高手术的安全性。

减压管有两种:较短的一种是列文氏管(Levin管),可放置在胃或十二指肠内,操作方便,对高位小肠梗阻减压有效;另一种减压管是米勒雅培管(Miller-Abbott管),长数米,适用于较低位小肠梗阻和麻痹性肠梗阻的减压,但操作费时,放置时需要X线透视以确定管端的位置。结肠梗阻发生肠膨胀时,插管减压无效,常需手术减压。

(三)控制感染和毒血症

肠梗阻时间过长或发生绞窄时,肠壁和腹膜常有多种细菌感染(如大肠埃希菌、梭形芽孢杆菌、链球菌等),积极地采用以抗革兰阴性杆菌为重点的广谱抗生素静脉滴注治疗十分重要,动物实验和临床实践都证实,应用抗生素可以显著降低肠梗阻的病死率。

(四)解除梗阻恢复肠道功能

对单纯性机械性肠梗阻,尤其是早期不完全性肠梗阻,如由蛔虫、便块堵塞或炎症粘连等所致的肠梗阻可行非手术治疗。早期肠套叠、肠扭转引起的肠梗阻亦可在严密的观察下先行非手术治疗。动力性肠梗阻除非伴有外科情况,不需手术治疗。

非手术治疗除前述各项治疗外,尚可加用下列措施。①油类:可用液状石蜡、生豆油或菜油200～300 mL分次口服或由胃肠减压管注入。适用于病情较重,体质较弱者。②麻痹性肠梗阻如无外科情况可用新斯的明注射、腹部芒硝热敷等治疗。③针刺足三里、中脘、天枢、内关、合谷、内庭等穴位可作为辅助治疗。

绝大多数机械性肠梗阻需做外科手术治疗,缺血性肠梗阻和绞窄性肠梗阻更宜及时手术处理。

外科手术的主要内容:①松解粘连或嵌顿性疝,整复扭转或套叠的肠管等,以消除梗阻的局部原因。②切除坏死的或有肿瘤的肠段,引流脓肿等,以清除局部病变。③肠造瘘术可解除肠膨胀,便于肠段切除,肠吻合术可绕过病变肠段,恢复肠道的通畅。

七、急救护理

急性肠梗阻护理要点是矫正因肠梗阻引起的全身性生理紊乱和解除梗阻而采取的相应措施,即胃肠减压,纠正水、电解质紊乱和酸碱失衡,防治感染和中毒。采用非手术疗法过程中,需严密观察病情变化。如病情不见好转或继续恶化,应及时为医师提供信息,修改治疗方案。有适应证者积极完善术前准备,尽早行手术解除梗阻,加强围术期护理。

(一)护理目标

(1)严密观察病情变化,使患者迅速进入诊断、治疗程序。

(2)维持有效的胃肠减压。

(3)减轻症状,如疼痛、腹胀、呼吸困难等。

(4)加强基础护理,增加患者的舒适感。

(5)做好水分、电解质管理。

(6)预防各种并发症,提高救治成功率。

(7)加强心理护理,增强患者战胜疾病的信心。

(8)帮助患者及家属掌握自护知识,为患者回归正常生活做准备。

(二)护理措施

1.密切观察病情变化

(1)意识及表情变化能够反映中枢神经系统血液灌注情况。意识由清醒变模糊或昏迷提示病情加重。

(2)监测患者血压、脉搏、呼吸及体温,每15～30分钟,记录尿量,观察腹痛、腹胀、呕吐、肛门排气排便情况。如果患者有口渴、尿量减少、脉率增快、脉压缩小、烦躁不安、面色苍白等表现,为早期休克征象,应加快输液速度,配合医师进行抢救。早期单纯性肠梗阻患者,全身情况无明显变化,后因呕吐,水、电解质紊乱,可出现脉搏细速、血压下降、面色苍白、眼球凹陷、皮肤弹性减退以及四肢发凉等中毒性休克征象,尤以绞窄性肠梗阻更为严重。

(3)注意有无突发的剧烈腹痛、腹胀明显加重等异常情况。若出现持续剧烈的腹痛,频繁的呕吐,非手术治疗疗效不明显,有明显的腹膜炎表现以及呕血、便血等症状,为绞窄性肠梗阻表现,应尽早配合医师行手术治疗。

(4)密切观察患者术后一般情况,应每30～60分钟测血压、脉搏1次,平稳后可根据医嘱延长测定时间。对重症患者进行心电监护,预防中毒性休克。如发现异常情况要及时通知医师,做好抢救工作。

(5)保持各引流管通畅,妥善固定,防止挤压扭曲,同时密切观察引流液的性状,如量、颜色及气味等。

2.胃肠减压的护理

(1)肠梗阻的急性期须禁食,并保持有效的胃肠减压。可吸出肠道内气体和液体,减轻腹胀,降低肠腔内压力,改善肠壁血液循环,有利于改善局部病变及全身情况。关心安慰患者,讲解胃肠减压的作用及重要性,使患者重视胃肠减压的作用。

(2)妥善固定胃管,每2小时抽吸1次,避免折曲或脱出,保持引流通畅,若引流不畅时可用等渗盐水冲洗胃管,观察引出物的色、质、量并记录。

(3)避免胃内存留大量的液体和气体,影响药物的保存和吸收。注药操作时,动作要轻柔,避免牵拉胃管引起患者不适,注射完毕,一定要夹紧胃管2～3小时,以利于药物吸收及进入肠道。

(4)动态观察胃肠吸出物的颜色及量。若吸出物减少及变清,肠鸣音恢复,表示梗阻正在缓解;若吸出物的量较多,有便臭味或呈血性,表示肠梗阻未解除,促使细菌繁殖或者引起肠管血液循环障碍,应及早通知医师,采取合理手术治疗。

(5)术后更应加强胃肠减压的护理。每天记录胃液量,便于医师参考补液治疗。注意胃液性质,发现有大量血性液体引出时,应及时报告医师处理。

3.体位和活动的护理

(1)非手术患者卧床休息:在血压稳定的情况下,可采取半卧位,以减轻腹痛、腹胀,并有利于呼吸。

(2)术后待生命体征平稳后采用半卧位,以利于腹腔内渗出液流向盆腔而利于吸收(盆腔内腹膜吸收能力较强),使感染局限化,减少膈下感染,减轻腹部张力,减轻切口疼痛,有利于切口愈合。有造瘘口者,应向造瘘口侧卧,以防肠内大便或肠液流出污染腹部切口或从造瘘口基底部刀口流入肠腔而致感染。护理人员应经常协助患者维持好半卧位。

(3)指导和协助患者活动:术后6小时血压平稳后,可在床上翻身,动作宜小且轻缓,术后第一天可协助患者坐起并拍背促进排痰。同时鼓励患者早期下床活动,有利于肠蠕动恢复,防止肠粘连,促进生理功能和体力的恢复,防止肺不张。

(4)被动、主动活动双下肢,防止下肢静脉血栓形成。瘦、弱、年老的患者要特别注意骶尾部的皮肤护理,防止因受压过久发生压疮。

4.腹痛的护理

(1)患者主诉疼痛时应立即采取相应的处理措施,如给予其舒适的体位、同情安慰患者、让患者做深呼吸等。但在明确诊断前禁用强镇痛药物。

(2)禁食,保持有效的胃肠减压。

(3)观察腹疼的部位、性质、程度、进展情况。单纯性机械性肠梗阻一般为阵发性剧烈绞痛;绞窄性肠梗阻往往为持续性腹痛伴有阵发性加重,疼痛也较剧烈;麻痹性肠梗阻腹痛往往不明显,阵发性绞痛尤为少见;结肠梗阻一般为胀痛。要观察生命体征变化,判断有无绞窄性肠梗阻及休克的发生,为治疗时机选择提供依据。

5.呕吐的观察及护理

(1)呕吐时,协助患者坐起或使其头侧向一边,及时清理呕吐物,防止窒息和引起吸入性肺炎。

(2)呕吐后用温开水漱口,保持口腔清洁,清洁颜面部,并观察记录呕吐时间、次数、性质、量等。维持口腔清洁卫生,每天口腔护理2次,防止口腔感染。

(3)留置胃肠减压后仍出现呕吐者,应考虑是否存在引流不畅,检查胃管是否移位或脱出,管道是否打折、扭曲,管腔是否堵塞,应及时给予相应的处理。

6.腹部体征的观察及护理

(1)评估、记录腹胀的程度,观察病情变化。观察腹部外形,每小时听诊肠鸣音1次,若腹胀伴有阵发性腹绞痛,肠鸣音亢进,甚至有气过水声或金属音,应严密观察。麻痹性肠梗阻时全腹膨胀显著,但不伴有肠型;闭袢性肠梗阻可以出现局部膨胀;因回盲瓣关闭,结肠梗阻可以显示腹部高度膨胀,而且往往不对称。

(2)动态观察是否有肛门排气、排便。

(3)减轻腹胀的措施有胃管引流,保持有效负压吸引,热敷或按摩腹部。如无绞窄性肠梗阻,可从胃管注入液状石蜡,每次20~30 mL,促进排气、排便。

7.加强水、电解质管理

(1)准确记录24小时出入量、每小时尿量,作为调整输液量的参考指标。

(2)遵医嘱尽快补充水和电解质。护士应科学、合理地安排补液顺序。危及生命的电解质紊乱,如低钾,要优先补给。

(3)维持有效的静脉通道,必要时建立中心静脉通道。加强局部护理。

8.预防感染的护理

(1)为患者执行各项治疗、操作时严格遵守无菌技术原则。接触患者前后均用流水洗手,防止交叉感染。

(2)有引流管者,应每天更换引流袋,保持引流通畅。

(3)禁食和胃肠减压期间,应用生理盐水或漱口液进行口腔护理,每天3次,防止口腔炎的发生。

(4)对留置导尿管者,应用 0.1％苯扎溴铵消毒尿道口或抹洗外阴,每天 3 次。

(5)加强皮肤护理,及时擦干汗液、清理呕吐物及更换衣被。每 2 小时变换体位 1 次,按摩骨突部位,防止压疮的发生。

9.引流管的护理

(1)术后因病情需要放置腹腔引流管时,护士应明确引流管的放置位置及作用,注意引流管是否固定牢固,有无扭曲、阻塞等。

(2)术后每 30 分钟挤压 1 次引流管,保持引流管通畅,避免管腔被血块堵塞。

(3)注意观察引流液的量及性质,及时准确地向医师报告病情。

(4)在操作过程中注意无菌操作,防止逆行感染。

10.饮食护理

待胃肠功能恢复,肛门排气后,给患者少量流质饮食。肠切除者,应在肛门排气后 1~2 天才能开始进食流质饮食。进食后如无不适,逐渐过渡至半流、软质、普通饮食。给予无刺激、易消化、营养丰富及富含纤维素的食物。有造瘘口者应避免进食产气、产酸和刺激性的食物,如蛋、洋葱、芹菜、蒜或含糖高的食物,以免产生臭气。随着病情恢复,造瘘口功能逐渐健全,两周左右可进容易消化的少渣普食及含纤维素高的食物,不但可使粪便成形,便于护理,而且可以起到扩张造瘘口的作用。

11.心理护理

肠梗阻发病急,疼痛剧烈,患者一般有紧张、恐惧、焦虑等不良情绪,入院后急于得到治疗,缓解疼痛。护士应耐心安慰、解释,与家属做好沟通工作,共同鼓励、关心患者。

(1)介绍环境及负责医师、护士,协助患者适应新环境。为患者提供安静、整洁、舒适的环境,避免不良刺激。

(2)治疗操作前简单解释,操作轻柔,尽量减少引起患者恐惧的医源性因素。

(3)用浅显的语言向患者解释疾病的原因、治疗措施及手术需要的配合。

(4)对患者的感受表示理解,耐心倾听,鼓励其说出自己心中的感受,给予帮助。

(5)避免在与医师、家属充分沟通前,直接同患者谈论病情的严重性。

(三)健康教育

(1)养成良好的生活习惯,如生活起居要有规律,每天定时排便,排便时集中精力,即使无便意也要做排便动作,保持大便通畅。

(2)饱餐后不宜剧烈运动和劳动,防止发生肠扭转。

(3)定期复诊。有腹胀、腹痛等不适时,及时到医院检查。及早发现引起肠梗阻的因素,早诊断、早治疗。

(马　丽)

第三章

脊柱外科护理

第一节 脊柱侧凸

一、概述

正常人脊柱矢状面有四个生理弧度,即颈椎前凸,胸椎后凸,腰椎前凸和骶椎后凸,但在额状面则无侧凸,呈一直线,各个棘突的连线通过臀沟垂直于地面。若脊柱的某一段偏离身体的中线,向侧方弯曲则称为脊柱侧弯,又称脊柱侧凸。

二、病理

脊柱侧弯多发生在脊柱胸段或腰段,且大多凸向右侧,凸向左侧者较少。椎骨的病理改变主要为椎体的楔形变、脊椎骨的旋转畸形和凹侧椎弓根变矮。椎体左右楔形变形成脊柱侧凸,若合并前后位楔形变,则形成侧后凸畸形。整个脊椎骨有旋转畸形。

三、脊柱畸形对患者的影响

脊柱畸形所致的肺功能低下、疼痛、神经系症状和丧失自信心在各治疗单位中均可遇到。脊柱侧凸的主要趋势:重度胸弯患者(90°以上),肺活量必然要下降,死于肺源性心脏病的概率为正常人的 2 倍。背部不适发生率增加,引起明显的自悲情绪以致心理紊乱(但不是精神病)。

四、治疗

(一)非手术治疗

1.非手术治疗的目的

防止侧凸继续加重;对所有侧凸类型有效;治疗能达到满意的外观;减少手术的可能。其方法包括支具、电刺激、生物反馈治疗等。支具治疗目前最常见,应用最广泛。

2.治疗内容

理疗、表面电刺激、石膏及支具。

(二)手术治疗

1.手术治疗的目的

安全地矫正畸形;在三维空间上平衡躯体;尽可能短地融合脊柱;尽可能地矫正畸形,将脊柱融合,防止畸形进一步加重;术后躯干与骨盆保持平衡。

2.治疗内容

植骨融合和矫形手术。

五、护理

(一)术前患者的护理

1.手术前期的护理重点

评估并矫正可能增加手术危险性的生理和心理问题,帮助患者做好心理和身体护理。向患者和家属提供有关手术的卫生指导。帮助制定出院和生活形态改变的调适计划。

2.手术前期患者的评估

准备一般资料;评估既往史、健康状况、心理状况、亲属对手术的看法是否支持、关心程度及经济承受能力及患者对手术的耐受性、实验室检查结果及重要脏器功能。

3.手术前期患者护理

(1)心理准备:由于脊柱侧凸手术部位特殊,病变复杂,患者对手术安全性,治疗效果有不同程度的担心。护士应对患者的情绪表示理解,关心和鼓励患者,使增进与患者及家属的交流,对患者的病情、诊断、手术方法、手术的必要性、手术的效果以及可能发生的并发症及预防措施、手术的危险性、手术后的恢复过程及预后,向患者及家属交代清楚,提出要求患者配合的事项和手术前后应注意的问题,以取得患者的信任和配合,使患者愉快地接受手术,手术护士的术前访视也能使患者产生安全感。

(2)环境准备:保持病室清洁,病房温度应保持在18~20 ℃,湿度50%~60%,减少陪护。对新入院的患者,护士要介绍病区环境。

(3)身体准备,完善检查:帮助患者完善各种检查,护士向患者讲解各项检查的意义,帮助和督促患者接受检查。对于留取样本的血、尿、便化验检查,应向患者交代各种标本的采集要求。

(4)影像学检查前准备:包括X线检查、CT检查和MRI检查前的准备。

X线检查:普通X线检查患者无需特殊的检查前准备。

CT检查前患者的准备:①检查前需将详细病情摘要等相关资料提供给CT医师以备参考;②检查前4小时禁食,腹部扫描者,检查前一周内不可做钡剂造影;③增强检查需经患者本人和家属签字后行碘过敏试验,呈阴性者方可进行;④去除检查部位衣服上的金属物品和饰品;⑤检查时保持体位不动,配合检查进行平静呼吸、屏气等;⑥生命垂危的急诊患者,需在急诊医护人员监护下进行检查;⑦妊娠妇女、情绪不稳定或急性持续痉挛者不宜做本项检查;⑧不能配合的儿童患者,采取镇定措施如水合氯醛灌肠等后方可进行检查。

MRI的检查前患者准备:①携带相关资料,供MRI检查时参考;②腹部检查前4小时禁水;③对于胆道水成像的患者需在检查前一晚10点禁食水;④MRI设备具有强磁场,如装有心脏起搏器、体内有金属或磁性物质植入的患者和早期妊娠的患者不能进行检查,以免发生意外;⑤患者勿穿戴有金属的内衣,检查头颈部的患者在前一晚洗头;⑥因检查时间长,环境噪声大幽暗,嘱其有思想准备,不要急躁,耐心配合;⑦有意识障碍、昏迷、精神症状等不能有效配合检查的患者,除非经相关专业临床医师同意,否则不能检查;⑧不能配合的儿童患者需采取镇静措施,如水合氯醛灌肠;⑨宫内节育器有可能对其产生影响,必要时取出再检查。

(5)其他术前准备:床上大小便,咳嗽和咳痰方法,术前两周开始停止吸烟。术前训练目的是使患者更好地适应术后情况和减少术后并发症的发生。①大便、小便训练:脊柱手术后一般不能早期下床,而患者多不习惯于卧位解大便和小便。因此,术后常发生排便、排尿困难,增加患者的痛苦和发生尿路感染的机会,大便困难可引起术后腹胀、便秘。所以,在术前 2 天内护士应指导患者应学会在卧位大便和小便。②呼吸训练:可以明显减少术后呼吸道并发症的发生。包括充分的深呼吸和有效的咳嗽。术前指导患者练习深呼吸,可通过吹气球训练,间歇吹气球,促使肺膨胀;练习正确的咳嗽方法,深吸气后声门紧闭,在腹肌、膈肌同时收缩后放开声门,一声将气咳出。每次深吸气后闭气 30 秒,然后再呼气,呼气末再闭气 15 秒。周期性深呼吸刺激肺泡表面活性物质的活力。③肢体活动训练:适当的肢体活动,在术前可以增加机体代谢,改善心肺功能,提高手术耐受性。术后促进血液循环,避免深静脉血栓形成,还能增强患者康复的信心。因此,应指导患者在床上进行四肢运动。术中需要进行"唤醒试验"的患者,教会其按医嘱进行握拳和趾伸屈活动。唤醒的护理主要有:术前查看患者双脚和脚趾活动情况,用双手感受患者双脚的肌力以便与术中患者双脚和脚趾活动情况及双脚肌力做对比,告知患者双脚活动方法及活动双脚和脚趾的重要性以便取得患者的主动配合。④手术卧姿的训练:脊柱后路手术需在俯卧进行时,术前应训练患者逐步延长俯卧时间,直到能支持 2 小时以上状态。护士在术前应判断患者在俯卧中是否舒适,有无呼吸障碍。如果手术在局麻下进行,这种训练更为必要。

(6)备血和补液:纠正水、电解质紊乱及酸碱平衡失调及贫血;血型鉴定及交叉配合试验,备好一定量的全血。

(7)预防感染:不与有感染的患者接触;杜绝有上呼吸道感染的人员进入手术室;预防性使用抗菌药物。

(8)热量、蛋白质和维生素:手术前准备、手术和饮食限制都会造成热量、蛋白质和维生素摄入或合成不足,影响组织修复和伤口愈合,削弱防御感染的能力。如果是择期手术,最好能有 1 周左右的时间,通过口服、注射或高价静脉营养提供充分的热量、蛋白质和维生素。

(9)皮肤准备:脊柱术后伤口感染常导致严重后果。这是由于脊柱手术多要暴露椎管,甚至切开硬脊膜,感染可扩散到中枢神经系统。各种脊柱内固定器均为异物,一旦伤口感染则不易控制,而内固定器又不能轻易拆除,使处理十分棘手。因此必须强调局部皮肤准备的质量。术前注意保护皮肤。沐浴时勿擦伤、搔破皮肤。夏季,尤其背部的皮肤不可被蚊子叮咬。背部若有毛囊炎,应及早治疗,可涂 2% 碘酒,待炎症消退后方可手术,卧床时间不久,皮肤无破损者,术前 1 天剃净手术消毒区域皮肤的汗毛和毛发,用肥皂水轻柔擦洗 3 次,拭干后用 75% 乙醇涂擦 1 分钟,用无菌巾包扎。手术当日晨,再次检查皮肤准备情况,如有遗漏应补充备皮。用 75% 乙醇擦手术区皮肤 1 次,再用无菌巾包扎送入手术室。在剃除毛发时,如有皮肤划伤,用碘酒消毒,无菌纱布覆盖。卧床时间较久,尤其经过颅骨牵引或睡过石膏床的患者,局部准备应从术前 3 天开始。因其皮肤表面常有痂皮形成且与汗毛紧密粘连。如在手术前日才强行除去,可在皮肤上遗留较多小创面,增加术后感染机会。宜用温热肥皂水,轻轻擦洗;或用液体石蜡浸透痂皮,再逐渐剥去。在剃除毛发时应十分轻柔和仔细,以免损伤皮肤。手术区皮肤有脓点或皮肤损伤后结痂未脱落及痂下有分泌物的患者,应暂缓进行脊柱择期手术。手术区皮肤有损伤而又必须紧急手术的情况下,如开放性脊柱损伤则按清创术处理。

（10）呼吸道准备：目的是改善通气功能，预防术后并发症。主要措施是戒烟和深呼吸、咳嗽、咳痰训练。如患者患有呼吸系统疾病，术前应行体位引流，雾化吸入，必要时应用抗生素。注意保暖，防止着凉，严密行心电监护和血气分析，预防肺炎的发生。

（11）胃肠道准备：术前 12 小时禁食，术前 4 小时禁水，以防因麻醉或手术过程中的呕吐而引起窒息或吸入性肺炎。术前晚及术晨肥皂水灌肠，骶尾部手术的患者常规做清洁灌肠。

（12）手术前患者健康教育：尽量使用简单易懂的言语进行交流；告诉患者各种事项，操作的理由或原因。术前患者应掌握的术后基本活动方法：深呼吸，有效咳痰，体位改变和肢体功能锻炼，练习床上大、小便。

（二）术中患者的护理

1.手术室的环境

手术室应邻近手术科室和相关科室。手术室分为无菌区，清洁区，半清洁区和污染区。适宜温度为 20～24 ℃，湿度为 50％～60％。

2.手术中患者的护理

（1）手术体位的要求：最大限度地保证患者的舒适与安全；有利于暴露手术野，方便术者操作；对呼吸、循环影响最小；不使肢体过度牵拉或压迫而受损；肢体不可悬空放置，应有托架支托。

（2）手术野皮肤消毒：消毒用药液不可过多；从手术中心开始，用力稳重均匀环行涂擦；消毒范围应超过手术切口所需面积。

（3）手术过程中的观察：巡回护士应密切观察患者的反应，及时发现患者的不适，或意外情况，防止并发症的发生，确保患者的安全。

（三）术后患者的护理

1.术后患者的评估

评估麻醉的恢复情况及身体重要脏器的功能；查看伤口及引流物情况及患者的情绪反应。患者由手术室转送回病房或监护病室的过程中应注意以下几个方面。

（1）全麻患者：拔管前需吸尽呼吸道和口腔内的分泌物。在经胸手术者，检查肺复张情况。听诊肺部，确定无异常呼吸音、痰鸣音存在时再拔管。如有气胸，应立即穿刺抽气或进行胸腔闭式引流。如有舌后坠，呼吸不畅可插入口咽管或托起下颌，保持呼吸道通畅。

（2）初步检查患者的神经功能：清醒患者，主要了解下肢的主动运动，尤其是足趾和踝关节的伸屈功能。

（3）将患者搬上推床，检查血压、脉搏、呼吸无异常后，才可推送出手术室。

（4）脊柱不稳的患者：护士在搬抬过程中监督和指导，保持脊柱位置稳定。尤其在颈椎手术后，需有专人保持头颈位置，以免发生意外。

（5）患者返回病房前准备工作：病房应准备好床位，术后所需物品，如生命体征监护仪、无菌负压吸引瓶、吸痰器、氧气等。颈椎前路手术后，常规准备气管切开包。需术后牵引者，安置好牵引用具。

2.术后患者的具体护理内容

（1）术后体位：麻醉未清醒前取侧卧或仰卧位，头偏向一侧，清醒前防止坠床与脊柱扭曲。腰麻患者术后去枕平卧 6 小时，硬膜外麻醉患者平卧 4～6 小时后每 2 小时变换一次体位，翻转患者时，应注意保持脊椎平直，以维持脊柱的正常生理弯曲度；如果患者是颈椎手术时，术后搬运患者返回病床过程中应保持头颈部的自然中立位，切勿扭转、过屈或过伸，三人搬运时动作协调，一人固定头部,保持头、颈、胸在同一水平面,轻搬轻放,应由另一位护理人员负责支托患者的头部颈部,保持颈椎平直;翻身时注意保护患者,防止坠床。如患者伴有休克,应取仰卧中凹位,即下肢或床脚抬高 20°,头部和躯干同时抬高 15° 的体位。脊柱或臀部手术后可采用俯卧或仰卧位。

(2)一般观察内容:①神志、血压、脉搏、呼吸。对任何微小的异常变化都应注意,因其常是意外情况的先兆。②引流装置固定情况,管道是否通畅,引流液的颜色和数量,手术创口的渗出情况。③小便排出的时间和量。④静脉通道有无阻塞,有无输血、输液并发症。⑤术后医嘱执行情况。⑥具体手术后所需特殊观察项目。

(3)正常生理功能的维护:包括维持呼吸功能、维持有效循环血量和水电平衡、控制疼痛、引流管的护理等内容。

维持呼吸功能:保持呼吸道通畅。鼓励自行咳嗽排痰,必要时及时吸痰。有呕吐物及时清除。术后 48 小时内,严密观察呼吸情况并持续高流量吸氧。给氧。如发现患者烦躁不安、鼻翼翕动、呼吸困难,应立即查明原因,尽快处理。患者生命体征平稳后,协助床上翻身、变换体位,鼓励其做深呼吸和咳嗽咳痰。咳嗽时,用双手或用枕头按住疼痛部位,以减轻疼痛。对于痰液黏稠者:①保证摄入足够的水分;②遵医嘱进行雾化吸入;③翻身时叩击胸、背部。

维持有效循环血量和水电平衡:给予静脉补液,保持各种管道通畅,记录尿液的颜色、性质和量,检查皮肤的温度、湿度和颜色,观察敷料渗血情况。

重建正常饮食和排便形态:术后饮食形态的恢复步骤由麻醉方法、手术的种类、患者的反应来决定。要鼓励患者及早恢复经口进食。术后需观察患者排尿情况,记录自行排尿的时间。

控制疼痛、增进舒适:麻醉作用过去之后,切口开始感觉疼痛,术后当天下午或晚上疼痛最为剧烈,24～48 小时后痛感会逐渐减轻。切口痛与切口的大小、切口的部位、体位和情绪状态等因素有关。控制疼痛的措施包括取合适体位、药物止痛和减轻焦虑。使用药物止痛是术后 24 小时切口疼痛最有效的止痛措施。止痛剂的作用时间因药物、剂量不同,以及患者的疼痛强度,对药物的吸收、转换和排泄能力的不同而异。

引流管的护理:妥善固定;密切观察切口渗血及引流情况,保持引流通畅,经常挤压引流管,并保持引流管为负压状态,防止折叠、扭曲、松动、受压、经常检查引流管有无漏气或导管松脱以免影响持续负压吸引效果。术后 1～2 天内,特别是 24 小时内要密切观察引流液的颜色、性质和量。术后 24 小时引流量一般不超过 500 mL,如引流液过多应警惕有无潜在失血性休克,严密观察血压、脉搏、尿量及意识变化,有异常及时报告医师,对症处理。一般在术后 48～72 小时引流量每天<50 mL 时可拔出引流管。保持通畅;每天观察、记录引流液的颜色、性质和量;按需要进行特殊护理,如冲洗;不可过久留置各种引流管道。橡皮条引流在术后 24～48 小时拔除。引流管在无明显血液或渗出液流出后拔除,一般为术后第 2～3 天。引流量在第 2～3 天还不减少,应考虑和鉴别有无内出血或脑脊液漏发生。每天需更换无菌引流瓶,记录引流量。

(4)发热护理:重度脊柱侧凸患者在接受矫形内固定手术后,因手术时间较长,创伤大且内植入物较大,并且有植骨,术后感染的概率大大增加。术后切口内的负压引流管一定要保持通畅,引出的血量在 200～400 mL 时方可放心。否则引出量过少,有残留血肿是术后伤口感染的主要原因。另外由于剃刀背的切除,患者胸廓完整性受损,咳痰困难,因此术后必须严密监测并控制体温,以防术后切口及肺部感染并发症的发生。术后常规使用抗生素,体温高于 39 ℃时,应观察切口有无红肿渗出,皮肤有无压伤,并且观察患者有无胸痛、咳痰等症状,及时通知医师给予处理。术后病房紫外线消毒 30 分钟,2 次/天,有效的房间通风,保持空气的新鲜、清洁,适当控制探视。

(5)饮食的护理:局麻下进行的脊柱中小手术,对胃肠道功能影响小,术后恢复快,可不必限制饮食;蛛网膜下腔麻醉和硬脊膜外腔麻醉在手术后 6 小时后可根据患者需要而进食;全身麻醉者,应待麻醉清醒,恶心、呕吐反应消失后,方可进食。较大的脊柱手术后,胃肠功能恢复后才能进食,其标志是肠鸣音正常,肛门已经排气。术后每天饮食能量应达 3 000 kJ 以上,富含蛋白质、维生素和粗纤维。需长期卧床,尤其不能随意翻身的患者,在胃肠功能恢复后,宜进食易消化食物,以免排便困难。术后三日内暂停进食易引起胃肠道胀气的食品,如牛奶、豆浆、甜食、生冷食品等。应进食高蛋白、易消化流质或半流质饮食,保证足够的热量,多吃蔬菜、水果、多饮水。保持二便通畅。如果术后三日未排便给予缓泻剂,如开塞露、麻仁丸等,减少术后腹部胀气。

(6)活动的护理:凡脊柱稳定的患者,术后应鼓励早期下床活动。早期活动有增加肺活量、减少肺部并发症、改善全身血液循环、促进切口愈合、减少因下肢静脉淤血而形成血栓的优点。此外,尚有利于肠道和膀胱功能的恢复,从而减少腹胀和尿潴留的发生。

脊柱不稳定的患者,术后需卧床较长时间。有休克、心力衰竭、严重感染、出血、极度衰弱等情况,以及施行过若干有特殊固定、制动要求的手术患者,则不应该强调早期活动。这种情况下,应指导患者进行深呼吸、上肢及下肢运动、足趾和踝关节伸屈活动、下肢肌松弛和收缩的交替运动、间歇翻身活动,以促进血液循环,减少并发症,并增强患者信心。痰多者,也应定时咳痰。瘫痪患者应进行肢体各关节被动活动和肌肉按摩,以免关节强直和肌肉萎缩。

(7)基础护理:切实做好口腔、皮肤、会阴护理,预防压疮、口腔炎、尿路感染、坠积性肺炎的发生。

(8)疼痛护理:评估疼痛性质(如绞痛、刺痛、钝痛)、强度(如严重、温和)和形态(如间歇性或持续性),并向患者解释疼痛的原因,协助采取舒适卧位,维持安宁、舒适环境。也可以按摩伤口周围皮肤以分散注意力,教导深呼吸、哈气等松弛技巧,并鼓励听收音机、阅读书报等,以转移注意力。必要时视病情需要按医嘱使用止痛剂并监测用药效果。

(9)实施出院计划:出院计划的目的是让患者及家属做好出院准备,保持医疗、护理工作的连续性、完整性。实际上出院计划的制定在患者入院后、手术前即已开始。

(迟忠秋)

第二节 脊 柱 后 凸

一、概述

脊柱后凸是脊柱在矢状面上向后方凸出;而前凸则表现为在矢状面上向前凸出。正常情况下,脊柱的胸段及骶段向后凸出,而颈段和腰段向前凸出。在正常人群中,如颈腰段脊柱出现后凸,则视为异常;胸骶椎后凸过度则亦视为异常。

二、治疗原则

尽管不同类型的脊柱后凸的具体治疗方法是不同的,但其治疗原则是相同的。包括后凸的非手术治疗;柔韧性后凸的手术矫形,阻止其进一步发展;固定性后凸的手术矫正。

三、脊柱后凸的治疗

(一)卧床休息

早期应平卧硬板床,局部症状减轻后开始腰背肌功能锻炼,根据椎体破坏和骨愈合程度决定2～3个月后下床活动。

(二)脊柱牵引

对急性脊柱损伤伴有椎体压缩或楔形变引起的脊柱后凸,在无严重的复合伤情况下,可给予适当的脊椎牵引,同时以骨折部位为中心加垫软枕,使脊柱过伸,在前纵韧带和椎间盘的牵张力作用下,使压缩或楔变椎体逐渐复位,纠正局部畸形。

(三)支具治疗

对允许下床活动的脊柱结核或外伤患者,应及时佩戴胸腰背支具,以限制脊柱的屈曲、伸展和旋转活动,利于局部的骨愈合。支具佩戴时间应在 6 个月以上,其间要每隔 3 个月复查脊柱X 线片一次,观察病椎的病变范围和局部的骨愈合情况,必要时可拍摄动态位 X 线片,明确局部是否存在异常活动,以便决定继续佩戴支具的时间。

(四)手术治疗

前路松解、颅盆环牵引术;后路椎体楔形截骨术。

四、护理

(一)术前患者的护理

1.手术前期的护理重点

评估并矫正可能增加手术危险性的生理和心理问题,帮助患者做好心理和身体护理。向患者和家属提供有关手术的卫生指导。帮助制定出院和生活形态改变的调适计划。

2.手术前期患者的评估

准备一般资料;评估既往史、健康状况、心理状况、亲属对手术的看法是否支持、关心程度及经济承受能力及患者对手术的耐受性、实验室检查结果及重要脏器功能。

3.手术前期患者护理具体内容

(1)心理准备:由于脊柱侧凸手术部位特殊,病变复杂,患者对手术安全性,治疗效果有不同程度的担心。护士应对患者的情绪表示理解,关心和鼓励患者,使增进与患者及家属的交流,对患者的病情、诊断、手术方法、手术的必要性、手术的效果以及可能发生的并发症及预防措施、手术的危险性、手术后的恢复过程及预后,向患者及家属交代清楚,提出要求患者配合的事项和手术前后应注意的问题,以取得患者的信任和配合,使患者愉快地接受手术,手术护士的术前访视也能使患者产生安全感。

(2)环境准备:保持病室清洁,病房温度应保持在 18～20 ℃,湿度 50%～60%,减少陪护。对新入院的患者,护士要介绍病区环境。

(3)身体准备,完善检查:帮助患者完善各种检查,护士向患者讲解各项检查的意义,帮助和督促患者接受检查。对于留取样本的血、尿、便化验检查,应向患者交代各种标本的采集要求。

(4)影像学检查前准备:X 线检查、CT 检查和 MRI 检查前的准备。

X 线检查:普通 X 线检查患者无需特殊的检查前准备。

CT 检查前患者的准备:①检查前需将详细病情摘要等相关资料提供给 CT 医师以备参考。

②检查前 4 小时禁食。腹部扫描者,检查前一周内不可做钡剂造影。③增强检查患者需经本人和家属签字后行碘过敏试验,呈阴性者方可进行。④去除检查部位衣服上的金属物品和饰品。⑤检查时保持体位不动,配合检查进行平静呼吸、屏气等。⑥生命垂危的急诊患者,须在急诊医护人员监护下进行检查。⑦妊娠妇女、情绪不稳定或急性持续痉挛者不宜做本项检查。⑧不能配合的儿童患者,采取镇定措施如水合氯醛灌肠等方可进行检查。

MRI 检查前患者准备:①携带相关资料,供 MRI 检查时参考;②腹部检查前 4 小时禁食水;③对于胆道水成像的患者需在检查前一晚 10 点都禁食水;④MRI 设备具有强磁场,如装有心脏起搏器、体内有金属或磁性物质植入的患者和早期妊娠的患者不能进行检查,以免发生意外;⑤患者勿穿戴有金属的内衣,检查头颈部的患者在前一晚洗头;⑥因检查时间长,环境噪声大幽暗,嘱其有思想准备,不要急躁,耐心配合;⑦有意识障碍、昏迷、精神症状等不能有效配合检查的患者,除非经相关专业临床医师同意,否则不能检查;⑧不能配合的儿童患者需采取镇静措施,如水合氯醛灌肠;⑨宫内节育器有可能对其产生影响,必要时取出再检查。

(5)其他术前准备:包括大便、小便训练、呼吸训练、肢体活动训练、手术卧姿的训练、备血和补液、预防感染、热量、蛋白质和维生素、皮肤准备、呼吸道准备、胃肠道准备等内容。

大便、小便训练:脊柱手术后一般不能早期下床,而患者多不习惯在卧位解大便和小便。因此,术后常发生排便、排尿困难,增加患者的痛苦和发生尿路感染的机会,大便困难可引起术后腹胀、便秘。所以,在术前 2 天内护士应指导患者学会在卧位解大便和小便。

呼吸训练:可以明显减少术后呼吸道并发症的发生。包括充分的深呼吸和有效的咳嗽。术前指导患者练习深呼吸,可通过吹气球训练,间歇吹气球,促使肺膨胀;练习正确的咳嗽方法,深吸气后声门紧闭,在腹肌、膈肌同时收缩后放开声门,一声将气咳出。每次深吸气后闭气 30 秒,然后再呼气,呼气末再闭气 15 秒。周期性深呼吸刺激肺泡表面活性物质的活力。具体的方法:①指导患者深吸一口气,再把气完全吐出,尽可能达到最大通气量,每天 3 次,每次 5～10 分钟深呼吸训练;②指导患者深吸一口气,在患者呼气 2/3 时,用力咳嗽,每天 3 次,每次 5～10 分钟;③利用简单的器械辅助,如向装有水的瓶内吹气或者吹气球训练,每天 3 次,每次 5～10 分钟。在进行深呼吸训练时,应使患者体会到分别使用肋间肌和膈肌进行最大吸气时的感觉和两者共同使用时的感觉。这样,术后患者可以使用能尽量减小伤口疼痛的呼吸肌做到充分深呼吸。有效的咳嗽,应该是呼吸肌突然收缩,气流在呼吸道内迅速通过,达到排出分泌物的目的。训练的关键在于使患者克服喉头发声的“假咳”,这可以通过咳嗽时的声音鉴别。必要时可以通过按压胸骨上窝处的气管刺激患者咳嗽。

肢体活动训练:适当的肢体活动,在术前可以增加机体代谢,改善心肺功能,提高手术耐受性。术后促进血液循环,避免深静脉血栓形成,还能增强患者康复的信心。因此,应指导患者在床上进行四肢运动。术中需要进行“唤醒试验”的患者,教会其按医嘱进行握拳和趾伸屈活动。唤醒的护理主要有:术前查看患者双脚和脚趾活动情况,用双手感受患者双脚的肌力以便与术中患者双脚和脚趾活动情况及双脚肌力做对比,告知患者双脚活动方法及活动双脚和脚趾的重要性以便取得患者的主动配合。

手术卧姿的训练:脊柱后路手术需在俯卧进行时,术前应训练患者逐步延长俯卧时间,直到能支持 2 小时以上状态。护士在术前应判断患者在俯卧中是否舒适,有无呼吸障碍。如果手术在局麻下进行,这种训练更为必要。

备血和补液:纠正水、电解质紊乱及酸碱平衡失调及贫血;血型鉴定及交叉配合试验,备好一定量的全血。

预防感染:不与有感染的患者接触;杜绝有上呼吸道感染的人员进入手术室;预防性使用抗菌药物。

热量、蛋白质和维生素:手术前准备、手术和饮食限制都会造成热量、蛋白质和维生素摄入或合成不足,影响组织修复和伤口愈合,削弱防御感染的能力。如果是择期手术,最好能有1周左右的时间,通过口服、注射或高价静脉营养提供充分的热量、蛋白质和维生素。

皮肤准备:脊柱术后伤口感染常导致严重后果。这是由于脊柱手术多要暴露椎管,甚至切开硬脊膜,感染可扩散到中枢神经系统。各种脊柱内固定器均为异物,一旦伤口感染则不易控制,而内固定器又不能轻易拆除,使处理十分棘手。因此必须强调局部皮肤准备的质量。术前注意保护皮肤。沐浴时勿擦伤、搔破皮肤。夏季,尤其背部的皮肤不可被蚊子叮咬。背部若有毛囊炎,应及早治疗,可涂2%碘酒,待炎症消退后方可手术,卧床时间不久,皮肤无破损者,术前1天剃净手术消毒区域皮肤的汗毛和毛发,用肥皂水轻柔擦洗3次,拭干后用75%乙醇涂擦1分钟,用无菌巾包扎。手术当日晨,再次检查皮肤准备情况,如有遗漏应补充备皮。用75%乙醇擦手术区皮肤1次,再用无菌巾包扎送入手术室。在剃除毛发时,如有皮肤划伤,用碘酒消毒,无菌纱布覆盖。卧床时间较久,尤其经过颅骨牵引或睡过石膏床的患者,局部准备应从术前3天开始。因其皮肤表面常有痂皮形成且与汗毛紧密粘连。如在手术前日才强行除去,可在皮肤上遗留较多小创面,增加术后感染机会。宜用温热肥皂水,轻轻擦洗;或用液体石蜡浸透痂皮,再逐渐剥去。在剃除毛发时应十分轻柔和仔细,以免损伤皮肤。手术区皮肤有脓点或皮肤损伤后结痂未脱落及痂下有分泌物的患者,应暂缓进行脊柱择期手术。手术区皮肤有损伤而又必须紧急手术的情况下,如开放性脊柱损伤则按清创术处理。

呼吸道准备:目的是改善通气功能,预防术后并发症。主要措施是戒烟、深呼吸和咳嗽、咳痰训练。如患者患有呼吸系统疾病,术前应行体位引流,雾化吸入,必要时应用抗生素。注意保暖,防止着凉,严密行心电监护和血气分析,预防肺炎的发生。

胃肠道准备:术前12小时禁食,术前4小时禁水,以防因麻醉或手术过程中的呕吐而引起窒息或吸入性肺炎。术前晚及术晨肥皂水灌肠,骶尾部手术的患者常规做清洁灌肠。

(二)术中患者的护理

1.手术室的环境

手术室应邻近手术科室和相关科室。手术室分为无菌区,清洁区,半清洁区和污染区。适宜温度为20~24℃,湿度为50%~60%。

2.手术中患者的护理

(1)手术体位的要求:最大限度地保证患者的舒适与安全;有利于暴露手术野,方便术者操作;对呼吸、循环影响最小;不使肢体过度牵拉或压迫而受损;肢体不可悬空放置,应有托架支托。

(2)手术野皮肤消毒:消毒用药液不可过多;从手术中心开始,用力稳重均匀环形涂擦;消毒范围应超过手术切口所需面积。

(3)手术过程中的观察:巡回护士应密切观察患者的反应,及时发现患者的不适,或意外情况,防止并发症的发生,确保患者的安全。

(三)术后患者的护理

1.术后患者的评估

评估麻醉的恢复情况及身体重要脏器的功能;查看伤口及引流物情况及患者的情绪反应。

患者由手术室转送回病房或监护病室的过程中应注意以下几点。

(1)全麻患者拔管前需吸尽呼吸道和口腔内的分泌物。在经胸手术者,检查肺复张情况。听诊肺部,确定无异常呼吸音、痰鸣音存在时再拔管。如有气胸,应立即穿刺抽气或进行胸腔闭式引流。如有舌后坠,呼吸不畅可插入口咽管或托起下颌,保持呼吸道通畅。

(2)初步检查患者的神经功能。清醒患者,主要了解下肢的主动运动,尤其是足趾和踝关节的伸屈功能。

(3)将患者搬上推床,检查血压、脉搏、呼吸无异常后,才可推送出手术室。

(4)对脊柱不稳的患者,护士在搬抬过程中监督和指导,保持脊柱位置稳定。尤其在颈椎手术后,需有专人保持头颈位置,以免发生意外。

(5)患者返回病房前,病房应准备好床位,术后所需物品,如生命体征监护仪、无菌负压吸引瓶、吸痰器、氧气等。颈椎前路手术后,常规准备气管切开包。需术后牵引者,安置好牵引用具。

2.术后患者的护理

(1)术后体位:麻醉未清醒前取侧卧或仰卧位,头偏向一侧,清醒前防止坠床与脊柱扭曲。腰麻患者术后去枕平卧 6 小时,硬膜外麻醉患者平卧 4～6 小时后每 2 小时变换一次体位,翻转患者时,应注意保持脊椎平直,以维持脊柱的正常生理弯曲度;如果患者是颈椎手术时,术后搬运患者返回病床过程中应保持头颈部的自然中立位,切勿扭转,过屈或过伸,三人搬运时动作协调,一人固定头部,保持头、颈、胸在同一水平面,轻搬轻放,应由另一位护理人员负责文托患者的头部颈部,保持颈椎平直;翻身时注意保护患者,防止坠床。如患者伴有休克,应取仰卧中凹位,即下肢或床脚抬高 20°,头部和躯干同时抬高 15°的体位。脊柱或臀部手术后可采用俯卧或仰卧位。

(2)一般观察内容:①神志、血压、脉搏、呼吸。对任何微小的异常变化都应注意,因其常是意外情况的先兆。②引流装置固定情况,管道是否通畅,引流液的颜色和数量,手术创口的渗出情况。③小便排出的时间和量。④静脉通道有无阻塞,有无输血、输液并发症。⑤术后医嘱执行情况。⑥具体手术后所需特殊观察项目。

3.正常生理功能的维护

(1)维持呼吸功能:保持呼吸道通畅。鼓励自行咳嗽排痰,必要时及时吸痰。有呕吐物及时清除。术后 48 小时内,严密观察呼吸情况并持续高流量吸氧、给氧。如发现患者烦躁不安、鼻翼翕动、呼吸困难,应立即查明原因,尽快处理。患者生命体征平稳后,协助床上翻身、变换体位,鼓励其做深呼吸和咳嗽咳痰。咳嗽时,用双手或用枕头按住疼痛部位,以减轻疼痛。对于痰液黏稠者:①保证摄入足够的水分;②遵医嘱进行雾化吸入;③翻身时叩击胸、背部。

(2)维持有效循环血量和水电解质酸碱平衡:给予静脉补液,保持各种管道通畅,记录尿液的颜色、性质和量,检查皮肤的温度、湿度和颜色,观察敷料渗血情况。

(3)重建正常饮食和排便形态:术后饮食形态的恢复步骤由麻醉方法、手术的种类、患者的反应来决定。要鼓励患者及早恢复经口进食。术后需观察患者排尿情况,记录自行排尿的时间。

(4)控制疼痛、增进舒适:麻醉作用过去之后,切口开始感觉疼痛,术后当天下午或晚上疼痛最为剧烈,24～48 小时后痛感会逐渐减轻。切口痛与切口的大小、切口的部位、体位和情绪状态等因素有关。控制疼痛的措施包括取合适体位、药物止痛和减轻焦虑。使用药物止痛是术后 24 小时切口疼痛最有效的止痛措施。止痛剂的作用时间因药物、剂量不同,以及患者的疼痛强度,对药物的吸收、转换和排泄能力的不同而异。

(5)引流管的护理:妥善固定;密切观察切口渗血及引流情况,保持引流通畅,经常挤压引流管,并保持引流管为负压状态,防止折叠、扭曲、松动、受压、经常检查引流管有无漏气或导管松脱以免影响持续负压吸引效果。术后1～2天内,特别是24小时内要密切观察引流液的颜色、性质和量。术后24小时引流量一般不超过500 mL,如引流液过多应警惕有无潜在的失血性休克。严密观察血压、脉搏、尿量及意识变化,有异常及时报告医师,对症处理。一般在术后48～72小时每天引流量＜50 mL时可拔出引流管。保持通畅;每天观察、记录引流液的颜色、性质和量;按需要进行特殊护理,如冲洗;不可过久留置各种引流管道。橡皮条引流在术后24～48小时拔除。引流管在无明显血液或渗出液流出后拔除,一般为术后第2～3天。引流量在第2～3天还不减少,应考虑和鉴别有无内出血或脑脊液漏发生。每天需更换无菌引流瓶,记录引流量。

4.发热护理

重度脊柱侧凸患者在接受矫形内固定手术后,因手术时间较长,创伤大且内植入物较大,并且有植骨,术后感染的概率大大增加。术后切口内的负压引流管一定要保持通畅,引出的血量在200～400 mL时方可放心。否则引出量过少,有残留血肿是术后伤口感染的主要原因。另外由于剃刀背的切除,患者胸廓完整性受损,咳痰困难,因此术后必须严密监测并控制体温,以防术后切口及肺部感染并发症的发生。术后常规使用抗生素,体温高于39 ℃时,应观察切口有无红肿渗出,皮肤有无压伤,并且观察患者有无胸痛,咳痰等症状,及时通知医师给予处理。术后病房紫外线消毒30分钟,2次/天,有效的房间通风,保持空气的新鲜、清洁,适当控制探视。

5.饮食的护理

局麻下进行的脊柱中小手术,对胃肠道功能影响小,术后恢复快,可不必限制饮食;蛛网膜下腔麻醉和硬脊膜外腔麻醉在手术后6小时后可根据患者需要而进饮食;全身麻醉者,应待麻醉清醒,恶心、呕吐反应消失后,方可进食。较大的脊柱手术后,胃肠功能恢复后才能进食,其标志是肠鸣音正常,肛门已经排气。术后每天饮食能量应达3 000 kJ以上,富含蛋白质、维生素和粗纤维。需长期卧床,尤其不能随意翻身的患者,在胃肠功能恢复后,宜进食易消化食物,以免排便困难。术后3天内暂停进食易引起胃肠道胀气的食品,如牛奶、豆浆、甜食、生冷食品等。应进食高蛋白、易消化流质或半流质饮食,保证足够的热量,多吃蔬菜、水果、多饮水。保持二便通畅。如果术后三日未排便给予缓泻剂,如开塞露、麻仁丸等,减少腹部胀气术后。

6.活动的护理

凡脊柱稳定的患者,术后应鼓励早期下床活动。早期活动有增加肺活量、减少肺部并发症、改善全身血液循环、促进切口愈合、减少因下肢静脉淤血而形成血栓的优点。此外,尚有利于肠道和膀胱功能的恢复,从而减少腹胀和尿潴留的发生。脊柱不稳定的患者,术后需卧床较长时间。有休克、心力衰竭、严重感染、出血、极度衰弱等情况,以及施行过若干有特殊固定、制动要求的手术患者,则不应该强调早期活动。这种情况下,应指导患者进行深呼吸、上肢及下肢运动、足趾和踝关节伸屈活动、下肢肌松弛和收缩的交替运动、间歇翻身活动,以促进血液循环,减少并发症,并增强患者信心。痰多者,也应定时咳痰。瘫痪患者应进行肢体各关节被动活动和肌肉按摩,以免关节强直和肌肉萎缩。

7.基础护理

切实做好口腔、皮肤、会阴护理,预防压疮、口腔炎、尿路感染、坠积性肺炎的发生。

8.疼痛护理

评估疼痛性质(如绞痛、刺痛、钝痛)、强度(如严重、温和)和形态(如间歇性或持续性),并向患者解释疼痛的原因,协助采取舒适卧位,维持安宁、舒适环境。也可以按摩伤口周围皮肤以分散注意力,教导深呼吸、哈气等松弛技巧,并鼓励听收音机、阅读书报等,以转移注意力。必要时视病情需要按医嘱使用止痛剂并监测用药效果。

9.实施出院计划

出院计划的目的是让患者及家属做好出院准备,保持医疗、护理工作的连续性、完整性。实际上出院计划的制定在患者入院后、手术前即已开始。

(迟忠秋)

第三节　颈椎间盘突出症

一、概述

颈椎间盘突出症(CDH)是指颈椎间盘的髓核和相应破裂的纤维环突向椎管内,而引起的颈髓后神经根受压的一系列临床表现,致压物是单纯的椎间盘组织。它与颈椎病属于不同病理变化的颈椎疾病。颈椎间盘突出症临床上并不少见,是较为常见的脊柱疾病之一,发病率仅次于腰椎间盘突出。严重时可发生高位截瘫危及生命。

颈椎间盘突出临床多见于20~40岁的青壮年,约占患者人数的80%。有一定的职业倾向性例如长期保持固定姿势的人群:办公室职员、教师、手术室护士、长期观看显微镜者、油漆工等较易发生。颈椎间盘突出男性明显多于女性,农村多于城市。女性多发于孕产后,往往是突然发生的腰痛异常剧烈,活动有障碍。另外长期生活、工作在潮湿及寒冷环境中的人也较易发生。

二、分类

(一)根据病程分类

1.急性颈椎间盘突出症

有明确的外伤史,伤前无临床症状,伤后出现。影像学检查证实有椎间盘破裂或突出而无颈椎骨折或脱位,并有相应临床表现。

2.慢性颈椎间盘突出症

无明显诱因缓慢发病或因为颈部姿势长期处于非生理位置,如长期持续低头工作者,不良嗜睡姿势者或强迫性屈曲头颈者等。

(二)根据症状分类

1.神经根型

该类型颈椎病为颈神经受累所致。

2.脊髓型

该类型颈椎病为椎间盘突出压迫脊髓引起的一系列症状,临床此类型多见。

3.混合型

该类型颈椎病同时表现以上两种症状。

(三)根据颈椎间盘向椎管内突出的位置不同分类

1.侧方突出型

突出部位在后纵韧带的外侧,钩椎关节的内侧。该处是颈脊神经经过的地方,因此突出的椎间盘可压迫脊神经根而产生根性症状。

2.旁中央突出型

突出部位偏向一侧而在脊髓与脊神经之间,因此可以同时压迫二者而产生单侧脊髓及神经根症状。

3.中央突出型

突出部位在椎管中央,因此可压迫脊髓双侧腹面而产生双侧症状。

三、病因机制

椎间盘是人体各组织中最早最易随年龄发生退行性改变的组织,椎间盘的退变多开始于20岁以后,随着年龄的增长退变程度不断加重,以C_5～C_6的退变最常见,其次是C_6～C_7,两者占颈椎间盘突出症的90%。颈椎间盘突出症常由颈部创伤、退行性变等因素导致。致伤原因主要是突然遭受到意外力量作用或颈椎突然快速屈伸旋转运动,使髓核突破纤维环,造成脊髓或神经根受压,出现急性发病,多见于交通事故或体育运动。临床还有部分患者呈慢性发病。

四、临床表现

颈椎间盘前部较高较厚,正常髓核位置偏后,且纤维环后方薄弱,故髓核容易向后方突出或脱出,而椎间盘的后方有脊髓、神经根等重要结构,因此突出的髓核容易刺激或压迫脊髓或神经根,产生临床症状。

(一)症状

症状呈现多样性:颈部不适、疼痛,并肩部酸痛、疲劳。单侧上肢及手部放射性疼痛、麻木、无力。双侧手麻木无力,跨步无力,步态不稳,腿有打软踩棉花感,容易跌倒,病重者可出现瘫痪等。

(二)一般体征

当椎间盘突出压迫颈神经根时,颈部可出现颈肌痉挛,颈发僵,生理前凸减小或消失,部分节段棘突有压痛,上肢可查出受压神经根分布区的痛觉过敏或麻木,肌肉力量减弱,肌萎缩,肌腱反射减退或消失。压迫脊髓时可表现为四肢肌张力增高,腹壁反射、提睾反射减退或消失,病理反射多呈阳性。当脊髓半侧受压时可出现典型Brown-Sequard征(即末梢性麻痹、与病变脊髓分节相应的皮肤区域感觉消失)。

(三)特殊体检

1.颈椎间孔挤压试验

颈椎间孔挤压试验为患者取坐位,头颈后仰并向侧方旋转,检查者立于背后,用双手按压患者额头顶部,出现上肢放射痛或麻木者为阳性。对症状轻者可采用头顶叩击法检查。

2.神经根牵拉试验

神经根牵拉试验为患者端坐,检查者一手轻推患侧头颈部,另一手握住患侧腕部,对抗牵拉,可诱发上肢放射痛或麻木。

五、治疗

对颈椎间盘突出症诊断明确;对保守治疗无效、顽固性疼痛、神经根或脊髓压迫症状严重者应采取手术治疗。

（一）前路椎间盘切除融合术

适用于中央型和旁中央型椎间盘突出症患者,对原有退变者应同时去除增生的骨赘,以免残留可能的致压物。

（二）后路椎间盘切除术

适用于侧方型颈椎间盘突出症或多节段受累、伴椎管狭窄或后纵韧带骨化者。单纯的椎间盘突出可采用半椎板及部分关节突切除术,通过减压孔摘除压迫神经根的椎间盘组织。若伴有椎管狭窄或后纵韧带骨化则可采用全椎板减压术。

（三）经皮椎间盘切除术

具有创伤小,出血少等优点,国内尚未广泛开展。

（四）经皮激光椎间盘减压术

首先用于治疗腰椎间盘突出症,近年来国内外学者将其用于颈椎间盘突出症的治疗。

（五）融核术

年轻患者,经非手术治疗数周无效则可选用此法。虽有不少学者报道该法疗效不亚于外科手术治疗,但诸多因素限制其广泛应用:①该法采用颈前路穿刺途径,而颈前方解剖结构密集,如血管神经束、气管食管束等,增加了穿刺的难度和危险性;②使用木瓜凝乳蛋白酶有损伤脊髓的潜在危险性。

六、护理

（一）术前护理

1.术前健康宣教

为保证患者术前训练质量和有一个良好的状态,积极配合治疗并安全渡过围术期,减少术后并发症,护理人员须做好患者的术前健康教育,以配合手术治疗的顺利开展,内容应包括以下几点。

(1)首先护理人员要有一个认真的工作态度、良好的精神面貌和熟练的操作技术;在对待患者及家属时要热情和蔼,以取得他们的信任。

(2)对术前准备的具体内容、术后需要进行监测的设备、管道以及术后可能出现的一些状况,例如:切口疼痛、渗血以及因麻醉、插管造成的咽喉部疼痛、痰多、痰中带血以及恶心、呕吐等情况仔细向患者和家属进行交代,消除因未知带来的恐惧、不安情绪,使在精神上、心理上都有所准备,以良好的心态迎接手术。

(3)护士应在医护观点一致的前提下进行健康教育。在进行术前健康教育时,不可将该手治疗效果绝对化,避免引起患者的误解,成为引发医疗纠纷的隐患。另外患者也经常通过护理人员来了解手术医师的情况,患者非常注重主刀医师的技术与经验,担心人为因素增加手术的危险性。提示在进行术前健康教育时,可将同病种术后效果好的患者介绍给术前患者,让其现身说法,增加患者对术者的信赖。

2.心理护理

颈椎手术部位特殊,靠近脊髓,危险性大,患者对手术抱有恐惧心理,顾虑大,思想负担重。因此满足其心理需求是必要的,要通过细心观察,与患者及时沟通,缓解心理压力。

3.指导训练

术前训练项目较为重要且不易掌握动作要领,医护人员要在训练中给予指导,并对训练效果给予评价,以减少患者自行训练所致效果偏差而影响手术。

(1)气管食管推移训练:主要用于颈前路手术。要求在术前 3～5 天即开始进行。方法是患者自己或护理人员用手的 2～4 指插入一侧颈部的内脏鞘与血管鞘间隙,持续向对侧牵拉;或用大拇指推移,循序渐进,开始时每次持续 1～2 分钟,逐渐增加至 15～30 分钟,每天 2～3 次。要求每次推拉气管过中线,以适应手术时对气管的牵拉,减轻不适感,注意要保护皮肤,勿损伤。

(2)有效咳嗽排痰训练:方法是嘱患者先缓慢吸气,同时上身向前倾,咳嗽时将腹壁内收,一次吸气连续咳三声,停止咳嗽将余气尽量呼出,再缓慢吸气,或平静呼吸片刻后,再次进行咳嗽练习。时间一般控制在 5 分钟以内,避免餐后、饮水后进行,以免引起恶心。患者无力咳痰时,可用右手示指和中指按压气管,以刺激咳嗽,或用双手压迫患者上腹部或下腹部,增加膈肌反弹力,帮助患者咳嗽咳痰。同时要向患者解释通过有效咳嗽可预防肺部感染,并告知患者术后咳嗽可能会有些不舒服或疼痛,但不影响伤口愈合。对于接受能力较弱的老年患者和儿童,可通过指导其进行吹气球的练习方法来达到增加肺活量的目的。具体方法:准备一些普通气球,练习时每次将气球吹得尽可能大,然后放松 5～10 秒,重复以上动作,每次 10～15 分钟,每天 3 次。

(3)体位训练:颈椎前路手术时患者的体位是仰卧时颈部稍稍地过伸,因此术前患者需要练习去枕平卧或颈部稍稍地处于过伸仰卧位,以坚持 2～3 小时为宜,以免术中长期处于这一固定体位而产生不适感;俯卧位的练习,主要用于颈后路手术患者,患者俯卧在床上,胸部用高枕头或叠好的被子垫高 20～30 cm,额部垫一硬的东西例如书本等,以保持颈部屈曲的姿势,坚持时间应超过手术所需的时间,一般以能坚持 3～4 个小时为宜。

(4)床上大小便及肢体功能锻炼:强调其对手术及术后康复的积极意义,使患者在术前两日学会床上解大小便;教会患者术后如何在床上进行四肢的主动活动;讲解轴线翻身的配合要点和重要性。

4.感染的预防

住院患者要保持口腔清洁,经常用含漱液含漱;有吸烟习惯的患者应在入院时即劝其停止吸烟,以减少呼吸道的刺激及分泌物,对痰多黏稠者应给以雾化吸入,或使用祛痰药。指导患者训练深呼吸运动,可增加肺通气量,也有利于排痰,避免发生坠积性肺炎。

5.手术前日准备

(1)药敏试验:包括抗生素试验、碘过敏试验(手术中拟行造影者)。如过敏试验呈阳性者,及时通知医师,并做好标记。

(2)交叉配血:及时抽取血标本,送血库,做好血型鉴定和交叉配血试验。

(3)皮肤准备:按照手术要求常规备皮,范围:颈椎前路包括下颌部、颈部、上胸部;颈椎后路要理光头,包括颈项部、肩胛区;若需要取自体移植,供骨区(多为髂骨区)同时准备。另外,还要修剪指甲、沐浴、更换清洁衣裤。

(4)选配颈托:为达到充分减压的目的术中需切除椎间盘组织及部分椎体骨质,并进行植骨,颈椎稳定性受到一定影响,因此术后需佩戴颈托进行保护。目前多采用前后两片式颈托,松紧可自由调节,根据患者个体选择不同的型号,术前试戴一段时间,达到既能控制颈部活动,又无特别不适为宜。让患者立、卧位试戴均合适,便于术后佩戴,预防术后并发症,因此要求护士应详细讲解颈托的佩戴、脱取、使用、保养等方法,并要求患者及家属能正确复述且能在护士指导下正确操作。佩戴颈托松紧适宜,维持颈椎的生理曲度,过松影响制动效果,过紧颈托边缘易压伤枕骨处皮肤,并影响呼吸;颈托勿直接与患者皮肤接触,因其材料为优质泡沫,吸汗性能差,故颈托内应垫棉质软衬垫,有利于汗液吸收,每天更换内衬垫1~2次,确保颈部舒适、清洁;佩戴期间,保持颈托清洁,必要时用软刷蘸洗洁精清洗干净,毛巾擦干,置阴凉处晾干。加强颈部皮肤护理,向患者及家属详细讲解佩戴颈托期间皮肤护理的重要性,指导、协助并教会家属定时检查颈托边缘及枕部皮肤情况,并定时按摩。

(5)胃肠道准备:术前一天以半流质或流质为佳,对于择期手术患者、大便功能障碍导致便秘及排便困难的患者,为了防止麻醉后肛门松弛,不能控制粪便的排出,增加污染的机会或避免术后腹胀及术后排便的痛苦,易在术前晚及术日晨用0.1%~0.2%的肥皂水各清洁灌肠一次。

6.手术当日的护理

(1)观察:夜班护士要观察患者的情绪,精神状况、生命体征、禁食禁饮情况;若患者体温突然升高、女性患者月经来潮及其他异常情况要及时与医师联系,择期手术的患者应推迟手术日期。

(2)饮食:术日晨患者禁食禁水,术前禁食12小时以上,禁饮4~6小时,防止麻醉或手术过程中呕吐而致窒息或吸入性肺炎。但抗结核药、降糖药、降血压药应根据情况服用。

(3)用物准备:准备好带往手术室的各种用物,包括颈托、术中用药、影像学资料、病历等并全面检查术前各项准备工作是否完善,应确认所有术前医嘱、操作及医疗文书均已完成。

(4)着装准备:要求患者仅穿病员服,里面不穿任何内衣。告知患者不要化妆、涂口红、指甲油,以免影响术中对皮肤颜色的观察。请患者取下佩戴的饰物、义齿、手表、隐形眼镜等,贵重物品交由家属保管。

(5)交接患者:向接病员的手术室工作人员交点术中用物、病历等,扶患者上平车,转运期间把患者的安全放在首位。并仔细核对确认患者为拟行手术的患者。

(6)病床准备:患者进入手术室后,病床更换清洁床单、被套等物,准备输液架、氧气装置、吸引器、气管切开包、监护仪、两个沙袋及其他必须用物。

(二)术后护理

1.体位

患者术后返回病房,搬运时至少有3~4人参与,当班护士应协助将患者抬上病床,手术医师负责头颈部,搬运时必须保持脊柱水平位,头颈部置于自然中立位,局部不弯曲,不扭转,动作轻稳,步调一致,尽量减少震动,注意保护伤口,如有引流管、输液管要防止牵拉脱出。因术后均戴有颈托,将患者放置适当体位后,需摘下颈托,头颈部两侧各放一沙袋以固定并制动,局部制动不仅可减少出血,还可以防止植骨块或内固定的移位。交接输血、输液及引流管情况。

2.密切观察病情变化

术后进行心电监护,术后6小时内监测血压、脉搏、呼吸、血氧饱和度每15~30分钟1次,病情平稳后改为1~2小时1次。因手术过程中刺激脊髓导致脊髓、神经根水肿,可造成呼吸肌麻痹;牵拉气管、食管、喉上、喉返神经可出现呼吸道分泌物增多、声嘶、呛咳、吞咽和呼吸困难等异常情况,应重点观察呼吸的频率、节律、深浅、面色的变化以及四肢皮肤感觉、运动和肌力情况。低流量给氧12~24小时。用醋酸地塞米松、硫酸庆大霉素或盐酸氨溴索加入生理盐水行超声雾化每天2~3次。鼓励患者咳嗽,促进排痰,必要时使用吸痰器,保持呼吸道通畅。如出现憋气、呼吸表浅、口唇及四肢末梢发绀,血氧饱和度降低,应立即报告医师并协助处理。

3.观察伤口敷料情况

观察伤口敷料情况,有无渗出,如有渗出及时更换潮湿的敷料,并观察渗出液的量和色;妥善固定引流管并保持通畅,一般术后24~48小时,引流量少于50 mL,且色淡即可拔管。并注意观察有无脑脊液漏。

4.皮肤护理

避免皮肤长时间受压,注意保持床单位清洁、平整,协助翻身,拍背每2小时1次。更换体位时脊柱保持中立位,防止颈部过屈、过伸及旋转。

5.预防肺部、泌尿系感染

卧床期间给予口腔护理每天2次,术后第2天即可嘱患者做深呼吸及扩胸运动。每天1∶5 000呋喃西林或生理盐水500 mL密闭式冲洗膀胱2次,会阴擦洗2次,每天更换尿袋,定时放尿,并嘱其多饮水,每天不少于2 500 mL。

6.活动护理

下床时先坐起,逐渐移至床边,双足垂于床下,适应片刻,无头晕、眼花等感觉时,再站立行走,防止因长时间卧床后突然站立导致直立性低血压而摔倒。

7.加强锻炼

术后第一天协助患者做肢体抬高、关节被动活动及肌肉按摩等。第二天嘱患者练习握拳、抬臂,伸、曲髋、膝、肘各关节,每天2～3次,每天15～30分钟,循序渐进,以患者不疲劳为主。

(三)出院指导

(1)嘱患者术后3个月内继续佩戴颈托保护颈部,避免颈部屈伸和旋转运动。

(2)术后继续佩戴颈托3个月。保持颈托清洁,松紧适中,内垫小毛巾或软布确保舒适,防止皮肤压伤;始终保持颈部置中立位,平视前方,卧位时去枕平卧或仅垫小薄枕,保持颈椎正常曲度;禁止做低头、仰头、旋转动作;避免长时间看电视、电脑、看书报,防颈部过度疲劳;避免用高枕,保持颈部功能位,有利于康复,特殊情况遵医嘱。

(3)继续加强功能锻炼,保持正常肌力,加大关节活动度。持之以恒,促进颈部肌肉血液循环,防止颈背肌失用性萎缩。

(4)术后3个月门诊复查随访。若颈部出现剧烈疼痛或吞咽困难,有梗塞感,应及时来院复查,可能为植骨块、内固定松动、移位、脱落。

(5)6个月后可恢复工作,工作中注意不能长时间持续屈颈,保持颈椎正常曲度防复发;术后3个月内禁抬重物。

(6)营养神经药物应用1～3个月。

(迟忠秋)

第四节　颈椎管狭窄症

一、概述

颈椎管狭窄症是指组成颈椎椎管的诸解剖结构因先天性或继发性因素引起一个或多个平面管腔狭窄,而导致脊髓或神经根受压并出现一系列的临床症状。其发病率仅次于腰椎管狭窄症。颈椎管狭窄症多见于40岁以上的中老年人,起病隐匿,发展较缓慢,很多在创伤后出现症状,以下颈椎为好发部位,$C_4 \sim C_6$最多见。本病常与颈椎病并存。

二、病因和分类

颈椎管狭窄症包括先天性椎管狭窄和继发性椎管狭窄两类,根据病因将颈椎管狭窄症分为4类。

(一)发育性颈椎管狭窄症

发育性颈椎管狭窄症是指个体在发育过程中,椎弓发育障碍,颈椎椎管矢状径较正常发育狭小,致使椎管内容积缩小,而致脊髓或神经根受到刺激或压迫,并出现一系列的临床症状。发育性颈椎管狭窄具有家族遗传倾向,其确切病因尚不清楚。

早期或未受到外伤时,可不出现症状,但随着脊柱的退变或者在某些继发性因素作用下,例如头颈部的外伤、椎节不稳、骨刺形成、髓核突出或脱出、黄韧带肥厚等均可使椎管进一步狭窄,导致脊髓受压的一系列临床表现。矢状径愈小,症状越重。

(二)退变性颈椎管狭窄症

退变性颈椎管狭窄症是最常见的一种类型。退变发生的时间和程度与个体差异、职业、劳动强度、创伤等因素有关。颈椎活动较多,且活动范围大,因此中年以后容易发生颈椎劳损。此时如遭遇外伤,很容易破坏椎管内的骨性或纤维结构,迅速出现颈脊髓受压的表现,退行变的椎间盘更易受损而发生破裂。

(三)医源性颈椎管狭窄症

医源性颈椎管狭窄症主要由于手术所引起,在临床上有增多的趋势。其主要原因:①椎板切除过多或范围过大,未行融合固定,导致颈椎不稳,引起继发性创伤和纤维结构增生性改变;②手术创伤或出血,形成瘢痕组织与硬脊膜粘连,缩小了椎管容积,造成脊髓压迫;③颈椎前路减压植骨后,骨块突入椎管,使椎管容积迅速减小或直接压迫脊髓;颈后路手术后植骨块更易突入椎管内形成新的压迫源;④椎管成型失败,如椎管成型术时铰链处断裂,使回植的椎板对脊髓造成压迫。

(四)其他病变

其他病变如颈椎病、颈椎间盘突出症、颈椎后纵韧带骨化症、颈椎肿瘤和结核等因素,造成椎管容积的减小,可出现椎管狭窄的表现。

三、临床表现

(一)感觉障碍

出现较早,并比较明显,表现为四肢麻木、疼痛或过敏。大多数患者上肢为始发症状,临床亦可见一侧肢体先出现症状者。另外也有患者主诉胸部束带感,严重者可出现呼吸困难。感觉障碍出现后,一般持续时间较长,可有阵发性加剧。

(二)运动障碍

大多在感觉障碍后出现,表现为锥体束征,四肢无力,活动不便,僵硬,多数先有下肢无力,行走有踩棉花感,重者站立不稳,步态蹒跚。严重者可出现四肢瘫痪。

(三)大小便功能障碍

一般出现较晚,早期以尿频、尿急、便秘多见,晚期出现尿潴留、大小便失禁。

(四)其他表现

1.自主神经症状

约35%的患者可出现,以胃肠和心血管症状居多,包括心慌、失眠、头晕、耳鸣等,严重者可出现 Horner 征。

2.局部症状

患者颈部可有疼痛、僵硬感,颈部常保持自然仰伸位,惧怕后仰。因颈椎伸屈位椎管容积有相应变化,多数患者可前屈。椎节后缘有骨刺形成者,亦惧前屈。

四、护理

颈椎手术风险较大,术中术后可能发生各种意外,并且患者常因担心手术风险及效果而有很大心理压力。因此,护士应在充分评估患者的基础上,术前给予最佳的照顾和指导,提高手术耐受力,确保患者以最佳的身心状态接受手术;并在术后给予妥善的护理,预防和减少术后并发症,促进早日康复。所以,重视并加强围术期护理对颈椎手术成功的实施极为重要。

(一)术前护理

1.术前健康宣教

为使患者能有一个良好的状态,积极配合治疗并安全渡过围术期,护理人员需做好患者的术前健康教育,以配合手术治疗的顺利开展,内容应包括以下几点。

(1)首先护理人员要有一个认真的工作态度、良好的精神面貌和熟练的操作技术;在对待患者及家属时要热情和蔼,以取得他们的信任。

(2)对术前准备的具体内容、术后需要进行监测的设备、管道以及术后可能出现的一些状况,例如,切口疼痛、渗血以及因麻醉、插管造成的咽喉部疼痛、痰多、痰中带血以及恶心、呕吐等情况仔细向患者和家属进行交代,消除因未知带来的恐惧、不安情绪,使其在精神上、心理上都有所准备。

(3)护士应在医护观点一致的前提下进行健康教育。在进行术前健康教育时,不可将该手术的治疗效果绝对化,避免引起患者的误解,成为引发医疗纠纷的隐患。另外患者也经常通过护理人员来了解手术医师的情况,他们非常注重主刀医师的技术与经验,担心人为因素增加手术的危险性。提示在进行术前健康教育时,可将同病种术后效果好的患者介绍给术前患者,让其现身说法,增加患者对术者的信赖。

(4)心理护理:颈椎手术部位特殊,靠近脊髓,危险性大,患者顾虑大,思想负担重,对手术抱有恐惧心理。因此要通过细心观察,与患者及时沟通,缓解心理压力。

2.指导训练

(1)气管食管推移训练:主要用于颈前路手术,要求术前3~5天即开始进行。方法是患者自己或护理人员用手的2~4指插入一侧颈部的内脏鞘与血管鞘间隙,持续向对侧牵拉;或用手大拇指推移,循序渐进,开始时每次持续1~2分钟,逐渐增加至15~30分钟,要求每次推拉气管过中线,以适应手术时对气管的牵拉,减轻不适感,注意要保护皮肤,勿损伤。

(2)有效咳嗽排痰训练:方法是嘱患者先缓慢吸气,同时上身向前倾,咳嗽时将腹壁内收,一次吸气连续咳三声,停止咳嗽将余气尽量呼出,再缓慢吸气,或平静呼吸片刻后,再次咳嗽练习。时间一般控制在5分钟以内,避免餐后、饮水后进行,以免引起恶心。患者无力咳痰时,可用右手示指和中指按压气管,以刺激咳嗽,或用双手压迫患者上腹部或下腹部,增加膈肌反弹力,帮助患者咳嗽咳痰。同时要向患者解释通过有效咳嗽可预防肺部感染,并告知患者术后咳嗽可能会有些不舒服或疼痛,但不影响伤口愈合。

对于接受能力较弱的老年患者和儿童,可通过指导其进行吹气球的练习方法来达到增加肺活量的目的。具体方法:准备一些普通气球,练习时每次将气球吹得尽可能大,然后放松5～10秒,重复以上动作,每次10～15分钟,每天3次。

(3)体位训练:颈椎前路手术时患者的体位是仰卧时颈部稍稍地过伸,因此术前患者需要练习去枕平卧或颈部稍稍地处于过伸仰卧位,以坚持2～3小时为宜,以免术中长期处于这一固定体位而产生不适感;俯卧位的练习,主要用于颈后路手术患者,患者俯卧在床上,胸部用高枕头或叠好的被子垫高20～30 cm,额部垫一硬的东西例如书本等,以保持颈部屈曲的姿势,坚持时间应超过手术所需的时间,一般以能坚持3～4个小时为宜;另外还有床上大小便训练等。必须反复向患者强调术前训练的重要性,并准确的教会患者和家属训练的方法、内容、要求和目标。

3.感染的预防

住院患者要保持口腔清洁,经常用含漱液含漱;有吸烟习惯的患者应在入院时即劝其停止吸烟,以减少呼吸道的刺激及分泌物,对痰多黏稠者应给以雾化吸入,或使用祛痰药。指导患者训练深呼吸运动,可增加肺通气量,也有利于排痰,避免发生坠积性肺炎。

4.手术前日准备

(1)药敏试验:包括抗生素试验、碘过敏试验(手术中拟行造影者)。如过敏试验呈阳性者,及时通知医师,并做好标记。

(2)交叉配血:及时抽取血标本,送血库,做好血型鉴定和交叉配血试验。

(3)皮肤准备:按照手术要求常规备皮,范围分别为颈椎前路包括下颌部、颈部、上胸部;颈椎后路要理光头,包括颈项部、肩胛区;若需要取自体移植,供骨区(多为髂骨区)同时准备。另外,还要修剪指甲、沐浴、更换清洁衣裤。

(4)选配颈托:为达到充分减压的目的术中需切除椎间盘组织及部分椎体骨质,并进行植骨,颈椎稳定性受到一定影响,因此术后需佩戴颈托进行保护。目前多采用前后两片式颈托,松紧可自由调节,根据患者个体选择不同的型号,术前试戴一段时间,达到既能控制颈部活动,又无特别不适为宜。让患者立、卧位试戴均合适,便于术后佩戴,预防术后并发症,因此要求护士应详细讲解颈托的佩戴、脱取、使用、保养等方法,并要求患者及家属能正确复述且能在护士指导下正确操作。佩戴颈托松紧适宜,维持颈椎的生理曲度,过松会影响制动效果,过紧颈托边缘易压伤枕骨处皮肤,并影响呼吸;颈托勿直接与患者皮肤接触,因其材料为优质泡沫,吸汗性能差,故颈托内应垫棉质软衬垫,有利于汗液吸收,每天更换内衬垫1～2次,确保颈部舒适、清洁;佩戴期间,保持颈托清洁,必要时用软刷蘸洗洁精清洗干净,毛巾擦干,置阴凉处晾干。加强颈部皮肤护理,向患者及家属详细讲解佩戴颈托期间皮肤护理的重要性,指导、协助并教会家属定时检查颈托边缘及枕部皮肤情况,并定时按摩。

(5)胃肠道准备:术前1天以半流质或流质为佳,对于择期手术患者、大便功能障碍导致便秘及排便困难的患者,为了防止麻醉后肛门松弛,不能控制粪便的排出,增加污染的机会或避免术后腹胀及术后排便的痛苦,易在术前晚及术日晨用0.1%～0.2%的肥皂水各清洁灌肠一次。

5.手术当日的护理

(1)观察:夜班护士要观察患者的情绪,精神状况、生命体征、禁食禁饮情况;若患者体温突然升高、女性患者月经来潮及其他异常情况要及时与医师联系,择期手术的患者应推迟手术日期。

（2）饮食：术日晨患者禁食禁水，术前禁食12小时以上，禁饮4～6小时，防止麻醉或手术过程中呕吐而致窒息或吸入性肺炎。但抗结核药、降糖药、降血压药应根据情况服用。

（3）用物准备：准备好带往手术室的各种用物，包括颈托、术中用药、影像学资料、病历等并全面检查术前各项准备工作是否完善，应确认所有术前医嘱、操作及医疗文书均已完成。

（4）着装准备：要求患者仅穿病员服，里面不穿任何内衣。告知患者不要化妆、涂口红、指甲油，以免影响术中对皮肤颜色的观察。请患者取下佩戴的饰物、义齿、手表、隐形眼镜等，贵重物品交由家属保管。

（5）交接患者：向接病员的手术室工作人员，交点术中用物、病历等，扶患者上平车，转运期间把患者的安全放在首位。并仔细核对确认患者为拟行手术的患者。

（6）病床准备：患者进入手术室后，病床更换清洁床单、被套等物，准备输液架、氧气装置、吸引器、气管切开包、监护仪、两个沙袋及其他必须用物。

（二）术后护理

1.术后搬运与体位

患者术后返回病房，搬运时要十分谨慎，至少有3人参与，当班护士应协助将患者抬上病床，此时手术医师负责头颈部的体位与搬动，搬运时必须保持脊柱水平位，头颈部置于自然中立位，局部不弯曲，不扭转，动作轻稳，步调一致，尽量减少震动，注意保护伤口，如有引流管、输液管要防止牵拉脱出。因术后均带有颈托，将患者放置适当体位后，需摘下颈托，头颈部两侧各放一沙袋以固定并制动，局部制动不仅可减少出血，还可以防止植骨块或内固定的移位。病房护士与手术室护士交接输血、输液及引流管情况，并迅速连接好血压、血氧饱和度等监测仪器，观察患者的一般情况，调整好输血输液的滴速。如有异常变化及时处理。

2.保持呼吸道通畅

术后可取去枕平卧位或垫枕侧卧位，保持颈椎平直及呼吸道通畅，低流量吸氧。如有呕吐及时吸出呕吐物，防止误吸；保持有效地分泌物引流，及时清除口腔、咽喉部的黏痰。若患者烦躁不安、发绀、呼吸困难、颈部增粗、四肢感觉运动障碍进行性加重，应考虑颈部血肿压迫气管、颈脊髓的可能，立即通知医师采取紧急措施，在床旁剪开缝线，清除积血，待呼吸改善后，急送手术室清创、消毒、寻找出血点。不伴有颈部肿胀的呼吸困难者，多系喉头水肿所致。主要是由于术中牵拉与刺激气管所致，此时应在吸氧的同时，静脉滴注醋酸地塞米松5～10 mg。并做好气管切开的准备。

3.全身情况的观察

术后定时观察患者的生命体征、面色、表情、四肢运动和感觉及引流等情况。全麻未清醒前，每15～30分钟巡视一次，观察血压、脉搏、血氧饱和度等并做好记录，连续6小时。如病情稳定，可2～4小时一次。术后由于机体对手术损伤的反应，患者体温可略升高，一般不超过38℃，临床上称为外科热，不需特殊处理。若体温持续不退，或3天后出现发热，应检查伤口有无感染或其他并发症。

4.翻身的护理

为防止压疮的发生，应每2小时翻身一次，并对受压的骨突处按摩5～10分钟，翻身时一般由3人共同完成，并准备2个翻身用的枕头。如果将患者由仰卧位翻身至左侧，其中2人分别站在病床的两侧，第1人站在右侧靠床头的位置，负责扶住患者的颈部与头部，位于床左侧的第2人用双手向自己一侧扒住患者的右侧肩背部及腰臀部，与第1人同步行动，将患者的躯干呈轴线向左侧翻转,并保持颈部与胸腰椎始终成一直线,不可使颈部左右偏斜、扭转。位于床右侧的第 3 人则迅速用枕头顶住患者的右侧肩部和腰臀部,同时垫高头颈部的枕头,使之适合于侧卧,侧卧时枕头高度同一侧肩宽,并在两侧置沙袋以制动。双下肢屈曲,两膝间放一软枕,增加舒适感。翻身时可用手掌拍打背部,力量要适中,不可过猛,可协助排痰,预防肺部并发症。同法翻至右侧。

5.饮食的护理

术后第一天给予流质或半流质,1 周后视病情改为普食,给高蛋白、高热量、高维生素、易消化食物,如鱼类、蛋类、蔬菜、水果等,促进康复。

6.引流管的护理

引流的目的是及时引出可能成为细菌生长温床的血液和渗液,在术后恢复过程中虽然出血的危险逐渐减少,但在引流部位则仍可能发生。因此应密切观察和记录引流液的量、色和性状,避免引流管打折;妥善固定,确保引流管有效引流;每天更换引流袋并严格无菌操作;注意引流管内有无血块、坏死组织填塞;一般 24～48 小时拔除引流管。遵医嘱给氧,提高血氧饱和度,观察给氧效果,给氧时间超过 24 小时应常规更换湿化瓶、给氧导管、鼻塞;准确记录尿量,随时调节输液速度。

(三)术后并发症的预防及护理

1.喉头痉挛水肿

喉头痉挛水肿表现为声音嘶哑或失声,吞咽困难。预防处理措施包括以下几点。

(1)术前向患者强调气管推移训练的重要性,并检查推移效果,根据情况给予指导。

(2)控制水肿。颈椎术后 1 周水肿期,应加强监护,遵医嘱常规使用醋酸地塞米松或甲泼尼龙和甘露醇静脉滴注,以脱水消炎。

(3)由于伤口疼痛引起吞咽困难,为防止呛咳和误吸,术后宜小口进食,少量多餐,并禁食生硬瓜果。

(4)遵医嘱给予缓解喉头痉挛的药物,并以醋酸地塞米松和庆大霉素雾化吸入。

2.神经损伤

神经损伤表现为双下肢无力并进行性加重;声音嘶哑,发音不清;饮水或进食时呛咳。预防处理措施如下。

(1)注意观察患者双下肢感觉、运动情况,让患者自主活动脚趾,如发现异常及时报告。

(2)及早鼓励并指导患者做抗阻力肌肉锻炼,及时给予按摩,促进局部血循环,防止失用性萎缩。

(3)嘱患者尽量少说话,使损伤的喉返神经及早恢复功能。

(4)给予饮食指导,进食半流饮食,必要时协助坐起,以免发生呛咳。

3.脑脊液漏

脑脊液漏表现为切口引流管中引流液持续增多,每小时引流量＞8 mL,呈淡红色或类似于血浆;患者有头痛、恶心、呕吐等低颅内压症状。主要护理有以下几点。

(1)心理护理:向患者及家属说明外渗脑脊液身体每天可自行产生,少量漏出不会影响伤口愈合,也无后遗症。经医师妥善处理,伤口可以痊愈。

(2)体位护理:采取头低脚高位,床尾抬高 15～20 cm,抬高床尾可减低脊髓腔内脑脊液压力,增加颅腔脑脊液压力,改善颅腔与脊髓腔之间的脑脊液压力上的动力学变化。该姿势有利于减少脑脊液漏出,促进裂口愈合。患者如不能耐受长时间俯卧者,可与侧卧位交替。脑脊液漏未愈前禁止患者下床活动。

(3)伤口护理:保持切口敷料清洁干燥,敷料被污染后随时更换,严格遵守无菌操作规程。必要时伤口局部加压包扎或加密缝合。保持床单清洁、干燥,加强皮肤护理。同时保持病室空气通畅,温、湿度适宜。

(4)饮食护理:鼓励患者进食营养丰富易消化饮食,适量食用含纤维素多的食物,保持大便通畅,以降低腹内压,促进脑脊液漏的愈合。

4.呼吸道并发症

呼吸道并发症表现为咽干、咽痛、咽部异物感;呼吸困难、发绀、烦躁等,氧饱和度<90%。随时可导致呼吸道阻塞引起窒息甚至死亡。主要护理措施如下。

(1)超声雾化吸入:地塞米松5 mg,庆大霉素8万U,加入生理盐水雾化吸入每天2次,以减轻呼吸道水肿、炎症。可嘱患者多次少量饮水,减轻呼吸道干燥。

(2)保持呼吸道通畅:术后严密观察患者呼吸频率、节律及面色的变化,必要时及时吸出呼吸道分泌物,保持气道通畅,防止坠积性肺炎的发生。同时保证充分有效地供氧。

(3)密切观察:颈椎术后1周为水肿期,术后1~2天为水肿形成期,4~5天为水肿高峰期。在此期间密切观察患者呼吸情况。肥胖及打鼾者、应加强夜间观察,注意有无呼吸抑制或睡眠呼吸暂停综合征的发生。

(4)药物治疗:常规遵医嘱静脉点滴甘露醇、醋酸地塞米松等药物,防止喉头水肿及控制血肿对脊髓的压迫。

5.颈部血肿

术后用力咳嗽、呕吐、过度活动或谈话是出血的诱因。表现为颈部增粗、发音改变,严重时可出现呼吸困难,口唇发绀,鼻翼翕动等症状。护理上主要应注意以下几点。

(1)颈部血肿多发生在术后24~48小时。所以术后严密观察切口渗血情况,倾听患者主诉,经常询问患者有无憋气、呼吸困难等症状。如患者颈部明显增粗,进行性呼吸困难,考虑有血肿可能。一旦发生血肿压迫,立即拆开颈部缝线,清除血肿,必要时行气管切开。

(2)保持引流通畅,妥善固定。正常情况下,术后引流量24小时内应少于100 mL,若引流液过多,色鲜红,应及时报告医师。

(四)出院指导

1.出院护送

防止颈部外伤,尤其汽车急刹车时的惯性原理致颈部前后剧烈活动,导致损伤,所以出院乘车回家需平卧为妥;如无法平卧,取侧坐位。

2.头颈的位置与制动

术后继续佩戴颈托3个月。保持颈托清洁,松紧适中,内垫小毛巾或软布确保舒适,防止皮肤压伤;始终保持颈置中立位,平视前方,卧位时去枕平卧或仅垫小薄枕,保持颈椎正常曲度;禁止做低头、仰头、旋转动作;避免长时间看电视、电脑、看书报、防颈部过度疲劳;避免用高枕,保持颈部功能位,有利于康复,特殊情况遵医嘱。

3.锻炼

循序渐进加强肢体及各关节的锻炼,保持正常肌力,加大关节活动度。术后8周开始在颈托保护下做项背肌的抗阻训练,每次用力5秒,休息5秒,每组做20~30次,每2小时做1组,持之以恒,促进颈部肌肉血液循环,防止颈背肌失用性萎缩。

4.复查

一般要求3个月内每个月复查1次,如伤口有红肿、疼痛、渗液等及时复诊,3个月后每6个月复查1次。

5.注意事项

6个月后可恢复工作,工作中注意不能长时间持续屈颈,保持颈椎正常曲度防复发;术后3个月内禁抬重物。

(迟忠秋)

第五节　胸腰椎骨折脱位

胸腰椎骨折脱位是一种很严重的创伤,给患者造成不同程度的残废,椎板切除减压及脊柱内固定术是治疗胸腰椎骨折脱位可靠而有效的方法。

一、术前护理

(一)心理护理

患者有焦虑、恐惧心理,了解患者的心理状态和实际需要,主动与患者交流沟通,增进护患间的了解和信任,使患者在心理上有充分的准备,能够配合手术,增强战胜疾病的信心。

(二)监测生命体征的变化

评估有无腹痛,皮肤颜色及肢体温度改变,评估尿量、尿色,以掌握病情变化。需对神经损伤情况全面了解,并鼓励患者多做深呼吸运动,预防术后的肺部感染,防止感冒,同时指导其深呼吸,有效咳嗽,咳痰。

(三)交给患者正确的翻身方法

正确的翻身方法是治疗脊柱骨折最重要的措施,可以避免加重脊髓损伤,给予卧硬板床,翻身时保证身体纵轴的一致性,严禁躯干扭曲、旋转,使颈胸腰呈一条直线,向一侧翻动。

(四)垫枕护理

卧硬板床,在伤椎后凸处垫软枕,以便恢复压缩椎体的高度,避免并发症。受伤当天即可垫软枕,高度逐渐增高,可达10～15 cm,垫枕应保持光滑,衣服应拉平,防皱褶,应定时巡视防止产生压疮。

(五)牵引护理

为恢复椎体高度,可采用双踝悬吊牵引、骨盆牵引、脊椎兜带悬吊牵引等。脊柱科采用的是脊椎兜带悬吊牵引,牵引时应注意兜带的宽度和舒适度,预防皮肤损伤。牵引时护士应注意以下几点。

1.牵引选择

牵引方法较多,有手法牵引、悬吊牵引、骨盆牵引、电动牵引等。

2.牵引力线

头低脚高位;头高脚低位;左右旋转位(三维牵引)。

3.牵引重量

首次牵引患者,以自身体重的 40％为宜,逐渐加至 50％;年老体弱者,以自身体重的 30％开始,而后逐渐加至 40％。

4.牵引时间

每次牵引时间 30 分钟,每天 1～2 次,10 天为 1 个疗程。

(六)饮食护理

受伤 2～3 天,患者肠蠕动减弱,大量进食易引起腹胀。应少量进食,以流质清淡为主,辅助静脉营养。

(七)术前准备

(1)了解患者术前疼痛部位及下肢感觉、运动情况,为术后观察病情提供对比依据。

(2)术前指导指导患者习惯卧床生活,如练习卧床进食、卧床大小便等。

(3)术前皮肤准备:应彻底,备皮范围要足够,上至肩胛骨,下至臀下,两侧过腋中线,术前连续 3 天,每天 2 次清洗手术区。

(4)年老体弱患者准备:要预防肺炎、压疮等并发症,指导患者在床上做扩胸运动,增强肺部机能,保持皮肤干燥清洁,骨突部加用海绵垫及气圈保护,加强皮肤按摩。

(5)饮食及辅助检查:嘱患者多饮水,多食富含粗纤维和维生素的蔬菜、水果及蜂蜜等,饮食宜清淡、富营养,避免油腻、辛辣食物。另外,做好药物皮试及血常规、凝血机制、肝肾功能、心电图等相关的辅助检查。

(6)术前 1 天准备:常规备皮、备血、检验血常规和抗 HIV。做药物试验,向患者解释麻醉和手术的方式及主刀医师,术前术后的配合,消除紧张恐惧的心理,禁食 12 小时,禁水 6 小时。

(7)术日晨准备:术日晨起给予清洁灌肠,留置导尿,静脉输入抗生素,手术部位消毒后无菌巾包扎和手术室人员共同核对后送患者入手术室。

二、术后护理

(一)生命体征监测

测体温、血压、脉搏、呼吸的变化并记录,应每 30～60 分钟测量血压、脉搏、呼吸 1 次;注意观察患者神志、面色、尿量的变化;保持呼吸道通畅,术后低流量给氧 4～6 小时。密切观察是否存在脱水、电解质紊乱现象,并遵医嘱合理补液。

(二)体位护理

使患者保持水平位移至病床平卧;平卧 4～6 小时,切口下可垫棉垫以压迫切口减少出血;保持滚轴式翻身,每 2 小时 1 次,避免脊柱扭曲,翻身时防止引流管脱出。注意轴线翻身,防止脊柱扭曲和压疮发生。术后 24 小时严密观察双下肢神经功能、远端血运情况,如肢端颜色、温度、感觉、足背动脉搏动及背伸、跖屈运动。

(三)脊髓神经功能的观察

密切观察双下肢感觉、运动、肌力及括约肌功能,注意感觉平面的变化,并与术前作比较,及时发现术后有无脊髓损伤加重和术后肢体恢复情况。术后每天观察双下肢感觉及运动恢复情况,并做好记录。

(四)切口及引流管护理

切口加压包扎,密切观察敷料的渗出情况,伤口持续负压引流,保持引流管通畅,防止管道受压及扭曲,维持有效引流。注意观察引流液的量、颜色、性质,24 小时超过 200 mL 者,提示有活动性出血,一般术后 24~48 小时,引流量少于 50 mL 且色淡即可拔管。

(五)疼痛的护理

评估患者疼痛的性质、程度、范围,保持周围环境安静舒适,多与患者沟通,分散其注意力。咳嗽时用手按压伤口,能有效缓解咳嗽引起的疼痛。翻身时避免触及切口及牵拉引流管。挤压引流管时用手固定引流管近端,可减轻引流管刺激引起的疼痛。

(六)饮食护理

患者伤后第 1 天可禁饮食,观察腹胀情况,待肠蠕动恢复后,再逐渐由流质、半流质、过渡到普通饮食。术后给予高蛋白、高热量、富含维生素而易消化食物,富含粗纤维的蔬菜和水果。腹胀时给予腹部热敷、按摩以增加肠蠕动,必要时留置胃管或肛管排气。

三、并发症的护理

(一)预防泌尿系统感染和结石

对能自行排尿的患者应鼓励患者术后及时排尿,如需留置尿管者,每天温水清洗会阴部 2~3 次,用 5%碘伏消毒尿道口及尿管。尿管于患者腿下经过固定,引流袋低于膀胱。防尿液倒流逆行感染,并定时夹闭尿管,训练膀胱功能。并鼓励患者多饮水,间断饮水,每天 2 500~3 000 mL,以增加尿量,同时注意观察并记录尿液的颜色、性质及量。

(二)防止压疮

术后每 2 小时行轴线翻身 1 次,平卧、侧卧交替,保持床铺的清洁、平整,每天温水擦洗全身。保持会阴部清洁。正确指导和帮助患者滚动翻身,同时建立翻身卡,严格交接班,预防压疮发生。

(三)预防肺部感染

术前练习深呼吸、咳嗽、咳痰。术后给予超声雾化吸入,每天 2 次,鼓励患者双手轮流叩击胸部。每次翻身后叩击背部,使痰液震动脱落咳出。注意给患者保暖,避免因受凉而诱发呼吸道感染。同时根据医嘱合理使用抗生素,以减少肺部感染及并发症的发生。

(四)防止腹胀和便秘

指导患者养成定时排便习惯,便秘者给予按摩腹部促进肠蠕动。严重者给予缓泻药。腹胀者减少进食,热敷按摩腹部,肛管排气,针灸或足三里封闭,急性胃扩张者可以行胃肠减压。养成良好的排便习惯,便秘者给予按摩腹部促进肠蠕动。

(五)防止切口出血及脑脊液漏

术后由于伤口渗出大量血性液体,定时测量生命体征,必要时检查末梢血来确定是否需要补液和输血。在放置有引流管的患者,如 1 天的量超过 300 mL 提示有活动性出血,如术后 2~3 天引流呈清水样则示有脑脊液漏,不能拔管,需体位引流。如术后 1 周脑脊液漏可以俯卧位也可平卧位切口下加垫压迫。

(六)预防感染

术中严格遵守无菌原则,术后引流管不得超过切口高度以防止倒流。保持切口敷料干燥、清洁,及时更换敷料。术后 4 小时测体温一次,术后 3~5 天低热为吸收热,若体温降至正常后再度升高,应怀疑存在感染的情况,给予积极抗感染治疗。

(七)预防下肢深静脉血栓

观察患者下肢,若出现肿胀疼痛,皮肤发绀或潮红,皮肤温度略高,应警惕下肢深静脉血栓的发生。监测患者术后的体温、脉搏、小腿周径、腓肠肌触痛等情况。术后早期活动对预防下肢深静脉血栓有重要意义,可常规给予抗凝药物保持血液流动性。

(八)防止肌肉萎缩及康复训练

术后早期功能锻炼可防止神经根粘连,促进血液循环,避免并发症出现,促进康复。活动可因人而异,循序渐进增加活动量,以患者不感到疲劳和痛苦为宜。

(迟忠秋)

第六节 腰椎间盘突出症

一、概述

腰椎间盘突出症是指因腰椎间盘变性、破裂后髓核组织向后方或突至椎板内,致使相邻组织遭受刺激或压迫而出现的一系列临床症状。腰椎间盘突出症为临床上最为常见的疾病之一,多见于青壮年,虽然腰椎各节段均可发生,但以 $L_4 \sim L_5$、$L_5 \sim S_1$ 最为多见。

二、病因

(一)退行性变

腰椎间盘突出症的危险因素(又称诱发因素)有很多,其中腰椎间盘退行性变是根本原因。椎间盘的生理退变从 20 岁即开始,30 岁时退变已很明显。此时,在组织学方面可见到软骨终板柱状排列的生长层消失,其关节层逐渐钙化,并伴有骨形成和血管的侵入。

(二)职业特性

腰椎间盘突出有明显的职业特性。从业有反复举重物、垂直震动、扭转等特点者,腰椎间盘突出症的发病率高。腰椎间盘长期受颠簸震荡,产生慢性压应力,使椎间盘退变和突出。长期弯腰工作者,尤其是蹲位或坐位如铸工和伏案工作者,髓核长期被挤向后侧,纤维环后部长期受到较大的张应力,再加之腰椎间盘后方纤维环较薄弱,易发生突出,所以并非重体力劳动者是腰椎间盘突出的高危人群。

(三)外伤

外伤是腰椎间盘突出的重要因素,特别是儿童与青少年的发病与之关系密切。

(四)遗传因素

腰椎间盘突出有家族性发病的报道,而有些人种的发病率较低。

(五)腰骶先天异常

腰骶椎畸形可使发病率增高,包括腰椎骶化、骶椎腰化、半椎体畸形等。

(六)体育运动

很多体育活动虽能强身健体,但也可增加腰椎间盘突出发生的可能性,如跳高、跳远、高山滑雪、体操、足球、投掷等,这些活动都能使椎间盘在瞬间受到巨大的压应力和旋转应力,纤维环受损的可能性大大增加。

(七)其他因素

寒冷、酗酒、腹肌无力、肥胖、多产妇和某些不良站、坐姿,也是腰椎间盘突出症的危险因素。

三、临床表现

(一)疼痛

腰痛是最早的症状。由于腰椎间盘突出是在腰椎间盘退行性变的基础上发展起来的,所以在突出以前的椎间盘退行性变即可出现腰腿痛。腰部的疼痛多数是由慢性肌肉失衡、姿势不当或情绪紧张引起。椎间关节引起的牵涉性疼痛是由椎旁肌肉、韧带、关节突关节囊、椎间盘或硬膜囊受损引起,疼痛在腰骶部或患侧下肢。若是腰部的肌肉慢性劳损,其疼痛一般局限于腰骶部,不向下肢放射。神经根引起的牵涉性疼痛,其支配的皮节易出现刺痛、麻木感,若前根的运动神经受压,可出现支配肌肉的力量下降和萎缩。

(二)下肢放射痛、麻木

主要是因为突出的椎间盘对脊神经根造成化学性和机械性刺激,表现为腰部至大腿及小腿后侧的放射性疼痛或麻木感。肢体麻木多与下肢放射痛伴发。麻木是突出的椎间盘压迫本体感觉和触觉纤维引起的。有少数患者自觉下肢发凉、无汗或出现下肢水肿,这与腰部交感神经根受到刺激有关。中央型巨大突出者,可出现会阴部麻木、刺痛、排便及排尿困难,男性阳痿,双下肢坐骨神经疼痛。

(三)肌肉萎缩

腰椎间盘突出较重者,常伴有患下肢的肌萎缩,以踇趾背屈肌力减弱多见。

(四)活动范围减小

腰椎间盘突出常引起腰椎的活动度受限,前屈受限病变多在上腰椎,侧屈受限有神经根受刺激的情况存在,伸展受限多有关节突关节的病损。

(五)马尾神经症状

主要表现为会阴部麻木和刺痛感,排便和排尿困难。

(六)体格检查

可发现腰椎生理曲度改变,腰背部压痛和叩痛,步态异常,直腿抬高试验阳性等。

四、诊断

(一)病史

详细了解与患病有关的情况,例如有无外伤,从事何种职业,治疗经过等。

(二)体格检查

观察患者步态,是否跛行,腰椎生理曲线,脊柱是否出现侧突,直腿抬高试验等。

(三)辅助检查

摄腰椎正侧位、斜位片,CT、MRI检查,对有马尾神经损伤者行肌电图检查。

五、治疗

(一)非手术治疗

首次发病者、较轻者、诊断不清者以及全身及局部情况不宜手术者。方法包括卧床休息,卧床休息加牵引,支具固定,推拿、理疗、按摩,封闭、髓核溶解术。

(二)手术治疗

(1)诊断明确,病史超过半年,经过严格保守治疗至少6周无效;或保守治疗有效,经常复发且疼痛较重者,影响工作和生活者。

(2)首次发作的腰椎间盘突出症疼痛剧烈,尤以下肢症状者,患者因疼痛难以行动及睡眠,被迫处于屈髋屈膝侧卧位,甚至跪位。

(3)出现单根神经麻痹或马尾神经受压麻痹,表现为肌肉瘫痪或出现直肠、膀胱症状。

(4)病史虽不典型,经脊髓造影或其他影像学检查,显示硬脊膜明显充盈缺损或神经根压迫征象,或示巨大突出。

(5)椎间盘突出并有腰椎管狭窄。

六、护理

(一)术前护理

1.心理护理

腰椎间盘突出症患者大多病程长,反复发作、痛苦大,给生活及工作带来极大不便,心理负担重,故深入病房与患者交流谈心,了解患者所思所虑,给予正确疏导解除患者各种疑虑。针对自身疾病转归不了解的患者,护理人员应根据患者的年龄、性别、文化背景、职业、性格特点,耐心向患者介绍疾病的病因、解剖知识、临床症状、体征,使患者对自己和疾病有一概括的了解,且能正确描述自己的症状,掌握本病的基本知识,能配合治疗及护理。对担心手术不成功及预后的患者,要向患者介绍主管医师技术水平及可靠性,简明扼要介绍手术过程、注意事项及体位的要求,介绍本病区同种疾病成功患者现身说法,增强患者对手术信心,使患者身心处于最佳状态接受手术。

2.术前检查

本病患者年龄一般较大,故术前应认真协助患者做好各项检查,了解患者全身情况,是否有心脏病、高血压、糖尿病等严重全身疾病。如有异常给予相应的治疗,使各项指标接近正常,减少术后并发症的发生。

3.体位准备

术前3~5天,指导患者在床上练习大小便,防止术后卧床期间因体位改变而发生尿潴留或便秘。

4.皮肤准备

术前3天嘱患者洗澡清洁全身,活动不便的患者认真擦洗手术部位,术前1天备皮、消毒,注意勿损伤皮肤。

(二)术后护理

1.生命体征观察

术后监测体温、脉搏、血压、呼吸及面色等情况,持续心电监护,每1小时记录1次,发现异常立即报告医师。观察患者双下肢运动、感觉情况及大小便有无异常,及时询问患者腰腿痛和麻木的改善情况。如发现患者体温升高同时伴有腰部剧烈疼痛是椎间隙感染的征兆,应及时给予处理。

2.切口引流管的护理

观察伤口敷料外观有无渗血及脱落或移位,伤口有无红肿、缝线周围情况。术后一般需在硬膜外放置负压引流管,观察并准确记录引出液的色、质、量。保持引流通畅,防止引流管扭曲、受压、滑出。第 1 天引流量应<400 mL,第 3 天应<50 mL,此时即可拔除引流管,一般术后 48～72 小时拔管。若引流量大,色淡,且患者出现恶心、呕吐、头痛等症状,应警惕脑脊液漏,及时报告医师。有资料报道腰椎间盘突出症术后并发脑脊液漏的发生率为 2.65%。

3.体位护理

术后仰卧硬板床 4～6 小时,以减轻切口疼痛和术后出血,以后则以手术方法不同可以侧卧或俯卧位。翻身按摩受压部位,必要时加铺气垫床,避免压疮发生,翻身时保持脊柱平直勿屈曲、扭转,避免拖、拉、推等动作。

4.饮食护理

术后给予清淡易消化富有营养的食物,如蔬菜、水果、米粥、汤类。禁食辛辣油腻易产气的豆类食品及含糖较高食物,待大便通畅后可逐步增加肉类及营养丰富的食物。

5.尿潴留及便秘的护理

了解患者产生尿潴留的原因,给予必要的解释和心理安慰,给患者创造良好排便环境,让患者听流水声及用温水冲洗会阴部,必要时用穴位按摩排尿或导尿解除尿潴留。指导患者掌握床上大便方法,术后 3 天禁食辛辣及含糖较高的食物,多食富含粗纤维蔬菜、水果。按结肠走向按摩腹部,每天早晨空腹饮淡盐水 1 杯。必要时用缓泻剂灌肠解除便秘。

6.并发症的护理

(1)脑脊液漏:由多种原因引起,如锐利的骨刺、手术时硬膜损伤。表现为恶心、呕吐和头痛等,伤口负压引流量大,色淡。予去枕平卧,伤口局部用 1 kg 沙袋压迫,同时减轻引流球负压。遵医嘱静脉输注林格液。必要时探查伤口,行裂口缝合或修补硬膜。

(2)椎间隙感染:是椎节深部的感染,多见于椎间盘造影、髓核化学溶解或经皮椎间盘切除术后。表现为背部疼痛和肌肉痉挛,并伴有体温升高,MRI 是可靠的检查手段。一般采用抗生素治疗。

七、健康教育

(1)向患者说明术后功能锻炼对恢复腰背肌的功能及防止神经根粘连的重要性。因为虽然手术摘除了突出的髓核,解除了对神经根的压迫和粘连,但受压后(尤其是病程较长者)所出现的神经根症状以及腰腿部功能恢复,仍需一个较长的过程,而手术又不可避免地引起不同程度的神经根粘连。进行功能锻炼对防止神经根粘连,增加疗效起着重要作用,科学合理的功能锻炼,可促进损伤组织的修复,使肌肉恢复平衡状态,改善肌肉萎缩,肌力下降等病理现象,有利于纠正不良姿势。功能锻炼的原则:先少量活动,以后逐渐增加运动量,以锻炼后身体无明显不适为度、持之以恒。

(2)直腿抬高锻炼:术后 2～3 天,指导患者做双下肢直腿抬高锻炼,每次抬高应超过 40°,持续 30 秒～1 分钟,2～3 次/天,15～30 分钟/次,高度逐渐增加,以能耐受为限。

(3)腰背肌功能锻炼:术后应尽早锻炼以恢复腰背肌的功能,缩短康复过程。腰背肌功能锻炼时应严格掌握锻炼时间及强度,遵循循序渐进、持之以恒的原则。一般开窗减压、半椎板切除术患者术后 1 周,全椎板切除术 3～4 周,植骨融合术后 6～8 周开始。具体锻炼方法为五点支撑法,患者先仰卧位,屈肘伸肩,然后屈膝伸髋,同时收缩背伸肌,以双脚双肘及头部为支点,使腰部离开床面,每天坚持锻炼数十次。1～2 周后改为三点支撑法,患者双肘屈曲贴胸,以双脚及头枕为三支点,使整个身体离开床面,每天坚持数十次,最少持续 4～6 周。飞燕法为先俯卧位,颈部向后伸,稍用力抬起胸部离开床面,两上肢向背后伸,两膝伸直,再从床上抬起双腿,以腹部为支撑点,身体上下两头翘起,3～4 次/天,20～30 分钟/次。功能锻炼应坚持锻炼半年以上。

八、出院指导

(一)日常指导

保持心情愉快,注意饮食起居,劳逸结合。要注意保证正常食饮,防止因饮食不当引起便秘,少吃或忌吃辛辣,多吃蔬菜、水果。注意腰部及下肢的保暖、防寒、防潮。避免因咳嗽、打喷嚏等而增加腹压。

(二)休息

指导患者出院后继续卧硬板床休息,3 个月内尽可能多卧床。

(三)正确的姿势

说明正确的身体力学原理及规则,保持正确姿势的坐、走、站及举物的正确姿势运动的重要性。包括日常生活中指导患者站立时挺胸、脊背挺直,收缩小腹;坐位时两脚平踏地面,背部平靠椅背,臀部坐满整个椅背面;仰卧时,双膝下置一软枕;捡东西时尽量保持腰背部平直,以下蹲弯曲膝部代替弯腰,物体尽量靠近身体;取高处物品时,用矮凳垫高,勿踮脚取物;起床时,先将身体沿轴线翻向一侧,用对侧上肢支撑床铺,使上半身保持平直起床;另外,半年内禁止脊柱弯曲、扭转、提重物等活动或劳动。

(四)功能锻炼

继续进行腰背肌功能锻炼指导,指导患者根据自己的体力在原有锻炼基础上,增加锻炼的强度,做到循序渐进,持之以恒。

(迟忠秋)

第七节　腰椎管狭窄症

一、概述

腰椎管狭窄症是指由各种原因引起的骨质增生或纤维组织增生肥厚,导致椎管或神经根管的矢状径较正常者狭窄,刺激或压迫由此通过的脊神经根或马尾神经而引起的一系列临床症状。它是导致腰痛或腰腿痛的最常见原因之一。腰椎管狭窄包括 3 个部分,即主椎管、神经根管及椎间孔狭窄。发育性腰椎管狭窄症发病大多在中年以后,而退变所致者多见于老年。本病男性多于女性。

二、病因

(一)先天性椎管狭窄

是先天发育过程中,腰椎弓根短而致椎管矢径短小。此种情况临床甚为少见。

(二)退变性椎管狭窄

临床最为多见,是腰椎退变的结果,随年龄增长,退行变性表现如下。

(1)腰椎间盘首先退变。

(2)椎体唇样增生。

(3)后方小关节也增生、肥大、内聚、突入椎管,上关节突肥大增生时,在下腰椎(L_4、L_5 或 L_3、L_4、L_5)由上关节突背面与椎体后缘间组成的侧隐窝发生狭窄,该处为神经根所通过,从而可被压迫。

(4)椎板增厚。

(5)黄韧带增厚,甚至骨化,这些均占据椎管内一定空间,合起来成为退变性腰椎管狭窄。

(三)其他原因所致的椎管狭窄

(1)腰椎滑脱:该平面椎管矢状径减小。

(2)中央型腰椎间盘突出,占据腰椎管的空间,可产生椎管狭窄症状。此两种情况均有明确诊断,临床上并不称其为腰椎管狭窄。

(3)继发性,例如全椎板切除之后,形成的瘢痕,再使椎管狭窄,或椎板融合之后,椎板相对增厚,致局部椎管狭窄。此种情况均很少见。

(4)腰椎爆裂骨折,椎体向椎管内移位,急性期休息,无症状,起床活动后或活动增加后,可出现椎管狭窄症状。

三、临床表现

(1)间歇性跛行表现为患者行走后,出现一侧或双侧腰酸、腰痛、下肢麻木无力,以至跛行;但若蹲下或坐下休息片刻,症状即可缓解或消失,患者继续行走,上述症状又会出现。

(2)腰部后伸受限及疼痛。

(3)腰骶痛伴单侧或双侧臀部、大腿外侧胀痛、感觉异常或下肢无力。

(4)主诉多而体征少,患者均有许多主诉,但体格检查时多无阳性所见,直腿抬高试验常为阴性。

四、诊断

(一)病史

详细了解与患病有关的情况,如有无先天性脊柱发育不良,腰椎有否外伤及手术史等。

(二)体格检查

本病阳性体征少,有时表现为膝反射、跟腱反射减弱。

(三)辅助检查

X 线表现椎管矢状径小,小关节增生,椎板间隙狭窄;CT 扫描检查能清晰显示腰椎各横截面的骨性和软组织结构,MRI 可显示腰段椎管情况,硬膜后方受压节段黄韧带肥厚,腰椎间盘膨出或突出或脱出,马尾有无异常等。

五、治疗

(一)非手术治疗

腰椎管狭窄症是慢性疾病,有急性加重者常因走路过多、负重或手提重物、劳累而引起,腰椎管内软组织及马尾神经根可能有水肿,对此应卧床休息;腰部理疗,按摩等有助于水肿消退;而慢性腰椎管狭窄症者,可练习腹肌,使腰椎管生理前突得到暂时减轻,从而缓解症状,此仅对早期病例有效,如伴有急性腰椎间盘突出症,除休息外,可行牵引治疗,需知单独腰椎管狭窄症,牵引并无效果。

(二)手术治疗

适应证:①经较正规的非手术治疗无效;②自觉症状明显并持续加重,影响正常生活和工作;③明显的神经根痛和明确的神经功能损害,尤其是严重的马尾神经损害;④进行性加重的滑脱、侧凸伴相应的临床症状和体征。

六、护理

(一)术前护理

1.心理护理

该病多发生于中老年,病情较重,病程长,发病后不但影响工作,生活难以自理,且易反复发作,逐渐加重,易出现焦虑、悲观情绪,又由于缺乏医学知识,对手术持怀疑态度,担心手术安全及术后肢体康复程度,劳动能力是否丧失,表现为紧张焦虑。护士要针对患者不同的心理特点,多与患者交谈,给患者以关心、理解和安慰,向患者讲解腰椎管狭窄症的有关知识、手术疗效以及目前对此病的治疗水平,以典型病例作现身说法,让患者与术后患者交流,了解手术的可靠性,消除患者紧张焦虑情绪,使患者增加战胜疾病的信心,以最佳的心理状态配合手术。

2.床上排便训练

以防术后因创伤、姿势、体位的改变不习惯卧位排便,导致尿潴留、排便困难,术前需要在床上进行排便训练。所以术前2~3天要指导患者在床上练习大小便,同时要向患者讲解术前在床上训练大小便的重要性,使其自觉的接受,以减少术后便秘和排尿困难的发生。

3.体位及翻身的训练

腰椎管狭窄术中多采用俯卧位,术前2~3天要指导患者在床上练习俯卧位,练习3~4次/天,时间从1小时延长至3~4小时,使全身肌肉放松,呼吸平稳。同时术前要指导患者练习轴位翻身,翻身时脊柱成一直线,不可扭转,以适应术后翻身需要。

4.一般术前护理

完善术前各项检查,如肝功能、血糖、心电图等,对于老年患者的常见病如糖尿病、高血压病、心脏病等,应积极进行治疗,排除不利手术的因素。指导术前禁烟禁酒,教会患者做深呼吸和有效地咳嗽,预防肺部感染,加强营养支持,以增强体质。术前备皮、交叉配血、抗生素过敏试验,术前晚予灌肠。

(二)术后护理

1.生命体征监测

术后予心电监护,密切观察患者生命体征变化,每0.5~1.0小时测量血压、脉搏、呼吸及血氧饱和度1次,做好记录,同时应注意观察患者的神志、面色、口唇颜色、尿量,询问患者有何不适,予氧气吸入。每4小时测体温1次。

2.脊髓神经功能观察

腰椎管狭窄症若在融合时应用内固定,神经根损伤较常见;而伤口负压引流不畅,血留于伤口内致血凝块压迫神经根或硬脊膜,亦加重术后粘连;术中因神经牵拉,可致术后神经根水肿。

因此术后应密切观察神经功能恢复情况,全身麻醉清醒后,以钝形针尖如回形针尖轻触患者双下肢或趾尖皮肤,观察有否知觉或痛觉,早期发现神经功能异常非常重要,脊髓功能恢复与症状出现的时间有直接关系。

3.切口引流管的护理

应保持切口敷料干燥完整,注意观察切口敷料渗血情况,如渗血较多,要及时通知医师,更换敷料,观察切口有无红肿,警惕感染的可能。术后切口处放置负压引流管,目的是为了防止切口内形成血肿压迫硬脊膜造成再手术的危险,并防止血肿感染、机化、粘连。在放置引流管期间,应确保引流管的固定、畅通,一般术后 6 小时每 30 分钟挤管 1 次,以后每 1～2 小时挤管 1 次,以防血块堵塞,并观察记录引流液的性质、颜色和量。引流液应为暗红色血性液,术后当天 100～300 mL,24 小时后引流液明显减少或无引流液,最多 20～40 mL,如引流液 24 小时多于 500 mL,呈粉红色,患者诉头痛头晕应警惕脑脊液漏,首先应把负压引流改为一般引流,并协助患者取去枕平卧位或适当抬高床尾 10°～20°,同时报告医师给予及时恰当的处理。一般引流管放置 24～48 小时,48 小时后引流液逐渐减少,可拔除引流管。

4.体位护理

一般手术回病房后予去枕平卧 6 小时,头偏向一侧,以利于后路手术切口压迫止血和预防全身麻醉术后呕吐,过早翻身会引起伤口活动性出血。由护士协助患者,一手置患者肩部,一手置患者臀部,两手同时用力,做滚筒式翻身,动作应稳而准,避免拖、拉、推动作。翻身时要保持整个脊柱平直,勿屈曲扭转,避免脊柱过度扭曲造成伤口出血,一般平卧 2～3 小时,侧卧 15～30 分钟,左右侧卧及平卧交替使用。

5.排泄的护理

术后向患者讲明及时排便可消除腹胀、尿潴留,减轻腹内压以减少切口出血,有利于切口愈合。术后 4～6 小时,要督促患者自行排尿,1～3 天内排大便 1 次,不能自行排尿者,可按摩下腹部、听流水声等诱导排尿,无效者采用无菌导尿术保留尿管,采取间断夹闭尿管定时放尿,以训练膀胱功能。要用碘伏棉球擦洗外阴,2 次/天,以预防泌尿系统感染,3 天无大便者要及时通知医师,采用开塞露塞肛或番泻叶泡茶饮,同时指导患者进食高热量、高蛋白易消化富含纤维素的饮食。

6.并发症的护理

(1)硬膜外血肿:脊柱手术创面大、剥离深,术后渗血较多,若引流不畅,易造成硬膜外血肿。术后密切观察双下肢感觉、运动情况及双下肢肌力,如发现双下肢感觉、运动功能较术前减弱或出现障碍应及时报告医师。予 CT 及 MRI 检查,如诊断明确,应立即再次手术行血肿清除术。

(2)脑脊液漏:脑脊液漏在腰椎管狭窄手术时发生率约 5%,临床表现为切口敷料渗出增多,渗出液颜色为淡红或淡黄色,患者自觉头痛、头晕、恶心。一旦出现脑脊液漏,立即报告医师,患者去枕平卧位,将负压引流改为普通引流,或者减低负压球负压,必要时拔除引流管,加强换药,保持切口敷料清洁,并用消毒棉垫覆盖后沙袋加压,保持床单清洁干燥,静脉应用抗生素及等渗盐水,必要时抽吸切口皮下脑脊液,探查伤口,行裂口缝合或修补硬膜。

(三)健康教育

1.术后功能锻炼

向患者说明术后功能锻炼对防止神经根粘连及恢复腰背肌的功能的重要性,以争取患者的积极配合。术后第 1 天练习股四头肌收缩及直腿抬高训练,以防脊神经根粘连。方法是膝关节伸直,踝关节为功能位,下肢抬起坚持 5～10 秒钟,两腿重复此动作,锻炼次数以患者能耐受为宜。术后 1 周进行腰背肌功能训练,提高腰背肌肌力,增加脊柱的稳定性。指导患者仰卧做腰背肌功能锻炼,根据病情及患者体质,循序渐进,由腰背半弓直至全弓,由五点支撑到三点、四点支撑,还可采用飞燕法:患者取俯卧位,颈部后伸,稍用力后抬起胸部离开床面,两上肢向背后伸,形似飞燕点水。术后 12～14 天在支具保护下床活动。

2.出院指导

指导患者出院后卧硬板床休息 1 个月,尽量少做弯腰及扭腰动作、注意腰部保暖,避免受凉。应用人体力学的原理来指导患者的坐、立、行、卧及持重的姿势。指出患者不正确的姿势和活动方法,指导其生活和工作中保持正确的姿势和习惯,身体不能过早和过度负重,并应避免腰部长时间保持同一种姿势和直体弯腰动作,同时积极参加适当体育锻炼,尤其是注意腰背肌功能锻炼,以增加脊柱的稳定性,同时加强营养,以减缓机体组织和器官的退行性变。

(迟忠秋)

第四章

手足外科护理

第一节　肌　腱　损　伤

一、损伤类型

(一)锐器伤

玻璃切割、刀刺伤等。以Ⅱ、Ⅲ区屈指肌腱断裂多见。

(二)复合性肌腱损伤

肌腱断裂合并神经、血管及骨与关节损伤。致伤物多为机器类,如电锯等。其特点是多指、多部位损伤,部分病例肌腱有缺损或皮肤缺损。

(三)非开放性损伤

常为突发性暴力所致,肌腱自止点处撕裂。常为不完全断裂。

二、肌腱分区

(一)屈肌腱

根据解剖位置可分为指深屈肌腱和指浅屈肌腱

Ⅰ区:腱末端区,由指浅屈肌腱止点至指深屈肌腱止点,仅有指深屈肌腱1条。

Ⅱ区:鞘管区,指浅、深屈肌腱互相交叉换位。

Ⅲ区:手掌区,包括指浅、深屈肌腱,小指屈肌腱位于滑膜鞘内。

Ⅳ区:腕管区,位于腕管内的屈肌腱。共有9条肌腱和正中神经通过。

Ⅴ区:前臂区,腕管近侧缘至肌肉-肌腱交界处的一段肌腱。

(二)伸肌腱

Ⅰ区:由中央束在中节指骨基底背侧抵止处至两侧束、中央束延续的终腱止点。

Ⅱ区:近节指骨近端至中节指骨基底背侧的伸指肌腱。

Ⅲ区:腕背横韧带远端至掌指关节背侧伸肌腱帽处。

Ⅳ区:位于腕背纤维鞘管内。

Ⅴ区:从腕背鞘管近端至前臂肌肉-肌腱交界处。

三、临床表现

(一)屈肌腱损伤

(1)当一个手指的指浅、深屈肌腱断裂时,该屈侧肌腱张力消失,手指于伸直位,不能主动屈曲近远指间关节。

(2)只有指深屈肌腱断裂时,受伤指远侧指间关节不能主动屈曲,可通过控制近侧指间关节检查远侧指间关节有无主动屈曲功能。

(3)只有指浅屈肌腱断裂,指深屈肌腱正常时,手指主动屈曲一般无明显异常,但可用固定相邻指于完全伸直位,健指深屈肌处于拉伸的紧张状态,再主动屈曲伤指,此时伤指则不能主动屈曲近侧指关节。

(4)拇长肌腱断裂时,在控制拇指掌指关节的情况下,不能主动屈曲指间关节。

(5)腕部掌侧肌腱损伤,当某一条断裂或部分肌腱断裂,由于此部分各屈指肌腱间有联系,仍可屈曲手指,但张力下降,屈曲无力和不完全。

(二)伸肌腱损伤

(1)止点处至近侧指间关节断裂时,则不能主动伸直远侧指间关节,出现锤状指畸形。非开放性损伤,止点处有少许纤维与关节囊及软组织相连,锤状指现象不明显。

(2)断裂在掌指关节至近侧指间关节,表现为主动伸直近侧指间关节动作消失,掌指关节仍可主动伸直。

(3)发生在掌指关节伸肌腱帽或伸腱扩张部的断裂,该关节主动伸直受限或消失。

(4)拇长伸肌腱在掌指关节近侧断裂,可让患者手掌平放在桌面上,此时消除了拇短伸肌对伸拇的影响,如果拇长伸肌腱断裂则不能伸直拇指关节。

四、处理原则

(一)早期肌腱修复术

(1)新鲜肌腱损伤,如果没有特殊原因都应该进行早期修复。

(2)指在受伤后 6～12 小时,必须是新鲜的外伤病例,创面清洁整齐。

(二)延期肌腱修复术

指受伤后 24 小时至 3 周以内的肌腱修复。有以下情况选择延期修复。

(1)肌腱损伤时伤口污染严重。

(2)患者有其他损伤,危及生命时。

(3)早期因技术原因或在屈肌腱腱鞘内,不能保证效果。

(三)二期肌腱修复术

指伤后 3 周以后根据条件选择适当时期进行肌腱断裂的修复术。有以下情况。

(1)创面缺损较大,不能直接缝合,需行皮肤移植或皮瓣覆盖。

(2)严重的挤压伤,合并骨与关节粉碎性骨折。

(3)伤口严重感染。

(4)肌腱有缺损,直接缝合有困难。

五、术后并发症

(一)水肿

(1)急性水肿一般发生在术后 48 小时内,敷料包扎过紧容易导致急性水肿发生。

(2)慢性水肿一般在术后 3 天出现,因静脉回流不畅引起,属于体位性水肿。

(二)肌腱粘连

常见的肌腱修复术后并发症。粘连产生是由于参与肌腱愈合的细胞和腱周组织来源的外源细胞生长连接成一整体的现象。术后早期功能锻炼是防止肌腱粘连十分重要而有效的手段。屈肌腱Ⅱ区管道狭窄,极易发生粘连。

(三)肌腱断裂

主要原因:①功能锻炼不当,如活动时间过早或活动幅度过大等。②术后过早负重。③术后过早去除保护装置。④其他因素,与受伤部位、感染及肌腱吻合方法不当有关。

(四)关节僵硬

术后患者因疼痛或担心肌腱断裂等不敢活动,胶原纤维长期缺乏外力牵伸,致使纤维间互相粘连。

六、常见肌腱的手术

(一)游离肌腱移植术

该术式多用于手指纤维鞘管内屈指肌腱损伤的晚期处理。

(二)肌腱移位术

肌腱缺损过多,或肌腱的肌腹已丧失功能,可采用肌腱移位。

(三)肌腱松解术

肌腱松解术是对手部肌腱修复后产生的粘连进行补救的手术。

适应证:①手部肌腱损伤修复后,功能恢复不佳,有明显手指活动受限,但被动活动良好。②肌腱损伤的初始修复后 3 个月者。③手指皮肤及其他软组织覆盖良好,局部血运良好者。

七、护理要点

(一)术前护理要点

(1)原因:由于手部末梢神经分布丰富,所以手部外伤常伴有明显疼痛。

(2)主要措施:①抬高患肢,协助患者更换舒适体位。经常检查,防止压迫患肢。②为患者做护理操作时,动作应轻柔,尽量减少患者因其他原因导致的疼痛。③耐心倾听患者对于疼痛部位、性质、程度等主诉,以及时了解患者疼痛的情况。

(二)术后护理要点

1.疼痛的护理

(1)原因:体位不当导致手部肿胀,手术器械机械性刺激牵拉,血肿及敷料的压迫,术后感染,术后功能锻炼及患者心理因素影响,都会导致疼痛加重。

(2)主要措施:①营造舒适的病房环境,禁止吸烟,保持病室整洁,光线适宜。②集中护理操作,做到走路轻、说话轻、开关门轻、操作动作轻。③倾听患者主诉,鼓励其表达,使其自我放松,分散注意力,以减轻疼痛。④评估患者疼痛的程度、部位、性质、频率、是否会有诱发因素加重疼痛,并及时给予处理。⑤对于使用 PCA 止痛的患者,按 PCA 的护理常规进行护理。⑥对于口服止疼药的患者,定时评估止疼效果。

2.抬高患肢,观察血运

(1)原因:肌腱损伤术后通常会有石膏外固定,患者的血运良好与否也影响术后的效果。

(2)主要措施:术后抬高患肢,指导患者平躺时患肢抬高 15°,坐位或站位时可用三角巾或吊带将患肢抬至略高于心脏,保持舒适位,促进静脉回流,防止肢端肿胀及减轻疼痛。观察患肢指端皮肤颜色、皮肤温度、毛细血管反应等,如患指皮肤颜色发白或发紫、温度低于其他手指、毛细血管反应缓慢,应通知医师进行相应处理。如果局部皮肤血液循环不良,松解的肌腱将会再发生广泛的粘连。

3.术后有效固定

(1)原因:无论是做肌腱移植或肌腱直接吻合,都应当使缝合的肌腱放松而不可有张力,以利于肌腱愈合,防止肌腱断裂。

(2)具体措施:屈肌腱修复术,术后需用背侧石膏托,从前臂到指端将腕和指制动在屈曲位。伸肌腱修复术,术后用掌侧石膏托,将腕及指制动在背伸位。敷料包扎完整,松紧度适宜,以可伸进一手指为宜。过紧影响肢端血液循环、加重疼痛;过松则容易松脱或丧失应有的固定作用。

(丁　彤)

第二节　拇指及手指功能重建

一、概述

手的各指功能分成 3 个部分。

(1)拇指由于有对掌活动,可以完成手的大部分功能。

(2)示指和中指与拇指共同完成精细的捏的动作。示、中指有侧方夹持功能,但力弱,精细性差。

(3)环指和小指,可以加强手握物的力量及稳定。

二、拇指功能重建的适应证

拇指通过外展、对指、屈和伸等动作使手能完成捏、夹、握、抓等重要的功能。因此,各种原因造成的拇指缺损,常需要再造新的拇指,以重建其功能。拇指再造的方法包括指移位术和游离第二足趾移植再造拇指术、拇甲皮瓣游离再造拇指术、指残端提升术、掌骨拇化术及皮管植骨术等。

(一)示指移位术

示指移位术又称示指拇化术,适用于拇指全指缺损或经掌骨缺损(Ⅰ度或Ⅱ度缺损)。术后新的拇指感觉正常,屈、伸及对指功能良好,患者一般不需要改变其原来的工种。缺点是手部仍然是 4 个手指。

(二)示指残端移位术

适用于拇指全指缺损或经掌骨缺损(Ⅰ度或Ⅱ度缺损)。同时伴有示指部分缺损者。这种新的拇指不但具有良好的感觉和一定范围的活动,而且长度和外形也比较好。

(三)环指移位术

适用于拇指全指缺损或经掌骨缺损(Ⅰ度或Ⅱ度缺损),由于某些特殊原因不宜采用示指移位,或患者不接受实施由足趾移植再造拇指者。

(四)中指或环指残端移位术

适用于拇指全指缺损或经掌骨缺损,同时伴有中指的部分缺损者。

(五)游离第二足趾移植再造拇指术

1.单纯第二足趾游离移植再造拇指

适用于拇指全指缺损,或经掌骨缺损(Ⅱ度或Ⅲ度缺损)。

2.带趾蹼的第二趾游离移植

适用于伴虎口指蹼挛缩的拇指全指缺损,经掌骨缺损(Ⅱ度或Ⅲ度缺损)。

3.带足背皮瓣的第二趾游离移植

适用于经掌骨的拇指缺损或经腕掌关节的拇指缺损。

4.吻合趾与指动、静脉的第二趾游离移植

适用于经拇指近节指骨的拇指缺损的再造。

5.拇甲皮瓣游离移植再造拇指术

适用于拇指经近节指骨或经掌指关节缺损的再造。

6.𧿹趾甲皮瓣术及改良𧿹趾甲皮瓣术

适用于患者在拇指撕脱的同时,伴有手背皮肤的大面积缺损,常规拇指再造不能实施。

7.指残端提升术

适用于拇指经近节指骨近、中段水平缺损,残端皮肤条件好,松软无贴骨瘢痕者,患者不愿意接受,或无条件进行足趾移植或拇甲皮瓣移植再造者。

(六)其他

1.掌骨拇化术

适用于5个手指经掌指关节缺损,或拇指和示指经掌指关节缺损、其他手指经掌骨缺损。虎口指蹼皮肤松软,质地良好者。

2.皮管植骨术

适用于拇指全缺损,经掌骨缺损(Ⅱ度或Ⅲ度缺损)。

3.骨延长法

适用于经近节指骨的拇指缺损(Ⅱ度)或拇指先天发育不良。

三、手指缺损功能重建的适应证

再造手指目的主要是恢复手的捏、握、夹持功能,其次才考虑外形。因手指缺损程度不一,在生活及工作中要求也不相同,所以,要根据患者手指缺损情况、年龄、职业和工作实际需要,以选择相应的再造方法。

(1)单一手指或单一手指的部分缺损。如其他手指健全,一般功能障碍不大,只有从美观及特殊工作要求考虑,才有重建的需要。

(2)多个手指从中节以远缺损,手的功能虽有明显影响,但基本还能完成捏握功能,是否需要重建仍需从功能及美观角度考虑。

（3）第 2～5 指在掌指关节水平缺损或残留手指长度难与拇指对指,有再造手指的必要。

（4）拇指和手指完全缺损,必须再造手指。

四、护理要点

(一)术前护理要点

1.皮肤护理

原因:供、受区皮肤准备充分,以保证手术的成功与手术质量。

2.具体措施

（1）检查供、受区皮肤有无炎症、皮癣和瘢痕。对有炎症、皮癣的患者,一定要治愈后方可手术。

（2）供区:注意动脉搏动及静脉充盈情况,超声多普勒测听动脉为术前常规检查,以便准确了解足背动脉、第一跖背动脉类型。

（3）禁止在供区血管穿刺、输液,以防血管损伤。

（4）术前 3 天指导患者每天早晚用温水泡洗供、受区皮肤 2 次,特别是趾甲缝、手指残端污垢要彻底清洗。泡洗后行局部皮肤按摩,使皮肤松弛、柔软,浅静脉扩张,可改善皮肤及血管条件,提高抗感染能力。

3.便器等使用的训练

（1）原因:术后需绝对卧床休息 10～14 天。

（2）具体措施:①术前应训练患者在床上大小便。②鼓励患者多在床上做力所能及的事,特别是上肢的主动活动。

(二)术后护理要点

1.血运观察

（1）原因:及时有效地观察,以保证手术的成功率。

（2）具体措施:正常情况下再造指体甲床颜色红润,毛细血管反应迅速,指腹饱满,按之有弹性。一般通过观察再造指体的皮肤或甲床颜色及毛细血管充盈时间了解血液循环情况。再造术后护士要严密观察肢体的颜色、指腹弹性、毛细血管充盈时间和肿胀情况,每 0.5～1.0 小时观察 1 次,血管痉挛与栓塞多发生在术后 48～96 小时,48 小时内多为栓塞,48 小时后多为痉挛。浅动脉搏动应可以触及,术后 24 小时内患肢的温度高于健侧,24 小时后可与健肢相同或低 1～2 ℃。如果发现肢体的温度直线下降,与健肢皮温差距逐渐增大,而皮温与室温逐渐接近,皮肤颜色发紫,或变灰白,表明肢体血液循环中断,应及时报告医师。

2.体位

（1）原因:术后特殊体位的固定可确保手术效果。

（2）具体措施:术后患者需绝对卧床休息 7～10 天,患肢石膏制动,肢体有效固定,避免不当体位使皮瓣受压、牵拉、扭转。患肢制动,应注意患者入睡后不自觉地活动肢体,移动体位,影响局部血液循环。

患肢取功能位、抬高,略高于心脏的水平,促进静脉血液回流,减轻肿胀。过高,影响血液供应;过低,影响静脉回流,加重肿胀。

防止患者长时间侧卧使肢体受压,造成静脉回流不畅。

(三)用药护理

1.原因

低分子右旋糖苷是游离拇甲瓣再造术患者经常使用的一种药物,但在应用低分子右旋糖苷过程中,可能会出现腹痛、腹胀、皮肤斑丘疹、恶心、呕吐、鼻出血等不良反应。

2.具体措施

(1)使用低分子右旋糖苷时出现不良反应的处理。

停用低分子右旋糖苷或减少用量。持续的疼痛不适,易导致血管收缩,也可引起患者的心理波动,从而影响患肢末梢血运。所以,对于低分子右旋糖苷引起的腹痛、腹胀等,应及时控制症状,以免造成动、静脉危象。低分子右旋糖苷常规用量:500 mL 静脉滴注 2 次/天。根据患者症状先改为 500 mL 静脉滴注 1 次/天,若症状不能缓解,即给予停药。

(2)对症护理:对停药后仍有持续腹痛、腹胀的患者,针对性地应用山莨菪碱肌内注射。另外,还可给予热敷或腹部按摩,同时进易消化、少油脂的流质、半流质饮食 1~2 天,待症状得到缓解后恢复正常饮食。皮肤过敏者要保持皮肤清洁,及时更换内衣和被褥,避免搔抓,必要时给予氯苯那敏等抗过敏药物口服。

3.预防性护理措施

(1)控制滴速:药物不良反应有一过性特点,当药物治疗作用消失时,不良反应也会消失。所以,当静脉滴注低分子右旋糖苷时,尤其是第一次,要控制滴速在 40 滴/分以下,以便早期发现不良反应,以及时停药,有效地减少药物不良反应。

(2)注意观察:因患者存在个体差异,不良反应的出现没有规律性。因此,在应用低分子右旋糖苷期间,护士要积极巡视病房,密切观察用药后反应,注意倾听患者主诉,避免因一时疏忽造成严重后果。

关于低分子右旋糖苷的不良反应,各种药学手册上均没有列举腹痛、腹胀,近年的医学杂志也鲜见相关的报道。最主要的原因是这种不良反应存在一定的个体差异,而且皮试阴性者发生腹痛、腹胀也有相当的比例。因此,临床护理观察是很重要的,以及早发现用药不良反应,及时处理,才能有效减轻患者痛苦,预防并发症的发生。

五、健康教育

(1)教育患者提高自我保护意识,不能饮用含有咖啡因的饮品,如咖啡、茶水、可乐等,以免引起血管收缩。

(2)不能直接或间接吸烟,因为烟中的尼古丁会使血管痉挛,危及游离肌皮瓣的血液供应。

(3)告知患者及家属保持情绪稳定,防止患者激动、愤怒、忧虑,以免导致血管痉挛。

(4)给予高蛋白、高营养、易消化的食物,多食水果和蔬菜,保持大小便通畅,不憋尿。

(5)教会患者预防便秘的方法,必要时使用开塞露。

(6)防止冷空气直接吹到患者身上,以防血管痉挛的发生。

(7)术后 14 天拆线,应鼓励患者练习肩关节的旋转、抬高等活动及肘关节屈伸、前臂旋前、旋后活动,防止长时间的关节不活动引起关节的僵硬。

(8)患者可以下床活动时,要循序渐进,防止直立性低血压的发生。先把床摇起半坐位,感觉不头晕后改为床上坐位,再床边坐位,床边站立活动,最后恢复正常活动。

(丁　彤)

第三节　手部骨折

一、概述

(一)解剖学

(1)手骨:包括腕骨、掌骨和指骨。

(2)腕骨:8块,排成近、远两列。近侧列由桡侧向尺侧为手舟骨、月骨、三角骨和豌豆骨;远侧列为大多角骨、小多角骨、头状骨和钩骨。8块腕骨连接形成一掌面凹陷的腕骨沟。各骨相邻的关节面形成腕骨间关节。

(3)掌骨:5块。由桡侧向尺侧,依次为1～5掌骨。掌骨近端为底,接腕骨;远端为头,接指骨,中间部为体。

(4)指骨:属长骨,共14块。拇指有2节,分别为近节和远节指骨,其余各指为3节,分别为近节指骨、中节指骨和远节指骨。

(二)病因

现实生活中,手是最常见的容易发生骨折的部位,给人们生活和工作带来诸多不便。跌倒常是手外伤直接致伤原因,开放性骨折比例较高,且常伴有肌腱和神经血管等的合并损伤。临床治疗方案需视具体情况而定,即使经过内固定手术,亦常需石膏外固定辅助,外固定范围一般需超过腕部。

(三)分类

常见的手部骨折如下。

1.手舟骨骨折

手舟骨骨折多为间接暴力所致。手舟骨骨折容易漏诊,为明确诊断,应及时行X线检查。手舟骨骨折可分为3种类型。

(1)手舟骨结节骨折:手舟骨结节骨折属手舟骨远端骨折,一般愈合良好。

(2)手舟骨腰部骨折:因局部血运不良,一般愈合缓慢。

(3)手舟骨近端骨折:近端骨折块受血运影响,易发生不愈合及缺血性坏死。

2.掌骨骨折

触摸骨折局部有明显压痛,纵压或叩击掌骨头时疼痛加剧。若有重叠移位,则该骨缩短,骨折的症状可见掌骨头凹陷,握掌时尤为明显。掌骨颈、掌骨干骨折的症状可常有骨擦音。

3.指骨骨折

骨折有横断、斜行、螺旋、粉碎或波及关节面等。

二、治疗

(一)不同类型骨折治疗

1.手舟骨骨折

骨折症状表现为腕背侧疼痛、肿胀,尤以隐窝处明显,腕关节活动功能障碍。屈曲拇指和示指而叩击其掌侧关节时可引起腕部疼痛加剧。

2.掌骨骨折

骨折后局部肿胀、疼痛和掌指关节屈伸功能障碍。

3.指骨骨折

骨折后局部疼痛、肿胀,手指伸屈功能受限。有明显移位时,近节、中节指骨骨折可有成角畸形,末节指骨基底部背侧撕脱骨折有锤状指畸形,手指不能主动伸直,同时可扪及骨擦音,有异常活动,这些都是常见的手部骨折的症状。

手部骨折的治疗方法很多,主要有石膏固定、复位、内固定、骨块移植等治疗方法。骨科医师大多会借助 X 线来判断是否有骨折,并决定如何治疗。而依据患者的职业、惯用手或非惯用手、年纪、骨折的位置及类型,医师会选择一个最适当的治疗方式。

(二)治疗方式

(1)简单及未移位的骨折,通常只需石膏固定就可。

(2)移位骨折经过复位后,利用钢针固定即可,无须开刀,此种方法称为闭锁性复位及固定。

(3)有些骨折,则需手术开刀以重建骨骼。这些骨块经过开刀复位后,亦可用钢针、钢板或螺丝钉来固定。

(4)若有些骨碎片太过粉碎或受创时遗失而造成骨缺损情形,此时需要骨块移植术才可重建骨折骨骼,而骨移植的骨块往往由身体其他部位取得。

(5)有时因骨折过于粉碎及复杂,医师会使用外固定来治疗,此时可在皮肤外骨折上下处建立裸露的金属杆,坚持外固定直到骨折愈合后,才给予移除。

(三)固定方式

手部骨折常用的固定方式有克氏针、铁针头固定,钢丝固定,螺丝固定,钢板固定等。

1.克氏针固定

克氏针固定几乎用于所有手部骨折。克氏针固定操作简单、易掌握;体积小;异物反应小;损伤小;复位不需广泛剥离;经济实惠。但是克氏针也有局限性:它不能防止旋转、分离,稳定性较差,常需加外固定,不能早起功能锻炼;穿刺时过关节面,破坏关节面光滑,影响功能;针尾刺激、穿戴不便、不敢洗手等,均影响手部功能锻炼;长时间固定针易松脱、感染。

2.钢板螺钉固定

钢板螺钉固定适用于撕脱骨折、指骨髁骨折及螺旋骨干骨折。钢板适用于短斜行和横行骨干骨折。它们在表面固定的稳定性强;固定牢固,可不加外固定,可早起功能锻炼;缩短骨折的愈合时间。但是钢板螺钉固定操作复杂;术野暴露范围过大、周围组织损伤大,不适合小骨折块固定;价格较昂贵;需要术后取出钢板;容易出现钢板外露、钢板和螺钉松动或断裂等并发症。

三、康复

手部骨折可分为腕骨骨折、掌指关节骨折、指骨骨折,而指骨骨折又分为近节指骨骨折、中节指骨骨折、远节指骨骨折。

(一)康复评定

1.一般检查

(1)望诊:望皮肤的营养情况、色泽,有无伤口、瘢痕,皮肤有无红肿、窦道,手的姿势有无畸形等。

（2）触诊：可以感觉皮肤的温度、弹性、软组织质地，以及检查皮肤毛细血管反应，判断手指的血液循环情况。

（3）动诊：对关节活动度的检查，分为主动活动度和被动活动度。

（4）量诊：关节活动度、患肢周径的测定。

2.手指肌力评定

（1）徒手肌力检查法。①0级：无手指运动；②1～2级：有轻微的手指运动或扪及肌腱活动；③3级：无阻力时能做手指运动；④4～5级：手指可做抗阻力运动，手部做抗阻力运动时固定近端关节，阻力加在远端关节，如拇指内收时，阻力加在拇指尺侧，阻力方向向桡侧。

（2）握力计：检查手部屈肌的力量，测定2～3次，取最大值，一般为体重的50%。

（3）捏力计：拇指分别与示、中、无名、小指的捏力；拇指与示、中指同时的捏力；拇指与示指桡侧的侧捏力。

3.手指肌腱功能评定

评定肌腱损伤时，一定要评定关节主、被动活动受限情况。若主动活动受限可能是关节僵硬、肌力减弱或瘢痕粘连；若被动活动大于主动活动，应考虑肌腱与瘢痕组织粘连。Eaton首先提出测量关节总活动度ATM作为一种肌腱评定的方法。ATM 260°评定标准为优，活动范围正常；良，ATM＞健侧75%；尚可，ATM＞健侧50%；差，ATM＜健侧50%。

4.关节活动度

（1）腕关节：掌屈60°，背伸30°，桡侧偏25%，尺侧偏35°。

（2）拇指：桡侧外展0°～60°，尺侧内收0°，掌侧外展0°～90°，掌侧内收0°。

（3）指：屈曲（掌指关节）0°～90°，伸展（指间关节）0°～45°。

5.手感觉功能评定

骨折处疼痛（为运动后疼痛还是静止状态时疼痛），伴有神经损伤时会造成肩关节及肩以下部位感觉减退或消失（包括浅感觉、深感觉、复合感觉等），评定移动触觉、恒定触觉、振动觉、两点分辨觉、触觉识别等。

6.手的灵巧性和协调性评定

（1）Jebsen手功能评定。

（2）明尼苏达操作等级测试。

（3）purdue钉板测试。

7.局部肌肉是否有萎缩

受伤早期肌肉萎缩不明显，后期可能会出现失用性肌萎缩、关节周围软组织挛缩等。

8.骨质疏松

老年人常伴有骨质疏松，X线检查或骨密度检测可确诊。

9.是否伴有心理障碍

评判患者是否伴有孤独、抑郁等心理障碍。

（二）康复计划

（1）预防和减轻肿胀。

（2）促进骨折愈合，减轻疼痛感。

（3）预防肌肉的误用、废用和过度使用。

（4）避免关节损害或损伤。

（5）使高敏感区域脱敏,再发展运动与感觉功能。

（6）改善局部血液循环,促进血肿吸收和炎性渗出物吸收。

（7）若伴有神经损伤,给予神经康复治疗（如经皮神经电刺激、中频治疗等）。

（8）促进骨折愈合,防止骨质疏松。

（三）康复治疗

手部骨折的患者可能出现肿胀、疼痛、骨折愈合缓慢或者不愈合、血液循环障碍等症状,在恢复期间,可全程应用物理因子疗法辅助患手康复。

1.第一阶段（伤后或术后1周内）

手部骨折早期康复的重点是制动促进早期愈合、控制肿胀、减轻疼痛。对于固定良好的骨折,一般肿胀和疼痛减轻（一般伤后5～7天）就可开始主动活动,以减轻肿胀和失用性肌肉萎缩。

（1）运用手夹板:主要是维持腕部和手的功能位,促进骨折愈合,防止出现畸形,缓解疼痛。

（2）消除肿胀的常用方法:抬高患肢、固定伤肢、主动活动、加压包扎（弹力套适用于单个手指肿胀）、局部按摩、冰疗等。

（3）减轻疼痛的方法:剧烈的疼痛主要依靠药物的缓解,但是物理因子疗法和支具在缓解疼痛方面也起到非常好的效果。冷热交替浴,通常热水温在43.7 ℃,冷水温在18.3 ℃。超声波、蜡疗等热疗能够减轻疼痛,促进按摩前的放松。许多情况下热疗会加重肿胀,需要谨慎。主动运动前或进行中,经皮神经电刺激治疗能够缓解疼痛,这对感觉过敏或失交感神经支配导致的疼痛有非常明显的效果。

2.第二阶段（伤后或术后2～3周）

此期的康复重点是消除残余的肿胀,软化松解瘢痕组织,增加关节活动度,恢复正常的肌力和耐力,恢复手功能灵活性和协调性。

（1）待肿胀基本消除后,对于掌指关节开始以被动活动为主,进行指间关节的屈伸活动。待局部疼痛消失后以主动活动为主,每次活动的时间以局部无疲劳感为宜,同时给予局部按摩,对患手组织进行揉搓挤捏,每次以局部有明显热感为宜。对于指骨骨折,重点是指间关节屈伸练习,若骨折愈合不良,活动时将手指固定,保护好骨折部位,然后进行指间关节的被动活动,待指间关节的挛缩粘连松动后,以主动活动为主,助动活动为辅,直至各个关节活动范围恢复到最大。由于远端指间关节指端常合并过敏,需要脱敏治疗,可用不同质地的物质进行摩擦、敲打、按摩指尖。

（2）肌力和耐力训练:在开始肌力训练时,患者患手必须有接近全范围和相对无痛的关节活动。在肌力训练时可以用健手提供助力,即进行等张练习、等长练习、等速练习。训练可使用手辅助器、手练习器、各种弹簧和负重物。治疗用滑轮等有助于帮助进行渐进性抗阻训练,逐渐增加重量练习能帮助恢复耐力,同时提高肌力。

（3）作业疗法:弹力带锻炼、娱乐治疗等。

3.第三阶段（伤后或术后4周）

增加抗阻练习,骨折愈合后进行系统的练习。

（四）康复评价

（1）优:骨折正常愈合,达到或接近解剖复位,无局部畸形,X线片示对位良好,手部各关节活动功能正常。

（2）良：骨折正常愈合，术后骨折略有移位，对线良好，手部各关节活动功能正常。

（3）差：骨折明显畸形愈合或有骨不连和再次骨折，手部各关节活动功能受限。

四、护理

（一）护理评估

1.一般情况评估

评估患者血压、体温、心率、血糖等情况。

2.风险因素评估

患者的日常生活活动能力评估，Braden评估，患者跌倒、坠床风险评估。

3.评估患者对疾病的心理反应

骨折患者的应激性心理反应包括疼痛、焦虑或恐惧、陌生感、自我形象紊乱、疾病预后的担忧和失落感。

4.评估患者受伤史

青壮年和儿童是否有撞伤、跌倒时手部着地史，新生儿是否有难产、上肢和肩部过度牵拉史，从而估计伤情。

5.评估锁骨、上肢及手部情况

（1）手及相关部位。①望诊：手部骨折区是否明显肿胀或有无皮下瘀斑，手部是否有隆起畸形，患侧手部是否有关节活动受限及手活动功能障碍，是否有上肢重量牵拉所引起的疼痛。②触诊：在患处是否可摸到移位的骨折端，患肢的外展和上举是否受限。

（2）手部血液循环：观察甲床的颜色、毛细血管回流时间是否迟缓，以判断是否有手部血管受压、损伤等并发症。

（3）上肢感觉：是否正常，以判断是否伴有锁骨下的臂丛神经损伤。

6.评估X线及CT检查结果

检查明确骨折的部位、类型和移动情况。

7.评估患者既往健康状况

评估患者是否存在影响活动和康复的慢性疾病。

8.评估患者生活能力和心理状况

评估患者生活自理能力和心理-社会状况。

（二）护理诊断

1.自理能力缺陷

自理能力缺陷与骨折肢体固定后活动或功能受限有关。

2.疼痛

疼痛与创伤有关。

3.知识缺乏

缺乏骨折后预防并发症和康复锻炼的相关知识。

4.焦虑

焦虑与疼痛、疾病预后因素有关。

5.肢体肿胀

肢体肿胀与骨折有关。

6.潜在并发症

有周围血管神经功能障碍的危险,有感染的危险。

(三)护理措施

1.术前护理及非手术治疗

(1)心理护理:骨折后患者多有焦虑、烦躁状态,因此患者入院后一定要做好心理疏导,让其放松心情。

(2)饮食护理:给予高蛋白饮食,提高机体抵抗力。

(3)休息与体位:抬高患肢,以利于血液回流,防止压迫伤口。

(4)功能锻炼:早起制动,防止移动过程中造成再损伤,手术后可尽早进行功能锻炼。

2.术后护理

(1)休息与体位:平卧,患肢抬高于心脏水平,术后 24~48 小时可卧床休息。3 天后可下床活动,下床时上肢用三角巾悬吊可减轻肿胀,有利于静脉回流。

(2)症状护理:①疼痛,抬高患肢,减轻肿胀,减轻疼痛。②伤口,观察有无渗出或渗血及感染的情况。

(3)一般护理:协助洗漱、进食,并指导患者做些力所能及的自理活动。

(4)功能锻炼:手术后尽早进行手指的活动(手指的屈伸及握拳动作);提肩练习;指导患者做固定外、上、下关节的活动,每小时 1 次,拆除石膏夹板,练习肘关节的伸屈、旋前、旋后动作;健侧肢体每天做关节全范围运动。

3.出院指导

(1)心理指导:讲述疾病相关知识及介绍成功病例,帮助患者树立战胜病魔的信心。

(2)休息与体位:尽早进行关节活动,适当休息。

(3)用药:出院带药时,应将药物的名称、剂量、用法、注意事项告诉患者,按时用药。

(4)饮食:鼓励患者多食高蛋白、高热量、高维生素、含钙丰富、刺激性小的易消化食物,多食蔬菜、水果预防便秘,避免辛辣刺激食物,促进骨折愈合。

(5)固定:保持患侧肩部及上肢有效固定位,并维持 3 周。有效维持手的功能位和解剖位。

(6)功能锻炼:出院后指导患者患肢保持功能位,不宜过早提携重物,防止骨间隙增大,引起骨不连。注意休息,以免过度运动造成再次损伤。

(7)复查时间及指征:定期到医院复查,术后 1 个月、3 个月、6 个月需行 X 线检查复查,了解骨折愈合情况。手法复位外固定者如出现骨折处疼痛加剧、患肢麻木、手指颜色改变、温度低于或高于正常等情况需随时复查。

(四)护理评价

(1)疼痛能耐受。

(2)心理状态良好,配合治疗。

(3)肢体肿胀减轻。

(4)切口无感染。

(5)无周围神经损伤,无并发症发生。

(6) X 线片显示骨折端对位、对线佳。

(7) 患者及家属掌握功能锻炼知识,并按计划进行,肘、腕、指关节无僵直。

(丁 彤)

第四节 踝 部 骨 折

一、概述

(一)解剖学

踝部是小腿的胫骨与腓骨最下端与脚部结合的骨骼点。在生活中行走经常会扭到脚,轻则疼痛,重则拉伤韧带甚至骨膜受损。

(二)病因

踝骨一般不会出现骨折情况,多半是在扭到脚后出现骨裂。踝骨骨折是由于外伤或病理等原因使骨质部分或完全断裂的一种疾病。

(三)分类

1.内翻(内收)骨折

该型骨折可分 3 度。

(1) Ⅰ度:单纯内踝骨折,骨折缘由胫骨下关节面斜上内上,接近垂直方向。

(2) Ⅱ度:暴力较大,内踝发生撞击骨折的同时,外踝发生撕脱骨折,称双踝骨折。

(3) Ⅲ度:暴力较大,在内外踝骨折同时距骨向后撞击胫骨后缘,发生后踝骨折(三踝骨折)。

2.外翻(外展)骨折

此型骨折分为 3 度。

(1) Ⅰ度:单纯内踝撕脱骨折,骨折线呈横行或短斜行,骨折面呈冠状,多不移位。

(2) Ⅱ度:暴力继续作用,距骨体向外踝撞击,发生外踝斜行骨折,即双踝骨折。如果内踝骨折的同时胫腓下韧带断裂,可以发生胫腓骨下端分离,此时距骨向外移位,可在腓骨下端联合韧带上方形成扭转外力,造成腓骨下 1/3 或中 1/3 骨折,称为 Dupuytren 骨折。

(3) Ⅲ度:暴力过大,距骨撞击胫骨下关节面后缘,发生后踝骨折,即三踝骨折。

3.外旋骨折

外旋骨折发生在小腿不动足部强力外旋或足不动小腿强力内转时,距骨体的前外侧挤压外踝前内侧,造成腓骨下端斜行或螺旋形骨折,亦可分成Ⅲ度。

(1) Ⅰ度:骨折移位较少,如有移位,其远骨折端为向外、向后旋转。

(2) Ⅱ度:暴力较大,发生内侧副韧带断裂或发生内踝撕脱骨折,即双踝骨折。

(3) Ⅲ度:强大暴力,距骨向外侧移位,并向外旋转,撞击后踝,发生三踝骨折。

4.纵向挤压骨折

高处坠落,足跟垂直落地时,可致胫骨前缘骨折,伴踝关节向前脱位。如果暴力过大,可造成胫骨下关节面粉碎骨折。凡严重外伤,发生三踝骨折时,踝关节完全失去稳定性并发生显著脱位,称为 Pott 骨折。

（四）临床表现

踝骨骨折主要表现为脚踝局部肿胀、疼痛、青紫、功能障碍、畸形及骨擦音等。

二、治疗

踝关节面比髋、膝关节面积小，但其承受的体重却大于髋膝关节，而踝关节接近地面，作用于踝关节的承重应力无法得到缓冲，因此对踝关节骨折的治疗较其他部位要求更高。踝关节骨折解剖复位的重要性越来越被人们所认识，骨折后如果关节面稍有不平或关节间隙稍有增宽，均可发生创伤性关节炎。无论哪种类型骨折的治疗，均要求胫骨下端即踝关节与距骨体的鞍状关节面吻合一致，而且要求内、外踝恢复其正常生理斜度，以适应距骨后上窄、前下宽形态。

（一）无移位骨折

用石膏固定踝关节，背伸 90°中立位，1～2 周待肿胀消退石膏松动后，可更换 1 次，石膏固定时间一般为 6～8 周。

（二）有移位骨折

1.手法复位外固定

手法复位的原则是采取与受伤机制相反的方向，手法推压移位的骨块使之复位。如为外翻骨折，则采取内翻的姿势，足部保持在 90°背伸位，同时用两手挤压两踝使之复位。骨折复位后，石膏固定 6～8 周。

2.手术复位内固定

踝关节骨折的治疗，应要求解剖复位，对手法复位不能达到治疗要求者，仍多主张手术治疗。

三、康复

（一）术后 2 周内

根据损伤和手术特点，为使踝关节可以愈合牢固，有一些患者需要石膏托或支具固定 2～4 周。固定期间未经医师许可只能进行下述练习，盲目活动很可能造成损伤。

1.术后 1～3 天

（1）活动足趾：用力、缓慢、尽可能大范围地活动足趾，但绝对不可引起踝关节的活动。5 分钟/组，1 组/小时。

（2）开始直抬腿练习：包括侧抬腿和后抬腿，避免肌肉过度萎缩无力。30 次/组，组间休息 30 秒，4～6 组/次，2～3 次/天。

练习时有可能因石膏过重无法完成。

2.术后 1 周

（1）膝关节的弯曲和伸直练习：因组织制动，可能影响膝关节活动，要重视。15～20 分钟/次，1 天 1 次即可。

（2）大腿肌肉练习：抗阻伸膝、抗阻屈膝。练习大腿的绝对力量，选中等负荷（完成 20 次动作即感疲劳的负重量），20 次/组，组间休息 60 秒，2～4 组/天。

（二）术后 2 周

如果患者踝关节没有石膏固定，即可以开始下述练习，如果穿戴石膏，要经医师检查，去石膏或支具后练习踝关节的活动，练习后继续穿戴石膏或支具。

1.主动活动踝关节

活动包括屈伸和内外翻。缓慢用力,最大限度。但必须无痛或略痛,防止过度牵拉造成不良后果。10～15 分钟/次,2 次/天,训练前热水泡脚 20～30 分钟以提高组织的延展性,利于练习。

2.开始被动踝关节屈伸练习

逐渐加力,时间同上。2～3 月内和好脚踝一致即可。

3.内外翻练习

必须在无痛或微痛的范围内,增加活动度和活动力度。因组织尚未完全愈合,不可过度牵拉。时间同上。训练前热水泡脚 20～30 分钟以提高组织的延展性,利于练习。

(三)术后 4～8 周

根据 X 线检查结果,由专业医师决定是否开始与下肢负重有关的练习。此期可以拆除石膏或支具固定。

1.开始踝关节及下肢负重练习

前跨步、后跨步、侧跨步,要求动作缓慢、有控制、上体不晃动。力量增加后,可双手提重物,增加负荷。20 次/组,组间休息 30 秒,2～4 组/次,2～3 次/天。

2.强化踝关节周围肌肉力量

抗阻勾脚、抗阻绷脚、抗阻内外翻。30 次/组,组间休息 30 秒,4～6 组/次,2～3 次/天。

(四)术后 8 周

1.强化踝关节和下肢的各项肌力

静蹲:2 分钟/次,休息 5 秒,共 10 分钟,2～3 次/天。提踵:训练量同上,从双腿过渡到单腿。抬脚向前向下练习:要求缓慢有控制,上体不晃动。20 次/组,组间休息 30 秒,2～3 组/天。

2.强化踝关节的活动度

保护下全蹲,双腿平均分配力量,尽可能使臀部接触足跟。3～5 分钟/次,1～2 次/天。

3.注意

此期骨折愈合尚在生长改建,故练习及训练要循序渐进,不可勉强或盲目冒进。且应强化肌力以保证踝关节在运动中的稳定,并应注意安全,绝对避免再次摔倒。

(五)术后 12 周

(1)3 个月后可以开始由慢走过渡到快走练习。

(2)6 个月后开始恢复体力劳动和运动。

四、护理

(一)护理评估

1.一般情况评估

评估患者血压、体温、呼吸、心率等。

2.风险因素评估

患者的日常生活活动能力评估,Braden 评估和患者跌倒、坠床风险评估。

3.评估患者心理反应

评估患者面对踝部骨折的心理反应。

4.评估病情

(1)评估患者是否有外伤史。

（2）评估患者是否有骨折专有的体征。

（3）评估患者有无软组织损伤等。

5.X线及CT检查结果

评估检查以明确骨折的部位、类型和移动情况。

6.评估既往健康状况

评估患者是否存在影响活动和康复的慢性疾病。

7.评估生活自理能力和心理状况

评估患者生活自理能力,有无抑郁、孤独等心理。

（二）护理诊断

1.疼痛

疼痛与骨折有关。

2.恐惧

恐惧与担心疾病的预后有关。

3.知识缺乏

与缺乏疾病相关的知识有关。

4.感染危险

有感染的危险与手术和长期卧床有关。

5.潜在并发症

关节僵硬、感染、畸形愈合、创伤性关节炎等。

（三）护理措施

1.术前护理

包括跟骨牵引、石膏护理。

2.术后护理

（1）休息与体位:抬高患肢,高于心脏水平 15～20 cm,促进血液循环,以利消肿,可持续数月,适当使用消肿药物。

（2）渗血情况:渗血较多要及时更换敷料,保持干燥,防止伤口感染。若有活动性出血,应及时通知医师进行处理。

（3）密切观察肢体远端搏动及感觉、活动,注意有无血管神经损伤。

3.出院指导

（1）将后期功能锻炼方法教给患者,指导其有计划地进行功能锻炼,循序渐进,以不疲劳为度,避免再次损伤。

（2）关节如有僵硬及疼痛,在锻炼的基础上继续配中药外洗,展筋酊按摩;继续服用接骨药物。定期到医院复查,根据骨折愈合情况,确定解除内外固定的时间。

（3）嘱患者进食高热量、高维生素、高钙、高锌饮食,以利骨折修复和补充机体消耗。

（4）鼓励患者每天到户外晒太阳 1 小时,不能到户外晒太阳的伤员要补充鱼肝油滴剂或含维生素 D 的牛奶、酸奶等。

（5）保持心情舒畅,以利于骨折愈合。

（四）护理评价

（1）疼痛能耐受。

（2）心理状态良好,配合治疗。

（3）肢体肿胀减轻。

（4）切口无感染。

（5）无周围神经损伤,无并发症发生。

（6）X线片显示骨折端对位、对线佳。

（7）患者及家属掌握功能锻炼知识,并按计划进行。

（丁　彤）

第五节　距骨骨折

一、概述

距骨骨折是以局部肿胀、疼痛、皮下瘀斑、不能站立行走等为主要表现的距骨部骨折。距骨骨折较少见,多由直接暴力压伤或由高处坠落间接挤压所伤,后者常合并跟骨骨折。距骨骨折预后并不十分理想,易引起不愈合或缺血性坏死,应及早诊治。

（一）病因

距骨体骨折多为高处跌下,暴力直接冲击所致。距骨体可在横的平面发生骨折,也可形成纵的劈裂骨折。骨折可呈线状、星状或粉碎性。距骨体骨折往往波及踝关节及距下关节,虽然移位很轻,但可导致上述关节的阶梯状畸形,最终产生创伤性关节炎,因此距骨体骨折预后比距骨颈骨折更差。

1.距骨颈部及体部骨折

距骨颈部及体部骨折多由高处坠地,足跟着地,暴力沿胫骨向下,反作用力从足跟向上,足前部强力背屈,使胫骨下端前缘插入距骨的颈、体之间,造成距骨体或距骨颈骨折,后者较多。如足强力内翻或外翻,可使距骨发生骨折脱位。距骨颈骨折后,距骨体因循环障碍,可发生缺血性坏死。

2.距骨后突骨折

足强力跖屈被胫骨后缘或跟骨结节上缘冲击所致。

（二）临床表现

伤后踝关节下部肿胀、疼痛、不能站立和负重行走。功能障碍都十分显著,易与单纯踝关节扭伤混淆。距骨颈Ⅱ度骨折,踝关节前下部有压痛和足的纵轴冲挤痛。距骨体脱出踝穴者,踝关节后部肿胀严重,局部有明显突起,拇趾多有屈曲挛缩,足外翻外展。可在内踝后部触到骨性突起,局部皮色可出现苍白缺血或发绀。

若为距骨后突骨折,除踝关节后部压痛外,足呈跖屈状,踝关节背伸跖屈均可使疼痛加重;若为纵形劈裂骨折,踝关节肿胀严重或有大片淤血瘀斑,呈内翻状畸形;可在踝关节内侧或外下侧触到移位的骨块突起。

二、治疗

距骨除颈部有较多的韧带附着,血循环稍好外,上、下、前几个方向都是与邻骨相接的关节面,缺乏充分的血循环供给,故应注意准确复位和严格固定,否则骨无菌性坏死和不连接发生率较高。根据骨折的类型及具体情况不同,采取相应的治疗措施。

(一)无移位的骨折

应以石膏靴固定 6～8 周,在骨折未坚实愈合前,尽量不要强迫支持体重。

(二)有移位的骨折

距骨头骨折多向背侧移位,可用手法复位,注意固定姿势于足跖屈位使远断端对近断端,石膏靴固定 6～8 周。待骨折基本连接后再逐渐矫正至踝关节 90°功能位,再固定 4～6 周,可能达到更坚实的愈合。尽量不要强迫过早支重。距骨体的骨折如有较大的分离,手法复位虽能成功,但要求严格固定 10～12 周。如手法复位失败,可以采用跟骨牵引 3～4 周,再手法复位。然后改用石膏靴严格固定 10～12 周。但因距骨体粉碎或劈裂骨折时,上下关节软骨面在损伤愈合后发生创伤性关节炎的比例较高,恢复常不十分满意。

距骨后突骨折如移位,骨折片不大者可以切除,骨折片较大影响关节面较多时,可用克氏针固定,石膏靴固定 8 周。

(三)闭合复位失败

闭合复位失败多需手术切开整复和用螺丝钉内固定,距骨颈骨折约占距骨骨折的 30%。自高处坠落时,足与踝同时背屈,距骨颈撞在胫骨远端的前缘,发生垂直方向的骨折。可分为 3 型。

1.Ⅰ型

距骨颈垂直骨折,很少或无移位。

2.Ⅱ型

距骨颈骨折合并距下关节脱位。距骨颈发生骨折后足继续背屈,距骨体被固定在踝穴内,足的其余部分过度背屈导致距下关节脱位。

3.Ⅲ型

距骨颈骨折合并距骨体脱位。距骨颈骨折后,背屈外力继续作用,距骨体向内后方旋转而脱位,并交锁于载距突的后方,常同时合并内踝骨折。常为开放性损伤。

三、护理

(一)护理评估

1.一般情况评估

评估患者血压、体温、呼吸、心率等。

2.风险因素评估

患者的日常生活活动能力评估,Braden 评估和患者跌倒、坠床风险评估。

3.评估心理反应

评估患者对疾病的心理反应。

4.评估病情

(1)评估患者是否有外伤史。

(2)评估患者是否有骨折专有的体征。

（3）评估患者有无软组织损伤。

5.评估 X 线及 CT 检查结果

评估检查结果以明确骨折的部位、类型和移动情况。

6.评估既往健康状况

患者是否存在影响活动和康复的慢性疾病。

（二）护理诊断

1.自理能力缺陷

自理能力缺陷与骨折肢体固定后活动或功能受限有关。

2.疼痛

疼痛与创伤有关。

3.焦虑

焦虑与疼痛、疾病预后等因素有关。

4.知识缺乏

缺乏骨折后预防并发症和康复锻炼的相关知识。

5.肢体肿胀

肿胀与骨折有关。

6.潜在并发症

有周围血管神经功能障碍的危险。有感染的危险。

（三）护理措施

1.非手术治疗及术前护理

（1）心理护理：由于担心疾病预后，害怕患肢残废，患者会产生焦虑、担心等心理问题。针对患者的心态采取不同的措施，讲解有关疾病的知识、治疗过程及可能出现的情况，介绍成功病例，缓解患者心理担忧，稳定情绪。允许家人陪伴，增强患者战胜疾病的信心。

（2）饮食护理：给患者宣教加强营养的重要性，术前给予高热量、高蛋白、高维生素饮食，适当食肉类、鱼类及新鲜水果蔬菜。

（3）体位：抬高患肢，促进静脉血液回流，减轻肢体肿胀，减少疼痛和不适。观察患者患肢的外周血运循环及运动、感觉、皮肤温度等。

（4）完善术前的各种化验和检查。

2.术后护理

（1）休息与体位：患者平卧时去枕，在两肩胛间垫窄枕，使两肩后伸外展，同时抬高患肢，促进血液回流，减轻肿胀。

（2）术后观察：①与麻醉医师交接班，予以心电监护、吸氧，监测 T、P、R、BP、SpO_2 变化，每小时记录 1 次。②查看伤口敷料包扎情况，观察有无渗血、渗液。③注意伤口引流管是否通畅，防止扭曲、折叠、脱落，记录引流液的量、性质。④密切观察肢体远端动脉搏动及足部的血供感觉、活动、肤色、皮温，注意有无压迫神经和血管的现象，如出现皮肤发冷、发紫、静脉回流差，感觉麻木的症状，立即报告医师查找原因，以及时对症处理。

（3）引流管的护理：告知患者保持引流管通畅的重要性，嘱其在翻身、活动、功能锻炼时避免引流管折叠、扭曲、脱落，引流袋放置应低于切口 50 cm，如为负压引流器，指导家属保持引流器负压状态，确保引流效能。有异常时应及时向医护人员反映，以便及时处理。

(4)症状护理:①疼痛,向患者解释手术后疼痛的规律,指导缓解疼痛的方法,如听音乐、看报纸、与家属聊天等分散对疼痛的注意力;按摩伤口周围,缓解肌紧张;正确评估患者疼痛的程度,对疼痛明显者可适当给予止痛剂;采用止痛泵止痛法,利用止痛泵缓慢从静脉内给药,减轻疼痛。②肿胀,伤口局部肿胀可轻度抬高患肢,冰敷;如患有血液循环障碍,患肢肢体肿胀时应检查外固定物是否过紧。

(5)一般护理:协助洗漱、进食,并鼓励、指导患者做些力所能及的自理活动。

(6)饮食护理:早期以清淡饮食为主,后进食高蛋白、高热量、高维生素的食物,在补充蛋白质的同时应补给足够的糖类。还要鼓励患者多吃新鲜蔬菜、水果,多饮水,保持大便通畅。

(7)并发症的护理:①切口感染,术前应严格备皮;加强营养;进行全身检查并积极治疗糖尿病等感染灶;遵医嘱预防性使用抗生素。术中应严格遵守无菌操作原则。术后保持引流通畅,保持伤口清洁干燥,防止局部血液淤滞,引起感染。②出血,了解术中情况,尤其出血量。术后24小时内患肢局部制动,以免加重出血。严密观察伤口出血量,注意伤口敷料有无渗血及引流液的颜色、性状、量。观察患者瞳孔、神智、血压、脉搏、呼吸、尿量,警惕失血性休克。

(8)功能锻炼:①在术后固定的早中期,骨折急性损伤处理后2~3天,损伤反应开始消退,肿胀和疼痛开始消退,即可开始功能锻炼。②晚期,骨折基本愈合,锻炼目的为恢复踝关节活动。

3.出院指导

(1)心理指导:讲述疾病相关知识及介绍成功病例,帮助患者树立战胜病魔的信心。保持心情愉快,加强营养,促使骨折愈合。

(2)休息与体位:保持活动与休息时的体位要求。半年内不要剧烈活动,避免再次骨折。

(3)用药:出院带药时,应将药物的名称、剂量、用法、注意事项告诉患者,按时用药。

(4)饮食:鼓励患者多食高蛋白、高热量、高维生素、含钙丰富、刺激性小的易消化食物,多食蔬菜、水果,避免辛辣刺激食物,预防便秘。

(5)复查时间及指征:定期到医院复查,术后1个月、3个月、6个月需行X线片复查,了解骨折愈合情况。手法复位外固定者如出现骨折处疼痛加剧、患肢麻木、足部颜色改变,温度低于或高于正常等情况需随时复查。

（丁　彤）

第五章

妇科护理

第一节 妇科一般护理常规

一、诊疗环境

为患者提供洁净、安静且有助于保护隐私的诊疗环境。

二、心理护理

给予患者心理支持,解除其焦虑、恐惧情绪。

三、生命体征监测

患者住院期间按护理级别定时监测温度、脉搏、呼吸,一般 1~2 次/天,如发生病情变化应随时监测;高热患者体温监测每 4 小时 1 次,连测 3 天,体温正常并平稳后,按照护理级别监测。合并高血压或血压异常患者应加强监测,至少 1 次/天。

四、体位、饮食指导

根据疾病种类、疾病发展阶段指导患者多休息,避免劳累;合理饮食、增加营养;保持舒适体位。对突发腹痛且病因不清者或拟行急症手术者先暂禁食。

五、病情变化观察

按分级护理要求加强巡视,严密观察病情变化,发现异常及时通知医师处理并及时、客观地记录。

六、患者评估

评估患者对诊疗方案的了解程度及执行能力,帮助患者接受诊疗措施,并观察治疗效果。

七、妇科急性腹痛及其他未明确诊断

对妇科急性腹痛及其他未明确诊断的患者,密切观察病情变化,如生命体征、腹痛、阴道流血

等情况,随时做好手术及抢救的准备。阴道流血患者,禁止阴道灌洗及坐浴,指导患者保持会阴部清洁;异位妊娠、肿物扭转等急症手术患者术前准备不宜给予灌肠,按医嘱执行导泻剂等肠道准备。

八、避免损伤处女膜

对未婚或否认有性生活史的患者,要避免常规经阴道的检查和治疗措施,以免对处女膜造成损伤。

九、协助化验及检查

协助患者完成化验及检查,了解各项异常报告结果。

十、加强合并症的观察和护理

对合并贫血、内科疾患的患者加强合并症的观察和护理。

十一、健康宣教

做好患者住院各阶段的健康宣教及评估。

(窦爱华)

第二节　妇科手术护理常规

手术治疗在妇科疾病的治疗中占有相当重要的地位,尤其是妇科肿瘤患者的主要治疗手段之一。妇科患者常见的手术方式有传统的经腹手术、会阴部(含经阴道)手术,以及妇产科内镜手术。手术既是治疗的过程,也是创伤的过程。要保证手术的顺利进行、患者术后如期康复,则需要充分的术前准备和精心的术后护理,以保证最佳身心状态经历手术全过程。

一、妇科经腹手术护理常规

(一)经腹手术适应证

经腹手术适应证:①子宫本身及其附件有病变。②性质不明的下腹部肿块。③诊断不清的急腹症。

(二)术前护理

1.心理支持

确定手术治疗后,患者往往会对手术安全、手术疼痛心存恐惧,部分患者还会因手术影响生育及其他女性功能而产生失落感,甚至引发生理异常,护士要帮助患者调整情绪,以积极心态面对手术治疗,顺利度过围术期。

(1)应用医学专业知识,采用通俗易懂的语言耐心解释患者的疑问,为其提供相关的信息、资料等。

(2)使患者相信医务人员拟定的诊疗方案会综合患者病情、年龄、生育和性生活需求等。

（3）鼓励家属关爱患者，一起帮助患者减轻心理压力。

2.护理评估

（1）评估患者病情、配合程度、自理能力。

（2）评估患者生命体征、饮食、睡眠、既往病史、是否在月经期等情况。

（3）对合并贫血、内科疾患的患者评估其合并症诊疗情况。

3.术前准备

（1）皮肤准备：皮肤准备区域为上自剑突下，下至两大腿上1/3处及外阴部，两侧至腋中线，包括脐部。采取清洁和脱毛方法进行备皮。①清洁备皮方法：术前1天开始在护士指导及协助下，用毛巾蘸沐浴液或皂体进行全身洗浴，活动不便者重点为手术区域，脐部用液体石蜡去除污垢。术日晨使用2%葡萄糖酸氯己定溶液涂擦手术区皮肤两遍，并观察手术区域皮肤有无异常，然后协助患者更换清洁的衣物。②脱毛备皮方法：对于手术区域毛发粗大、浓密，影响手术操作或切口愈合的患者需要脱毛，妇科患者外阴需要进行脱毛操作。方法为术前1天在清洁备皮的基础上，采用医疗专用皮肤脱毛剂脱毛（具体方法参考脱毛剂产品使用说明书），然后再行皮肤清洁。因过敏反应等不能使用脱毛剂的患者术日采取剪短毛发后再使用电动剃毛器推除毛发的方法。脱毛后的清洗和消毒同清洁备皮方法。

（2）阴道准备：①术前3天禁止性生活。②若手术涉及阴道、子宫的患者，术前要进行手术阴道清洁。常用方法为术前1~3天开始行碘伏等消毒液擦洗阴道或阴道灌洗（消毒液浓度根据产品说明书），1次/天；阴道流血患者，术前阴道准备禁止阴道灌洗及坐浴。③行全子宫切除患者手术前常规会阴冲洗后，进行宫颈口消毒，擦干后用1%甲紫或亚甲蓝溶液涂宫颈及阴道穹隆，作为切除子宫的标志，并用大棉球拭干。

（3）消化道准备：消化道准备的目的是减少手术中因牵拉内脏引起恶心、呕吐反应，避免术中发生胃内容物反流、呕吐、误吸，也使术后肠道得以休息，促使肠功能恢复。①普通经腹手术前1天下午口服缓泻剂，如甘露醇、番泻叶、复方聚乙二醇电解质散等清洁肠道，或术前1天晚间使用0.1%~0.2%肥皂水等灌肠剂灌肠1~2次使患者能排便3次以上。对老年、体弱患者要加强排便观察和指导，防止发生水泻导致脱水或电解质紊乱，必要时遵医嘱静脉补充液体。②手术可能涉及肠道时，术前3天开始无渣半流质饮食，并根据医嘱给予肠道抑菌药物。③成人患者术前一天晚餐进食流质或半流质，术前6小时禁食固体食物及牛奶，术前2小时禁饮水、清茶或无渣果汁等轻饮料。术前需口服用药者，允许在术前1~2小时将药片研碎后服下并饮入0.25~0.50 mL/kg清水，但缓控释制剂严禁研碎服用。

（4）休息与睡眠：护士要保证患者在术前得到充分的休息。术前1天晚上可遵医嘱给予患者适量镇静剂，如地西泮等，同时为患者提供安静、舒适、有助于保证患者获得充分休息和睡眠的环境。

（5）其他准备：①术前遵医嘱进行交叉配血实验，保证术中血源供给。②进行药物敏感试验。③全面查看各项辅助检查和实验室检查报告，及时发现异常。

（6）手术日护理：①术日晨核查患者体温、血压、脉搏、呼吸等，询问患者的自我感受，一旦发现月经来潮、表现过度恐惧或忧郁的患者，需及时通知医师。②泌尿系统准备，术日晨常规留置尿管，保持引流通畅，合理固定，防止滑脱。③取下患者的义齿、眼镜、发夹、首饰及贵重物品交由家属保管。④与手术室人员严格交接患者身份、手术方式，各种导管及携带药品、物品，术前情况等。⑤心理护理，安抚患者，使其情绪平和地接受手术治疗。

4.健康指导

(1)向患者介绍手术、麻醉名称、方式及简单过程,解释术前准备的内容、目的及配合方法。

(2)指导术后静脉输液、保留导管、生命体征监测、疼痛管理的意义。

(3)术前适应性训练:①术中所需特殊体位、术后床上翻身的方法和自行调整卧位的方法。②床上使用便盆排尿或排便。③深呼吸运动、有效咳嗽和排痰的方法。

(三)术后护理

1.手术交接

(1)向麻醉医师详尽了解术中情况,包括麻醉、手术类型、手术范围、用药情况、有无特殊护理注意事项等。

(2)观察患者意识及肢体感觉恢复情况,测量入室生命体征,评估患者的呼吸频率、深度以及尿量、尿液性质等。

(3)检查皮肤、各种导管和管路、手术切口、阴道流血情况。

2.一般护理

(1)体位:①手术当日根据麻醉和手术方式,确定手术体位。②病情稳定患者,可于术后1天协助采取半卧位,以利于腹部肌肉松弛,降低腹部切口张力,减轻疼痛;促进深呼吸,减少肺不张的情况;同时利于腹腔引流,减少渗出液对膈肌和脏器的刺激;对盆腔感染患者,可局限感染范围。

(2)生命体征测量:依据手术大小、病情,严密监测并记录生命体征。通常每15～30分钟监测1次血压、脉搏、呼吸并记录直到平稳,然后按护理级别每30～60分钟观察1次持续至术后24小时,待病情稳定者可改为4次/天测量并记录,直至正常后3天。患者术后1～2天体温稍有升高,但一般不超过38℃,若术后高热或生命体征明显异常,要增加测量和记录次数。

(3)手术切口护理:观察手术切口有无渗血、渗液,发现异常及时通知医师,保持局部敷料清洁干燥。腹部采用腹带包扎,注意松紧适宜,必要时用1 kg沙袋压迫腹部切口6～8小时,可以减轻切口疼痛,防止出血。

(4)引流管护理:①手术后常规保留尿管24～48小时,注意保持引流通畅。因输尿管、膀胱与生殖系统解剖位置接近,手术中易损伤,术后要密切观察尿量和性质,发现异常及时通知医师。②对留置腹腔、盆腔、阴道引流管的患者,术后注意妥善固定,做好各项导管标记。严密观察引流液的颜色、性质和量,一般性状多为淡血性或浆液性,其后引流量逐渐减少,常规术后保留2～3天。若引流量多(引流量多是指超过100 mL/h或200 mL/24 h),性状接近血液,可能存在内出血的情况,应及时通知医师。

(5)阴道流血观察:对全子宫切除手术患者密切观察阴道流血及分泌物情况,以了解子宫断端愈合情况。

(6)静脉补液和药物治疗:根据手术范围大小、患者器官功能状态、疾病严重程度和病情变化,遵医嘱调节输液成分、量和输液速度,以补充水、电解质及营养物质。必要时遵医嘱输入全血或血浆等。

3.外阴护理

(1)做好外阴清洁护理,注意保持外阴清洁干燥,勤换会阴垫。

(2)用含有效碘0.02%～0.05%碘伏擦洗外阴1～2次/天,指导患者排便后清洗外阴,预防上行性感染。

4.饮食护理

患者术后饮食根据麻醉类型和手术方式确定,一般术后禁食水6小时,然后可进清流质饮食(奶类、豆浆因可加剧腹部胀气暂不推荐食用)。待肠道功能恢复、肛门排气后,开始由流质逐步过渡到半流质。患者排便后可进食营养丰富、易消化的普食。

5.疼痛护理

注意观察患者疼痛的时间、部位、性质和规律,并给予相应的处理和护理。将患者安置于舒适体位,指导患者在咳嗽、翻身时用手按扶切口部位,减少对切口的张力性刺激。鼓励患者表达疼痛的感受,遵医嘱给予患者口服镇静、止痛类药物,必要时肌内注射哌替啶、吗啡等可有效控制切口疼痛。

6.术后常见并发症及护理

(1)腹胀。一般情况下,肠蠕动于术后12～24小时开始恢复,此时可闻及肠鸣音。通常术后48小时恢复正常肠蠕动,一经排气,腹胀即可缓解。①发生原因:多因术中肠管受到激惹使肠蠕动减弱所致。②预防:术后24～48小时下床活动可改善胃肠功能,预防或减轻腹胀。③处理:如果术后48小时肠蠕动仍未恢复正常,在排除麻痹性肠梗阻、机械性肠梗阻的可能后,可采用足三里穴位按摩或新斯的明穴位注射、生理盐水低位灌肠、热敷下腹等措施刺激肠蠕动,缓解腹胀。

(2)尿潴留。妇科患者一般留置尿管24～48小时,拔除尿管后要协助患者排尿,以观察膀胱功能恢复情况。一般在拔管后4～6小时内可自解小便,注意评估第一次排尿的时间和尿量。①发生原因:不习惯床上排尿、术后留置尿管的机械性刺激,麻醉药物抑制排尿反射为主要原因。②预防:术前鼓励患者锻炼床上排尿,拔除尿管后协助患者坐起排尿;为患者创造一安静、隐蔽的环境,安慰患者,避免其精神紧张;拔除尿管前适当增加液体入量;采取定时夹闭尿管的方法进行膀胱功能训练。③处理:采取听流水声、下腹部按摩、外阴热敷等措施刺激排尿反射。

若上述措施无效应予导尿,一次导尿量不超过1 000 mL,以免患者因腹压骤降发生虚脱。若潴留量超过500 mL宜暂保留尿管,每3～4小时开放1次,逐渐恢复膀胱功能。

(3)下肢深静脉血栓形成。①发生原因:下肢深静脉血栓形成的主要原因是静脉壁损伤、血流缓慢和血液高凝状态。而妇科手术患者多采用截石位后下肢静脉回流受阻,同时麻醉导致下肢肌肉松弛,周围静脉扩张,血流速度缓慢,加之组织破坏释放凝血活酶,激活外源性凝血途径后容易导致下肢深静脉血栓形成。②临床表现:患肢突然肿胀、局部沉重感或疼痛,软组织张力增高,活动后加重,抬高后减轻是常见症状。若血栓位于小腿肌肉静脉丛时,Homans征(患肢伸直,足突然背屈时,小腿深部肌肉疼痛)和Neuhof征(压迫小腿后方,引起局部疼痛)阳性。严重者可能会出现股白肿或股青肿。静脉血栓一旦脱落,可随血流进入并堵塞肺动脉,引起肺动脉栓塞,危及生命。③预防:在患者手术过程中应正确安放体位;在患者自主活动恢复后采取双足主动伸屈运动,24次/分,5分钟/次;鼓励患者在床上进行下肢的主动活动。手术后24～48小时患者拔除尿管后即可根据体能状况下床,以促使小腿肌肉活动,增加下肢静脉回流。另外,术后使用加压弹力袜和间歇气压治疗(又称循环驱动治疗)可促进静脉回流,减轻淤血和水肿,是预防下肢深静脉血栓的重要措施。④处理:确诊为下肢深静脉血栓后,患肢要制动,不得按摩、热敷,急性期(发病后14天以内)抬高20°～30°,膝关节微屈15°,注意保暖;严密观察双下肢肤色、温度、肿胀程度和足背动脉搏动情况,定时测量双下肢同一平面的周长;遵医嘱进行抗凝、溶栓或手术取栓等治疗。严密观察患者有无咳嗽、胸痛、胸闷、呼吸困难、咯血等肺动脉栓塞的症状。

(4)手术切口感染:一般妇科手术切口为清洁封闭创口,能迅速愈合。切口感染的临床表现多为局部疼痛、有渗液,严重的会出现切口裂开。①发生原因:引起手术切口感染的原因较多,如患者原因(肥胖、营养不良、合并糖尿病或其他部位感染)、手术原因(手术环境、手术物品、无菌技术、手术操作、手术时间、出血量)、切口局部原因(术前备皮、术后换药、血肿处理)、抗生素不合理应用等。②预防:围术期加强患者医院感染控制管理。③处理:可疑切口感染患者,及时进行切口分泌物细菌培养,根据药敏结果给予抗生素控制感染;局部外用药改善局部血液循环,散瘀消肿、加速感染局限化、促使肉芽生长;物理疗法改善局部血液循环,增加局部抵抗力,促进炎症吸收或局限化;手术治疗包括脓肿的切开引流等。

(四)健康指导

1.避免提举重物或频繁蹲起

指导患者避免术后2个月内提举重物或频繁蹲起,防止正在愈合的腹部肌肉用力,并应逐渐加强腹部肌肉的力量。

2.避免盆腔充血活动

指导患者避免从事会增加盆腔充血的活动,如久站、跳舞,因盆腔组织的愈合需要良好的血液循环。

3.预防感染

对行子宫切除手术的患者,指导其术后2个月内避免阴道冲洗和性生活,以免影响宫颈、阴道断端愈合,并引起感染。

二、宫腔镜手术护理常规

宫腔镜手术是应用膨宫介质扩张宫腔,通过插入宫腔的光导纤维窥镜进行子宫腔、宫颈管的观察、诊断及治疗的微创手术,具有创伤小、恢复快、诊断准确全面等优点。

(一)宫腔镜手术适应证和禁忌证

1.宫腔镜手术适应证

(1)宫腔镜检查术:①异常子宫出血。②可疑宫腔粘连及畸形。③超声检查有异常回声及占位病变。④节育器定位。⑤原因不明的不孕或复发性流产。⑥子宫造影异常。

(2)宫腔镜治疗术:①子宫内膜息肉。②子宫黏膜下肌瘤及部分突向宫腔的肌壁间肌瘤。③宫腔粘连分离。④子宫内膜或中隔切除。⑤宫腔内异物取出,如嵌顿的节育器及流产残留物等。

2.宫腔镜手术禁忌证

(1)绝对禁忌证:①急性和亚急性生殖道感染。②心力衰竭、肝衰竭、肾衰竭急性期及其他不能耐受手术者。③近3月内有子宫穿孔史或子宫手术史。

(2)相对禁忌证:①宫颈瘢痕,不能充分扩张者。②宫颈裂伤或松弛,灌注液大量外渗者。

(二)术前护理

1.护理常规

执行妇科经腹手术前护理常规。

2.术前评估

对患者进行健康评估,同时评估患者有无手术禁忌证。

3.心理护理

术前产生紧张心理多与不了解宫腔镜手术知识有关。责任护士应在术前同患者进行沟通,介绍手术程序,如宫腔镜手术方法,麻醉方法等,以减轻或消除患者顾虑,取得患者理解和配合。

4.术前检查

除术前各项常规检查外,指导患者做好阴道分泌物、宫颈人乳头瘤病毒(HPV)、宫颈管细胞学检查(如 TCT),排除患者宫颈病变。宫腔镜最佳手术时间为月经干净后 3～7 天,要合理安排术前检查,以免错过手术时间。

5.阴道准备

(1)术前 3 天禁止性生活。手术前 1 天,根据患者情况进行阴道消毒。阴道炎患者治愈后方可手术。

(2)必要时需使用宫颈扩张棒或米索前列醇软化宫颈,以促进宫口松弛,便于手术。

6.皮肤准备

(1)宫腔镜检查患者术前行外阴清洁即可,不必脱去外阴部毛发。

(2)宫腔镜治疗患者手术备皮范围为上至脐水平,下至大腿上 1/3,两侧至腋中线,外阴需要脱毛处理。

7.饮食准备

指导患者术前禁食禁饮,具体要求同妇科经腹部手术要求,以防止麻醉后发生呕吐、误吸等并发症。

(三)术后护理

1.护理常规

执行妇科经腹手术后护理常规。

2.生命体征观察

观察患者有无心率减慢、血压升高后下降,呼吸困难、恶心、呕吐、烦躁不安等症状,若出现此类症状应高度怀疑过度水化综合征,及时通知医师。

3.注意阴道流血情况

宫腔镜患者术后有少量阴道血水样分泌物,一般少于月经量。密切观察阴道流血的颜色、性质、量、时间,及时报告医师。指导患者保持外阴清洁干燥,及时更换会阴垫。

4.引流管护理

宫腔镜检查术无需麻醉时不必留置尿管,术后应注意患者尿量及排尿时间等情况。

5.饮食指导

无需麻醉的宫腔镜手术术后可正常饮食,避免辛辣刺激性食物。需要麻醉的宫腔镜手术术后 6 小时内禁食水,6 小时后根据患者情况酌情恢复正常饮食。

6.术后活动

宫腔镜检查术可在门诊进行,术后卧床休息至少 30 分钟,观察无异常后方可离院。对宫腔镜治疗术患者鼓励其早期下床活动,促进血液循环。患者麻醉清醒后第一次下床活动时,嘱患者先在床上坐起后,再缓慢站起,无头晕眼花等不适后再进行缓慢床边活动。

7.药物治疗

遵医嘱给予缩宫素、止血剂等。

(四)手术并发症的观察和护理

1.子宫穿孔

(1)发生原因:严重的宫腔粘连、瘢痕子宫、子宫过度前倾或后屈、宫颈手术后、萎缩子宫、哺乳期子宫在进行宫腔镜操作时均易发生子宫穿孔。

(2)临床表现:术中或术后出现恶心、呕吐、剧烈腹痛、发热、腹膜刺激症状及阴道流血增多和血压下降等情况。

(3)处理:术中发现穿孔,应立即停止手术,做好经腹手术准备。若子宫穿孔小、患者生命体征平稳,可予保守治疗处理。

2.过度水化综合征

(1)发生原因:使用葡萄糖溶液作为膨宫液,短时间内大量低渗液体吸收入血液循环,导致低钠血症。

(2)临床表现:患者首先表现为心率缓慢和血压升高,继而出现血压降低、恶心、呕吐、头痛、视物模糊、焦虑不安、精神紊乱和昏睡。

(3)预防:根据患者病情选择膨宫液,如使用双极电切或电凝选用生理盐水,合并糖尿病的患者使用5%甘露醇。术中配合医师控制宫腔总灌流量和压力,缩短手术时间。

(4)处理:吸氧、利尿、治疗低钠血症、纠正电解质紊乱和水中毒,防治肺水肿和脑水肿。当给予高渗氯化钠时注意预防静脉炎的发生。

3.术中及术后出血

(1)发生原因:可因手术切割过深、宫缩不良或术中止血不彻底导致出血多。

(2)临床表现:经阴道流血可发生于术中,也可发生于手术后数日。

(3)处理:当患者出现出血过多时,应遵医嘱给予止血药、缩宫素等;注意观察患者的生命体征和意识情况以及出血的颜色、量、时间等。

4.空气栓塞

(1)发生原因:宫腔创面开放的静脉暴露、外界空气的压力高于静脉的压力即可发生空气栓塞。

(2)临床表现:早期为心率减慢、胸骨后疼痛,继而出现呼吸困难和严重发绀,有濒死感。听诊心前区可闻及响亮的、持续的"水泡声"。

(3)预防:术中应加强巡视,及时更换液体,容器保持足够的灌流液,避免患者头低臀高位。

(4)处理:一旦发生空气栓塞应立即停止手术,左侧卧位并抬高右肩,加压给氧,遵医嘱静脉推注地塞米松5~10 mg,给予解痉扩血管药、强心利尿剂,并注入大量生理盐水促进血液循环,长针穿刺右心室抽出气体,急救后转入高压氧仓复苏治疗。

(五)健康指导

告知宫腔镜治疗术患者术后会出现少量阴道血性分泌物,术后2~4周会持续出现黄色阴道分泌物,如有阴道流血、异常分泌物时应及时报告医师。指导宫腔镜治疗术患者术后1~2月禁止性生活及盆浴。

三、腹腔镜手术护理常规

腹腔镜手术是将有冷光源照明的腹腔镜经腹壁插入腹腔,连接摄像系统,对密闭的盆、腹腔进行检查或治疗的内镜手术操作。

(一)腹腔镜适应证和禁忌证

1.腹腔镜手术适应证

(1)腹腔镜检查术:①子宫内膜异位症;②明确腹、盆腔肿块性质;③确定不明原因急、慢性腹痛和盆腔痛的原因;④明确或排除不孕的盆腔疾病;⑤计划生育并发症的诊断,如寻找或取出异位的宫内节育器等。

(2)腹腔镜治疗术:①可经腹手术的妇科良、恶性肿瘤;②异位妊娠;③盆底功能障碍疾病;④生殖器官发育异常;⑥计划生育手术。

2.腹腔镜手术禁忌证

(1)绝对禁忌证:①严重心肺功能不全;②严重凝血功能障碍;③绞窄性肠梗阻;④大的腹壁疝或膈疝;⑤弥漫性腹膜炎。

(2)相对禁忌证:①广泛盆腹腔内粘连;②盆腔肿块过大;③肌壁间子宫肌瘤体积较大(直径≥10 cm)或数目较多(≥4 个),且要求保留子宫者;④晚期或广泛转移的妇科恶性肿瘤。

(二)术前护理

1.护理常规

同妇科经腹手术前护理常规。

2.皮肤准备

严格保证脐孔的清洁。

(三)术后护理

1.护理常规

同妇科经腹手术后护理常规。

2.生命体征观察

密切观察生命体征变化,如有血压逐渐下降、脉搏细数、尿量减少、患者烦躁不安或诉说腰背疼痛、肛门坠胀,应考虑腹腔内出血,需及时通知医师进行检查。

(四)并发症的观察和处理

1.血管和脏器损伤

(1)发生原因:妇科腹腔镜手术穿刺部位邻近腹膜后大血管,术中易发生血管损伤。

(2)处理:一旦发现应立即血管修补,必要时开腹止血。而且膀胱、输尿管及肠管与内生殖器官邻近,腹腔粘连严重的患者易发生脏器损伤,若出现此情况,及时开腹修补。

2.与气腹相关的并发症

与气腹相关的并发症包括:皮下气肿、上腹部不适和肩痛等,严重的可有气胸和空气栓塞。

(1)发生原因:皮下气肿主要因腹膜外充气、手术中套管反复进出腹壁、气腹压力过高,CO_2渗透至皮下而造成。上腹部不适和肩痛是因腹腔内残留气体刺激膈肌所致。

(2)临床表现:皮下气肿多发生于胸壁上及颈部,局部有捻发感,常见于肥胖的患者。

(3)处理:术中发生皮下气肿,要检查各穿刺孔是否存在腹腔气腹皮下泄漏并及时降低气腹压力,气肿处不需特殊处理;上腹部不适和肩痛也不需特殊处理多于术后数日内可自然消失。若发现气胸,立即停止手术,进行胸腔穿刺。

3.高碳酸血症

(1)发生原因:术中气腹患者大量吸收 CO_2 易出现高碳酸血症,而且妇科腔镜手术采用头低足高的特殊体位。

(2)临床表现:心率加快、血压升高,严重的出现低氧血症、心律失常、颅内压升高。

(3)预防:术中有效维持气腹压力和流量,密切监测患者生命体征变化。

(4)处理:保持呼吸道通畅,保暖,给予氧气吸入等对症治疗。

4.其他并发症

腹腔镜手术后也会出现腹胀、尿潴留、下肢静脉血栓形成、手术部位感染等并发症,其护理参照经腹手术后并发症的护理。

（五）健康指导

术后病情平稳,体力耐受患者,可尽早下地活动以排除腹腔气体,行检查术患者术后 2～6 小时即可活动。告知患者出现肩痛及上腹部不适等症状是因腹腔内残留气体刺激膈肌所致,会逐渐缓解或消失。

四、会阴部及经阴道手术护理常规

会阴部手术是指女性外生殖器部位的手术。

（一）常见的手术种类

外阴癌根治术、外阴切除术、局部病灶切除术、前庭大腺切开引流术、处女膜切开术、阴道成型术、宫颈手术、子宫黏膜下肌瘤摘除术、阴式子宫切除术等。

（二）术前护理

1.护理常规

执行妇科经腹手术前护理常规。

2.皮肤准备

(1)采用清洁和脱毛方法进行皮肤准备。

(2)皮肤准备区域:一般为上自脐水平线(或耻骨联合上 10 cm),下至两大腿上 1/3 处及外阴部,两侧至腋中线,包括脐部。

3.肠道准备

因为阴道与肛门位置接近,术后排便易污染手术视野,所以会阴部手术前应做好肠道准备。

(1)术前 3 天开始无渣半流饮食,若涉及肠道给予口服肠道抑菌剂。

(2)根据手术种类确定肠道清洁程度,一般术前 1 天晚及术晨进行清洁灌肠,直至排出物中无大便残渣。

4.阴道准备

为防止术后感染,一般在术前 3 天开始行阴道灌洗或坐浴。常用液体为碘伏、高锰酸钾、苯扎溴胺。

5.健康指导

(1)向患者讲解会阴部手术常用的体位及术后维持相应体位的重要性,教会患者床上肢体锻炼的方法。

(2)部分大型的会阴部手术患者术后卧床时间较长,需提前练习床上使用便器。

（三）术后护理

1.护理常规

执行妇科经腹手术后护理常规。

2.体位

根据手术采取不同体位,向患者讲解会阴部手术常用的体位及术后维持相应体位的重要性。

(1)外阴癌外阴根治术后取平卧位,双腿外展屈膝,膝下垫软枕,以减少腹股沟及外阴部的张力。

（2）阴道前后壁修补或盆底修补术后应以平卧位为宜,禁止半卧位以降低外阴、阴道张力。

（3）阴道成型术及处女膜闭锁切开术后宜半卧位以利于经血的流出。

3.切口的护理

（1）观察切口情况,注意有无渗血、红肿热痛等炎性反应。

（2）观察阴道分泌物的量、性质、颜色及有无异味。

（3）注意保持外阴清洁、干燥,及时更换内裤和会阴垫,排便后加强外阴清洁。

（4）对外阴部加压包扎的患者要观察局部皮肤的颜色、温湿度,注意有无皮肤或皮下组织坏死。

（5）阴道内填塞纱条压迫止血的患者要注意观察止血效果,取出时注意核对数目。

4.尿管护理

部分大型会阴部手术术后留置尿管时间较长,如外阴癌根治术可达7～10天之久,要保持引流通畅,注意观察尿量和性质,预防留置尿管相关泌尿系统感染的发生。同时在拔除尿管前1～2天,先行定时夹闭尿管,以训练膀胱功能,以防尿潴留的发生。

5.肠道护理

会阴部手术后为防止排便对手术切口的污染,以及排便对切口的牵拉,应控制首次排便的时间。一般给予抑制肠蠕动的药物,如洛哌丁胺,待术后康复确定可以排便后,再给予缓泻剂口服以促进大便软化,防止排便困难。

（四）健康指导

1.导尿管保护

部分会阴部手术留置尿管时间长,指导患者活动时,注意保护导管,避免滑脱,同时集尿袋不可高于膀胱水平。注意保持引流通畅,避免导管受压、打折,不轻易打开导尿管与集尿袋接口。

2.休息与活动

根据手术类型和范围大小,遵从医师指导休息1～3月不等,术后逐渐增加活动量,避免重体力劳动及增加腹压的动作。

3.外阴清洁

嘱患者保持外阴部清洁,根据手术类型和大小,术后禁止性生活和盆浴1～3月。

4.阴道流血及分泌物观察

注意观察阴道流血及分泌物情况,如有异常及时复诊。

5.阴道模型更换

教会阴道成型术后患者更换阴道模型,复诊确定皮瓣成活后,方可进行性生活。

（窦爱华）

第三节　子宫内膜异位症

一、概述

子宫内膜异位症（内异症）是指子宫内膜组织（腺体和间质）在子宫内膜以外的部位出现、生长、浸润、反复出血,可形成结节及包块,引起疼痛和不育等。

(一)临床表现

子宫内膜异位症是生育年龄妇女的多发病,发病率有明显上升趋势,其特点表现:①症状及体征与疾病的严重性不成比例。②病变广泛、形态多样。③极具浸润性,可形成广泛而严重的粘连。④具有激素依赖性,易于复发。

(二)治疗要点

治疗的目的是减灭和消除病灶、缓解并解除疼痛、改善和促进生育、减少和避免复发。治疗和护理措施要规范化与个体化。治疗方法可分为手术治疗、药物治疗、介入治疗及辅助生育治疗等。

二、护理评估

(一)健康史

询问年龄、家族史、月经史、生育史,特别是继发性痛经史、人工流产史、刮宫史等。不孕者要注意了解有无多次输卵管通液、碘油造影等宫腔操作史。

(二)身体状况

1.症状

(1)痛经:典型症状为继发性痛经且呈进行性加。疼痛多位于下腹部及腰骶部,可放射到阴道、会阴、肛门或大腿,常于月经来潮前 1~2 天开始,经期第一天最剧,以后逐渐减轻,至月经干净时消失。

(2)月经失调:15%~30%的患者表现为经量增多、经期延长、月经淋漓不尽或经前点滴出血。可能与无排卵、黄体功能不足、合并子宫腺肌病或子宫肌瘤有关。

(3)不孕症:正常妇女不孕率 15%,而其可高达 40%。

(4)性交痛:表现为深部性交痛,多为月经来潮前性交痛最明显。

2.体征

可触及较大异位囊肿及子宫粘连的肿块,肿块破裂时可出现腹膜刺激征,双合诊检查可发现子宫后倾固定,直肠子宫后陷凹、宫颈骶韧带扪及触痛性结节。单侧或双侧附件与子宫相连,活动差,有轻压痛。阴道后穹隆部可看到紫蓝色结节。

3.辅助检查

(1)影像学检查:腹部或阴道 B 型超声检查可确定异位囊肿的位置、大小、形状及盆腔内的包块,是最常用的检查手段。对于盆腔子宫内膜异位症,盆腔 CT 及 MRI 也具有一定的诊断价值。

(2)腹腔镜检查:是诊断子宫内膜异位症最佳方法,是对盆腔检查和 B 超检查均无阳性发现的不育或腹痛患者唯一手段。

(3)血清 CA125 测定:中、重度子宫内膜异位症患者血清 CA125 值可能升高,定期测定血CA125 可用于疗效观察或追踪随访。但因 CA125 是卵巢癌相关抗原,其特异性和敏感性均有限,因此不能单独依靠测定患者血清 CA125 值鉴别子宫内膜异位症和卵巢癌的诊断。

三、护理诊断

(一)疼痛
与异位内膜病灶增生、出血刺激周围神经末梢及盆腔组织粘连有关。

(二)焦虑
与不孕、病程长、药物不良反应、害怕周期性的疼痛及对疾病预后的担心有关。

(三)知识缺乏
与子宫内膜异位症相关知识欠缺有关。

(四)自尊紊乱
与长期不孕有关。

四、护理措施

(一)护理常规
执行妇科一般护理常规。

(二)病情观察
1.评估盆腔疼痛

70%~80%的患者均有不同程度的盆腔疼痛,与病变程度不完全平行,包括痛经(典型表现为继发性痛经并渐进性加重)、非经期腹痛、性交痛及排便痛等;卵巢子宫内膜异位症囊肿破裂可引起急性腹痛。

2.特殊部位子宫内膜异位症表现

特殊部位子宫内膜异位症表现为各种症状并常伴有周期性变化,比如。

(1)消化道子宫内膜异位症:大便次数增多或便秘、便血、排便痛等。

(2)泌尿道子宫内膜异位症:尿频、尿痛、血尿及腰痛,甚至造成泌尿系统梗阻及肾功能障碍。

(3)呼吸道子宫内膜异位症:经期咯血及气胸。

(4)瘢痕子宫内膜异位症:剖宫产等手术后腹壁切口瘢痕处结节,经期增大,疼痛加重;会阴切口或切口瘢痕结节,经期增大,疼痛加重。

(三)手术护理
1.术前护理

(1)护理常规:执行妇科手术前护理常规。

(2)肠道准备:对深部浸润型子宫内膜异位症,特别是病变累及阴道直肠部位者,应做好充分的肠道准备。

(3)术前影像学检查:对直肠阴道隔子宫内膜异位症患者,术前要行影像学检查,必要时行肠镜检查及活检以排除肠道本身的病变。有明显宫旁深部浸润病灶者,术前要检查输尿管和肾脏。

(4)术前药物治疗:对手术难以切除干净的子宫内膜异位症病灶,或有损伤重要器官组织可能时,术前可用药物如促性腺激素释放激素激动剂(GnRH-a)治疗 3~6 个月。

2.术后护理

执行妇科手术后护理常规。

(四)非手术护理

1.口服避孕药

连续或周期用药,共 6 个月,不良反应较少,但可有消化道症状或肝功能异常等。

2.高效孕激素

醋酸甲羟孕酮(安宫黄体酮),20~30 mg/d,分 2~3 次口服,连用 6 个月。不良反应主要是突破性出血(高水平雌激素维持在有效浓度引起长时间闭经,因无孕激素的参与,内膜增厚且不牢固而发生的急性出血)、乳房胀痛、体重增加、消化道症状及肝功能异常等。

3.雄激素衍生物

达那唑、孕三烯酮等,不良反应主要是男性化表现,如毛发增多、情绪改变、声音变粗,还可影响脂蛋白代谢、引发肝功能损害及体重增加等。

4.促性腺激素释放激素激动剂(GnRH-a)

分为皮下注射和肌内注射,每月 1 次,共用 3~6 个月。不良反应主要是低雌激素血症引起的更年期症状,如潮热、阴道干燥、性欲下降、失眠及抑郁等,长期应用可引起骨质丢失。

5.激素治疗

子宫内膜异位症患者绝经后或根治性手术后,可以进行个性化激素治疗,以改善患者生活质量。即使子宫已被切除,如有残存子宫内膜异位症病灶,建议在雌激素治疗的同时应用孕激素,无残存病灶者也可只应用雌激素进行治疗,有条件时应监测雌二醇水平。

五、健康指导

(一)术后注意事项

行全子宫切除术者,术后 3 个月内禁止性生活、盆浴,自手术之日起休假 6 周,术后 6 周返院复诊;行单纯卵巢或附件切除术者,术后 1 个月内禁止性生活、盆浴,自手术之日起休假 4 周,术后 4 周返院复诊,复诊时应避开月经期。

(二)子宫内膜异位症的复发

经手术和规范的药物治疗,病灶缩小或消失及症状缓解后,再次出现临床症状且恢复至治疗前水平或加重,或再次出现子宫内膜异位症病灶均为子宫内膜异位症的复发。子宫内膜异位症复发的治疗原则基本遵循初治原则,但应个体化。

(三)子宫内膜异位症的恶变

子宫内膜异位症恶变的发生率约为 1%,部位主要在卵巢,其他部位如直肠阴道隔、腹部或会阴切口等。有以下情况时应警惕恶变:①囊肿直径>10 cm 或短期内明显增大。②绝经后复发。③疼痛节律改变,痛经进展或呈持续性。④影像学检查发现,囊肿呈实性或乳头状结构,彩色多普勒超声示病灶血流丰富,阻力指数低。⑤血清 CA125 明显升高。

(窦爱华)

第四节　子　宫　肌　瘤

一、概述

子宫肌瘤是女性生殖系统常见的良性肿瘤,常见于 30～50 岁妇女。确切病因尚未明了,可能与女性性激素长期刺激相关。

(一)临床表现

多无明显症状,仅在体检时偶然发现,症状与肌瘤部位、有无变性相关。常见症状有经量增多及经期延长、下腹包块、白带增多、压迫症状等。

(二)治疗要点

手术是治疗子宫肌瘤最为有效的方法,小的子宫肌瘤一般不需治疗,有手术指征的患者,根据其具体情况,采用子宫肌瘤剔除术或全子宫切除术。手术途径有经腹、腹腔镜和宫腔镜等。

二、护理评估

(一)健康史

追溯病史应注意既往月经史、生育史,是否有(因子宫肌瘤所致的)不孕或自然流产史;评估并记录是否存在长期使用女性性激素的诱发因素;发病后月经变化情况;曾接受的治疗经过、疗效及用药后机体反应。同时,注意收集因子宫肌瘤压迫所伴随其他症状的主诉,并排除因妊娠、内分泌失调及癌症所致的子宫出血。虽然子宫肌瘤恶变的机会极少,但当肌瘤迅速增大或停经后仍有症状出现者应排除其他可能。

(二)身心状况

只有半数患者有症状,多数患者无明显症状或没有自觉症状,仅在妇科检查时偶尔发现。患者的症状与肌瘤生长的部位、大小、数目及有无并发症有关,其中与肌瘤生长部位关系更为密切。当肌瘤大到使腹部扪及包块时,患者会有"压迫"感。尤其是浆膜下肌瘤患者下腹部可扪及包块,清晨膀胱充盈时尤为显著。肌瘤长大向前方突起压迫膀胱可致排尿困难、尿潴留;向后方突起压迫直肠可致排便困难。患者因长期月经量过多导致继发性贫血,并伴有倦怠、虚弱和嗜睡等症状。

当患者得知患有子宫肌瘤时,首先害怕患了恶性肿瘤,随之会为如何选择处理方案而显得无助,或因接受手术治疗而恐惧、不安,迫切需要咨询指导。

(三)相关检查

1.妇科检查

通过双合诊/三合诊发现,不同类型子宫肌瘤有相应的局部体征。检查时可发现子宫为不规则或均匀增大,表面呈结节状,质硬、无压痛。黏膜下肌瘤突于宫颈口或阴道内,呈红色,表面光滑;伴有感染时表面则有渗出液覆盖或形成溃疡。

2.其他

体积较小、症状不明显或囊性变肌瘤诊断有困难者,可借助探针探测宫腔深度及方向、子宫输卵管造影、B超显像及内镜等辅助检查方法,协助明确诊断。

三、护理诊断

(一)知识缺乏
缺乏子宫切除术后保健知识。

(二)个人应对无效
与选择子宫肌瘤治疗方案的无助感有关。

四、护理措施

(一)护理常规
执行妇科一般护理常规。

(二)病情观察
病情观察:①评估阴道流血的性状、量、色、时间,收集会阴垫,评估使用前后的重量可推测出血量。②了解有无乏力、心慌、气短等继发贫血症状。③阴道大出血时,立即将患者置平卧位,氧气吸入,迅速建立静脉通路,密切观察生命体征的变化,协助医师完善各项实验室检查,备血,遵医嘱应用药物治疗等。④发生浆膜下肌瘤蒂扭转、肌瘤红色变性时评估腹痛的程度、部位、性质,有无恶心、呕吐、体温升高征象,需剖腹探查时迅速做好术前准备。

(三)营养支持
长期出血的患者一般合并有不同程度的缺铁性贫血。鼓励患者摄入高蛋白、高维生素和含铁量丰富的食物,如瘦肉、肝、动物血、蛋黄、海带等。患者应忌烟酒,忌食辛辣食物。

(四)会阴护理
保持外阴清洁干燥预防感染,指导患者勤换内衣,使用消毒会阴垫。

(五)心理护理
介绍疾病相关知识,告知子宫肌瘤多为良性肌瘤,手术或药物治疗都不会影响健康和夫妻性生活,和患者及家属一起制订康复计划,消除患者顾虑,帮助患者以良好的心态接受手术。

(六)手术护理
1.术前护理

(1)根据手术途径,执行妇科手术前护理常规。

(2)黏膜下肌瘤脱出者,应保持局部清洁,每天擦洗外阴2次,预防感染、为经阴道摘取肌瘤术做好准备。

2.术后护理

根据手术途径,执行妇科腹部术后一般护理常规。

五、健康指导

(一)保持清洁
术后3个月内禁盆浴及性生活,每天清洗外阴,有异常分泌物或异味及时就诊。

(二)保证休息、避免增加腹压
术后患者保证休息,注意腹部切口的护理,尽量避免增加腹压的动作,如提重物,蹲、骑动作及重体力劳动等。

(三)术后阴道流血观察

行肌壁间肌瘤或黏膜下肌瘤剔除术者，子宫壁有切口，这会导致术后有少量的阴道流血，一般不会超过 10 天。行子宫次全切除术后一般不会出血，但如宫颈切缘部位高，可能每月于月经来潮的日子会有少许阴道流血，若出现大量的阴道流血，应立即去医院急诊检查。行子宫全切术后，10～15 天可能会有少量黄色分泌物或血性分泌物，可观察几天，自然消退，如出现脓性分泌物，应去医院诊治、查明原因，及时处理。

(四)复诊

出院后 1 个月到门诊复诊，了解术后康复情况。

（窦爱华）

第五节　子宫脱垂

一、概述

子宫脱垂是指子宫从正常位置沿阴道下降，宫颈外口达坐骨棘水平以下，甚至子宫全部脱出于阴道以外，常伴有阴道前壁和后壁膨出。子宫脱垂是中老年妇女的常见疾病，也是盆腔器官脱垂常见的部位。

(一)病因

分娩损伤是子宫脱垂的主要病因，阴道助产或第二产程延长、产后过早参加重体力劳动、多次分娩均会增加盆底组织受损的机会。长期慢性咳嗽、排便困难、长期蹲站等增加腹压的活动，也会增加子宫脱垂的风险。老年和长期哺乳的妇女因雌激素水平下降，盆底组织萎缩退化也可导致或加重子宫脱垂。

(二)疾病分型

根据患者平卧用力向下屏气时子宫下降的程度，将子宫脱垂分为 3 度。①Ⅰ度。轻型，宫颈外口距处女膜缘＜4 cm，尚未达到处女膜缘；重型，宫颈外口已达到处女膜缘，在阴道口能见到宫颈。②Ⅱ度。轻型，宫颈已脱出阴道口外，宫体仍在阴道内；重型，宫颈及部分宫体已脱出阴道口外。③Ⅲ度。宫颈及全部宫体已脱出阴道口外。

(三)治疗要点

根据脱垂的程度，患者的处理可分为非手术治疗和手术治疗几种情况。对于无症状的轻度脱垂患者，可选择随诊观察；有症状的轻度脱垂患者及希望保留生育功能、不能耐受或不接受手术治疗的重度患者，非手术治疗可缓解症状，增加盆底肌肉的强度、耐力和支持力。手术治疗的原则是修补缺陷组织，恢复解剖结构，适当、合理地应用替代材料，体现微创化和个体化。

二、护理评估

(一)健康史

了解患者有无产程过长、阴道助产及盆底组织撕伤等病史。同时，还应评估患者其他系统健康状况，如有无慢性咳嗽、盆腹腔肿瘤、便秘等。

(二)身心状况

了解患者有无下腹部坠胀、腰痛症状;是否有大、小便困难,阴道肿物脱出;是否在用力下蹲、增加腹压时上述症状加重甚至出现尿失禁,卧床休息后症状有无减轻。

由于长期的子宫脱出使患者行动不便,不能从事体力劳动,大小便异常、性生活受到影响,患者常出现焦虑、情绪低落,因保守治疗效果不佳而悲观失望,不愿与他人交往。

(三)相关检查

1.妇科检查

患者屏气增加腹压时可见子宫脱出并伴有膀胱、直肠膨出。长期暴露的子宫可见宫颈及阴道壁溃疡,有少量出血或脓性分泌物。宫颈及阴道黏膜多明显增厚,宫颈肥大,不少患者宫颈显著延长。注意评估膀垂子宫的程度及局部情况,同时注意有无阴道前后壁膨出。

2.压力性尿失禁的检查

让患者先憋尿,在膀胱截石位下咳嗽,如有尿液溢出,检查者用示、中两指分别置于尿道口两侧,稍加压再嘱患者咳嗽,如能控制尿液外溢,证明有压力性尿失禁。

三、护理诊断

(一)焦虑

与长期的子宫脱出影响正常生活及不能预料手术效果有关。

(二)慢性疼痛

与子宫下垂牵拉韧带、宫颈,阴道壁溃疡有关。

四、护理措施

(一)护理常规

执行妇科一般护理常规。

(二)会阴部护理

会阴部护理:①指导患者保持外阴清洁、干燥,穿棉质、清洁内裤,避免感染。②及时回纳脱垂组织,避免组织被衣物损伤。

(三)心理护理

心理护理包括详细了解患者发病时间、病因、主要临床表现及心理社会支持状况,评估患者目前存在的主要护理问题,予以具体的心理干预。理解患者,加强与患者的沟通,鼓励患者说出自己的疾苦,指导家属关心、理解患者的感受。

(四)生活指导

指导帮助患者改变生活方式,避免一过性或慢性的腹腔内压力增高的动作,如用力排便、慢性咳嗽或经常负重等。保持足够的水分摄入,并在规律的间隔时间内排空膀胱。便秘者增加膳食纤维的摄入,养成定时排便的习惯,使用缓泻剂避免用力排便。超重者鼓励减轻体质量。不可避免要负重时应采取正确的姿势,即弯曲膝盖背部挺直。

(五)手术护理

手术治疗的方法可分为重建手术和封闭性手术,手术途径主要有经阴道、经腹和腹腔镜三种。

1.术前护理

(1)护理常规:根据手术途径,执行妇科手术前护理常规。

(2)局部处理:遵医嘱术前3天阴道冲洗后,局部涂40%紫草油或含抗生素的软膏及局部涂雌激素软膏。

(3)休息与活动:注意卧床休息,减少活动,避免脱出组织的损伤。

2.术后护理

(1)护理常规:根据手术途径,执行妇科手术后护理常规。

(2)术后体位:如行阴道前后壁修补或盆底修补术后应以平卧位为宜,禁止半卧位以降低外阴、阴道张力。

(3)饮食指导:术后6小时后遵医嘱进食少量流质,但禁食奶制品及甜食,防止肠胀气,待肠蠕动恢复后给予无渣流质饮食,控制过早排便,一般5天后给予正常饮食。首次排便干结者遵医嘱予口服开塞露或大黄片每次3片,每天3次,以后适当增加纤维素类食物,保持大便通畅。

(4)会阴部护理:除常规护理外,绝经后阴道黏膜萎缩者建议术后开始局部使用雌激素制剂,每周2次。

(六)非手术治疗的护理

非手术治疗的方法包括应用子宫托、盆底康复治疗。

1.应用子宫托

子宫托作为唯一特异的非手术治疗方法,适用于不愿或不耐受手术治疗,手术后复发者、孕期或未完成生育的患者。禁忌证:急性盆腔炎症性疾病、阴道炎、严重的阴道溃疡、对子宫托材料过敏、不能确保随访者。

(1)类型选择:子宫托分为支撑型和填充型两种。子宫托的选择应当遵循个体化原则,类型的选择要依据病情严重程度、阴道口的完整性及性生活需求;型号的选择要依据阴道的长度和宽度,一般选择能时数佩戴的最大号子宫托。

(2)佩戴标准:子宫托合适的标准为放置后脱垂部位复位,子宫托与阴道之间容1指,患者佩戴舒适,站立做Valsalva动作(深吸气后屏气,再用力做呼气动作,呼气时对抗紧闭的会厌)或咳嗽时不脱落,不影响行动,不影响大小便。

(3)复查:子宫托试戴1~2周后要复查,以便及时调整型号和类型。

(4)健康指导:①指导患者学习并掌握正确放取子宫托的方法,应间断性地取出,如晨起放置,睡前取出,放置前排空大小便。避免放置过久压迫生殖道而发生糜烂、溃疡,甚至坏死而致生殖道瘘。常用的喇叭形子宫托的取放方法。放子宫托方法为患者蹲下,两腿分开,一手持子宫托盘呈斜位进入阴道,将托柄边向内推,边向阴道顶端旋转,直至托盘达子宫颈,然后将托柄弯度朝前,对正耻骨弓后面。取子宫托方法为手指捏住子宫托的柄部,上下左右轻轻摇动,负压消失后向后外方牵拉,防止子宫托滑出阴道外。②指导患者掌握子宫托的清洗、消毒方法。③注意会阴部清洁卫生,经期禁用。④鼓励患者持续使用,定期随诊。一般随诊时间为上托后1~2周、1个月、3个月、6个月时到医院检查一次,以后每3~6月检查一次。⑤使用子宫托可能造成阴道刺激,常出现阴道分泌物少量增多、便秘、阴道流血或轻度溃疡,新发压力性尿失禁或原有的尿失禁症状加重,症状轻者耐受即可。如发生取出困难、可疑感染、出血量多等症状应及时就诊。

2.盆底康复治疗

主要是进行盆底肌训练,即Kegel运动,可加强薄弱的盆底肌肉的力量,增强盆底支持力,改善并预防轻、中度脱垂及其相关症状的进一步发展。

(1)方法：患者仰卧，两膝屈曲，左、右腿分开，双足平放床上，两臂置身体两侧，用力将腿向内合拢，同时收缩肛门，然后将两腿分开，放松肛门；也可在床上随时做收缩肛门和憋尿的运动。

(2)训练时间：持续收缩盆底肌不少于3秒，松弛休息2～6秒，连续15～30分钟，每天3次，或每天做150～200次，持续8周以上。

(3)效果：对于训练效果不满意者可辅以生物反馈治疗或电刺激等方法来增强锻炼效果。

五、健康指导

对患者进行健康指导：①术后休息3个月，避免增加腹压及负重。②经医师检查确认切口愈合后，方可进行性生活，一般为3个月后。③阴道黏膜萎缩者局部雌激素制剂治疗，延续每周2次，至少半年以上。④建议规律随访终生，及时发现复发，处理手术并发症。

（窦爱华）

第六节 外 阴 癌

一、概述

外阴癌以原发性为主，最常发生在大阴唇，其次是小阴唇、阴道前庭及阴蒂等处。外阴癌平均发病年龄为50～60岁，近年来发病有年轻化趋势。

（一）临床表现

绝大多数外阴癌是鳞状细胞癌。其主要症状是外阴部有结节和肿块，常伴有疼痛或瘙痒史。部分患者表现为外阴溃疡，经久不愈，晚期患者还有脓性或血性分泌物增多，尿痛等不适。扩散方式以局部蔓延和淋巴扩散为主，极少血行转移。

（二）治疗要点

外阴癌的治疗以手术为主，强调个性化和多学科综合治疗。

二、护理评估

（一）健康史

外阴癌一般发生在60岁以上的老年人，该年龄组人群常伴有高血压、冠状动脉粥样硬化性心脏病、糖尿病等，应仔细评估患者各系统的健康状况。了解患者有无不明原因的外阴瘙痒史、外阴赘生物史等。

（二）身心状况

早期患者外阴部有瘙痒、烧灼感等局部刺激的症状。癌灶可生长在外阴任何部位，大阴唇最多见。早期局部见丘疹、结节或溃疡，晚期见不规则肿块。若癌灶已转移至腹股沟淋巴结，可扪及一侧或双侧腹股沟淋巴结增大、质硬且固定。注意评估外阴局部有无丘疹、硬结、溃疡或赘生物，并观察其形态、涉及的范围、伴随的症状，如疼痛、瘙痒、恶臭分泌物、尿频、尿痛或排尿困难等。晚期患者主要症状是疼痛，其程度与病变的范围、深浅及发生部位有关。

外阴局部的症状分泌物的增加,常使患者烦躁、工作及参与活动能力下降。外阴癌为恶性肿瘤,患者常感到悲哀、恐惧、绝望;外阴部手术致使身体完整性受到影响等原因常使患者出现自尊低下、自我形象紊乱等心理方面的问题。

(三)相关检查

1.妇科检查

外阴局部特别是大阴唇处,有单个或多个融合或分散的灰白色、粉红色丘疹或斑点,也可能是硬结、溃疡或菜花样的赘生物。同时检查双侧腹股沟有无增大、质硬而固定的淋巴结。

2.特殊检查

通过外阴活体组织病理检查以明确诊断。常采用1‰甲苯胺蓝涂抹外阴病变皮肤,待干后用1‰醋酸液擦洗脱色,在仍有蓝染部位做活检,或借助阴道镜做定位活检,以提高活检的阳性率。

三、护理诊断

(一)疼痛

与晚期癌肿侵犯神经、血管和淋巴系统有关。

(二)自我形象紊乱

与外阴切除有关。

(三)有感染的危险

与患者年龄大,抵抗力低下、手术创面大及邻近肛门等有关。

四、护理措施

(一)护理常规

执行妇科一般护理常规。

(二)病情观察

观察外阴局部有无丘疹、硬结、溃疡或赘生物,局部有无疼痛、瘙痒、恶臭分泌物。观察是否存在尿频、尿痛或排尿困难。

(三)会阴护理

指导患者保持会阴部清洁,穿柔软的棉质内裤,经常更换,避免搔抓,以免局部和感染。

(四)心理护理

向患者及家属讲解外阴肿瘤疾病的相关知识,与患者沟通,及时进行心理疏导,消除紧张、恐惧心理,以取得理解,并积极配合治疗。

(五)手术护理

手术方式是广泛的全外阴切除及腹股沟淋巴结清扫术,有时还包括盆腔淋巴结清扫术。

1.术前护理

(1)护理常规:执行妇科会阴部及经阴道手术前护理常规。

(2)皮肤处理:外阴需植皮者,供皮区皮肤应在术前脱毛、消毒后用无菌巾包扎备用。

(3)物品准备:备好患者术后用的消毒棉垫、绷带、引流设备。

(4)健康指导:向患者及家属说明各项术前准备的目的、时间以及可能出现的感受,并告知术后将重建切除的会阴,以使其增强手术治疗的信心,积极配合治疗。告知外阴癌根治术因手术范围大,术后反应会较重,可能的并发症以及应对措施;指导患者正确的翻身、咳嗽、床上肢体活动、床上使用便器等方法。

2.术后护理

(1)护理常规:执行妇科会阴部及经阴道手术后护理常规。

(2)病情观察:密切观察切口渗血及引流液的量、颜色、性状。严密观察切口皮肤有无红、肿、热、痛等感染征象及皮肤的湿度、温度、色泽等。正确判断植皮瓣愈合情况。

(3)体位与活动:①取平卧位,帮助双腿外展并屈膝、膝下垫软枕,以减少腹股沟及外阴部张力,有利于切口愈合和减轻患者的不适感。②鼓励并指导患者进行上半身及上肢活动以防止压疮发生,活动时注意保持引流管通畅。

(4)饮食和排便护理:术后 6 小时可进流质或少渣饮食,同时遵医嘱应用抑制排便药,如复方樟脑酊,每天 3 次,每次 3 mL,根据手术范围,尽量控制在外阴切口愈合后(手术 3～5 天)后排便。经检查外阴切口愈合良好,可排便前,遵医嘱予以液状石蜡 30 mL,每天 1 次,连服 3 天,使粪便软化。

(5)外阴护理:保持外阴部清洁干燥,遵医嘱予药液擦洗会阴,每天 2 次。便后及时用温水清洁会阴,并按无菌操作更换切口敷料,重新包扎。

(6)切口护理:术后第 2 天开始遵医嘱予红外线照射会阴部及腹股沟切口,每天 2 次,每次 20 分钟,以促进愈合。但要特别注意避免烫伤。

(7)切口拆线:①外阴切口 5 天开始间断拆线。②腹股沟切口 7～10 天拆线。③阴阜部切口 7～10 天拆线。

(六)非手术护理

非手术护理主要指放疗护理。放疗是外阴癌有效的辅助治疗手段。对身体不能耐受手术或无法手术治疗的患者可行放疗,术前放疗可减小肿瘤体积、降低肿瘤细胞活性、增加手术切除率及保留尿道和肛门括约肌功能。外阴癌以腔外放疗为主。

1.放疗一般护理

(1)心理护理:向患者介绍放疗的目的及注意事项,鼓励患者保持积极的心态。

(2)放疗前评估:放疗前评估患者血象、生命体征、阴道流血、不适症状等,若体温超过 37.5 ℃,白细胞计数$<4.0×10^9$/L,通知医师,并遵医嘱确定是否继续放疗。严格执行放疗方案,保证照射方式、部位、剂量准确且体位安全、舒适。

(3)腔外照射皮肤护理:①保持照射野皮肤的清洁干燥,避免局部刺激,防止局部感染。②不可在放射部位涂用含金属的药膏及氧化锌的胶布,也不可在局部进行注射等治疗。③随时观察照射区皮肤颜色,结构及完整的变化。

(4)体位指导:指导放疗患者治疗后静卧 30 分钟,以减轻放射反应,并鼓励多饮水,以促进毒素排泄。

(5)健康指导:①告知患者及家属因放射线在破坏癌细胞的同时也会损伤正常组织细胞,故在治疗期间,要加强营养,注意休息,适当活动。②保护照射区皮肤,避免感染,注意观察大小便情况,如有异常,及时通知医师。③指导患者注意清洁卫生,预防感染。

2.放疗并发症护理

(1)近期反应(多发于放疗中或放疗后的 3 个月内):①皮肤反应,临床表现为放疗者常在照射后 8～10 天开始出现皮肤反应。轻度者表现为皮肤红斑,然后转为干性脱屑;中度者可出现水泡、溃烂或组织表层丧失;重度则表现为局部皮肤溃疡。处理方法为可采用可的松软膏等减轻局部反应,并根据皮损程度认真做好皮肤护理。轻度反应者可在保护皮肤情况下继续放疗,而出现中度或重度放疗反应者应停止放疗。②全身反应,临床表现为乏力、恶心、食欲缺乏等,合并化疗者全身反应较重。处理方法为,一般对症处理,可继续放疗。③直肠反应,多发生在放疗开始2周后,临床表现为里急后重、腹泻、便血等。处理方法为应予高蛋白、高维生素的易消化饮食,用止泻药,严重者暂停放疗。④膀胱反应,多发于术后,临床表现为尿路刺激征。处理方法:应予抗炎、止血治疗,严重者暂停放疗。

(2)远期反应:患者合并糖尿病、高血压或有盆腔疾病手术史者可能增加远期并发症的发生率。①放射性直肠炎、乙状结肠炎,多发于放疗后半年至一年后,主要临床表现为腹泻、黏液便、里急后重等。处理方法是以对症治疗为主,如出现梗阻、穿孔等需手术治疗。②放射性膀胱炎,多发于放疗后一年,临床表现为尿路刺激征明显。处理方法是以保守治疗为主,抗炎、止血,行药物膀胱灌注。严重者需手术治疗。③放射性小肠炎,临床表现为稀便、腹痛等。处理方法是予对症治疗,如出现梗阻、穿孔等需手术治疗。④外阴、盆腔纤维化,临床表现为严重者继发肾功能障碍、下肢水肿。处理方法是可行中药活血化瘀治疗,若出现输尿管狭窄、梗阻需手术治疗。

五、健康指导

对患者进行健康指导:①遵医嘱服药,建议复查间隔为第 1 年,每 1～3 个月 1 次;第 2、3 年,每 3～6 个月 1 次;3 年后,每年 1 次。②外阴部有硬结、肿物,或出现瘙痒、疼痛、破溃、出血等异常情况应及时到医院就诊。③平常休息时适当抬高下肢,如发现有下肢肿胀或疼痛时,及时就诊。④出院康复期间发现患者身体有不适等异常情况,应随时来院就诊。

(窦爱华)

第七节　宫　颈　癌

一、概述

宫颈癌是指发生在子宫阴道部及宫颈管的恶性肿瘤,好发于子宫颈口鳞状上皮和柱状上皮交界处,最常见的是鳞癌。原位癌高发年龄为 30～35 岁。浸润癌为 50～55 岁。

(一)病因

确切病因尚未完全明了,可能与性行为、分娩次数及病毒感染等因素相关。转移途径主要为直接蔓延和淋巴转移,血行转移极少见。

(二)临床表现

常见症状:阴道流血、阴道排液,晚期症状有邻近组织器官及神经受累压迫症状及恶病质。

(三)治疗要点

早期患者以手术治疗为主,中晚期患者以放化疗治疗为主,对不宜手术的早期患者也可采用放化疗治疗。

二、护理评估

(一)健康史

几乎所有的妇女都有发生宫颈癌的危险,在询问病史中应注意患者的不良婚育史、性生活史以及与高危男子有性接触的病史。聆听有关主诉,如年轻患者可诉说月经期和经量异常;老年患者常主诉绝经后不规则阴道流血。注意识别与发病有关的高危因素及高危人群。详细记录既往妇科检查发现、子宫颈刮片细胞学检查结果及处理经过。

(二)身心状况

早期患者一般无自觉症状,多由普查中发现异常的子宫颈刮片报告。患者随病程进展出现典型的临床症状,表现:点滴样出血或因性交、阴道灌洗、妇科检查而引起接触性出血,出血量增多或出血时间延长可致贫血;恶臭的阴道排液使患者难以忍受;当恶性肿瘤穿透邻近器官壁时可形成瘘管;晚期患者则出现消瘦、贫血、发热等全身衰竭症状。

早期宫颈癌患者在普查中发现宫颈刮片报告异常时会感到震惊,常表现为发呆或出现一些令人费解的自发性行为。几乎所有的患者都会产生恐惧感,会害怕疼痛、被遗弃和死亡等。当确定诊断后,与其他恶性肿瘤患者一样会经历分别称之为否认、愤怒、妥协、忧郁、接受期等心理反应阶段。

(三)相关检查

1.盆腔检查

通过双合诊或三合诊可见不同临床分期患者的局部体征:宫颈上皮内瘤样病变、镜下早期浸润癌及极早期宫颈浸润癌患者局部无明显病灶,宫颈光滑或与慢性宫颈炎无明显区别。随着宫颈浸润癌的生长发展,根据不同类型,宫颈局部表现不同。外生型癌可见宫颈表面有呈息肉状或乳头状突起的赘生物向外生长,继而向阴道突起形成菜花状赘生物;合并感染时表面有灰白色渗出物,触之易出血。内生型则表现为宫颈肥大、质硬、宫颈管膨大如桶状,宫颈表面光滑或有表浅溃疡。晚期患者因癌组织坏死脱落,宫颈表面形成凹陷性溃疡或被空洞替代,伴恶臭。癌灶浸润阴道壁时,局部见有赘生物;宫旁组织受侵犯时,妇科检查可扪及宫旁双侧增厚,结节状,质地与癌组织相似;浸润盆腔者形成冰冻骨盆。

2.子宫颈刮片细胞学检查

该检查是普查常用的方法,也是目前发现宫颈癌前期病变和早期宫颈癌的主要方法。应注意在宫颈移行带区取材并仔细镜检,必要时重复刮片并行宫颈活检以免漏诊或误诊。国内通常采用巴氏5级分类法报告检查结果:Ⅰ级正常;Ⅱ级炎症引起;Ⅲ级可疑;Ⅳ级可疑阳性;Ⅴ级阳性。巴氏分类法简单,是一种分级诊断的报告方式。目前,正在推广采用 TBS(the Bethesda System)分类系统的报告形式,该系统较好地结合细胞学、组织病理和临床处理方案,是近年来提出的描述性细胞病理学诊断的报告方式。巴氏Ⅲ级及以上、TBS 分类中有上皮细胞异常时,均应重复刮片检查并行阴道镜下宫颈活组织检查。

3.碘试验

正常宫颈阴道部鳞状上皮含有丰富的糖原,可被碘液染成棕色。宫颈管柱状上皮、瘢痕、宫颈糜烂部位及异常鳞状上皮区均无糖原,故不着色。采用碘试验法,将碘液涂抹宫颈及阴道穹窿部,观察着色情况,可检测 CIN,识别宫颈病变的危险区。在碘不着色区取材行活检可提高诊断率。

4.阴道镜检查

凡宫颈刮片细胞学检查巴氏Ⅲ级或以上、TBS法鳞状上皮内瘤变,均应在阴道镜检查下选择可疑癌变区行宫颈活组织检查以提高诊断正确率。

5.宫颈和宫颈管活体组织检查

该方法是确诊宫颈癌前期病变和宫颈癌的最可靠方法。选择宫颈鳞-柱状细胞交接部3、6、9和12点处取4点活体组织送检,或在碘试验、阴道镜指导下或肉眼观察可疑区取多处组织进行切片检查。宫颈刮片细胞检查阳性而宫颈光滑或宫颈活检为阴性时,需用小刮匙搔刮宫颈管将刮出物送检。

6.宫颈锥切术

适用于宫颈刮片检查多次阳性而宫颈活检阴性者;或宫颈活检为原位癌需要确诊者。可采用冷刀切除等方法行宫颈锥切,将切除组织送做连续病理切片(24～36张)检查。目前采用的宫颈环形电切除术(loop electrosurgicalexcision procedure,LEEP)是治疗CIN Ⅱ和CIN Ⅲ较好的方法。

三、护理诊断

(一)恐惧
与确诊宫颈癌需要进行手术治疗有关。

(二)排尿异常
与宫颈癌根治术后影响膀胱正常张力有关。

四、护理措施

(一)护理常规
执行妇科一般护理常规。

(二)心理护理
应建立良好的护患关系,鼓励患者说出对心理感受,给予心理支持。向患者介绍治疗概况和手术成功的病例,帮助患者增强信心和安全感,保持心情舒畅。

(三)饮食指导
宫颈癌出血的患者一般合并有不同程度的缺铁性贫血。鼓励患者摄入高蛋白、高维生素和含铁量丰富的食物,如瘦肉、肝、动物血、蛋黄、海带等。患者应忌烟酒,忌食辛辣食物。

(四)保持清洁、预防感染
指导患者勤换内衣,使用消毒会阴垫,应保持局部清洁,预防感染。

(五)病情观察
病情观察:①严密观察患者生命体征,评估阴道流血的性状、量、色、时间。若患者表现为面色苍白,出冷汗,血压下降甚至晕厥,应立即报告医师,及时进行阴道填塞压迫止血。②如阴道出现血量多,出血速度快,应配合医师做好抢救工作,立即建立静脉通道。应用止血剂,必要时配血、输血等。③嘱阴道流血患者卧床休息,注意保暖。

(六)手术护理
根据临床分期、患者年龄、生育要求和全身情况,选择不同手术方式和手术途径。

1.术前护理
根据手术方式和途径,执行妇科手术前护理常规。

2.术后护理

(1)护理常规:根据手术方式和途径,执行妇科手术后护理常规。

(2)术后观察:密切观察患者生命体征及出入量,尤其是广泛全子宫切除术等涉及范围广的手术患者,每15～30分钟观察并记录1次,平稳后再改为每4小时观察1次。

(3)保持引流管通畅:注意保持腹腔引流管及阴道引流通畅,严密观察引流液量、性状及颜色。按医嘱于术后48～72小时拔除引流管。

(4)协助恢复膀胱功能:宫颈癌根治术患者手术范围广泛,对机体损伤较大,一般留置尿管7～14天,期间应指导患者做盆底肌肉锻炼。拔管前3天,每2～3小时定时间断开放尿管,以锻炼膀胱促进功能恢复。拔除尿管后1～2小时协助患者自行排尿,如不能自解应及时处理,必要时重新留置尿管;拔除尿管后4～6小时测残留尿量,若超过100 mL则需继续留置尿管,少于100 mL者每天测1次,2～4次均正常者说明膀胱功能已恢复。

(5)健康指导:①术后3～6个月内禁止性生活。②出院后每个月到门诊复诊,连续3个月后,可按照宫颈癌的随访时间要求进行复诊。

(七)非手术护理

1.放疗护理

放疗适用于宫颈癌部分ⅠB2期、ⅡA2期和ⅡB～Ⅳ期A期患者;全身情况不适宜手术的早期患者;宫颈大病灶的术前化疗;手术后辅助。早期病例以局部腔内照射为主,体外照射为辅;晚期以体外照射为主,腔内照射为辅。

(1)心理护理:治疗前让患者及家属充分了解放疗的目的,毒副作用及应对措施,消除其对疾病和治疗的恐惧紧张心理,介绍治愈病例,增强抗癌信心,使其主动配合治疗和护理。

(2)病情观察:密切观察患者生命体征及出入量。

(3)营养和饮食护理:宫颈癌放疗最易损伤的脏器是直肠,可出现不同程度的腹痛、腹泻等。患者最宜进高蛋白、高维生素、少渣、低纤维饮食,避免吃易产气的食物,如糖、豆类、碳酸类饮料、忌辛辣、刺激性食物。

(4)预防感染:嘱患者注意休息,多饮水;保证充足睡眠,适当锻炼,保持乐观情绪,避免与感冒患者接触,注意天气变化,及时增减衣服。每周检查血常规。

(5)腔内照射的阴道护理:每天用冲洗液,如1∶5 000高锰酸钾溶液冲洗1～2次;对大出血者禁冲洗。冲洗时动作要轻柔,冲洗压力不宜过高,温度要适宜,严格执行消毒隔离制度及无菌技术,防止交叉感染。

(6)并发症的观察及处理:①放疗一般并发症的观察及处理,详见本章第六节外阴癌放疗并发症。②阴道狭窄处理,行阴道冲洗半年,间隔2～3天或每周1次。必要时佩戴阴道模具,定期复查。鼓励放疗后3个月复查肿瘤治愈者开始性生活。

2.化疗护理

(1)护理常规:执行妇科一般护理常规。

(2)心理护理:热情接待患者,做好患者的心理护理,鼓励患者树立战胜疾病的信心。正视现实,忍受暂时的痛苦,只有及时、足量、正规的化疗才能缩短病程,尽快治愈。

(3)做好健康宣教及生活护理:护士要向患者讲解化疗会出现哪些不良反应,化疗期间多食高蛋白、高维生素、易消化饮食,指导患者饮食前后漱口,软毛刷刷牙,经常擦身更衣,注意休息,保持充足睡眠。

（4）测量体重：化疗前和疗程过半时，准确测量体重。

（5）严格用药：严格三查八对，遵医嘱严格用药，保证剂量准确，避免药物的浪费。用药做到现用现配，严格遵守给药时间、速度和给药途径。

（6）血管选择：保护血管，选择较粗直、易固定的血管，避免使用有炎症、硬结、关节处、前臂内侧的血管，如发生渗漏应及时处理。建议化疗患者 PICC 置管、输液港置入。

（7）加强巡视：随时调整补液速度。注意患者主诉，观察用药后的不良反应。

（8）出入量和电解质水平监测：准确记录出入量，观察出入量是否平衡，及时补充液体。监测电解质水平，遵医嘱及时补充电解质。

（9）血常规监测：遵医嘱定期监测白细胞计数。监测血常规，若出现骨髓Ⅳ度抑制，需实施保护性隔离。

（10）化疗术后的出院指导：①指导患者保持良好心态，给予合理饮食，增加营养。②嘱患者避免进行剧烈运动及重体力劳动，注意休息，适当活动。③指导患者正确的阴道冲洗，保持会阴清洁。每天 1 次或隔天 1 次，坚持 2 年，防止阴道粘连。④继续做好照射野皮肤的护理。⑤做好性生活指导，宫颈癌患者在放疗后 3～6 个月可恢复性生活。告知患者出院随访的重要性及间隔时间。

五、健康指导

保持良好心态，促进康复。多饮水，勤排尿，训练膀胱功能，注意个人卫生，勤换内裤，保持外阴清洁。饮食清淡易消化，营养丰富补肾之品，如党参煲鸡、杜仲煲脊骨汤等，忌辛辣、煎炸、寒凉等刺激性食品及烟、酒。注意休息，避免增加腹压的活动，如下蹲、重体力劳动。3 个月内禁止性生活，2 个月内禁止游泳和盆浴。如有异常分泌物，阴道出血，伤口渗血、渗液等及时就诊。随访指导，按医嘱定期门诊复查，3 个月后进行妇科检查及血、尿、肾功能、肝功能的检查，了解有无癌细胞转移及复发，如有不适随诊。

（窦爱华）

第八节　子宫内膜癌

一、概述

子宫内膜癌是发生在子宫内膜层的一组上皮性恶性肿瘤，以来源于子宫内膜腺体的腺癌最常见，为女性生殖道三大恶性肿瘤之一。高发年龄 50～60 岁，年轻患者有增多趋势。

（一）病因

子宫内膜癌的发病病因不十分清楚，目前认为子宫内膜癌有两种发病类型。一种类型是雌激素依赖性，占子宫内膜癌的大多数，均为子宫内膜样腺癌，肿瘤分化好，雌孕受体阳性率高，预后好，患者年轻，常伴有肥胖、高血压、糖尿病、不孕或不育及绝经延迟；另一类型是非雌激素依赖性，发病与雌激素不明确关系，多见于老年体瘦妇女，肿瘤恶性度高、分化差，预后不良。

(二)临床表现

子宫内膜癌主要以直接蔓延、淋巴转移为主,晚期可经血行转移。主要表现为绝经后阴道流血、流液,下腹胀痛及痉挛样疼痛,晚期可出现贫血、消瘦及恶病质等症状。

(三)治疗要点

主要治疗方法为手术、放疗及药物(化学药物及激素)治疗。

二、护理评估

子宫内膜癌的早期症状不明显,多数患者的病程较长、发生转移较晚,早期病例的疗效好,护士在全面评估的基础上,有责任加强对高危人群的指导管理,力争及早发现,增加患者的生存机会。

(一)健康史

收集病史时应高度重视患者的高危因素,如老年、肥胖、绝经期推迟、少育,不育以及停经后接受雌激素补充治疗等病史;询问近亲家属中是否有乳腺癌、子宫内膜癌等肿瘤病史;高度警惕育龄期妇女曾用激素治疗效果不佳的月经失调史。全面复习围绝经期月经紊乱者进一步检查的记录资料。对确诊为子宫内膜癌者,需详细询问并记录发病经过、有关检查治疗及出现症状后机体反应等情况。

(二)身心状况

多数患者在普查或因其他原因做检查时偶尔发现。不规则的阴道出血最为多见,也最能引起患者的警觉。绝经后阴道流血则是最典型的症状,通常出血量不多,绝经后患者可表现为持续或间歇性出血。约有25%患者因阴道排液异常就诊。晚期癌患者常伴全身症状,表现为贫血、消瘦、恶病质发热及全身衰竭等情况。

当患者出现症状并需要接受各种检查时,面对不熟悉的检查过程充满恐惧和焦虑,担心检查结果以及检查过程带来的不适。当得知患子宫内膜癌时,与宫颈癌患者一样,不同个案及其家庭会出现不同的心理反应。

(三)相关检查

1.妇科检查

早期患者妇科检查时无明显异常。随病程进展,妇科检查可发现子宫大于其相应年龄应有大小,质稍软;晚期偶见癌组织自宫颈口脱出,质脆,触之易出血。合并宫腔积脓者,子宫明显增大,极软,触痛明显。癌灶向周围浸润时子宫固定,在宫旁或盆腔内可扪及不规则结节样物。

2.分段诊断性刮宫

分段诊断性刮宫是目前早期诊断子宫内膜癌最常用且最有价值的诊断方法。分段诊断性刮宫的优点是能鉴别子宫内膜癌和子宫颈管腺癌;同时可以明确子宫内膜癌是否累及宫颈管,为制订治疗方案提供依据。该方法通常要求先环刮宫颈管后探宫腔,再行宫腔搔刮内膜,标本分瓶做好标记送病理检查。病理检查结果是确诊子宫内膜癌的依据。

3.细胞学检查

细胞学检查采用特制的宫腔吸管或宫腔刷放入宫腔,吸取分泌物做细胞学检查,供筛选检查用。

4.宫腔镜检查

宫腔镜检查可直接观察子宫腔及宫颈管内有无病灶存在、了解病灶的生长情况,并在直视下取可疑病灶活组织送病理检查。可减少对早期患者的漏诊,但有促进癌组织扩散的可能。

5.经阴道 B 型超声检查

经阴道 B 型超声检查可了解子宫大小、宫腔形状、宫腔内有无赘生物、子宫内膜厚度、肌层有无浸润及深度等,为临床诊断及处理提供参考。

三、护理诊断

(一)焦虑
与住院、需接受的诊治方案有关。

(二)知识缺乏
缺乏术前常规、术后锻炼及活动方面的知识。

(三)睡眠形态紊乱
与环境(住院)变化有关。

四、护理措施

(一)手术护理
1.术前护理

(1)护理常规:根据手术途径,执行妇科手术前护理常规。

(2)心理护理:评估患者的心理状态,讲解手术的必要性。熟练运用心理学知识,实施个性化的心理疏导。用通俗的语言向患者和家属讲解有关注意事项、过程及可能发生的并发症等,使患者及家属消除紧张情绪,向患者介绍手术成功的病例,帮助患者增强信心和安全感,保持心情舒畅。

(3)阴道准备:用 0.2% 碘伏溶液进行阴道冲洗或擦洗,每天 1 次,连用 3 天,操作时动作要轻。

(4)肠道准备:术前 3 天进半流食,术前 1 天进流食,而在术前的 8 小时则给予禁食水,减轻胃肠道负担,促进手术后肠蠕动的恢复。术前 1 天遵医嘱口服复方聚乙二醇电解质散或甘露醇等缓泻剂清洁肠道的药物,术前 1 天晚对患者进行清洁灌肠。认真听取患者的主诉,给予适宜的体位指导,详细讲解相关注意事项和灌肠的意义,肠内积气和粪便要排空。

2.术后护理

(1)护理常规:执行妇科手术后护理常规。

(2)引流管的护理:保持腹腔引流管通畅,密切观察引流液的量、颜色和性质,引流量不得>100 mL/24 h。发现异常及时通知医师。

(3)尿管护理:根据手术范围大小,术后一般留置尿管 2～14 天。对留置尿管时间超过 7 天者,尿管拔除前 3 天开始夹管,每 2 小时开放 1 次,尿管拔除后常规测残余尿,如超过 50 mL,则应重新留置 3～5 天尿管。

(4)并发症的预防护理:①密切注意患者切口、阴道有无出血;术后 6～7 天阴道残端肠线吸收或感染时可致残端出血,需严密观察并记录出血情况,嘱患者在此期间减少活动。②注意患者有无腰酸、腹痛等主诉;密切观察患者有无呼吸困难、胸痛,观察患者的呼吸和神志情况,防止高碳酸血症和酸中毒的发生。患者一旦出现不良状况,及时汇报给医师。

（二）非手术护理

1.放疗护理

提供放疗的相关知识。接受腔内放疗者,应使直肠、膀胱空虚,必要时放疗前要灌肠、留置尿管,避免治疗损伤。腔内治疗期间,指导患者绝对卧床,学会在床上运动的方法,避免发生长期卧床的并发症,放射源取出后,渐进性增加活动量,逐渐完成生活自理。

2.药物治疗的观察及护理

对孕激素治疗的患者,使之了解到此药应用剂量大,时间长,需 8～12 周才能评价疗效,需要耐心的配合;治疗期间出现的水钠潴留及药物性的肝炎,停药后会缓解,不必紧张。对雌激素治疗的患者,患者会出现类似绝经综合征的症状,如潮红、潮热、急躁等,部分患者有胃肠道反应及不规则阴道流血等。严重时需对症处理。

五、健康指导

（一）加强营养

患者应该食用高热量、高蛋白质、高维生素含量的饮食,以保证营养的供应。

（二）注意休息,适当运动

患者要保证每天的充足休息,进行适当体育锻炼,增强体质,预防感冒。术后 3 个月内禁止提重物、骑车等行为。

（三）定期检查、复诊时间

术后 2 年内,每 3～6 月 1 次;术后 3～5 年,每 6～12 月 1 次。内容:盆腔检查、阴道细胞学涂片检查及胸部 X 线检查(6～12 个月)。

（四）保证会阴部的清洁

应该勤换内衣,术后 2 个月禁止盆浴和性生活,必须预防感染的发生。

（五）术后就诊

术后如果有腹痛、发热、阴道流血等状况要立刻来院就诊。

（窦爱华）

第九节　卵巢恶性肿瘤

一、概述

（一）分类

卵巢肿瘤是指发生于卵巢上的肿瘤,分生理性和病理性两类,病理性又可分为良性肿瘤和恶性肿瘤两种。卵巢恶性肿瘤是女性生殖器常见的恶性肿瘤之一,卵巢上皮性肿瘤好发于 50～60 岁的妇女,卵巢生殖性肿瘤多见于 30 岁以下的年轻女性。由于卵巢位于盆腔深部,早期病变不易发现,一旦出现症状多为晚期,其死亡率为妇科恶性肿瘤首位,是严重威胁妇女生命和健康的主要肿瘤。

(二)临床表现

早期多无自觉症状,晚期肿瘤短期内迅速生长,腹胀,出现腹水及压迫症状或发生周围组织浸润,功能性肿瘤可产生相应雌激素或雄激素过多症状。晚期患者出现衰弱、消瘦、贫血等恶病质现象。并发症:①肿瘤破裂;②恶性变;③感染;④蒂扭转,较常见,为妇科急腹症之一。

二、护理评估

(一)健康史

早期患者多无特殊症状,通常于妇科普查中发现盆腔肿块而就医。注意收集与发病有关的高危因素,根据患者年龄、病程长短及局部体征初步判断是否为卵巢肿瘤,有、无并发症,并对良恶性做出初步判断。

(二)身心状况

体积小的卵巢肿瘤不易早期诊断,尤其肥胖者或妇科检查时腹部不放松的患者很难发现。被确定为卵巢肿块者,在定期追踪检查过程应重视肿块生长速度、质地,伴随出现的腹胀、膀胱直肠等压迫症状,以及营养消耗、食欲下降等恶性肿瘤的临床特征。当出现并发症时,患者将出现相应的临床症状和体征。

患者及其家属在等待确定卵巢肿瘤性质期间,是一个艰难而又恐惧的时段,护理对象迫切需要相关信息支持,并渴望尽早得到确切的诊断结果。当患者得知自己患有可能致死的疾病、该病的治疗有可能改变自已的生育状态及既往生活方式时会产生极大压力,需要护士协助应对这些压力。

(三)相关检查

诊断困难时通常需借助以下常用的方法。

1.妇科检查

随着卵巢肿瘤增大,通过妇科双合诊/三合诊检查通常发现:阴道穹隆部饱满,可触及瘤体下极,子宫体位于肿瘤的侧方或前后方;子宫旁一侧或双侧扪及囊性或实性包块;表面光滑或高低不平;活动或固定不动。通过盆腔检查可以评估卵巢肿块的质地、大小、单侧或双侧、活动度、肿瘤与子宫及周围组织的关系,初步判断有无恶性可能。

2.B超检查

可检测肿瘤的部位、大小、形态及性质,从而对肿块来源做出定位;并能鉴别卵巢肿瘤、腹水和结核性包裹性积液。临床诊断符合率>90%,但直径<1 cm的实性肿瘤不易测出。

3.腹腔镜检查

可直视肿物的大体情况,必要时在可疑部位进行多点活检,抽吸腹腔液行细胞学检查。

4.细胞学检查

通过腹水、腹腔冲洗液和胸腔积液找癌细胞,有助于进一步确定Ⅰ期患者的临床分期及选择治疗方案。

5.细针穿刺活检

用长细针(直径0.6 mm)经阴道或直肠直接刺入肿瘤,在真空情况下做抽吸,边抽边退出穿刺针,将抽得的组织或液体立即做涂片或病理切片检查明确诊断。

6.放射学诊断

卵巢畸胎瘤行腹部平片检查,可显示牙齿及骨质等。淋巴造影可判断有无淋巴道转移,通过CT检查能清晰显示肿块。

7.肿瘤标志物

通过免疫学、生物化学等方法测定患者血清中的肿瘤标志物,用于辅助诊断及病情监测。但目前尚无任何一种肿瘤标志物属于某肿瘤所特有,各种类型卵巢肿瘤可具有相对较特殊的标志物,可用于辅助诊断及病情监测。

(1)血清 CA125:敏感性较高,特异性较差。80%卵巢上皮性癌患者血清 CA125 水平升高;90%以上患者 CA125 水平与病情缓解或恶化相关,因此可以用于监测病情。

(2)血清 AFP:对卵黄囊瘤有特异性诊断价值,对未成熟畸胎瘤、混合性无性细胞瘤中含卵黄囊成分者有协助诊断意义。

(3)HCG:对原发性卵巢绒毛膜癌有特异性。

(4)性激素:颗粒细胞瘤、卵泡膜细胞瘤产生较高水平雌激素,浆液性、黏液性囊腺瘤等有时也可分泌一定量雌激素。

三、护理诊断

(一)营养失调
低于机体需要量,与癌症、化疗药物的治疗反应等有关。

(二)身体意象紊乱
与切除子宫、卵巢有关。

(三)焦虑
与发现盆腔包块有关。

四、护理措施

(一)护理常规
执行妇科一般护理常规。

(二)病情观察
动态观察生命体征和一般情况变化。密切观察病情变化,关注患者的主诉,发现有腹痛、腹胀等异常情况应及时报告医师,并记录。

(三)体位指导
卵巢肿瘤伴有心悸、气促、呼吸困难、腹水等压迫症状的患者,应卧床休息,取半坐卧位,以减轻不适压迫症状。

(四)饮食指导
进食富含蛋白质、维生素 A 的饮食,避免高胆固醇饮食。

(五)放腹水治疗护理
备好腹腔穿刺用物,协助医师完成操作。放腹水速度不宜过快,每次放腹水一般不超过3 000 mL。放腹水期间,注意观察患者的生命体征、面色、腹水的性质与量等。若出现异常情况,及时报告医师,并协助处理。

(六)手术护理
1.手术前护理
根据手术途径,执行妇科手术前护理常规。

2.手术后护理

(1)护理常规:根据手术途径,执行妇科手术后护理常规。

(2)加压护理:巨大肿瘤手术后者,遵医嘱用沙袋进行腹部加压,以防腹压骤降引起休克。

五、健康指导

(一)心理护理

向患者及家属讲解卵巢肿瘤疾病的相关知识,告知手术是卵巢肿瘤最主要的治疗方法之一,说明手术经过及手术后可能出现的并发症,以取得理解与配合。耐心解答患者及家属的询问,解除其思想顾虑,帮助患者树立战胜疾病的信心。

(二)健康宣教

增强妇女预防保健意识,重视定期妇科检查,宣传恶性卵巢肿瘤的高危因素。高危妇女应预防性口服避孕药;已婚妇女每年行 1 次妇科检查;少女如出现腹胀、腹痛、腹部增大者应看妇科,排除卵巢恶性肿瘤的可能。高危人群建议每半年检查 1 次;乳腺癌、子宫内膜癌、胃肠癌等患者术后应定期接受妇科检查。

(三)向患者及家属告知出院有关事宜

向患者及家属告知出院有关事宜:严格遵医嘱服药。卵巢癌易复发,出院后须长期随访和监测:①术后 1 年内,每月 1 次。②术后第 2 年,每 3 个月一次。③术后第 3 年,每 6 个月一次。④3 年以上者,每年 1 次。化疗期间,严格遵医嘱定期来院复查白细胞及肝肾功能。以便早期发现转移癌征兆,早期得到处理。出院康复期间发现身体有不适异常情况,应随时来院就诊。

(窦爱华)

第十节　妊娠滋养细胞疾病

妊娠滋养细胞疾病是一组来源于胎盘绒毛滋养细胞的疾病,根据组织学可将其分为葡萄胎、侵蚀性葡萄胎、绒毛膜癌、胎盘部位滋养细胞肿瘤及上皮样滋养细胞肿瘤。除葡萄胎为良性疾病外,其余统称妊娠滋养细胞肿瘤。

一、葡萄胎

(一)概述

葡萄胎是一种滋养细胞的良性病变,主要为组成胎盘的绒毛滋养细胞增生,间质水肿变性,各个绒毛的乳头变为大小不一的水泡,水泡间有细蒂相连成串,形如葡萄。可分为完全性葡萄胎和部分性葡萄胎两类。葡萄胎一经临床诊断,应及时清宫,清宫过程应严密注意并发肺栓塞。

(二)护理评估

1.健康史

询问患者的月经史、生育史;本次妊娠早孕反应发生的时间及程度;有无阴道流血等。如有阴道流血,应询问阴道流血的量、质、时间,并询问是否有水泡状物质排出。询问患者及其家族的既往疾病史,包括滋养细胞疾病史。

2.身心状况

患者往往有停经后反复不规则阴道流血症状,出血多又未得到适当的处理者可有贫血和感染的症状,急性大出血可出现休克。多数患者子宫大于停经月份,质软,扪不到胎体,无自觉胎动。患者因子宫快速增大可有腹部不适或阵发性隐痛,发生黄素囊肿急性扭转时则有急腹痛。有些患者可伴有水肿、蛋白尿、高血压等妊娠期高血压疾病征象。

一旦确诊,患者及家属可能会担心孕妇的安全、是否需进--步治疗、此次妊娠对今后生育的影响,并表现出对清宫手术的恐惧。对妊娠滋养细胞疾病知识的缺乏及预后的不确定性会增加患者的焦虑情绪。

3.相关检查

(1)产科检查:子宫大于停经月份,较软,腹部检查扪不到胎体。

(2)多普勒胎心测定:只能听到子宫血流杂音,无胎心音。

(3)人绒毛膜促性腺激素(HCG)测定:患者的血、尿 HCG 处于高值范围且持续不降或超出正常妊娠水平。

(4)超声检查:是诊断葡萄胎的重要辅助检查方法,采用经阴道彩色多普勒超声效果更好。完全性葡萄胎的典型超声影像学表现为增大的子宫内无妊娠囊或胎心搏动,宫腔内充满不均质密集状或短条状回声,呈"落雪状",若水泡较大则呈"蜂窝状"。常可测到一侧或双侧卵巢囊肿。部分性葡萄胎宫腔内见水泡状胎块引起的超声图像改变及胎儿或羊膜腔,胎儿常合并畸形。

(三)护理诊断

1.焦虑

与担心清宫手术及预后有关。

2.自尊紊乱

与分娩的期望得不到满足及对将来妊娠担心有关。

3.有感染的危险

与长期阴道流血、贫血造成免疫力下降有关。

(四)护理措施

1.一般护理

(1)护理常规:执行妇科一般护理常规。

(2)病情观察:动态观察生命体征及一般情况变化。观察阴道流血量、颜色、性质等情况,若阴道流出物、排出物中有水泡状组织,应保留会阴垫,收集标本送病理学检查。观察呕吐物的性质。行清宫术前需观察有无休克、子痫前期、甲状腺功能亢进、水电解质紊乱及贫血等情况,如有及时报告医师,待病情稳定后再行清宫术。

(3)合并妊娠高血压综合征护理:遵医嘱做好相应的治疗及护理。

(4)消除可能引起呕吐的因素,保持口腔卫生,每次呕吐后漱口。必要时遵医嘱应用镇静药。

(5)环境与休息:①提供舒适、安静、干净的病房环境,注意通风,保持空气清新与床单位整洁。②卧床休息,适当运动,保证睡眠充足。

(6)饮食护理:少食多餐,进食高蛋白、高维生素、清淡、易消化饮食。

(7)会阴护理:保持外阴清洁。

2.手术治疗护理

(1)清宫术的护理:①清宫术前,应配血备用,做好各种应急抢救的药品和物品准备。②清宫术时,建立静脉通道,遵医嘱静脉滴注缩宫素,加强子宫收缩,防止术中子宫穿孔和大出血。③清宫术后,将刮出物送病理检查,葡萄胎清宫不易一次吸刮干净,一般于 1 周后再次刮宫。

(2)子宫切除术护理:执行腹部手术一般护理常规,完善术前术后的护理工作。

(五)健康指导

1.心理护理

向患者及家属讲解"葡萄胎"疾病相关知识,及时提供相关治疗信息,并说明葡萄胎是良性病变,经过治疗后能恢复正常,让患者减轻焦虑及恐惧心理,增强战胜疾病的信心。

2.避孕指导

在随访期间可靠避孕 1 年,首选用安全套避孕。宫内节育器可混淆子宫出血原因,故不宜使用,含有雌激素的避孕药可促进滋养细胞生长,也不宜采用。

3.卫生指导

(1)保持身体清爽,日常沐浴应洗淋浴,不宜洗盆浴。

(2)保持外阴清洁,及时更换会阴垫和内裤,排便后清洗会阴。以防感染。

4.向患者及家属告知出院事宜

(1)遵医嘱服药,定期来院复查。

(2)随访时间及内容:葡萄胎清宫术后,应监测 HCG。第一次测定应在清宫术后 24 小时内,以后每周 1 次,直至连续 3 次阴性,以后每个月 1 次共 6 个月,然后每 2 个月 1 次共 6 个月,自第一次阴性后共计 1 年。每次随访时除 HCG 测定,还要检查月经是否规则,有无异常阴道流血,有无咳嗽、咯血等症状,并做妇科检查。每 3～6 个月或出现 HCG 异常或有临床症状或体征时行 B 超、胸部 X 线片或 CT 检查。

(3)刮宫术后禁性生活和盆浴 1 个月。注意经期卫生,流血期间禁性生活。

(4)出院治疗期间,出现阴道流血、咳嗽、咯血等症状应随时来院就诊,以免延误病情。

二、侵蚀性葡萄胎

(一)概述

葡萄胎组织侵入子宫肌层或转移到邻近及远处器官者称侵蚀性葡萄胎。多在葡萄胎清除后 6 个月内发生,可穿破子宫肌层或转移至肺、阴道、外阴等器官,造成局部破坏出血。其具有恶性肿瘤特点,但治疗效果及预后均较绒毛膜癌好,治疗主要是化疗或化疗加手术治疗。

(二)护理评估

1.健康史

采集个人及家属的既往史,包括滋养细胞疾病史、药物使用史及药物过敏史;若既往曾患葡萄胎,应详细了解第一次清宫的时间、水泡大小、吸出组织物的量等;以后清宫次数及清宫后阴道流血的量、质、时间,子宫复旧情况;收集血、尿 HCG 随访的资料;肺 X 线检查结果。采集阴道不规则流血的病史,询问生殖道、肺部、脑等转移的相应症状的主诉,是否用过化疗及化疗的时间、药物、剂量疗效及用药后机体的反应情况。

2.身心状况

大多数患者有阴道不规则流血,量多少因人而异。当滋养细胞穿破子宫浆膜层时则有腹腔内出血及腹痛;若发生转移,要评估转移灶症状,不同部位的转移病灶可出现相应的临床表现。若出血较多,患者可有休克表现。由于不规则阴道流血,患者会有不适感、恐惧感,若出现转移症状,患者和家属会担心疾病的预后,害怕化疗药物的毒副作用,对治疗和生活失去信心。有些患者会感到悲哀、情绪低落,不能接受现实,因为需要多次化疗而发生经济困难,表现出焦虑不安。若需要手术,生育过的患者因为要切除子宫而担心女性特征的改变;未生育过的患者则因为生育无望而产生绝望,迫切希望得到丈夫及家人的理解、帮助。

3.相关检查

(1)妇科检查:子宫增大,质软,发生阴道宫颈转移时局部可见紫蓝色结节。

(2)血和尿的人绒毛膜促性腺激素(HCG)测定:患者往往于葡萄胎排空后 9 周以上,或流产、足月产、异位妊娠 4 周以上,血、尿 HCG 测定持续高水平或一度下降后又上升,排除妊娠物残留或再次妊娠,结合临床表现可诊断为滋养细胞肿瘤。

(3)胸部 X 线片:是诊断肺转移的重要检查方法,肺转移者最初 X 线征象为肺纹理增粗,继而发展为片状或小结节阴影,棉球状或团块状阴影是肺部转移的典型 X 线表现。

(4)超声检查:子宫正常大小或呈不同程度增大,肌层内可见高回声团,边界清但无包膜;或肌层内有回声不均区域或团块,边界不清且无包膜;彩色多普勒超声主要显示丰富的血流信号和低阻力型血流频谱。

(5)CT 和磁共振成像:CT 对发现肺部较小病灶和脑等部位的转移灶有较高的诊断价值,磁共振成像主要用于脑、肝和盆腔病灶的诊断。

(6)组织学诊断:在子宫肌层或子宫外转移灶中若见到绒毛结构或退化的绒毛阴影,则诊断为侵蚀性葡萄胎;若仅见大量的滋养细胞浸润和坏死出血,未见绒毛结构者诊断为绒毛膜癌。若原发灶和转移灶诊断不一致,只要在任一组织切片中见有绒毛结构均可诊断为侵蚀性葡萄胎。

(三)护理诊断

1.角色紊乱

与较长时间住院和接受化疗有关。

2.潜在并发症

肺转移、阴道转移、脑转移。

(四)护理措施

1.护理常规

执行妇科一般护理常规。

2.急救护理

(1)阴道大出血的患者应取平卧位,并给予吸氧、保暖。

(2)迅速建立静脉通道、留取血、尿标本,遵医嘱合血、输血、输液,确保输注速度。

(3)配合医师尽快完善清宫手术前的准备工作。

3.病情观察

(1)动态观察生命体征和一般情况变化。

(2)阴道转移:①密切观察阴道有无破溃出血,禁做不必要的检查和窥阴器检查。②准备做好各种抢救物品(输血、输液用物、长纱条、止血药物)。③如发生溃破大出血时,应立即报告医师并配合抢救。④取出纱条未见继续出血,仍须严密观察阴道流血情况、有无感染及休克征兆。

(3)肺转移:①观察有无咳嗽、吐血痰或反复咯血、胸痛及呼吸困难等情况。②大量咯血时有窒息、休克甚至死亡的危险,如发现应立即通知医师,同时予以给氧、头低侧卧位,轻击背部,排除积血,保持呼吸道的通畅。

(4)脑转移:①记录 24 小时出入量,观察有无电解质紊乱的症状。②瘤栓期表现为一过性脑缺氧症状,如暂时性失语、失明、突然跌倒等。脑瘤期表现为头痛、喷射性呕吐、偏瘫、抽搐甚至昏迷。脑疝期表现为颅内压升高,脑疝形成,压迫生命中枢而死亡。③重视早期症状,并采取必要的护理措施预防跌倒、咬伤、吸入性肺炎、角膜炎、压疮等并发症的发生。

(5)肝转移:预后不良。表现为上腹部或肝区疼痛,若病灶穿破肝包膜可出现腹腔内出血。

(6)昏迷、偏瘫:按相应的护理常规实施护理。

4.用药护理

遵医嘱准确、及时应用止血、脱水、镇静、抗生素及化疗等药物,并注意观察用药后的疗效与不良反应。

5.环境与休息

(1)提供舒适、安静、干净的病房环境,注意通风,保持空气清新与床单位整洁。

(2)卧床休息,适当运动,限制走动减轻消耗,有呼吸困难者予半卧位并吸氧。

(3)严格控制探视,避免交叉感染。

6.饮食护理

少量多餐,进食高营养、高蛋白、高维生素、清淡、易消化的饮食。

7.化疗护理

遵医嘱予以化疗护理。

(五)健康指导

1.心理护理

(1)向患者及家属讲解"侵蚀性葡萄胎"疾病的相关知识,及时提供相关治疗信息,以消除恐惧和焦虑情绪。

(2)耐心解答患者及家属的询问,鼓励患者表达内心感受,针对其心理问题,及时予以干预与疏导。保持与患者家属的联系,鼓励家属给予爱的表达,使患者树立战胜疾病的信心。

2.避孕指导

在随访期间应节制性生活,可靠避孕 1 年,首选安全套避孕。宫内节育器可混淆子宫出血原因,故不宜使用。含有雌激素的避孕药可促进滋养细胞生长,也不宜采用。若有生育要求者,化疗停止 1 年后可以妊娠。

3.出院指导

(1)遵医嘱服药,定期来院复查。

(2)随访时间:第 1 年内每月随访 1 次,1 年后每 3 个月 1 次,持续 3 年,再每年 1 次至 5 年,此后每两年 1 次。

(3)注意保暖,避免着凉,告知患者勿去人多的公共场所,以预防感染。

(4)出院治疗期间,出现阴道流血、头痛、胸痛、咳嗽、咯血等症状应随时来院就诊,以免延误病情。

三、绒毛膜癌

(一)概述

绒毛膜癌,为一种高度恶性的肿瘤,继发于葡萄胎、流产或足月分娩以后,其发生比率约为2:1:1,少数可发生于异位妊娠后,患者多为生育年龄妇女,少数发生于绝经以后。这是因为滋养细胞可隐匿(处于不增殖状态)多年,以后才开始活跃,原因不明。

(二)护理评估

参见侵蚀性葡萄胎护理评估。

(三)护理诊断

参见侵蚀性葡萄胎护理诊断。

(四)护理措施

1.护理常规

执行妇科一般护理常规。

2.病情观察

(1)动态观察生命体征和一般情况变化。

(2)严密观察阴道流血(量、颜色、体质)及腹痛情况,发现阴道流血量明显增多或者腹痛加剧等异常情况,应及时报告医师,并记录。

(3)转移病灶观察:同侵蚀性葡萄胎。

3.环境与休息

(1)提供舒适、安静、干净的病房环境,注意通风,保持空气清新与床单位整洁。

(2)卧床休息,适当运动,限制走动减轻消耗,有呼吸困难者予半卧位并吸氧。

(3)严格控制探视,避免交叉感染。

4.饮食护理

少量多餐,鼓励进食高营养、高蛋白、高维生素、清淡易消化的饮食,提供患者喜欢的食谱。

5.化疗治疗护理

遵医嘱予以化疗护理。

6.手术护理

(1)手术前准备:执行妇科腹部手术一般护理常规,落实手术前的护理工作。

(2)手术后护理:执行妇科腹部手术一般护理常规,落实手术后的护理工作。

(五)健康指导

1.心理护理

(1)向患者及家属讲解"绒毛膜癌"疾病的相关知识,及时提供相关治疗信息以消除恐惧和焦虑情绪。

(2)耐心解答患者及家属的询问,鼓励患者表达内心感受,针对其心理问题,及时予以干扰与疏导。保持与患者家属的联系,鼓励家属给予爱的表达,使患者树立战胜疾病的信心。

2.健康宣教

(1)绒毛膜癌近期治愈后巩固化疗 1~3 个疗程,以后每周测定血 β-HCG 1 次,正常者 3 个月后再巩固化疗 1 次,以后每半年化疗 1 次,2 年不复发者不再化疗。

(2)绒毛膜癌治愈后对要求生育期的妇女严格避孕 2 年,为防止 β-HCG 值受避孕因素影响,最好采取男用避孕套和女用阴道隔膜双方避孕法。

(3)良性滋养细胞肿瘤的恶变机会,据目前文献报道为 12%~20%,故随诊工作持续至少 2 年,有条件者应长期随诊。

3.出院指导

(1)遵医嘱服药,定期来院复查。

（2）随访时间：第 1 年内每月随访 1 次,1 年以后每 3 个月 1 次并持续 3 年,再每年 1 次至 5 次,以后每 2 年 1 次。

（3）有转移灶症状出现时,应卧床休息,等病情缓解后再适当活动。

（4）节制性生活并落实避孕措施,有阴道转移者严禁性生活。

（5）出院治疗期间,出现阴道流血、头痛、胸痛、咳嗽、咯血等症状应随时来院就诊,以免延误病情。

（窦爱华）

第六章

产 科 护 理

第一节 产前护理

一、概述

(一)定义

产前是指妊娠满 28 周以后到临产前的妊娠过程。这一过程中孕妇及胎儿均发生重大变化，面临许多风险。

(二)病情观察

1.生命体征

监测生命体征,尤其注意观察有无血压升高、脉搏增快等异常变化。

2.症状体征

了解孕妇孕产史、是否高危妊娠、骨盆情况、胎儿大小、胎方位、胎盘情况等。观察孕妇有无宫缩、宫缩的频次及强度;有无阴道流血、阴道流血量;有无羊水流出、羊水颜色及性状。

二、护理评估

(一)压疮危险评估

评估孕妇有无因长期卧床保胎导致压疮的危险。

(二)跌倒/坠床危险评估

评估孕妇有无因行动不便导致跌倒/坠床的危险。

(三)心理评估

评估孕妇心理状况,是否有焦虑、恐惧、抑郁等不良情绪。

三、护理诊断

(一)知识缺乏

缺乏妊娠期保健知识

(二)焦虑

与妊娠、担心如何做好母亲有关

（三）恐惧

与妊娠、惧怕分娩时疼痛有关

（四）有胎儿受伤的危险

与遗传、感染、中毒、胎盘功能障碍有关

四、护理措施

（一）胎心监测

每2~4小时监测胎心1次,正常胎心为110~160次/分。胎心率<110次/分或>160次/分,提示胎儿有宫内缺氧的可能,可给予吸氧、左侧卧位等相应处理,同时报告医师做进一步诊治。

（二）胎动监测

每天上、下午定时监测2小时胎动次数（相隔1分钟内连续胎动只计数1次）,胎动计数≥6次/2小时为正常,若胎动计数<6次/2小时或减少50%,提示有胎儿缺氧可能。

（三）电子胎儿监护

妊娠34周以后（高危妊娠酌情提前）,遵医嘱行电子胎儿监护,了解胎心、胎动及宫缩情况,及早发现胎儿宫内窘迫征象,将电子胎儿监护图纸或报告提供给医师,并记录结果。

（四）吸氧

遵医嘱吸氧2~3 L/min,2~3次/天,30分钟/次。

（五）休息与活动

适当活动,多以左侧卧位休息。有早产征兆及其他妊娠合并症、并发症则遵医嘱卧床休息。

（六）饮食护理

无特殊禁忌孕妇进食高热量、高蛋白、含丰富维生素和纤维素的饮食。

（七）心理护理

关心孕妇,主动与其沟通,尽量满足其需求,缓解陌生、紧张、焦虑情绪,保持愉快、轻松的心情,树立分娩信心。孕妇有合并症或并发症,胎儿或新生儿有不良结局的高风险时,安慰并疏导孕妇不良情绪。

五、健康指导

（一）住院期

1.产前、产后注意事项

告知孕妇产前、产后的注意事项,分娩过程,分娩的好处,鼓励自然分娩。

2.监测胎动

告知孕妇监测胎动的目的,配合胎动监测。

3.先兆临产

出现阴道见红、流液、不规则腹痛提示先兆临产,应告知医护人员。

（二）居家期

1.产检

告知产前检查的主要内容及定期产检的重要性,提高产检依从性。

2.就医

孕期出现胎动异常、先兆临产症状、发热、腹痛等不适及时就医。

（窦爱华）

第二节 早 产

一、概述

(一)定义

指妊娠期满 28 周至不足 37 周(196～258 天)间分娩者。此时娩出的新生儿称为早产儿,体重为 1 000～2 499 g。早产儿各器官发育不够健全,出生孕周越小,体重越轻,其预后越差。我国早产占分娩总数的 5%～15%。出生 1 岁以内死亡的婴儿约 2/3 为早产儿。随着早产儿的治疗和监护手段不断进步,其生存率明显提高,伤残率下降,有些国家已将早产时间的下限定义为妊娠 24 周或 20 周等。

(二)主要发病机制

主要发病机制为孕酮撤退、缩宫素作用、蜕膜退化。

(三)处理原则

若胎儿存活,无胎儿窘迫、胎膜早破,通过休息和药物治疗控制宫缩,尽量维持妊娠至足月;若胎膜已破,早产已不可避免时,则应尽可能地预防新生儿合并症以提高早产儿的存活率。

二、护理评估

(一)健康史

详细了解妊娠经过、孕产史及家族史。

(二)生理状况

1.症状

凡妊娠满 28 周至 37 周,出现规律宫缩(指每 20 分钟 4 次或每 60 分钟内 8 次)。

2.体征

宫颈进行性改变:①宫颈扩张 1 cm 以上;②宫颈展平≥80%。

3.辅助检查

(1)产科检查:核实孕周,评估胎儿成熟度、胎方位等,观察产程进展,确定早产进程。

(2)实验室检查:阴道分泌物的生化指标检测、宫颈分泌物培养。

(3)影像学检查:经阴道超声测量宫颈管(CL)≤20 mm 或伴有宫口扩张;腹部超声胎盘及羊水。

(三)高危因素

1.流产、早产史

有晚期流产及早产史,再发风险高 2 倍。

2.宫颈缩短

孕中期阴道超声检查宫颈长度(CL)≤25 mm 的孕妇。

3.手术史

有子宫颈手术史者。

4.低龄或高龄产妇

孕妇年龄小于 17 岁或大于 35 岁。

5.妊娠间隔过短

妊娠间隔过短的孕妇,两次妊娠时间如控制在 18～23 个月,早产风险相对较低。

6.孕妇体质指数过低

孕妇体质指数(BMI)$<$19 kg/m²,或孕前体重$<$50 kg,营养状况差等。

7.多胎妊娠

多胎妊娠者,双胎早产率近 50%,三胎早产率高达 90%。

8.辅助生殖受孕

辅助生殖技术助孕者。

9.胎儿异常

胎儿及羊水量异常者。

10.有妊娠并发症或合并症者,如并发重度子痫前期、子痫、产前出血、妊娠期肝内胆汁瘀积症、妊娠期糖尿病、并发甲状腺疾患、严重心肺疾患、急性传染病等。

11.异常嗜好

异常嗜好,如烟酒嗜好或吸毒的孕妇。

(四)心理-社会因素

孕妇有无焦虑、抑郁、恐惧、依赖等心理问题及对早产的认识程度和家庭支持度。

三、护理诊断

(一)有新生儿受伤的危险

与早产儿发育不成熟有关

(二)焦虑

与担心早产预后有关

(三)疼痛

与逐渐增强的宫缩有关。

四、护理措施

(一)一般护理

预防早产,孕妇良好的身心状况可减少早产的发生,突然的精神创伤亦可诱发早产,因此,应做好孕期保健工作,指导孕妇加强营养,保持平静的心情。避免诱发宫缩的活动,如抬举重物、性生活等。高危孕妇必须多卧床休息,以左侧卧位为宜,以增加子宫血液循环,改善胎儿供氧,慎做肛查和阴道检查等,积极治疗合并症,宫颈内口松弛者应于 14～16 周或更早些时间行宫颈环扎术,防止早产的发生。

(二)产程观察

严密观察产妇宫缩情况,必要时检查宫口扩张、先露下降及胎膜破裂情况并做好记录;加强胎心监护;分娩镇痛以硬脊膜外阻滞麻醉镇痛相对安全;不提倡常规会阴侧切;不支持没有指征应用产钳。

(三)用药护理

1.宫缩抑制剂

(1)钙通道阻滞剂:硝苯地平,口服,起始剂量为 20 mg,然后每次 10~20 mg,每天 3~4 次,根据宫缩情况调整,可持续 48 小时。服药中注意观察血压,防止血压过低。

(2)前列腺素合成酶抑制剂:吲哚美辛,经阴道或直肠给药,也可口服,起始剂量为 50~100 mg,然后每 6 小时给 25 mg,可维持 48 小时。不良反应:在母体方面主要为恶心、胃酸反流、胃炎等;在胎儿方面,妊娠 32 周前使用或使用时间不超过 48 小时,则不良反应较小;否则可引起胎儿动脉导管提前关闭,也可因减少胎儿肾血流量而使羊水量减少。因此,妊娠 32 周后用药,需要监测羊水量及胎儿动脉导管宽度。当发现胎儿动脉导管狭窄时立即停药。禁忌证:①孕妇血小板功能不良;②出血性疾病;③肝功能不良;④胃溃疡;⑤有对阿司匹林过敏的哮喘病史。

(3)β_2 肾上腺素能受体兴奋剂:利托君,静脉点滴,起始剂量 50~100 $\mu g/min$,每 10 分钟可增加剂量 50 $\mu g/min$,至宫缩停止,最大剂量不超过 350 $\mu g/min$,共 48 小时。使用过程中应密切观察心率和主诉,如心率超过 120 次/分,或诉心前区疼痛则停止使用。不良反应为在母体方面主要有恶心、头痛、鼻塞、低血钾、心动过速、胸痛、气短、高血糖、肺水肿,偶有心肌缺血等;胎儿及新生儿方面主要有心动过速、低血糖、低血钾、低血压、高胆红素,偶有脑室周围出血等。用药禁忌证:心脏病、心律失常、糖尿病控制不满意、甲状腺功能亢进者。

(4)缩宫素受体拮抗剂:阿托西班,静脉点滴,起始剂量为 6.75 mg/min,继之 18 mg/h 维持 3 小时,接着 6 mg/h 持续 45 小时。不良反应轻微,无明确禁忌,但价格较昂贵。

(5)不推荐 48 小时后的持续宫缩抑制剂治疗。

(6)尽量避免联合使用 2 种或以上宫缩抑制剂。

2.硫酸镁的应用

推荐妊娠 32 周前早产者常规应用硫酸镁作为胎儿中枢神经系统保护剂治疗。硫酸镁不但能降低早产儿脑瘫的风险,而且能减轻妊娠 32 周早产儿的脑瘫程度。32 周前的早产临产,宫口扩张后用药,负荷剂量 4.0 g 静脉点滴,30 分钟滴完,然后以 1 g/h 维持至分娩。美国 ACOG 指南无明确剂量推荐,但建议应用硫酸镁时间不超过 48 小时。禁忌证:孕妇患肌无力、肾衰竭。应用前及使用过程中应监测呼吸、膝反射、尿量(同妊娠期高血压疾病),24 小时总量不超过 30 g。

3.糖皮质激素促胎肺成熟

所有妊娠 28~34^{+6} 周的先兆早产应当给予一个疗程的糖皮质激素。应用地塞米松 6 mg 肌内注射,每 12 小时重复 1 次,共 4 次;若早产临产,来不及完成整个疗程,也应给药。降低新生儿死亡率、呼吸窘迫综合征、脑室周围出血、坏死性小肠炎的发病率以及缩短新生儿入住 ICU 的时间。

4.抗感染治疗

对胎膜完整的早产,使用抗生素不能预防早产,除非分娩在即而下生殖道 β 型溶血性链球菌检测阳性,否则不推荐应用抗生素;对未足月胎膜早破者,预防性使用抗生素。

(四)心理护理

为孕产妇提供心理支持,加强陪伴以减少产程中的孤独感、无助感。积极应对,可安排时间与孕妇进行开放式讨论,帮助建立母亲角色,接纳婴儿,为母乳喂养做准备。

五、健康指导

保胎期间,卧床休息,尽量左侧卧位,注意个人卫生,预防感染。告知孕妇相关治疗药物的作用及不良反应,指导自测胎动的方法,定期间断低流量吸氧。讲解临产征兆,指导孕妇如何积极配合治疗,预防早产;讲解早产儿母乳喂养的重要性,指导产妇进行母乳的喂养;讲解产后自我护理和护理早产儿的相关知识。

(窦爱华)

第三节 多胎妊娠

一、概述

(一)定义

一次妊娠宫腔内同时有两个或两个以上的胎儿时称为多胎妊娠,以双胎妊娠为多见。随着辅助生殖技术广泛开展,多胎妊娠发生率明显增高。

(二)类型特点

由一个卵子受精后分裂而形成的单卵双胎妊娠和由两个卵子分别受精而形成的双卵双胎妊娠,双卵双胎约占双胎妊娠的 70%,两个卵子可来源于同一成熟卵泡或两侧卵巢的成熟卵泡。

(三)治疗原则

1.妊娠期

及早诊断出双胎妊娠者并确定羊膜绒毛性,增加其产前检查次数;注意休息,加强营养;注意预防贫血、妊娠期高血压疾病的发生;防止早产、羊水过多、产前出血等。

2.分娩期

观察产程和胎心变化,如发现有宫缩乏力或产程延长,应及时处理。第一个胎儿娩出后,应立即断脐,助手扶正第二个胎儿的胎位,使保持纵产式,等待 15～20 分钟后,第二个胎儿自然娩出。如等待 15 分钟仍无宫缩,则可人工破膜或静脉滴注催产素促进宫缩。如发现有脐带脱垂或怀疑胎盘早剥时,即手术助产。如第一个胎儿为臀位,第二个胎儿为头位,应注意防止胎头交锁导致难产。

3.产褥期

第二个胎儿娩出后应立即肌注或静滴催产素,腹部放置沙袋,防止腹压骤降引起休克,同时预防发生产后出血。

二、护理评估

(一)健康史

本次妊娠双胎羊膜绒毛膜性,孕妇的早孕反应程度,食欲、呼吸情况,以及下肢水肿、静脉曲张程度。

(二)生理状况

1.孕妇的并发症

妊娠期高血压疾病、妊娠期肝内胆汁瘀积症、贫血、羊水过多、胎膜早破、宫缩乏力、胎盘早剥、产后出血、流产等。

2.围产儿并发症

早产、脐带异常、胎头交锁、胎头碰撞、胎儿畸形以及单绒毛膜双胎特有的并发症如双胎输血综合征、选择性生长受限、一胎无心畸形等。极高危的单绒毛膜单羊膜囊双胎,由于两个胎儿共用一个羊膜腔,两胎儿间无羊膜分隔,因脐带缠绕和打结而发生宫内意外可能性较大。

(三)辅助检查

1.B超检查

可以早期诊断双胎、畸胎,能提高双胎妊娠的孕期监护质量。在妊娠 6～9 周,可通过孕囊数目判断绒毛膜性;妊娠 10～14 周,可以通过双胎间的羊膜与胎盘交界的形态判断绒毛膜性。单绒毛膜双胎羊膜分隔与胎盘呈"T"征,而双绒毛膜双胎胎膜融合处夹有胎盘组织,所以胎盘融合处表现为"双胎峰"(或"λ"征)。

妊娠 18～24 周最晚不要超过 26 周对双胎妊娠进行超声结构筛查。双胎容易因胎儿体位的关系影响结构筛查质量,有条件的医院可根据孕周分次进行包括胎儿心脏在内的结构筛查。

2.血清学筛查

唐氏综合征在单胎与双胎妊娠孕中期血清学筛查的检出率分别为 60%～70% 和 45%,其假阳性率分别为 5% 和 10%。由于双胎妊娠筛查检出率较低,而且假阳性率较高,目前并不推荐单独使用血清学指标进行双胎的非整倍体筛查。

3.有创性产前诊断

双胎妊娠有创性产前诊断操作带来的胎儿丢失率要高于单胎妊娠,以及后续的处理如选择性减胎等,建议转诊至有能力进行宫内干预的产前诊断中心进行。

(四)高危因素

出现妊娠期高血压疾病、妊娠肝内胆汁淤积症、贫血、羊水过多、胎膜早破、宫缩乏力、胎盘早剥、产后出血、流产等多种并发症。

(五)心理-社会因素

双胎妊娠的孕妇在孕期必须适应两次角色转变,首先是接受妊娠,其次当被告知是双胎妊娠时,必须适应第二次角色转变,即成为两个孩子的母亲;双胎妊娠属于高危妊娠,孕妇既兴奋又常常担心母儿的安危,尤其是担心胎儿的存活率。

三、护理诊断

(一)潜在并发症

胎膜早破、早产、胎盘早剥、产后出血。

(二)焦虑

与担心母儿的安危有关。

四、护理措施

(一)一般护理

增加产前检查的次数,每次监测宫高、腹围和体重。注意休息,卧床时最好取左侧卧位,增加子宫、胎盘的血供,减少早产的机会。加强营养,尤其是注意补充铁、钙、叶酸等,以满足妊娠的需要。

(二)症状护理

双胎妊娠孕妇胃区受压致胃纳差、食欲缺乏,因此应鼓励孕妇少量多餐,满足孕期需要,必要时给予饮食指导,如增加铁、叶酸、维生素的供给。因双胎妊娠的孕妇腰背部疼痛症状较明显,应注意休息,可指导其做骨盆倾斜运动,局部热敷也可缓解症状。采取措施预防静脉曲张的发生。

(三)用药护理

双胎妊娠可能出现妊娠期高血压疾病、妊娠肝内胆汁淤积症、贫血、羊水过多、胎膜早破、胎盘早剥等多种并发症,按相应用药情况护理。

(四)分娩期护理

阴道分娩时严密观察产程进展和胎心率变化,及时处理问题。防止第二胎儿胎位异常、胎盘早剥;防止产后出血的发生;产后腹部加压防止腹压骤降引起的休克。如行剖宫产需要配合医师做好剖宫产术前准备和产后双胎新生儿护理准备;若早产,产后应加强对早产儿的观察和护理。

(五)心理护理

帮助双胎妊娠的孕妇完成两次角色转变,接受成为两个孩子母亲的事实。告知双胎妊娠虽属于高危妊娠,但孕妇不必过分担心母儿的安危,说明保持心情愉快、积极配合治疗的重要性。指导家属准备双份新生儿用物。

五、健康指导

护士应指导孕妇注意休息,加强营养,注意阴道流血量和子宫复旧情况,防止产后出血。并指导产妇正确进行母乳喂养,选择有效的避孕措施。

(窦爱华)

第四节　过期妊娠

一、概述

(一)定义

平时月经周期规则,妊娠达到或超过42周(≥294天)尚未分娩者,称为过期妊娠。其发生率占妊娠总数的3%～15%。

(二)主要发病机制

各种原因引起的雌孕激素失调导致孕激素优势,分娩发动延迟;胎位不正、头盆不称;胎儿、子宫不能密切接触,反射性子宫收缩减少导致过期妊娠。

(三)处理原则

妊娠40周以后胎盘功能逐渐下降,42周以后明显下降,因此,在妊娠41周以后,即应考虑终止妊娠,尽量避免过期妊娠。应根据胎儿安危状况、胎儿大小、宫颈成熟度综合分析,选择恰当的分娩方式。

1.促宫颈成熟

目前常用的促宫颈成熟的方法主要有PGE_2阴道制剂和宫颈扩张球囊。

2.人工破膜

人工破膜可减少晚期足月和过期妊娠的发生。

3.引产术

常用静脉滴注缩宫素,诱发宫缩直至临产;胎头已衔接者,通常先人工破膜,1小时后开始滴注缩宫素引产。

4.放宽指征

适当放宽剖宫产指征。

二、护理评估

(一)健康史

详细询问病史,准确判断预产期、妊娠周数等。

(二)生理状况

1.症状、体征

孕期达到或超过42周;通过胎动、胎心率、B超检查、雌孕激素测定、羊膜镜检查等确定胎盘功能是否正常。

2.辅助检查

B超检查、雌孕激素测定、羊膜镜检查;胎儿监测的方法包括NST、CST、生物物理评分(BPP)、改良BPP(NST+羊水测量)。尽管表明41周及以上孕周应行胎儿监测,但采用何种方法及以何频率目前都尚无充分的资料予以确定。

(三)高危因素

包括初产妇、既往过期妊娠史、男性胎儿、孕妇肥胖。对双胞胎的研究也提示遗传倾向对晚期或过期妊娠的风险因素占23%~30%。某些胎儿异常可能也与过期妊娠相关,如无脑儿和胎盘硫酸酯酶缺乏,但两者之间联系的确切原因并不清楚。

(四)心理-社会因素

过期妊娠加大胎儿、新生儿及孕产妇风险导致个人、家庭成员紧张焦虑担忧等不良情绪。

三、护理诊断

(一)知识缺乏

缺乏过期妊娠的相关知识。

(二)有围生儿受伤的危险

与胎盘功能减退或巨大儿有关。

四、护理措施

(一)一般护理

查看历次产检记录,准确核实孕周。听胎心,待产期间每4小时听1次或遵医嘱;交接班必须听胎心;临产后按产程监护常规进行监护;每天至少一次胎儿电子监护,特殊情况随时监护。重视自觉胎动并记录于入院病历中。

(二)产程观察

加强胎心监护;观察胎膜是否破裂以及羊水量、颜色、性状等;注意产程进展、观察胎位变化;

不提倡常规会阴侧切。

(三)用药护理

1.缩宫素静脉滴注

缩宫素作用时间短,半衰期为5~12分钟。

(1)静脉滴注中缩宫素的配制方法:应先用生理盐水或乳酸钠林格注射液500 mL,用7号针头行静脉滴注,按每分钟8滴调好滴速,然后再向输液瓶中加入2.5 U缩宫素,将其摇匀后继续滴入。切忌先将2.5 U缩宫素溶于生理盐水或乳酸钠林格注射液中直接穿刺行静脉滴注,因此法初调时不易掌握滴速,可能在短时间内使过多的缩宫素进入体内,不够安全。

(2)合适的浓度与滴速:因缩宫素个体敏感度差异极大,静脉滴注缩宫素应从小剂量开始循序增量,起始剂量为2.5 U缩宫素溶于生理盐水或乳酸钠林格注射液500 mL中即0.5%缩宫素浓度,以每毫升15滴计算相当于每滴液体中含缩宫素0.33 mU。从每分钟8滴开始,根据宫缩、胎心情况调整滴速,一般每隔20分钟调整1次。应用等差法,即从每分钟8滴(2.7 mU/min)调整至16滴(5.4 mU/min),再增至24滴(8.4 mU/min);为安全起见,也可从每分钟8滴开始,每次增加4滴,直至出现有效宫缩。

(3)有效宫缩的判定标准:为10分钟内出现3次宫缩,每次宫缩持续30~60秒,伴有宫颈的缩短和宫口扩张。最大滴速不得超过每分钟40滴,即13.2 mU/min,如达到最大滴速,仍不出现有效宫缩时可增加缩宫素浓度,但缩宫素的应用量不变。增加浓度的方法是以生理盐水或乳酸钠林格注射液500 mL中加5 U缩宫素变成1%缩宫素浓度,先将滴速减半,再根据宫缩情况进行调整,增加浓度后,最大增至每分钟40滴(26.4 mU),原则上不再增加滴数和缩宫素浓度。

(4)注意事项:①要有专人观察宫缩强度、频率、持续时间及胎心率变化并及时记录,调好宫缩后行胎心监护。破膜后要观察羊水量及有无胎粪污染及其程度。②警惕过敏反应。③禁止肌内、皮下、穴位注射及鼻黏膜用药。④输液量不宜过大,以防止发生水中毒。⑤宫缩过强应及时停用缩宫素,必要时使用宫缩抑制剂。⑥引产失败,缩宫素引产成功率与宫颈成熟度、孕周、胎先露高低有关,如连续使用2~3天,仍无明显进展,应改用其他引产方法。

2.前列腺素制剂促宫颈成熟

常用的促宫颈成熟的药物主要是前列腺素制剂。目前在临床常使用的前列腺素制剂如下。

(1)可控释地诺前列酮栓:是一种可控制释放的前列腺素E_2(PGE$_2$)栓剂,含有10 mg地诺前列酮,以0.3 mg/h的速度缓慢释放,需低温保存。可以控制药物释放,在出现宫缩过频时能方便取出。①应用方法:外阴消毒后将可控释地诺前列酮栓置于阴道后穹隆深处,并旋转90°,使栓剂横置于阴道后穹隆,宜于保持原位。在阴道口外保留2~3 cm终止带以便于取出。在药物置入后,嘱孕妇平卧20~30分钟以利栓剂吸水膨胀;2小时后复查,栓剂仍在原位后孕妇可下地活动。②出现以下情况时应及时取出:出现规律宫缩(每3分钟1次的宫缩)并同时伴随有宫颈成熟度的改善,宫颈Bishop评分≥6分;自然破膜或行人工破膜术;子宫收缩过频(每10分钟5次及以上的宫缩);置药24小时;有胎儿出现不良状况的证据,比如胎动减少或消失、胎动过频、胎儿电子监护结果分级为Ⅱ类或Ⅲ类;出现不能用其他原因解释的母体不良反应,如恶心、呕吐、腹泻、发热、低血压、心动过速或者阴道流血增多。取出至少30分钟后方可静脉点滴缩宫素。③禁忌证:哮喘、青光眼、严重肝肾功能不全等;有急产史或有3次以上足月产史的经产妇;瘢痕子宫妊娠;有子宫颈手术史或子宫颈裂伤史;已临产;Bishop评分≥6分;急性盆腔炎;前置胎盘或不明原因阴道流血;胎先露异常;可疑胎儿窘迫;正在使用缩宫素;对地诺前列酮或任何赋形剂成分过敏者。

(2)米索前列醇:是一种人工合成的前列腺素 E_1(PGE_1)制剂,有 100 μg 和 200 μg 两种片剂。参考美国 ACOG 2009 年的规范并结合我国米索前列醇的临床使用经验,中华医学会妇产科学分会产科学组经多次讨论,制定米索前列醇在妊娠晚期促宫颈成熟的应用常规:①用于妊娠晚期未破膜而宫颈不成熟的孕妇,是一种安全有效的引产方法。②每次阴道放药剂量为 25 μg,放药时不要将药物压成碎片。如 6 小时后仍无宫缩,在重复使用米索前列醇前应行阴道检查,重新评价宫颈成熟度,了解原放置的药物是否溶化、吸收,如未溶化和吸收则不宜再放。每天总量不超过 50 μg,以免药物吸收过多。③如需加用缩宫素,应该在最后一次放置米索前列醇后 4 小时以上,并行阴道检查证实米索前列醇已经吸收才可以加用。④使用米索前列醇者应在产房观察,监测宫缩和胎心率,一旦出现宫缩过频,应立即进行阴道检查,并取出残留药物。⑤优点:价格低、性质稳定、易于保存、作用时间长,尤其适合基层医疗机构应用。母体和胎儿使用米索前列醇产生的多数不良后果与每次用药量超过 25 μg 相关。⑥禁忌证与取出指征:应用米索前列醇促宫颈成熟的禁忌证及药物取出指征与可控释地诺前列酮栓相同。

(四)产程护理

进入产程后,应鼓励产妇左侧卧位、吸氧。产程中最好连续监测胎心,注意羊水形状,必要时取胎儿头皮血测 pH,及早发现胎儿宫内窘迫,并及时处理。过期妊娠时,常伴有胎儿窘迫、羊水粪染,分娩时应做相应准备。胎儿娩出后立即在直接喉镜指引下行气管插管吸出气管内容物,以减少胎粪吸入综合征的发生。

(五)心理护理

为孕产妇提供心理支持,帮助建立母亲角色。安抚产妇家属,帮助产妇家庭应对过期妊娠分娩。接纳可能出现的难产、胎头吸引、产钳助产等。

五、健康指导

注意休息、饮食、睡眠等合理适当;情绪放松、身体放松;适当运动,无其他特殊情况自由体位待产。讲解临产征兆、自觉胎动计数等,指导产妇如何积极配合治疗;讲解过期妊娠分娩及过期产儿护理原则。

(窦爱华)

第五节 异 位 妊 娠

一、概述

(一)定义

受精卵在子宫体腔外着床发育者为异位妊娠,习惯称为宫外孕。按其发生部位不同,可分为输卵管妊娠、卵巢妊娠、腹腔妊娠、阔韧带妊娠、宫颈妊娠及子宫残角妊娠等,其中以输卵管妊娠最常见,占异位妊娠的 95% 左右。此外,剖宫产瘢痕妊娠近年在国内明显增多。

(二)病情观察

1.生命体征

监测患者生命体征,观察有无血压下降、脉搏增快等休克征象。

2.症状体征

了解患者停经史,HCG(人绒毛膜促性腺激素)、B超、阴道后穹隆穿刺等检查结果,有无宫颈举痛或摇摆痛等典型体征。观察患者有无下腹坠胀、腹痛、阴道流血等情况。观察患者有无突发腹痛加剧,有无心慌、头晕、面色苍白、四肢发凉等失血性休克征象。

二、护理评估

(一)晕厥与跌倒危险评估

评估患者有无因内出血及剧烈腹痛引起的晕厥与跌倒的危险。

(二)心理评估

评估患者有无因腹痛、阴道流血导致紧张、恐惧情绪。

三、护理诊断

(一)潜在并发症

失血性休克。

(二)恐惧

与生命受到威胁、担心手术会影响未来生育有关。

四、护理措施

(一)用药护理

保守治疗患者常用药物为甲氨蝶呤,常用剂量为 0.4 mg/(kg·d),肌内注射,5 天为一疗程。观察患者有无口腔溃疡、骨髓抑制等不良反应。

(二)饮食护理

补充含铁较多的食物,如动物肝、动物血、蛋黄、芝麻、芥菜、芹菜、紫菜、木耳、海带等,增加铁的摄入。

(三)卧位与休息

保守治疗患者应卧床休息,避免剧烈活动、咳嗽或便秘使腹压增加导致宫外孕破裂大出血。

(四)手术护理

参见妇科手术一般护理。

(五)安全护理

患者起床、如厕时应动作缓慢,有家属陪伴,避免因突发孕囊破裂出血引起晕厥与跌倒。

五、健康指导

(一)住院期

介绍有关异位妊娠的相关知识,告知手术方式、术前准备及患者配合方法、术后恢复等相关知识。告知患者如有腹痛加剧、肛门坠胀感应及时告知医护人员。

（二）居家期

保守治疗患者出院后1周门诊复诊，并遵医嘱复查HCG直至正常；手术患者术后1个月复查，经医师全面评估后确定恢复性生活的时间。指导患者避孕，下次妊娠时及早就医。

（窦爱华）

第六节 羊水异常

一、概述

（一）定义

1.羊水过多

妊娠期间羊水量超过2 000 mL者，称为羊水过多。羊水的外观和性状与正常无异样，多数孕妇羊水增多缓慢，在较长时间内形成，称为慢性羊水过多；少数孕妇可在数天内羊水急剧增加，称为急性羊水过多。其发生率为0.5%～1.0%。

2.妊娠晚期羊水量少于300 mL称为羊水过少。羊水过少的发病率为0.4%～4.0%。羊水过少严重影响胎儿预后，羊水量少于50 mL，围生儿的死亡率也高达88%。

（二）主要发病机制

胎儿畸形羊水循环障碍，多胎妊娠血压循环量增加胎儿尿量增加，胎盘病变、妊娠合并症等导致羊水过多或过少。

（三）治疗原则

取决于胎儿有无畸形、孕周大小及孕妇自觉症状的严重程度，羊水过多时在分娩期应警惕脐带脱垂和胎盘早剥的发生。

二、护理评估

（一）健康史

详细询问病史，了解孕妇年龄、有无妊娠合并症、有无先天畸形家族史及生育史。羊水过少同时了解孕妇自觉胎动情况。

（二）生理状况

1.症状体征

（1）羊水过多。①急性羊水过多：较少见。多发生于妊娠20～24周，由于羊水量急剧增多，在数天内子宫急剧增大，横膈上抬，患者出现呼吸困难，不能平卧，甚至出现发绀，孕妇表情痛苦，腹部因张力过大而感到疼痛，食量减少。由于胀大的子宫压迫下腔静脉，影响静脉回流，导致孕妇下肢及外阴部水肿、静脉曲张。②慢性羊水过多：较多见。多发生于妊娠晚期，羊水可在数周内逐渐增多，多数孕妇能适应，常在产前检查时发现。孕妇子宫大于妊娠月份，腹部膨隆，腹壁皮肤发亮、变薄，触诊时感到皮肤张力大，胎位不清，胎心遥远或听不到。羊水过多孕妇容易并发妊娠期高血压疾病、胎位不正、早产等。患者破膜后因子宫骤然缩小，可以引起胎盘早剥。产后因子宫过大可引起子宫收缩乏力而致产后出血。

(2)羊水过少。孕妇于胎动时感觉腹痛,检查时发现宫高、腹围小于同期正常妊娠孕妇,子宫的敏感度较高,轻微的刺激即可引起宫缩,临产后阵痛剧烈,宫缩不协调,宫口扩张缓慢,产程延长。羊水过少若发生在妊娠早期,可以导致胎膜与胎体相连;若发生妊娠中、晚期,子宫周围压力容易对胎儿产生影响,造成胎儿斜颈、曲背、手足畸形等异常。

2.辅助检查

(1)B超:测量单一最大羊水暗区垂直深度(AFV)≥8 cm 即可诊断为羊水过多,其中,若用羊水指数法,羊水指数(AFI)≥25 cm 为羊水过多。测量单一最大羊水暗区垂直深度≤2 cm 即可考虑为羊水过少;≤1 cm 为严重羊水过少;若用羊水指数法,AFI≤5.0 cm 诊断为羊水过少;<8.0 cm 应警惕羊水过少的可能。除羊水测量外,B超还可判断胎儿有无畸形,羊水与胎儿的交界情况等。

(2)神经管缺陷胎儿的检测:此类胎儿可做羊水及母血甲胎蛋白(AFP)测定。若为神经管缺陷胎儿,羊水中的甲胎蛋白均值超过正常妊娠平均值 3 个标准差以上有助于诊断。

(3)电子胎儿监护:可出现胎心变异减速和晚期减速。

(4)胎儿染色体检查:需排除胎儿染色体异常时可做羊水细胞培养,或采集胎儿脐带血细胞培养,做染色体核型分析,荧光定量 PCR 法快速诊断。

(5)羊膜囊造影:用以了解胎儿有无消化道畸形,但应注意造影剂对胎儿有一定损害,还可能引起胎儿早产和宫腔内感染,应慎用。

(三)高危因素

胎儿畸形、胎盘功能减退、羊膜病变、双胎、母胎血型不合、糖尿病、母体妊娠期高血压疾病可能导致的胎盘血流减少等。

(四)心理-社会因素

孕妇及家属因担心胎儿可能会有某种畸形,会感到紧张、焦虑不安,甚至产生恐惧心理。

三、护理诊断

(一)羊水过多

1.有胎儿受伤的危险

与破膜时易并发胎盘早剥、脐带脱垂,早产等有关。

2.焦虑

与胎儿可能有畸形的结果有关。

(二)羊水过少

1.有胎儿受伤的危险

与羊水过少导致的胎儿发育畸形、宫内发育迟缓等有关。

2.恐惧

与担心胎儿畸形有关。

四、护理措施

(一)一般护理

向孕妇及其家属介绍羊水过多或过少的原因及注意事项,包括指导孕妇摄取低钠饮食,防止便秘;减少增加腹压的活动以防胎膜早破。改善胎盘血液供应;自觉胎动监测;出生后的胎儿应认真全面评估,识别畸形。

(二)症状护理

观察孕妇的生命体征,定期测量宫高、腹围和体重,判断病情进展,并及时发现并发症。观察胎心、胎动及宫缩,及早发现胎儿宫内窘迫及早产的征象。羊水过多时人工破膜应密切观察胎心和宫缩,及时发现胎盘早剥和脐带脱垂的征象。产后应密切观察子宫收缩及阴道流血情况,防止产后出血。发生羊水过少时,严格 B 超监测羊水量。并注意观察有无胎儿畸形。

(三)孕产期处理

1.羊水过多

腹腔穿刺放羊水时应防止速度过快、量过多,一次放羊水量不超过 1 500 mL,放羊水后腹部放置沙袋或加腹带包扎以防血压骤降发生休克。腹腔穿刺放羊水注意无菌操作,防止发生感染,同时按医嘱给予抗感染药物。

2.羊水过少

羊水过少合并有过期妊娠、胎儿生长受限等需及时终止妊娠者,应遵医嘱做好阴道助产或剖宫产的准备。若羊水过少合并胎膜早破或者产程中发现羊水过少,需遵医嘱进行预防性羊膜腔灌注治疗者,应注意严格无菌操作,防止发生感染,同时按医嘱给予抗感染药物。有国外文献报道羊膜腔输液的治疗方法不降低剖宫产和新生儿窒息的发生率,反而可能增加胎粪吸入综合征的发生率,此项治疗手段现已较少应用。

(四)心理护理

让孕妇及家人了解羊水过多或过少的发生发展过程,正确面对羊水过多或过少可能给胎儿带来的不良结局,引导孕产妇减少焦虑,主动配合参与治疗护理过程。

五、健康指导

羊水过多或过少胎儿正常者,母婴健康平安,做好正常分娩及产后的健康指导。羊水过多或过少合并胎儿畸形者,积极进行健康宣教,引导孕产妇正确面对,终止妊娠,顺利度过产褥期。

(窦爱华)

第七节 羊 水 栓 塞

一、概述

(一)定义

羊水栓塞是指在分娩过程中羊水突然进入母体血液循环引起的急性肺栓塞、过敏性休克、弥散性血管内凝血(DIC)、肾衰竭等一系列病理改变的严重分娩并发症。可发生在足月分娩、引产和钳刮术中。发生在足月分娩者,产妇死亡率高达 80% 以上。

(二)病因及病理生理

一般认为羊水栓塞是羊水中的有形成分(胎儿毳毛、角化上皮、胎粪、胎脂)进入母体血液循环,通过阻塞肺小动脉,引起机体的过敏反应和凝血功能异常而引起的一系列病理生理变化。羊膜腔内压力过高、胎膜破裂、血窦开放是发生羊水栓塞的基本条件。因此,高龄初产、经产妇、子宫收缩过强、急产、胎膜早破、前置胎盘、胎盘早剥、子宫破裂、剖宫产等均是羊水栓塞的诱发因素。

(三)治疗原则

抗过敏、纠正呼吸循环功能衰竭和改善低氧血症;抗休克,防治 DIC 及肾衰竭。

二、护理评估

(一)健康史

详细了解产妇年龄及此次妊娠经过;此次妊娠破膜情况;有无前置胎盘、胎盘早剥、先兆子宫破裂;是否为剖宫产;分娩过程中宫缩情况及缩宫素应用情况等。

(二)生理状况

1.症状

多发生于分娩过程中,尤其是胎儿娩出前后的短时间内。一般经过 3 个阶段。①心肺功能衰竭和休克:产妇突感寒战,出现恶心、呕吐、气急、烦躁等先兆症状,继而出现呛咳、呼吸困难、抽搐、昏迷;病情严重者,产妇仅惊叫一声或打一哈欠或抽搐一下,呼吸心搏骤停,于数分钟内死亡。②出血:度过第一阶段后,开始出现难以控制的全身广泛性出血,如大量阴道流血、切口渗血、全身皮肤黏膜出血、血尿、消化道大出血等。③急性肾衰竭:由于循环功能衰竭引起的肾缺血及 DIC 前期形成的血栓堵塞肾内小血管,引起肾脏缺血、缺氧,导致肾脏器质性损害,存活患者出现少尿和尿毒症表现。

2.体征

产妇出现发绀、脉搏细速、血压急骤下降、肺底部湿啰音等。全身皮肤、黏膜出现出血点或瘀斑。

(三)辅助检查

1.全身检查

可发现全身皮肤黏膜有出血点及瘀斑,针眼及切口渗血,心率增快,肺部湿啰音等。

2.实验室检查

血涂片及痰液涂片查见羊水有形成分;DIC 相关检查示凝血功能障碍。

3.心电图或心脏彩色多普勒超声检查

提示右心房、右心室扩大,而左心室缩小,ST 段下降。

(四)心理-社会因素

羊水栓塞发病急骤,产妇及家属无心理准备,常无法接受,表现为恐惧及愤怒,甚至出现过激行为。

(五)高危因素

高龄初产或多产妇;胎膜早破、前置胎盘或胎盘早剥者;于宫缩期行人工破膜者;子宫收缩过强者;不恰当使用子宫收缩剂者;子宫先兆破裂或破裂者;行剖宫产手术者;行钳刮术终止妊娠者。

三、护理诊断

(一)气体交换受损
与肺动脉高压、肺水肿有关。

(二)组织灌注不足
与弥散性血管内凝血及失血有关。

(三)有胎儿窘迫的危险
与羊水栓塞母体呼吸循环功能衰竭有关。

四、护理措施

(一)羊水栓塞的预防
加强产前检查,及时发现羊水栓塞的诱发因素并处理。掌握缩宫素的使用方法,防止宫缩过强。人工破膜应在宫缩的间歇期进行,破口要小且要控制羊水的流出速度。中期妊娠引产者,羊膜穿刺次数不超过 3 次,钳刮者应先刺破胎膜,使羊水流出后再钳夹胎块。

(二)羊水栓塞的紧急处理与配合
1.抗过敏

立即遵医嘱予氢化可的松或地塞米松静脉滴注或推注

2.改善低氧血症

吸氧,产妇取半卧位,正压给氧,必要时行气管插管或气管切开,保证氧气的供给,减轻肺水肿,改善心、脑、肾等重要脏器的缺氧状况。

3.解除肺动脉高压

遵医嘱予盐酸罂粟碱、阿托品、氨茶碱、酚妥拉明等解痉药缓解肺动脉高压。

2.抗休克

(1)补充血容量:及时补充新鲜血和血浆,也可用低分子右旋糖苷等扩容。

(2)升压:补足血容量后血压仍不回升者,可用多巴胺加于葡萄糖液中静脉滴注。

(3)纠正酸中毒:5%碳酸氢钠 250 mL 静脉滴注纠正酸中毒,并及时纠正电解质紊乱。

(4)纠正心力衰竭:常用毛花苷 C 静脉推注,必要时 4～6 小时重复用药。

3.防治 DIC

(1)肝素钠:用于治疗羊水栓塞早期的高凝状态,发病后 10 分钟内使用效果更佳。

(2)补充凝血因子:及时输新鲜血或血浆、纤维蛋白原等。

(3)抗纤溶药物:晚期纤溶亢进时,用氨甲环酸、氨甲苯酸等静脉滴注,同时补充纤维蛋白原。

4.预防肾衰竭

若血容量补足后仍少尿,可选用呋塞米静脉注射或甘露醇快速静脉滴注,无效者提示急性肾衰竭,应尽早行血液透析等急救处理。

(三)产科处理
若羊水栓塞发生于胎儿娩出前,应在产妇呼吸循环功能得到明显改善、凝血功能纠正后处理分娩。第一产程发病者立即行剖宫产结束分娩,第二产程发病者行阴道助产结束分娩。若发生产后出血,经积极处理仍不能止血者,应及时做好子宫切除术前准备。

若发生于中期妊娠钳刮术或羊膜腔穿刺术时,应立即终止手术,及时进行抢救。

若发生羊水栓塞时正在滴注缩宫素,应立即停止,同时监测产妇生命体征变化,记录出入量。

(四)心理护理

对神志清醒的产妇,予以心理支持,增强其战胜疾病的信心;对家属的恐惧情绪表示理解,争取其对诊疗措施的配合;对于抢救失败者,理解家属表达其悲伤情绪。

五、健康指导

与产妇及家属一起制定产褥期康复计划,帮助其尽快恢复正常生活。指导产妇观察子宫复旧及伤口情况,如有异常及时就诊。

(窦爱华)

第八节 脐带异常

一、概述

(一)定义

脐带异常包括脐带先露或脱垂、脐带缠绕、脐带长度异常、脐带打结、脐带扭转等,可引起胎儿急性或慢性缺氧,甚至胎死宫内。本节以脐带先露与脱垂为例进行讨论。脐带先露是指胎膜未破时脐带位于胎先露部前方或一侧,脐带脱垂是指胎膜破裂后脐带脱出于宫颈口外,降至阴道内甚至露于外阴部。

(二)病因

导致脐带先露与脱垂的主要原因有头盆不称、胎头入盆困难、胎位异常(如臀先露、肩先露、枕后位)、胎儿过小、羊水过多、脐带过长、脐带附着异常及低置胎盘等。

(三)治疗原则

早期发现脐带异常,迅速解除脐带受压,选择正确的分娩方式,保障胎儿安全。

二、护理评估

(一)健康史

详细了解产前检查结果,有无羊水过多、胎儿过小、胎位异常、低置胎盘等。

(二)生理状况

1.症状

若脐带未受压可无明显症状,若脐带受压,产妇自觉胎动异常甚至消失。

2.体征

出现频繁的变异减速,上推胎先露部及抬高臀部后恢复,若胎儿缺氧严重可伴有胎心消失。胎膜已破者,阴道检查可在胎先露旁或其前方触及脐带,甚至脐带脱出于外阴。

3.辅助检查

(1)产科检查:在胎先露旁或其前方触及脐带,甚至脐带脱出于外阴。

(2)胎儿电子监护:伴有频繁的变异减速,甚至胎心音消失。

(3)B型超声检查:有助于明确诊断。

(三)心理-社会因素

评估孕产妇及家属有无焦虑、恐慌等心理问题,对脐带脱垂的认识程度及家庭支持度。

(四)高危因素

胎儿过小;羊水过多;脐带过长;胎先露部入盆困难者;胎位异常者,如肩先露、臀先露等;胎膜早破而胎先露未衔接者;脐带附着位置低或低置胎盘者。

三、护理诊断

有胎儿受伤的危险:与脐带受压造成胎儿缺氧有关

四、护理措施

(一)一般护理

除产科一般护理外,还需注意协助孕妇取臀高位卧床休息,缓解脐带受压。

(二)分娩方式的选择

1.脐带先露

若为经产妇、胎膜未破、宫缩良好,且胎心持续良好者,可在严密监护下经阴道分娩;若为初产妇或足先露、肩先露者,应行剖宫产术。

2.脐带脱垂

胎心尚好,胎儿存活者,应尽快娩出胎儿。若宫口开全,胎先露部已达坐骨棘水平以下者,还纳脐带后行阴道助产术;若宫口未开全,应立即协助产妇取头低臀高位,将胎先露部上推,还纳脐带,应用宫缩抑制剂,缓解脐带受压,严密监测胎心的同时尽快行剖宫产术。

(三)心理护理

了解孕产妇及家属的心理状态,并予以心理支持,缓解其紧张、焦虑情绪。讲解脐带脱垂相关知识,以取得其对诊疗护理工作的配合。

五、健康指导

教会孕妇自数胎动,以便早期发现胎动异常。督促其定期产前检查,妊娠晚期及临产后再次行超声检查。

(李　娜)

第七章

影像科护理

第一节　影像科护理岗位职责

一、医技科室护士长职责

(1)在护理部主任、医技科室主任的领导下,负责科室的护理行政管理、护理业务工作,提高科室护理质量,确保科室护理安全。

(2)制定科室各项规章制度,督促检查各级护理人员认真执行规章制度和技术操作流程,严格遵守无菌操作规范。

(3)制定科室工作计划,检查各项护理工作的执行情况。

(4)根据影像科任务和护理人员的情况,进行科学分工,密切配合医师完成检查项目。

(5)负责组织科室护士、卫生员的业务学习,指导进修、实习护士工作。

(6)指导护士认真执行查对制度和交接制度,严防差错事故发生。

(7)负责督促检查抢救用物,保证齐全完好,督促维修人员定期对仪器设备进行维护。

(8)负责科室医疗耗材与日常办公用品的领用及登记。

(9)负责科室护士的考核,制度管人,奖优罚劣。

二、登记室护士岗位职责

(1)在科主任、护士长的领导下负责门诊、住院患者各项常规检查及各种特殊检查的登记、预约、划价、编号和记账工作。

(2)认真执行各项规章制度和护理操作规程,防止差错事故的发生。

(3)熟练掌握基础护理知识和操作技术,熟悉各项检查的专业知识和技术,认真学习不断更新知识,参加教学、指导护生的工作。

(4)合理安排患者检查时间,急危重患者优先就诊。

(5)发现患者突然病情加重,及时通知医师,并配合救治。

(6)负责向患者说明检查前的准备要求和注意事项,耐心解答患者的提问,做好窗口服务。

(7)负责向门诊患者发放检查报告并登记。

(8)负责打印住院患者的检查报告并登记、报送及归档。

(9)负责影像片的归档保管工作,严格执行影像片借阅制度规定。

(10)严格按照服务礼仪规范接待患者,热情为患者服务,杜绝差错发生。

三、医技科室护士职责

(1)在科主任、护士长的领导下进行工作。

(2)认真执行各项护理制度和技术操作流程,严格按照各项检查项目准确及时地完成各项护理工作,严格执行"三查八对"制度,对防止差错、事故发生。

(3)熟练掌握基础护理知识和操作技术,熟悉各项检查的专业知识和技术,认真学习不断更新知识,参加教学、指导护生的工作。

(4)做好检查患者的基本护理和健康宣教工作,配合医师完成检查,减轻患者的痛苦。

(5)做好碘过敏试验及观察反应情况,护士应熟练掌握抢救流程,日常应准备好各项急救用品,在抢救过程中协助医师进行抢救。

(6)熟练掌握各项检查前后的注意事项。

(7)护送病员进机房,密切观察患者病情变化,并与扫描技师联系有关扫描情况。

(8)清点科室财产并做好记录。

(9)严格按照服务礼仪规范接待患者,热情为患者服务,杜绝差错发生。

(10)接诊介入治疗患者,认真校对患者基本信息,重危患者监测心率、呼吸、血压、心电监护,操作过程中密切观察病情变化,做好健康宣教。

(11)介入治疗前做好房间消毒,准备好手术用物,术后及时清理房间,标本及时送检。

(荆重阳)

第二节　影像科护理质量控制

一、护理质量管理标准

(1)成立由分管院长、护理部主任(副主任)、科主任、护士长组成的护理质量管理委员会,负责全面督导、检查。

(2)负责制定各项质量检查标准,定期组织检查,发现问题及时反馈。

(3)定期召开会议,总结质量检查中存在的问题,分析原因,提出改进措施并反馈给全体护士。

(4)实行护理部、科主任、护士长三级网络质量管理,全面质控,并有记录。

(5)将质量检查结果及时反馈给当事人,并以护理质量改进回复书的形式反馈给相应科室。

(6)科室根据存在问题和反馈意见进行整改,以达到持续改进的目的。

(7)护理工作质量检查结果作为科室进一步质量改进的参考及护士长管理考核重点。

二、护士长工作质量标准

(1)护士长具有专科护理学术带头人的水平。

(2)准确及时传达医院或护理部有关制度规定和要求,并在实际工作中认真贯彻执行。

(3)科室规章制度齐全,岗位职责明确,分工合理,有年度工作计划与总结。

(4)各种登记、报表按要求及时、准确完成,原始资料记录准确、完整。

(5)进行全面质量检查,发现问题及时进行纠偏处理,并有记录。将质量检查结果及时反馈给当事人,并以护理质量改进回复书的形式反馈给相应科室。

(6)科室根据存在问题和反馈意见进行整改,以达到持续改进的目的。

(7)护理工作质量检查结果作为科室进一步质量改进的参考及护士长管理考核重点。

(8)教学、科研、训练有计划、有落实措施,护理人员年度考核率及合格率达标,护士规范化培训、继续护理学教育率100%。

(9)完成医院或护理部要求的其他有关工作。

三、护理人员服务质量标准

(1)护士着装整洁,仪表端庄,举止稳重,符合职业要求。

(2)认真执行护士岗位职责,规章制度,护理常规及技术操作规程等,保障患者安全。

(3)护理人员在服务过程中应遵循"热情主动、细致周到、体现人文关怀"的原则,具体要做到以下几点:①注意恰当称谓,营造温馨气氛。②将护患沟通和健康教育有机地融入各项操作过程中。③及时满足患者需要。

(4)服务对象对护理人员服务态度满意率>95%。

四、健康教育管理标准

(1)有健康教育指导手册。

(2)护理人员应人人参与健康教育,并将健康教育贯穿患者检查全过程。

(3)按护理程序实施健康教育,运用沟通技巧。

(4)有完善的健康教育检查标准,定期检查健康教育落实效果,进行分析、评价及反馈。

(5)健康教育质量达标率≥90%。

五、消毒隔离质量标准

有预防院内感染的健全组织机构和消毒隔离制度与管理措施。

(1)护士进行无菌操作时要严格遵守无菌操作原则。

(2)无菌物品、器材必须放置于无菌物品专用柜储存,无菌物品无过期失效。

(3)存放无菌物品(含无菌液)的容器清洁,定期灭菌,无菌物品微生物检测符合要求。

(4)熟悉各种消毒方法、消毒液的浓度、配制方法与使用方法,器械消毒达到标准,无菌溶液注明开启日期,超过2小时后不得使用;启封的各种溶媒超过24小时不得使用。

(5)实行一人一针一管一消毒。

六、护理安全管理标准

(1)明确责任。实行"护理部-大科护士长-护士长"三级目标管理责任制,护理部设立安全领导小组,科室成立安全监控小组。

(2)建立安全管理制度,有防范处理护理缺陷和过失的预案。

（3）坚持预防为主的原则，重视前馈控制，做到"三预、四抓、两超"，即预查、预想、预防；抓易出事故的人、时间、环节、部门；超前教育、超前监督。

（4）把好物品的申领和使用关，按照物品取用原则分类摆放，避免有过期物品。

（5）在医疗活动过程中发生或发现护理过失，可能引起医疗事故的医疗过失行为或发生医疗事故争议的，做到立即逐级汇报。

（6）科室有完善的不良事件报告流程，出现问题及时上报。

七、临床护理教育管理标准

（1）明确责任，建立健全临床护理教育管理制度，有长期、短期教育规划。

（2）临床护理教育管理包括新护士的岗前培训、护士规范化培训、继续护理学教育、护生临床教学、进修生的临床培训。

（3）根据不同培训要求有相应的培训计划、内容、方法并实施。

（4）实行学分制累积管理，教育对象每年参加认可的护理教育活动不得少于 25 分。

（5）有完善的考核和评价标准，达到计算机管理。

（6）不同层次的护理人员，能达到《卫生技术职务试行条例》规定的相应的护理水平。

（郭文雁）

第三节　影像科管理规章制度

一、护理安全管理制度

（1）加强护理安全教育培训，把安全教育培训作为新上岗护士、实习生、进修生岗前培训的常规内容。

（2）建立健全各项规章制度，完善各项技术操作规程，落实各级人员岗位责任制，制定切实可行的防范措施。

（3）每月由科室质控小组负责进行护理安全的专项检查。

（4）护理差错高危因素防范，各级护理人员应熟练掌握护理风险基本防范措施及护理安全应急预案。

（5）制定各种护理安全防范措施。

（6）有专科安全防范措施。

（7）每月护士长查找护理安全隐患，进行分析、评价、总结，并重点进行法律法规、安全预案考核。

（8）安全纳入日常管理考核项目。

（9）严格执行查对制度和差错事故登记报告制度，定期召开分析会，分析差错出现的原因，制定改进措施，视情节轻重给予必要的处罚，将差错事故减少到最低限度。

（10）严格执行无菌技术，做好消毒隔离工作。

（11）采取多种形式对患者和家属进行安全知识宣教。

二、护理缺陷报告管理制度

(1)护理人员发生缺陷应立即向科室主任及护士长汇报,护士长立即组织调查事件发生的过程和情况,进行相关的登记,填写缺陷报表。

(2)如有严重差错或纠纷发生,当事人、科室、护理部或院总值班应立即逐级上报,组织调查并讨论处理。发生严重差错、事故必须即刻口头上报,当天内书面汇报。

(3)发生差错、事故后,要积极采取补救措施,以减少消除由于差错或事故造成的不良后果。

(4)发生严重差错或事故的各种有关记录、检验报告及造成事故的药品、器械等证据均应妥善保管,不得擅自涂改、销毁,并保留患者的标本,以备鉴定。

(5)为了弄清事实真相,应注意倾听当事人的意见。讨论时吸收本人参加,允许个人发表意见。决定处分时,领导要对当事人做好思想工作,以达到教育目的。

(6)进修、实习护士在工作中发生护理差错或事故主要由带教老师承担。

(7)科室建立护理缺陷登记本,每月填写护理缺陷报表,上报当月护理差错、事故情况,并在科室内讨论分析差错事故原因,制定改进措施。

(8)对于发生的差错、事故应按照相关的法规和医院规章制度处理。

三、特殊情况汇报制度

(1)为保证各种特殊事件得到及时、有效、妥善处理,特制定本制度。

(2)本制度所指特殊情况包括:患者突发重要病情变化;变态反应;突发公共卫生事件重大抢救;发生失窃、火灾、严重泛水等事件。

(3)区分事件性质,根据具体情况逐级汇报相关部门。

(4)发生特殊情况时,应立即启动相应的应急预案进行处理。

(5)发生意外事件应按规定时限如实上报,如有意隐瞒事实,虚报、谎报、瞒报,后经发现,根据情节轻重给予处理。

四、护理人员继续教育培训制度

(1)把继续教育作为自己的权利和应尽的义务,所有护理人员必须参加护理继续教育学习。

(2)上岗前首先进行医院规章制度、医德医风、院感、护理缺陷的预防、护士礼仪、岗位职责和操作技术规程的培训。

(3)培训方式有自学、成人学历教育、轮转、带教、讲座、业务学习、护理查房、进修学习等方法。

(4)外出学习、开会、进修的同志回院后要书写学习报告,向科室或全院护士传达学习内容或讲课,达到知识共享。

(5)每月组织一次护理业务学习,每半年对护理人员进行理论知识及护理操作技术考核,并记录成绩,作为评先选优依据。

(6)每位护士必须完成国家规定的护理继续教育学分要求。

五、护理实习生管理制度

(1)带教老师根据护理部实习生实习安排,合理安排教学计划。

(2)实习生在实习期间要遵守医院各项规章制度及劳动纪律,需请假者按医院要求办理请休假手续后生效。请假一天由科室护士长批准;请假一天以上由护理部批准;请假三天以上由科教处批准,还须有学校证明。

(3)实习生要按计划参加业务学习、技能训练、教学查房。

(4)爱护公物和药械,损坏丢失物品要按规定赔偿。

(5)实习结束,由科室给实习生做出书面鉴定,交科教处审核并盖章。

(6)对违反有关规定者,科室可停止其实习,退回科教处。

六、物品、器械、设备管理制度

(1)科室内物品、器械、设备统一管理,指派专人负责,做到"四定"(定品种、定数量、定点放置、定期清点和维护)。各种物品、器械、设备设立账目,并做好登记,如有损坏、遗失应积极查找原因,保管者调换时须有交接手续。

(2)器械、设备应放置整齐,定期检查维修、保养、清洁消毒,保持性能良好。使用和维修保养有登记。

(3)器械、设备使用时应严格遵守操作规程,不得违章操作和带故障使用。出现故障报设备处备案及时维修,并报告相关部门。

(4)急救车专人管理,车内物品定量定位放置,定期检查、补充整理,使用后及时补充整理,并记录。

(5)一次性无菌物品必须由医院统一集中采购。科室领取时,认真检查批号、生产日期、消毒日期、外包装消毒标记等指标,合格后方可领取。放在规定位置,使用后按要求回收处理。

七、危重患者抢救制度

(1)患者病情突然加重进行抢救时,应立即通知科主任、护士长及主管医师,科主任将情况及时报告上级部门。对重大抢救或特殊情况,须立即报告分管院长。

(2)抢救车及抢救器械专人保管,定期检查,随时补充。确保药品齐全、仪器性能完好,保证抢救工作的顺利进行。

(3)抢救时,护理人员要及时到位,按照各种疾病的抢救程序进行工作。护士应根据病情,及时做好各种抢救措施的准备,如吸氧、吸痰、人工呼吸、建立静脉通道等。

(4)抢救过程中,护士在执行医师的口头医嘱时,应复述一遍,核对无误后方可开始执行。执行后及时记录执行时间、药品剂量、给药方法。按规定做好各项抢救措施的记录,抢救记录须在抢救结束后及时补记。

(5)各种急救药物的安瓿、输液、输血空瓶等要集中放置,以便查对。

(6)抢救结束后,各种抢救物品、药品、器械及时清理、补充、消毒,物归原位,处于备用状态。

八、消毒隔离制度

(1)护理人员上班时要衣帽整洁,不佩戴戒指,必要时戴口罩。

(2)以下情况必须洗手:接触患者前后;进行无菌操作前后。

(3)各类物品使用后必须根据物品的性能选用适当方法进行灭菌或消毒。消毒液定期更换。

(4)无菌物品按照灭菌日期依次放入专柜,定期检查有效期,未使用的物品与已使用的物品分别放置,并有明显的标志。

(5)定期做好环境的清洁、消毒处理工作,按时采集空气培养标本,进行环境空气监测。

(6)严格区分医疗垃圾与生活垃圾,有明显的标识,严格按照医疗废物管理办法进行分类、收集、储存、转运。

(7)在医院感染管理部门的指导下,做好医院内医疗用品的消毒隔离工作。

九、请假制度

(1)科室人员必须严格执行院、科颁定的出勤请假制度,科主任、护士长督促检查。

(2)职工上班不得无故缺勤、迟到、早退或中途离岗等。

(3)因各种原因请假的职工均先由本人提出申请,请假三天以内经科主任审批,三天以上上报医院人事处审批。

(4)如因特殊情况,事前未能办理请假手续者,可委托亲友或同事办理。

(5)请假期满后应到科室或相关部门销假。因故续假者须于假期期满前提出申请,批准后方可续假。

(6)一般情况下,调休需提前一天向科室负责人提出,取得同意安排好工作后,方可调休。如因特殊情况,事前未能办理调休手续者,应于上班前半小时内电话与科室取得联系,说明原因,待上班后补办调休手续。

(7)员工有下列情况之一者,做旷工处理:①假期到未归、且未办理续假手续又无正当理由者。②故意缺勤或谎报请假理由并经查实者。

(8)旷工期间,扣发工资、津贴,并根据情节轻重上报医院相关部门,做相应处理。

十、查对制度

护理人员在执行各项治疗、护理等工作之前,必须坚持查对制度,按要求认真查对,必要时须两人查对,防止差错事故的发生。

(1)必须严格执行"三查八对一注意"。"三查":操作前查、操作中查、操作后查。"八对":床号、姓名、药名、剂量、浓度、时间、方法、药品有效期。"一注意":注意用药后的反应。

(2)患者信息录入工作站后,护士应认真核对患者信息及检查内容。

(3)根据病情需要增强检查者,使用增强药物,备药前要检查药品有无沉淀、浑浊、变质,瓶口有无松动、裂痕,有效期和批号。如不符合要求或标签不清楚,不可使用。

(4)询问患者有无过敏史,无过敏史者先做药物过敏试验,无反应方可用药,用药后严密观察病情变化。

(5)抢救患者时医师下达的口头医嘱,护士需复述一遍,经医师查对无误后执行,并做好补充记录。

(6)护士对可疑医嘱必须查清后方可执行,除手术或抢救外,护士一律不执行口头医嘱。

(7)无菌操作前,须查对用物灭菌日期及物品质量。

(史云霞)

第四节　影像科护理应急预案

一、急危重症患者抢救处理应急预案

为给急危重患者提供快捷、安全、有效的诊治服务,提高危急重患者的抢救成功率。为此,对发生在影像科的危重患者的抢救处理,制定规范的应急措施。

(1)急危重患者实行"绿色通道"制度,一律先进行检查,后补记费用的诊疗制度。

(2)各病区、急诊室(含 ICU)、门诊等急危重症患者,检查时需临床医师陪同,要求在病情得到稳定后再进行检查,必要时在床旁进行检查。

(3)接受离子型碘对比剂造影,应有临床医师在场陪同。接受碘对比剂的患者,检查前做碘过敏试验及相关的预防用药。被检查者或家属需签署"接受碘对比剂知情同意书"。

(4)在检查过程中,一旦发生各种危及生命的病情变化和变态反应,应立即停止检查。

(5)在场的医师和护士立即抢救患者,给予吸氧、监测血压、脉搏,保持呼吸道通畅,必要时使用气管插管。遵医嘱使用必要的急救用药,并做好抢救记录。

(6)放射科人员一方面配合医师护士急救,另一方面电话通知医院总值班,同时向科主任汇报,科主任保证 24 小时联系畅通,紧急情况下能迅速到位。科主任接到通知后,要立即到达现场组织协调抢救,并向医务处、业务院长汇报。

(7)注意与患者及家属沟通,使医患建立协调配合的良好关系,以利于患者抢救治疗。

(8)当现场急救后确认病情趋向稳定时,应立即转入相关科室进行进一步的观察治疗。

(9)确保各种医疗急救设备及药品状态良好,随时投入使用。

急危重症患者抢救处理应急预案流程见图 7-1。

二、药物过敏应急预案

(一)变态反应应急预案

(1)工作人员要详细询问患者有无过敏史,并向患者或家属讲明注入对比剂可能出现的反应,并在知情同意书上签字。

(2)在过敏试验及检查过程中密切观察患者情况,及早发现异常反应。

(3)患者出现过敏反应,立即启动抢救预案,停止增强检查、停注对比剂,上机人员、护理人员立即观察患者情况并进行紧急处理,照相人员立即呼叫上级医师并通知科主任、相关临床科室、急诊科。

(4)临床医师到达前,影像科医护人员密切监测患者生命体征,根据病人过敏程度采取不同的紧急处理方法。具体处理方法如下。①轻度反应(面色潮红、发热、恶心、呕吐,轻度荨麻疹等)的处理方法:嘱患者安静休息,吸新鲜空气,大量饮水;必要时静脉注射地塞米松 10 mg 或非那根 25 mg 肌内注射;患者症状缓解后,严密观察 30 分钟后方可让患者离去。②中度反应(面部水肿,反复呕吐,较重的荨麻疹;轻度喉头水肿、支气管痉挛,轻度和暂时性血压下降等)的处理方法:嘱患者安静休息,吸氧;地塞米松 10～20 mg,静脉推注;氨茶碱 0.5～1.5 mg,置于 0.9% 生理

盐水或葡萄糖静脉点滴;异丙嗪 25 mg,肌内注射;肾上腺素 0.5～1.0 mg,皮下肌内注射。③重度反应(惊厥、休克、昏迷等)的处理方法:立即平卧,注意保暖,吸氧,喉头水肿影响呼吸时,应立即准备气管插管,必要时配合施行气管切开;建立静脉通道,地塞米松 20 mg,静脉推注,遵医嘱皮下注射肾上腺素 1 mg,小儿酌减;如症状不缓解,每隔 30 分钟再皮下注射或静脉注射 0.5 mg,直至脱离危险期,多巴胺 200 mg 加入 250 mL 溶液,每分钟 15～30 滴,静脉滴注,剂量视效果而定;应用氨茶碱解除支气管痉挛,给予呼吸兴奋剂;发生心脏骤停时,立即进行胸外按压、人工呼吸等心肺复苏的抢救措施;密切观察患者的生命体征、血压、尿量及其他临床变化,患者未脱离危险前不宜搬动。

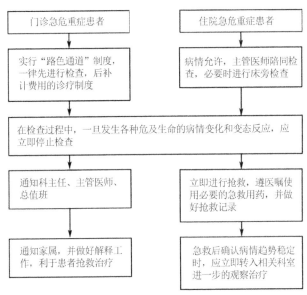

图 7-1　急危重症患者抢救处理应急预案流程

(2)临床医师到达后,协助急诊科及临床医生实施抢救,条件允许时转运患者至急诊科或病房抢救并做好交接工作。

(3)抢救结束后当班人员及时补录医嘱并上报不良事件,及时不良事件上报系统上报药品类不良事件,并及时核对、补充抢救车药品、器材并填写《抢救车药品、物品交接本》。

患者发生变态反应应急预案及抢救流程见图 7-2、图 7-3。

(二)心肺复苏术

简称 CPR,是当呼吸终止及心跳停顿时,合并使用人工呼吸及心外按压来进行急救的一种技术。美国心脏协会(AHA)公布的心肺复苏(CPR)指南重新安排了 CPR 传统的三个步骤,从原来的 A-B-C(保持气道通畅—人工呼吸—胸部挤压)改为 C-A-B(胸部挤压—保持气道通畅—人工呼吸)。这一改变适用于成人、儿童和婴儿,但不包括新生儿。

首先判断患者意识,触摸颈动脉,听呼吸音,当患者意识丧失、颈动脉无搏动、呼吸消失时,立即进行抢救。步骤如下。

1.C 步骤——恢复血液循环

人工循环的基本技术是胸外心脏按压。在心脏停止跳动后,用胸外心脏按压的方法使得心脏被动射血,以带动血液循环。只要判断心脏停止跳动,应立即进行人工呼吸和胸外心脏按压。

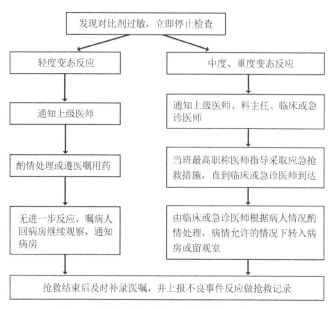

图 7-2　患者发生变态反应的应急预案流程

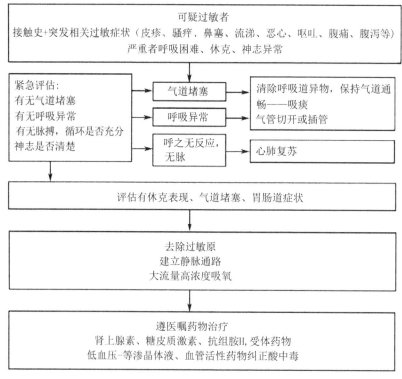

图 7-3　变态反应抢救流程

实施心脏按压首先要找准按压的位置,正确位置在胸骨中下 1/3 交界处,抢救者将一手的中指沿患者一侧的肋弓向上滑移至双侧肋弓的汇合点,中指定位于此处,食指紧贴中指并拢,以另一手的掌根部紧贴食指平放,使掌根的横轴与胸骨的长轴重合。此掌根部即为按压区,固定不要移动。此时可将定位之手重叠放在另一只手的手背上,双手掌根重叠,十指相扣,手指抬起,双肩正对胸骨上方,两肩、臂、肘垂直向下平稳地、有规律地进行按压,每次抬起时,掌根不要离开胸壁,保持已选择好的按压位置不变。胸外按压频率≥100 次/分,按压深度至少 5 cm。

婴幼儿胸外心脏按压位置在双乳连线与胸骨垂直交叉点下方 1 横指。①幼儿:一手手掌下压。②婴儿:环抱法,双拇指重叠下压;或一手食指、中指并拢下压。婴儿和儿童至少为胸部前后径的 1/3(婴儿约 4 cm,儿童约 5 cm)。按压频率为每分钟至少 100 次。

2.A 步骤——打开气道

使患者去枕后仰于地面或硬板床上,解开衣领及裤带。畅通呼吸通道,清理口腔、鼻腔异物或分泌物,如有义齿一并清除。(只有气道畅通后,人工呼吸提供的氧气才能到达肺部,人的脑组织以及其他重要器官才能得到氧气供应)。开放气道手法:仰面抬颌法、仰面抬颈法、托下颌法。

3.B 步骤——恢复呼吸

人工呼吸就是用人工的方法帮助患者呼吸,是心肺复苏基本技术之一。开放气道后要马上检查有无呼吸,如果没有,应立即进行人工呼吸。最常见、最方便的人工呼吸方法是采取口对口人工呼吸和口对鼻人工呼吸。口对口人工呼吸时要用一手将患者的鼻孔捏紧(防止吹气气体从鼻孔排出而不能由口腔进入到肺内),深吸一口气,屏气,用口唇严密地包住昏迷者的口唇(不留空隙),注意不要漏气,在保持气道畅通的操作下,将气体吹入人的口腔到肺部。吹气后,口唇离开,并松开捏鼻的手指,使气体呼出。观察患者的胸部有无起伏,如果吹气时胸部抬起,说明气道畅通,口对口吹气的操作是正确的。

口对鼻人工呼吸与口对口人工呼吸类似,一般用于婴幼儿和口腔外伤者。

B、C 步骤应同时进行,胸外按压和人工呼吸比例为 30∶2。

经过 30 分钟的抢救,若患者瞳孔由大变小,能自主呼吸,心跳恢复,发绀消退等,可认为复苏成功。

终止心肺复苏术的条件:已恢复自主的呼吸和脉搏;心肺复苏进行 30 分钟以上,检查患者仍无反应、无呼吸、无脉搏、瞳孔无回缩。

三、重大抢救时人力资源调配预案

(1)遇到各种突发性的事件、大抢救、特殊病例,需要临时调配护士时,上报护理部统一安排。

(2)科室护士应保持联络通畅。

(3)节假日及非正常上班时间,护士长不在班时,当班护士立即通知护士长及护理部,安排好科室的工作,以保证抢救患者的各项检查正常进行。

(4)护理人力资源调配第一梯队为在岗护士、护士长。第二梯队为非在岗的护理人员。

(5)当出现岗位人员不适应工作需要时,首先通知护士长安排调配人员,如果科室调配人力有困难,报告护理部调配人员。

(6)每次紧急调配人力后,及时总结,分析效果,表彰有功人员,调整梯队人员。

四、患者突然发生病情变化时的预案

(1)应立即通知科主任及患者的主管医师。

(2)立即准备好抢救物品及药品。

(3)积极配合医师进行抢救,做好记录。

(4)通知总值班及患者家属。

(5)病情平稳后,立即护送患者返回病房,与病房护士做好交接班。

患者突然发生病情变化的预案流程见图7-4。

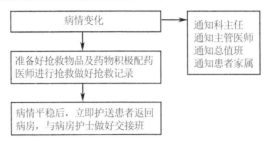

图7-4 患者突然发生病情变化的预案流程

五、患者突然发生猝死的应急预案

(1)发现后立即抢救,同时通知主管医师、科主任及护士长,必要时通知上级领导。

(2)通知总值班及患者家属。

(3)向院总值班或医务科汇报抢救情况及抢救结果。

(4)如患者抢救无效死亡,应等家属到院后,再将尸体接走。

(5)做好病情记录及抢救记录。

(6)维护病室秩序,保证其他患者的治疗及护理工作。

患者突然发生猝死的应急预案流程见图7-5。

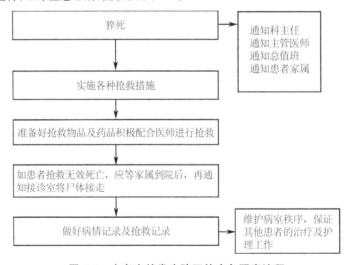

图7-5 患者突然发生猝死的应急预案流程

六、患者坠床/摔倒时的应急预案

(1)患者不慎坠床/摔倒,立即奔赴现场,同时马上通知医师。

(2)对患者的情况做初步判断,如测量血压、心率、呼吸判断患者意识等。

(3)医师到场后,协助医师进行检查,为医师提供信息,遵医嘱进行正确处理。

(4)如病情允许,将患者移至抢救室或患者床上。

（5）遵医嘱开始必要的检查及治疗。

（6）向上级领导汇报（夜间通知院总值班）。

（7）协助医师通知患者家属。

（8）认真记录患者坠床/摔倒的经过及抢救过程。

患者坠床/摔倒时的应急预案流程见图7-6。

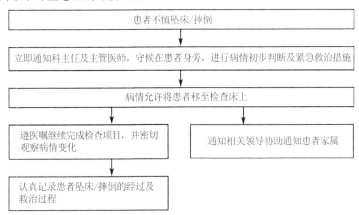

图 7-6　患者坠床/摔倒时的应急预案流程

七、停水、突然停水、泛水的应急预案

（1）接到停水通知后，做好停水准备，包括：①告诉检查患者停水；②给检查患者提前备好使用水和饮用水。

（2）突然停水，立即与后勤处联系，询问原因及来水时间，安排好检查患者。

（3）检查所有的自来水开关是否关闭，避免在没有人的情况下来水，造成泛水。

（4）一旦发生泛水，立即与后勤处联系组织人员排水。

（5）同时组织科室人员紧急排水，保护好仪器设备，并电话通知科主任。

（6）暂时疏散患者，待机器能正常运行时，及时安排检查。

停水、突然停水、泛水的应急预案流程见图7-7。

八、突然停电的应急预案

（1）突然停电后，立即使用应急灯、手电照明，避免患者拥挤。

（2）电话联系后勤处电工组紧急处理。

（3）检测仪器设备应备UPS，短时间内不断电，避免数据的丢失。

（4）停电的同时，电话通知信息科，检查来电后的网络系统。

（5）根据停电时间安排患者在候诊区等待，并解释等待原因及时间，得到患者的谅解。

突然停电的应急预案流程见图7-8。

九、火灾的应急预案

（1）发现火情后立即呼叫周围人员分别组织灭火，同时报告保卫科、总值班及科主任。

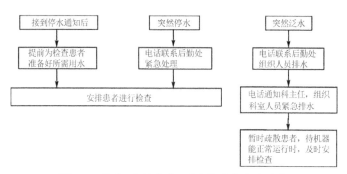

图 7-7　停水、突然停水、泛水的应急预案流程

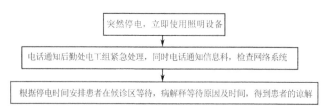

图 7-8　突然停电的应急预案流程

（2）根据火势,使用现有的灭火器材和组织人员积极扑救。

（3）发现火情无法扑救,马上拨打"119"报警,并告知,准确方位。

（4）关好邻近房间的门窗,以减慢火势扩散速度。

（5）将患者撤离疏散到安全地带,稳定患者情绪,保证患者生命安全。

（6）尽可能切断电源、撤出易燃易爆物品并抢救贵重仪器设备及重要科技资料。

（7）组织患者撤离时,不要乘坐电梯,可走安全通道。叮嘱患者用湿毛巾捂住口鼻,尽可能以最低的姿势或匍匐快速前进。

火灾的应急预案流程见图 7-9。

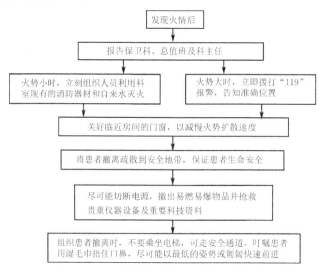

图 7-9　火灾的应急预案流程

（史云霞）

第五节　计算机体层成像检查的护理

一、CT 常规检查护理

(一)CT 普通检查护理

1.检查前护理

(1)信息确认:患者凭检查信息通过 PACS 系统进行预约、登记确认。留取联系电话,遇特殊情况便于通知患者。

(2)检查分检:护士或登记员根据检查信息进行分检,指导患者到相应地点等待检查。

(3)评估核对:护士仔细阅读检查申请单,核对患者信息(姓名、性别、年龄、检查部位、检查设备等)。详细询问病史,评估患者病情,核实患者信息、检查部位、检查方式,对检查目的要求不清的申请单,应与临床申请医师核准确认。

(4)健康教育:护士进行分时段健康教育,特殊患者采取个性化健康教育,讲解检查整个过程、检查所需时间、交代检查注意事项,以及需要患者配合的相关事宜。健康教育形式有口头宣教、健康教育手册、视频宣教等。

(5)去除金属异物:指导或协助患者去除被检部位的金属物件及高密度伪影的衣物,防止产生伪影。

(6)呼吸训练:护士耐心指导胸、腹部检查患者进行呼吸训练。胸部检查应指导患者先吸一口气,再闭住气,保持胸、腹部不动,防止产生运动伪影;腹部检查可以直接屏气。

(7)镇静:对小儿、昏迷、躁动、精神异常的患者,采取安全措施防止坠床,必要时遵医嘱使用镇静药。

(8)指导腹部检查患者正确饮水。

(9)PACS 系统呼叫:及时应用 PACS 系统呼叫患者到检。

2.检查中护理

(1)再次核对患者信息,协助患者进检查室、上检查床,避免坠床或跌倒。有引流管者妥善放置,防止脱落。

(2)按检查部位要求设计体位,指导患者勿移动身体变换体位。

(3)检查时注意保暖,避免患者着凉。

(4)做好患者非照射部位的 X 线防护。

(5)检查结束后询问患者情况,协助下检查床。

3.检查后护理

告知患者及家属取片与报告的时间、地点。

(二)CT 增强检查护理

1.检查前的护理

(1)信息确认:患者凭检查信息通过 PACS 系统进行预约、登记确认;在申请单上准确记录患者身高、体重、联系电话。

（2）评估核对：护士仔细阅读检查申请单，核对患者信息（姓名、性别、年龄、检查部位、检查设备等），详细询问病史（既往史、检查史、用药史、现病史、过敏史等），评估患者病情，筛选高危人群。核实患者信息、检查部位、检查方式。

（3）心理护理和健康宣教：在常规宣教的基础上重点告知增强检查的目的及注意事项、合理水化的重要性，注射对比剂后可能出现的正常现象（口干、口苦、口腔金属味、全身发热、有尿意等）和不良反应（如恶心、呕吐、皮疹等），进行针对性护理，消除患者紧张、焦虑的不良情绪。

（4）指导患者或家属签署碘对比剂使用知情同意书。

（5）认真评估血管，安置 20～22 G 静脉留置针；注意保护，防止留置针脱出。

（6）对比剂常规加温准备。

（7）其他参照 CT 普通检查前的护理。

2.检查中的护理

（1）高压通道的建立与确认：连接高压注射器管道，试注水，做到"一看二摸三感觉四询问"，确保高压注射器、血管通畅。

（2）患者沟通：再次告知检查注意事项，以及推药时的身体感受，缓解患者紧张情绪。

（3）心理安慰：对高度紧张患者在检查过程中护士通过话筒给予安慰，鼓励患者配合完成检查。

（4）严密观察：注射对比剂时密切观察有无局部和全身症状，防止不良反应的发生，做到及时发现、及时处理。

（5）防止渗漏：动态观察增强图像对比剂进入情况，及时发现渗漏。

（6）检查结束后询问患者情况，评估有无不适，协助下检查床。

（7）指导患者在观察区休息 15～30 分钟，如有不适及时告知护士。

（8）其他参照 CT 普通检查中的护理。

3.检查后的护理

（1）定时巡视：准备护士定时巡视观察区，询问患者有无不适，及时发现不良反应。

（2）合理水化：指导患者进行水化（每小时不少于 100 mL）以利于对比剂的排出，预防对比剂肾病。

（3）拔留置针：观察 15～30 分钟，患者无不适后方可拔取留置针，指导正确按压穿刺点，无出血方可离开观察区。

（4）告知患者及家属取片与报告的时间、地点，以及回家后继续观察和水化，如有不适及时电话联系。

（5）发生不良反应的处理方法请参照碘对比剂的相应内容。

二、CT 常见部位检查护理要点

（一）头颈部与五官 CT 检查护理要点

头颈部与五官 CT 包括颅脑、鞍区、眼眶、鼻和鼻窦、颞骨及内听道、鼻咽口咽、喉部、口腔颌面部等部位肿瘤、炎症、外伤等病变的检查和头部及颈部血管成像等。

1.检查前的准备要点

（1）评估核对：核对患者信息，阅读检查单，确定检查方式（平扫、增强）。

（2）心理护理与健康教育：护士主动与患者沟通，组织患者观看健康教育视频和健康教育手册。

(3)患者适当进食、饮水。

(4)去除头颈部所有金属异物(包括活动性义齿)。

(5)女性患者检查前将发结打开,指导扫描时头部保持不动。

(6)鼻咽部及颈部检查时训练患者屏气,不能做吞咽动作。

(7)增强者指导患者或家属签署碘对比剂使用知情同意书,筛查高危因素、建立静脉留置针等。

2.检查中的护理要点

(1)体位设计:患者仰卧于检查床,头先进,头部置于头架上,保持正中位,人体长轴与床面长轴一致,双手置于身体两旁或胸前。

(2)眼部扫描时要求闭眼,并保持眼球固定不动,因故不能闭眼者,可指导患者盯住一目标保持不动。小儿做眼部 CT 需要自然睡眠或遵医嘱口服水合氯醛,安睡后方可检查。

(3)鼻咽部及颈部检查时按技师口令进行屏气,不做吞咽动作。

(4)增强检查患者需观察注射对比剂后有无局部和全身的异常反应。

3.检查后的护理要点

参照 CT 普通检查和增强检查后的护理。

(二)胸部及食管纵隔 CT 检查护理要点

1.检查前的准备要点

(1)评估核对:核对患者信息,阅读检查单,确定检查方式(平扫、增强)。

(2)心理护理与健康教育:主动与患者沟通,组织患者观看健康教育视频和健康教育手册。

(3)患者适当进食、饮水。

(4)去除胸部所有的金属异物(包括文胸、带有拉链的衣服)。

(5)指导训练患者屏气。

(6)婴幼儿或不配合者检查前采取药物镇静。

(7)增强者指导患者或家属签署碘对比剂使用知情同意书,筛查高危因素、建立静脉留置针等。

(8)食管纵隔 CT 检查前准备碘水,碘水配制:100 mL 温开水＋2 mL 碘对比剂,浓度 0.02%。

(9)其他参照普通或增强检查前的护理。

2.检查中的护理要点

(1)体位设计:患者仰卧于检查床上,可以取头部先进或足先进,保持正中位,人体长轴与床面长轴一致,双手置于头上方。

(2)食管纵隔检查体位设计前需指导患者喝两口碘水,再含一口碘水在口腔内。检查时技师通过话筒指示患者将口腔里的碘水慢慢咽下即刻扫描。通过碘对比剂缓慢下咽的过程扫描查看检查部位的充盈缺损像,提高周围组织的分辨率和对比度。

(3)扫描时配合技师的口令进行屏气,叮嘱患者尽量避免咳嗽,并保持肢体不动。

(4)增强检查患者需观察注射对比剂后有无局部和全身的异常反应。

(5)其他参照普通或增强检查中的护理。

3.检查后的护理要点

参照 CT 普通检查和增强检查后的护理。

(三)冠状动脉 CTA 检查护理要点

多层螺旋 CT 冠状动脉造影(MSCTCA)作为一种无创、安全性高的新技术已广泛应用于临床。冠状动脉造影检查是评价冠状动脉变异和病变,以及各种介入治疗后复查随访的重要诊断方法,具有微创、简便、安全等优点。但是冠状动脉 CTA 检查受多种因素的影响,如心率、呼吸配合、心理、环境等因素的影响,检查前护理准备质量是决定检查是否成功的关键。

1.检查前的准备要点

(1)环境及物品的准备:为患者提供安静、清洁、舒适的环境,安排患者到专用心脏检查准备室或候诊区域;挂心脏检查识别牌。①物品准备:脉搏血氧饱和度仪(Prince-100B)、心电监护仪、氧气、计时器或手表等。②药品准备:美托洛尔(倍他乐克)药片。

(2)评估核对:阅读申请单,核对患者信息,明确检查目的和要求,评估患者病情、配合能力、沟通能力(听力)、心理状态,详细询问病史(既往史、检查史、用药史、现病史、过敏史等)、筛查高危人群,必要时查阅心电图和超声心动图检查结果,重点掌握患者基础血压、心率和心电图情况,并记录在申请单上。

(3)健康教育和心理护理:护士集中对患者进行健康宣教,讲解检查目的、心率准备和呼吸配合的重要性,以及检查中快速注射对比剂时全身发热的现象,让患者对检查过程和可能出现的问题有较全面的了解,尽量减少由于紧张、恐惧心理而导致的心率加快。告诉患者检查当天可适当进食、不禁水,避免空腹或饱餐状态下检查;空腹时间过久易导致低血糖,引起心率加快或心率不稳(特别是糖尿病患者);过饱出现不良反应时易发生呕吐。

(4)心率准备:①患者到达检查室先静息 10~15 分钟后测心率。②测心率:按心率情况分组,60~80 次/分为 1 组;80~90 次/分为 2 组;90 次/分以上或心律波动>3 次、心律失常、老年人、配合能力差、屏气后心率上升明显的为 3 组。64 排 CT 心率控制在 75 次/分以内,双源 CT或其他高端 CT 可适当放宽。③对静息心率>90 次/分、心律波动>3 次或心律失常,对 β 受体阻滞药无禁忌证者,在医师指导下服用 β 受体阻滞药,以降低心率和/或稳定心律;必要时服药后再面罩吸氧 5~10 分钟,采用指脉仪或心电监护仪持续心电监护,观察服药及吸氧前后心率或心律变化情况,训练吸气、屏气,心率稳定后可检查。对于心律失常的患者,了解心电图检查结果,通过心电监护观察心率或心律变化规律,与技师沟通、确认此患者是否进行检查;对于心率>100 次/分或无规律的心律者可以放弃检查。

(5)呼吸训练:重点强调如何吸气、屏气,什么时候出气的要领,训练方式分四种。①用鼻子慢慢吸气后屏气;②深吸气后屏气;③直接屏气;④直接捏鼻子辅助。根据患者不同情况采取不同训练方式,重点强调呼气幅度保持一致,防止呼吸过深或过浅,屏气时胸、腹部保持静止状态,避免产生呼吸运动伪影,屏气期间全身保持松弛状态,观察屏气期间心率和心律变化。1 组患者心律相对平稳(波动在 1~3 次/分),训练吸气、屏气后,心率呈下降趋势且稳定可直接检查;2 组反复进行呼吸训练,必要时吸氧(浓度为 40%~50%)后继续训练,心率稳定可安排检查,检查针对性选择吸氧。

(6)选择 20 G 静脉留置针进行肘前静脉穿刺。对旁路移植(搭桥)术后患者在对侧上肢建立静脉留置针。

(7)其他的参照普通或增强检查前的护理。

2.检查中的护理要点

(1)设计体位:仰卧位、足先进、身体置于检查床面中间,两臂上举,体位舒适。

(2)心电监测:安放电极片,将电极片、导线及双臂置于心脏扫描野外。连接心电门控,观察心电图情况,确认 R 波信号清晰,心率控制理想,心律正常,心电图波形不受呼吸运动和床板移动影响。

(3)呼吸训练:再次训练患者呼吸和屏气,观察患者可稳定大约 5 秒屏气的时间及屏气后心率和心律变化规律。

(4)必要时指导患者舌下含服硝酸甘油片。

(5)连接高压注射器管道,试注水,做到"一看二摸三感觉四询问";确保高压注射器、血管通畅。

(6)再次告知检查注意事项,以及推药时的身体感受,缓解患者紧张情绪,对高度紧张的患者在检查过程中护士通过话筒给予安慰,鼓励患者配合完成检查。

(7)动态观察增强图像对比剂进入情况,及时发现渗漏。

(8)其他参照普通或增强检查中的护理。

3.检查后的护理要点

参照 CT 增强检查后的护理。

(四)主动脉夹层患者 CT 检查护理要点

主动脉夹层是指动脉腔内的血液从主动脉内膜撕裂口进入主动脉壁内,使主动脉壁中层形成夹层血肿,并沿主动脉纵轴扩张的一种较少见的心血管系统的急性致命性疾病,早期正确诊断是取得良好治疗效果的关键。

1.检查前的准备要点

(1)开设绿色通道:对怀疑有主动脉夹层的患者应提前电话预约,按"绿色通道"安排检查。告知家属检查相关事宜和注意事项,要求临床医师陪同检查,通知 CT 室医师和技师做好检查准备。

(2)护士准备好急救器材、药品、物品,随时启动急救程序。

(3)病情评估:包括意识、面色、血压、心率、呼吸、肢体活动、肾功能及发病时间与发病过程,快速查看检查申请单、核对信息、详细询问病史、筛查高危因素。

(4)呼吸训练:检查前指导患者正确呼吸及屏气,屏气一定要自我掌握强度,以能耐受为准,切忌过度屏气,以防引起强烈疼痛不适及夹层破裂。

(5)指导家属签署碘对比剂使用知情同意书,快速建立静脉通道。

(6)其他参照普通或增强检查前的护理。

2.检查中的护理要点

(1)正确转运:搬运患者时动作要轻稳,避免大动作引发夹层破裂。

(2)体位设计:仰卧位、足先进、身体置于检查床面中间,两臂上举(无法上举的患者也可以放于身体的两侧)。

(3)注意保暖:避免受凉引起咳嗽而导致夹层破裂。

(4)技师扫描时注意控制注射对比剂的量和速度。

(5)患者监测:严密观察病情和监测生命体征,出现脉搏细速、呼吸困难、面色苍白、皮肤发冷、意识模糊等症状,提示可能因动脉瘤破裂出现失血性休克,应立即停止扫描,通知医师抢救,必要时行急诊手术,做好记录。

(6)疼痛性质的观察:如突发前胸、后背、腹部剧烈疼痛,多为撕裂样或刀割样,呈持续性,患者烦躁不安、大汗淋漓,有濒死感,疼痛放射范围广泛,可向腰部或下腹部传导,甚至可达大腿部,提示动脉瘤破裂,应启动急救应急预案。

(7)其他参照普通或增强检查中的护理。

3.检查后的护理要点

(1)扫描中发现有主动脉夹层应按放射科危急值处理,禁止患者自行离开检查室,并立即电话告之临床医师检查结果,由专人或在医师陪同,用平车将患者立即护送回病房或急诊科,勿在CT室停留过久。

(2)告知家属30分钟内取片及报告。

(3)其他参照普通或增强检查后的护理。

(五)肺栓塞 CT 检查护理要点

肺栓塞是指以各种栓子阻塞肺动脉系统为其发病原因的一组临床病理生理综合征,其发病率高、误诊率高和死亡率高。多层螺旋 CT 肺动脉造影是对急性肺动脉栓塞的一种无创、安全、有效的诊断方法。

1.检查前的准备要点

(1)开设绿色通道:对怀疑有肺栓塞的患者应提前电话预约,对病情急、重、危者应立即按"绿色通道"安排检查。告知家属相关检查事宜和注意事项,要求临床医师陪同检查,通知 CT 室内医师和技师做好检查准备。

(2)护士准备好急救器材、药品、物品,随时启动急救程序。

(3)病情评估:查看检查申请单,核对信息,严密观察其有无口唇发绀、呼吸急促、胸闷、气短、胸痛、咯血等表现;心电监护,测量生命体征及血氧饱和度的变化;评估心、肺、肾功能情况。重点了解胸痛程度,必要时提前使用镇痛药。

(4)吸氧:给予高浓度氧气吸入,以改善缺氧症状,缓解患者恐惧心理。

(5)呼吸训练:检查前指导患者正确呼吸及屏气,屏气一定要自我掌握强度,以能耐受为准,切忌过度屏气,以防引起强烈疼痛、不适及栓子脱落。

(6)去掉胸部所有金属物品及高密度衣物,防止产生伪影,影响图像质量。

(7)其他参照普通或增强检查前的护理。

2.检查中的护理要点

(1)正确转运:重点指导正确转运患者,摆好体位,避免大动作导致静脉血栓脱落,发生意外。

(2)体位设计:仰卧位、足先进、身体置于检查床面中间,两臂上举(无法上举的患者也可以放于身体的两侧)。

(3)注意保暖,避免受凉,防止咳嗽引起栓子的脱落。

(4)技师扫描时注意控制注射对比剂的量和速度。

(5)患者监测:严密观察病情和监测生命体征,重点观察呼吸频率和血氧饱和度的变化,并做好记录。

(6)其他参照普通或增强检查中的护理。

3.检查后的护理要点

(1)扫描中发现有肺栓塞应按放射科危急值处理,禁止患者自行离开检查室,告诉患者及家属制动,并立即电话告之临床医师检查结果,由专人或在医师陪同下用平车将患者立即护送回病房或急诊科,勿在 CT 室停留过久。

（2）告知家属 30 分钟内取片及报告。

（3）其他参照普通或增强检查后的护理。

（六）腹部 CT 检查护理要点

CT 腹部检查分上腹、中腹、盆腔、全腹,包括肝、胆、脾、胰、胃、肾、肾上腺、肠、膀胱、子宫和附件等。腹部脏器复杂、相互重叠,空腔脏器（胃、肠、膀胱）因含气体和/或液体及食物残渣,位置、形态、大小变化较大,可影响图像质量和检查效果,因此做好腹部 CT 检查前各环节的准备至关重要。

1.检查前的准备要点

（1）患者评估:仔细询问病史、检查史、过敏史,注重患者其他检查的阳性体征和结果,如B超、肝功能、胃镜、肠镜、消化道钡剂及甲胎蛋白等,确定患者能否饮水、饮水量和时间,确认是否进行增强检查。

（2）胃肠道准备:①检查前 1 天晚餐进清淡饮食,晚饭后禁食 4～8 小时,不禁饮（急诊除外）;②检查前 1 周禁止胃肠钡剂造影,必要时对胃肠钡剂造影者可先行腹部透视,以了解钡剂的排泄情况;③年老体弱者胃肠道蠕动减慢,必要时给予清洁灌肠或口服缓泻药帮助排空。

（3）心理护理:护理人员可针对不同文化层次患者的心理状态,分别进行解释和疏导,用通俗易懂的语言讲解与患者病情有关的医学知识,使患者对疾病的发展和转归有较明确的认识,缓解患者紧张情绪,使其积极配合检查。

（4）患者准备:防止金属伪影,患者需取下身上所有带金属的衣裤、物品、饰品,解除腹带及外敷药物,提供检查服。

（5）呼吸训练:呼吸运动是影响 CT 检查质量的重要因素,扫描时呼吸运动不仅会引起病灶遗漏和误诊,而且对于判断胃肠道走行和分析病变的结构都有很大影响。因此检查前需对患者进行屏气训练,保持呼吸平稳,均匀一致,直至患者能够准确接受口令。

（6）对比剂准备。常用对比剂种类:①高密度对比剂。常用的有 1%～2% 有机碘溶液,800～1 000 mL 温开水加 10～20 mL 碘对比剂,这种对比剂在 CT 上显影良好,能满意地标记被检器官,便于观察胃肠道的走行。但浓度过高、剂量较大时常能遮蔽部分胃壁组织,对胃黏膜改变不能较好显示,限制了对癌肿的检出和浸润深度的判断。②等密度对比剂。纯水作为对比剂方便、价廉、无不良反应;不会产生高密度的伪影。CT 平扫时即可与胃壁构成良好的对比,有利于病变的诊断和分期,是胃部 CT 检查最理想的对比剂。③低密度对比剂。气体是 CT 仿真结肠内镜检查中理想的肠道内对比剂,气体能较好地充盈扩张肠管,气体的弥散性好,比液体对比剂更容易到达盲升结肠;气体扩张肠管均匀,使用气体作为对比剂,可以通过定位片来判断肠道内气量是否充足,可随时补充气量。

对比剂的应用:①水可用于上、中腹的胃肠充盈。②1.2% 的口服对比剂适宜于胃部平扫患者的充盈准备。③1.5% 的口服对比剂较适宜于胃部直接增强的对比剂充盈准备。④0.8% 的口服对比剂适宜于中消化道的肠道充盈准备。⑤0.6% 的口服对比剂适宜于下消化道的肠道充盈准备。

饮用对比剂的量和时间:①上腹检查前 0.5 小时服水 200～300 mL,检查前 10 分钟服水200～300 mL。②上中腹部:患者于检查前 1 小时、30 分钟各服用 300 mL,检查时加服 200～

300 mL。③下腹部检查前 4 小时、3 小时、2 小时分别服用 300 mL。检查前 1 小时排空膀胱 1 次,加服 300 mL,患者自觉膀胱充盈即行 CT 检查。膀胱造瘘者应夹闭引流管,待膀胱充盈后再做检查。④全腹部检查前 4 小时、3 小时、2 小时分别服用 300 mL,检查前 1 小时排空膀胱 1 次,再服 300 mL,患者自觉膀胱充盈后加服 300 mL 口服对比剂即行 CT 检查。⑤胰腺 CT 扫描时,往往出现胰头、胰体、胰尾与胃、十二指肠及空肠部位分辨不清的情况,从而导致诊断困难,为了使胰腺与胃肠道影像区分开来,衬托出胰腺的轮廓与形态,提高诊断正确性,因此选择最优良对比剂浓度及吞服时间帮助医师判断及区分病变与生理解剖部位,提高诊断率。扫描前 30 分钟口服 2% 的对比剂 300 mL。空肠部分得到充盈满意,达到衬托目的,扫描前加服 2% 的对比剂 200 mL。以达到胃体部及十二指肠空肠完全显示。

饮用对比剂的目的:①使胃及十二指肠充盈与邻近组织形成对比度,便于观察胃壁、黏膜及胃腔情况。胃充盈使肠道下移,充分暴露肝、胆、脾、胰。②充盈膀胱与邻近组织形成对比度,便于观察膀胱壁、黏膜及腔内情况,尤其是膀胱腔内充盈缺损性病变的显示。③子宫、附件与邻近组织形成对比度。④胃肠道充分扩张,获得了腹盆腔各段肠道的良好充盈相,有助于胃肠道病变的早期发现、病变的定位和定性,同时因伪影的减少或消除,图像质量明显提高,更有利于实质脏器的显示与观察。

饮用对比剂的注意事项:筛查患者无碘过敏、结石、胰腺炎、出血、严重腹水、排尿困难、重大急诊外伤及禁食、禁水等情况后再指导患者喝碘水。重症胰腺炎、急性消化道出血、穿孔、肠梗阻等患者禁食禁水,对体质较弱、心肺功能不全的患者禁止大量饮水。

(7)检查前用药:必要时扫描前 10 分钟肌内注射山莨菪碱注射液 20 mg,山莨菪碱针为胆碱能神经阻滞药,能对抗乙酰胆碱所致的平滑肌痉挛,使消化道的平滑肌松弛,使胃和肠管充分扩张,以减少胃肠蠕动。青光眼、前列腺肥大、尿潴留等患者禁用。

(8)其他参照普通或增强检查前的护理。

2.检查中的护理要点

(1)体位设计:患者仰卧,足先进,双臂上举伸直,身体尽量置于床面正中间,侧面定位线对准人体正中冠状面。特殊情况可根据观察部位的需要采用侧卧位或俯卧位。

(2)女性盆腔检查时必要时用 2%~3% 的碘水 300~600 mL 保留灌肠,使盆腔内的小肠、乙状结肠、直肠显影。

(3)对已婚女性患者,推荐检查时置入阴道气囊或填塞含碘水的纱条,以显示阴道和宫颈的位置。

(4)特殊患者的护理:①严重腹水的患者因横膈受压迫平卧困难,可垫高胸部高度以不影响扫描床进出为准。②神志不清者,需家属陪同(陪护人员进行合理的 X 线安全防护)。③幼儿检查时护士将室内灯管调暗,家属陪同,防止患儿坠床,同时注意保暖。④CT 尿路成像患者进行延迟扫描时,技师可根据肾盂积水情况决定延迟扫描时间,一般 15~30 分钟进行第一次延迟扫描,中、重度积水者 3 小时左右再进行第二次扫描,护士要告知患者延迟扫描时间。⑤为诊断或鉴别肝血管瘤可于注射对比剂后 5~7 分钟再做病灶层面扫描,护士注意提示患者扫描时间。

(5)其他参照普通或增强检查中的护理。

3.检查后的护理

(1)腹部检查前禁食,检查完毕需协助患者下检查床,防止发生低血糖、直立性低血压。

(2)膀胱过度充盈者小便时排泄不易过快、过多,防止发生虚脱和低血压。

（3）检查后可进食。

（4）其他参照普通或增强检查后的护理。

三、特殊患者CT检查护理要点

（一）气管切开患者CT检查护理要点

气管切开患者由于意识障碍，气道内分泌物多，检查时平卧位导致分泌物不易排出，而引起呛咳、呼吸不畅、缺氧等症状，使患者无法顺利完成检查，因此做好气管切开患者CT检查前的气道管理非常重要。

1.检查前的准备要点

（1）患者预约：开设绿色通道，临床医师确定患者是否能完成CT检查，提前将检查信息传至CT室，提前电话通知并送入检查单。迅速阅读检查单，提前录入患者信息。

（2）医师沟通：电话通知检查时间，由家属、护士或医师陪同，检查气管导管是否为金属材质，必要时请医师进行更换后再检查，以免影响扫描产生金属伪影。

（3）患者评估：到达CT室后护士阅读检查申请单、核对信息、评估病情，重点评估患者呼吸道是否通畅，患者有无痰鸣音，是否需要吸痰。

（4）患者沟通：可采用笔、纸、写字板等工具，让患者将自己的感受、想法写出来进行交流。对于文化层次比较低的患者，仔细观察患者的表情、手势，并鼓励其重复表达，与家属配合能起到很好的交流与配合作用。

（5）清理呼吸道：护士准备好吸痰装置和吸痰盘，进入CT检查室前充分吸氧、吸痰，保持呼吸道通畅，防止检查时患者呛咳导致检查失败。

（6）吸氧：备好氧气袋给氧，维持有效的血氧饱和度。

（7）其他参照普通或增强检查前的护理。

2.检查中的护理要点

（1）体位设计：调整检查床高度与平车平行，由医师、技师与护士共同将患者转移到检查床，动作要轻，将头放于舒适的位置，避免咳嗽。妥善固定患者身体所有通路管道，防止脱落、移位。

（2）患者监测：检查中监测生命体征的变化，发现异常立即处理。必要时氧气枕低流量吸氧。保持呼吸道通畅。

（3）注意保暖：由于扫描房间温度较低，注意保暖，防止受凉诱发咳嗽。

（4）对于躁动不配合患者遵医嘱提前使用镇静药，检查时由家属陪同，注意安全，防止坠床。

（5）其他参照普通或增强检查中的护理。

3.检查后的护理要点

（1）检查结束后将患者安全转移至平车上，再次评估患者情况，必要时清理呼吸道，在医师或护士的陪同下将患者安全送回病房。

（2）其他参照普通或增强检查后的护理。

（二）多发伤患者CT检查护理要点

多发伤是指多系统、多脏器损伤，其具有病情急、重、伤情复杂、变化快、失血量大、易发生休克、生理功能紊乱、处理难、易漏诊、病死率高等特点。MSCT在多发伤检查中的应用是一种革命性进步，能在极短时间内，以单一检查方法、单一检查体位完成多部位多系统检查，已逐渐广泛用于创伤患者的伤情评估，被公认是目前评估多发伤的首选检查方法。

1.检查前的准备要点

(1)开设绿色通道:急诊科医师评估患者是否能配合完成 CT 检查,提前将检查信息传至 CT 室,电话通知并送入检查单,告知检查相关事宜和注意事项。迅速阅读检查单,录入患者信息。并向医师确认检查方式(平扫或增强),预先建立静脉留置针,告知检查相关事宜和注意事项。

(2)医师沟通:电话通知检查时间,要求临床医师陪同检查,放射科医师和技师做好检查准备。

(3)急救准备:护士准备好急救器材、药品、物品,随时启动急救程序。

(4)环境准备:调节好室内温度(22～24 ℃),检查床上铺上一次性床单、尿垫保护设备,防止血液、呕吐物、分泌物渗漏,影响设备的性能。

(5)患者评估:到达 CT 室后护士阅读检查申请单、核对信息、评估病情、询问病史。严密观察瞳孔、意识、SpO_2、皮肤颜色、生命体征的变化,保持呼吸道通畅,及时清除口腔、鼻腔、气管内的血凝块、呕吐物、分泌物,充分吸氧。检查静脉通道及各类引流管是否通畅。

(6)心理护理:针对多发伤清醒的患者处于极度恐惧状态,护士应给予安慰和鼓励。

(7)自身防护:医务人员戴好口罩、帽子、手套、防止被患者的血液、体液污染,接触患者后及时洗手。

(8)患者镇静:对于躁动不配合的患者必要时在医师指导下使用镇静药,防止运动伪影产生。

(9)多发伤患者一般无家属陪同,需要增强检查的患者由经管医师代为签署碘对比剂使用知情同意书。

(10)其他参照普通或增强检查前的护理。

2.检查中的护理要点

(1)体位设计:多发伤患者一般为多部位扫描。常规取仰卧位,头先进,双臂放于身体的两侧,身体尽量置于床面正中间,侧位定位线对准人体正中冠状面。

(2)患者转运:指挥和协助搬运患者,调整检查床高度与平车平行,利用平车上的床单轻、稳、平移动患者于检查床上。对怀疑有骨折的部位应重点保护,避免拖拉而造成骨折断端移位,刺伤周围的神经、血管、组织造成患者不必要的痛苦。妥善保护好各种管道,防止牵拉、脱落、引流液倒流。妥善放置监护设备,便于检查中观察患者生命体征的变化。

(3)防止坠床:对于躁动、神志不清的患者检查时注意安全,妥善固定,留人陪伴,防止坠床。

(4)注意保暖:多发伤患者由于失血性休克,救治中输入大量冷的液体或血液,而导致低体温综合征,检查时要注意保暖。

(5)保持静脉补液的通畅,维持有效的血容量。

(6)持续吸氧:便携式氧气瓶或氧气袋持续吸氧。

(7)严密观察:检查中严密观察患者生命体征的变化。对于病情严重、意识障碍、休克等患者,病情容易掩盖对比剂不良反应的症状,重点观察对比剂注射前后生命体征的细微变化及皮肤症状。

(8)其他参照普通或增强检查中的护理。

3.检查后的护理要点

(1)检查结束严密观察患者情况,在医师或护士的陪同下将患者快速转移到病房或急诊科,多发伤患者多处于脱水状态,检查后告知陪同医师合理水化、进行肾功能监测、记录尿量、预防对比剂肾病的发生。

(2)检查后及时将危及生命的阳性体征通知临床医师,便于医师制订治疗方案。

(3)告知医师或家属 30 分钟取片及报告。

(4)其他参照普通或增强检查后的护理。

(三)机械通气患者 CT 检查护理要点

机械通气患者一般病情危重,外出检查存在风险。近年来临床医师为了尽快查明疾病的原因,为了给患者提供最佳的治疗方案,而选择 CT 检查来满足临床及患者的需求。如何保证机械通气患者 CT 检查的安全性,是 CT 室护士需解决的难题。

1.检查前的准备要点

(1)风险评估:由医师与家属详谈 CT 检查的必要性与危险性。家属签字同意后方可安排检查。主管医师认真评估及权衡检查的必要性与转送风险,制订检查计划。

(2)开设绿色通道:临床医师评估患者是否能配合完成 CT 检查,提前将检查信息传至 CT 室,提前电话通知并送入检查单。迅速阅读检查单,确认患者到达时间。并向医师确认检查方式(平扫或增强),预先建立静脉留置针。告知检查相关事宜和注意事项。

(3)急救准备:护士准备好急救器材、药品、物品,如小型呼吸机、简易人工呼吸器、足够的氧源、微量泵、便携式监护仪等,随时启动急救程序。

(4)检查前遵医嘱查血气分析。待血氧饱和度及生命体征较稳定情况下由护士和医师陪同检查,更换专用便携式小型呼吸机或简易呼吸器。

(5)患者评估:按照预约时间到达 CT 室,护士快速查看检查申请单、核对信息、询问病史、评估患者意识、生命体征、呼吸道及静脉输液是否通畅、配合程度,确保患者检查安全。并填写危重患者检查记录单。

(6)清洁呼吸道:检查前评估气道有无痰液,吸痰前给予高流量吸氧,再清理呼吸道,提高患者血氧饱和度。

(7)其他参照普通或增强检查的护理。

2.检查中的护理要点

(1)体位设计:由医师、技师与护士共同将患者安全转移到检查床,动作要轻,将头部放于舒适位置;妥善放置呼吸机、监护设备,固定所有管道通路,防止脱落、移位、引流瓶倒流等情况发生。

(2)专人陪同:必要时由家属陪同患者完成检查。

(3)患者监测:检查时持续心电监护、血氧饱和度监测,严密观察呼吸机运行情况,并做好记录。

(4)注意保暖:由于扫描房间温度较低,注意保暖,防止受凉诱发咳嗽。

(5)对于清醒的患者告知检查时一定要保持不动,防止移动体位和咳嗽等动作。

(6)保持静脉补液的通畅,维持有效的血容量。

(7)其他参照普通或增强检查中的护理。

3.检查后的护理要点

(1)检查结束将患者安全移下检查床,观察呼吸机运行情况,再次评估患者气道是否通畅,生命体征是否平稳,在护士和医师陪同下立即返回病房。

(2)检查后整理呼吸机,消毒呼吸机管理,及时充氧备用,做好使用记录。

(3)其他参照普通或增强检查后的护理。

(四)躁动患者CT检查护理要点

躁动是颅脑功能区损伤或病变后出现的精神与运动兴奋的一种暂时状态。CT检查是颅脑损伤术前诊断和术后评估的首选检查方法。如何保证躁动患者顺利完成检查是CT室护士一项非常重要的工作。

1.检查前的准备要点

(1)开设绿色通道:临床医师评估患者是否能配合完成CT检查,提前将检查信息传至CT室,电话通知并送入检查单,确认患者到达时间。向医师确认检查方式(平扫或增强),预先建立好静脉留置针,告知检查相关事宜和注意事项。

(2)医师沟通:对于躁动的患者,CT室护士应与临床医师沟通,提前使用镇静药、镇痛药,提供护理干预,待患者安静后立即安排检查,最好由医师陪同检查。

(3)患者评估:阅读检查申请单、核对信息、询问病史,评估病情及配合程度。了解患者躁动的原因,如颅脑外伤(额叶或颞叶脑挫伤、蛛网膜下腔出血)、术后疼痛等。

(4)环境准备:声、光、冷的刺激可诱发患者躁动的发生,检查前将检查室光线调暗、调节室温、尽量减少刺激。

(5)镇静的监护:重点观察使用镇静药后患者呼吸是否平稳,血氧饱和度的变化。必要时给予持续吸氧。

(6)其他参照普通或增强检查前的护理。

2.检查中的护理要点

(1)体位设计:技师与护士转运患者时动作要轻、快、稳,肢体制动。妥善固定所有管道通路,防止脱落、移位、引流液倒流等情况发生。

(2)专人陪同:必要时由家属陪同,适当固定患者肢体,指导家属正确按压的方法。

(3)患者监测:技师与护士通过防护窗严密观察患者的情况,防止坠床。监测血氧饱和度变化,注射对比剂时观察患者有无局部和全身不良反应发生,并做好记录。

(4)快速扫描:由经验丰富的技师实施扫描,动态观察CT图像,及时发现异常征象,并上报值班医师。

(5)其他参照普通或增强检查中的护理。

3.检查后的护理要点

(1)检查结束后将患者安全转移至平车,评估患者病情,住院患者由医师陪同立即返回病房。

(2)门诊患者在观察室留观,待生命体征平稳后方可离开。

(3)其他参照普通或增强检查后的护理。

(五)CT引导下经皮肺穿刺活检术护理要点

在CT引导下经皮肺穿刺活检获得病变组织进行病理学检查,检查的准确率可达86%～95%,极大地提高了病变的诊断和鉴别诊断的准确性,对疾病治疗方案的制订,病情预后评估具有重要的参考价值。

1.术前准备要点

(1)环境准备:调节检查室温度(22～24 ℃),防止患者受凉。CT检查间采用紫外线消毒30分钟,光线充足。

(2)物品、药品器械准备:准备无菌穿刺包、小容器、穿刺活检针和枪;10%的甲醛、95%乙醇、2%利多卡因。

(3)资料准备:检查相关检查是否完善,如术前三大常规、肝肾功能、凝血酶原时间、B超、CT、X线、心电图等检查资料。

(4)心理护理与健康教育:护士应耐心讲解该项检查的过程和穿刺的必要性,以及对治疗的指导意义。增强患者信心和勇气,取得患者和家属的理解及配合,使患者保持良好的心理状态,从而保证穿刺的顺利进行。

(5)严格查对制度,评估患者基本情况,履行告知义务并签署穿刺同意书。

(6)其他参照普通或增强检查前的护理。

2.术中的护理要点

(1)体位摆放:根据穿刺的位置设计体位,以患者感觉舒适为准。

(2)呼吸训练:训练患者穿刺或扫描中吸气、屏气和配合方法。

(3)操作者准备:洗手、戴口罩、严格无菌技术操作,防止交叉感染。

(4)配合医师进行消毒和铺无菌单,协助取活检,10%的甲醛进行标本固定。

(5)观察病情:术中认真听取患者的主诉,严密观察患者面色及生命体征的变化,必要时心电监护。

(6)做好患者与医护人员的安全防护。

(7)穿刺结束后评估病情,有无出血、气胸及其他并发症发生。穿刺点局部加压包扎,防止出血。

(8)其他参照普通或增强检查中的护理。

3.术后护理要点

(1)交代注意事项:嘱患者卧床休息6~12小时,避免剧烈运动。可能会出现疼痛、出血、气胸等并发症,如有不适请及时告诉医师或护士。

(2)将病理标本及时交给穿刺医师,标贴患者信息。

(3)观察30分钟无异常情况由护士或医师陪同返回病房。

(4)其他参照普通或增强检查后的护理。

四、CT 检查中引流管护理

(一)头部引流管患者 CT 检查护理

(1)CT室护士了解、询问引流管的种类。

(2)评估患者引流管放置位置(高度)是否恰当。

(3)脑室引流管:搬运患者至检查床时脑室引流管口应高出脑室平面10~15 cm,引流袋位置过高导致引流困难或反流,引起颅内压增高;脑室引流早期要特别注意引流速度,太低导致引流过快;伴有脑积水者,可因快速引出大量脑脊液,使脑室塌陷,在硬脑膜与脑或颅骨内板之间产生负压吸附力,引起硬脑膜下或硬脑膜外血肿;脑室系统肿瘤者,可因一侧脑室的突然减压,使脑室系统压力不平衡,引起肿瘤内出血;颅后窝占位性病变者,可因幕上压力突然减低,诱发小脑中央叶向上疝入小脑幕切迹。适当限制患者头部的活动范围,避免引流管受压、牵拉、扭曲、成角、折叠、脱落。在医师允许情况下搬运患者前先关闭引流管,检查后放回原处再开放,观察引流液的颜色和量。

(4)血肿腔(或瘤腔)引流管:安放血肿腔引流管的目的是排空残留的血性液体或血凝块。引流袋应低于创腔15 cm,并妥善固定,保持引流通畅,引流管不可受压、扭曲,防止引流管滑脱。

防止引流袋位置过高导致引流困难或引流液倒流而诱发感染,引流袋位置过低导致注入血肿的生理盐水和尿激酶引流过快,有再次形成血肿的可能。在医师允许的条件下搬运患者前先关闭引流管,检查后放回原处再开放,观察引流液的颜色和量。

(5)脓腔引流管:安放脓腔引流管的目的是术后继续引流脓液,进行腔内注药冲洗。引流袋放置于低位,距脓腔至少 30 cm,并妥善固定,保持引流通畅,引流管不可受压、扭曲,防止引流管滑脱。对腔内注药冲洗夹闭的引流管不要随意开放。引流管位置过高达不到引流目的,甚至加重感染。在医师允许情况下搬运患者前先关闭引流管,检查后放回原处再开放,观察引流液的颜色和量。

(二)胃肠减压患者 CT 检查护理

(1)管道的评估:检查前重点查看患者胃管留置情况,胃管负压引流是否通畅,引流液的颜色、性质及量,防止胃管扭曲、受压、脱落。

(2)正确摆放体位:负压引流装置妥善放置,不可过高或过低。

(3)安置胃管的患者检查前勿饮水。

(4)医师允许的情况下搬运患者前先关闭引流管,检查后放回原处再开放。

(三)胸腔闭式引流患者 CT 检查护理

(1)管道的评估:检查前重点查看患者引流装置是否密闭及引流管有无脱落,水封瓶长玻璃管没入水中 3～4 cm,并始终保持直立,并观察引流管水柱波动(4～6 cm)情况;引流瓶应低丁胸壁引流口60～100 cm,观察引流液的颜色、性质及量。

(2)呼吸训练:指导吸气、屏气以不引起胸部疼痛为宜。特殊患者无法吸气、屏气时可直接扫描。

(3)正确摆放体位:搬动患者时需双重夹闭引流管,以防空气进入,检查后放回原处再开放。头下垫一软枕尽量抬高,妥善放置引流瓶,防止引流管扭曲、受压、牵拉、脱落。

(4)应急处理:如搬动患者时导致引流管连接处脱落或引流瓶损坏,应立即双钳夹闭胸壁引流导管,通知临床医师更换引流装置。若引流管从胸腔滑脱,立即用手捏闭伤口处皮肤,消毒处理后,用无菌纱布或凡士林纱布封闭伤口,并协助医师做进一步处理。

(5)检查中严密观察患者病情变化。

(四)T 管引流患者 CT 检查护理

(1)T 管的评估:检查前重点评估患者"T"管引流情况,引流是否通畅。观察胆汁的量、颜色、性质,管道有无折叠等。

(2)呼吸训练:指导吸气、屏气以不引起腹部疼痛为宜。特殊患者无法吸气、屏气时可直接扫描。

(3)正确摆放体位:搬动患者时引流管应低于腋中线,站立或活动时不可高于腹部引流口平面,防止引流液反流。在医师允许的条件下搬运患者前先关闭引流管,检查后放回原处再开放,观察引流液的颜色和量。

(4)应急处理:如搬动患者时导致引流管连接处脱落,应立即夹闭引流导管,消毒处理后再接管道。若引流管脱出,应立即消毒处理,用无菌纱布或凡士林纱布封闭伤口,并协助医师做进一步处理。

(5)检查中严密观察患者的病情变化。

(五)留置尿管患者 CT 检查护理

(1)尿管的评估:检查前重点查看患者尿管留置情况,引流管是否通畅,观察尿液的颜色、性质及量。引流袋位置低于床沿,防止尿管扭曲、受压、脱落。

(2)盆腔检查的患者检查前夹闭尿管以充盈膀胱。

(3)在医师允许情况下搬运患者前先关闭尿管,检查后放回原处再开放,观察尿液的颜色和量。

(史云霞)

第六节　X 线特殊检查与造影检查的护理

一、常见造影检查的护理

(一)食管吞钡(碘水)检查患者护理要点

食管吞钡(碘水)造影检查是诊断食管病变的基本方法,检查是以透视为先导,摄取适当的点片,以显示病变的细节,结合形态及运动功能变化做出诊断。

1.适应证

(1)有吞咽困难或咽部不适需明确诊断者。

(2)疑食管肿瘤、异物、贲门痉挛、食管静脉曲张及食管先天性疾病。

(3)了解纵隔肿瘤、甲状腺肿块、心血管疾病所致的食管外压性或牵拉性改变。

(4)疑食管肿瘤或经食管镜及拉网检查发现而常规检查未发现者和食管癌普查或常规检查疑有食管肿瘤及食管病变,但不能确诊者,应做双对比检查。

(5)疑有食管穿孔、食管气管瘘、吞咽动作失调、腐蚀性食管炎,用食管碘水检查。

2.禁忌证

(1)腐蚀性食管炎的急性炎症期。

(2)食管穿孔、食管静脉曲张大出血时。大出血后,检查时服用稀钡。

(3)食管气管瘘、食管纵隔瘘者,但此时确需检查,可用水溶性碘剂或碘油。

(4)完全肠梗阻者禁用钡剂检查。

(5)先天性婴幼儿食管闭锁者气管食管瘘或球麻痹(延髓性麻痹)者。

(6)对碘过敏者禁用碘水检查。

(7)心肺功能不全,重度衰竭的患者。

(8)抗胆碱药物禁忌者,不宜做双对比检查。

3.护理要点

(1)检查前的护理要点。①患者的评估:护士仔细阅读检查申请单,核对患者信息(姓名、性别、年龄、检查部位等),详细询问病史,评估患者病情,确认患者信息、检查部位、检查方式的正确。②消化道准备:检查前一般不需禁食,但进食后不宜立即进行食管检查,以免因有食物残渣黏附在黏膜上影响检查结果。贲门痉挛、食管裂孔疝、食管下端贲门部肿瘤者需禁食空腹;食管内食物潴留多时,造影前要尽量抽出。③环境准备:调节室内温度为 22～24 ℃,湿度 40%～

60％,保持环境清洁、整齐,冬天注意保暖。④心理准备与健康教育:加强与患者的沟通,给患者讲解食管吞钡(碘水)检查的目的、过程和注意事项及配合技巧。钡剂色白、气香、无味,碘剂无色透明、味略苦涩,检查时先让患者含一大口钡,在医师的指令下嘱咐患者一口咽下,同时进行摄片,含在口腔里的钡剂量不宜过多,避免吞下时呛咳;过少不能充分充盈食道黏膜;尽量全部吞下,避免喷出污染屏幕或衣物,造成照射伪影;吞下过程中,头尽量后仰,保持头部不动,以保证检查质量。⑤对比剂准备:稠钡剂,钡水比(3～4):1,调成糊状,约 40 mL;碘剂 40～50 mL。配制钡剂浓度应适宜,太浓导致患者吞咽困难,头部的摆动不便于食管的透视观察及摄片;太稀的钡剂使食管黏膜显影不充分,有可能导致小病灶的遗漏,造成漏诊;若为观察食管异物,可吞服钡棉,观察其钡棉搁置和挂住在异物上的特征。有梗阻者,用 40％～50％稀钡。⑥急救物品、药品、器材的准备:配备急救车、各种抢救药品、氧气筒、氧气枕、血压计、心电监护仪、吸痰器、平车、急救包等,定期检查,保持 100％完好无损。⑦碘水造影的患者检查前签署碘对比剂使用知情同意书。⑧指导或协助患者去除被检部位的金属物件及高密度伪影的衣物,以防止伪影的产生。

(2)检查中的护理要点:①再次核对患者信息。②协助患者进机房,让其取站立位,后背紧贴检查床,必要时用约束带固定患者于检查床上,避免检查床转动时患者跌倒。有引流管的应妥善固定,防止牵拉、脱落。③将准备好的钡剂放置在固定架上,便于患者取放。④再次交代检查中的注意事项及配合事宜。⑤先胸腹常规透视,再根据病情采用不同的体位,在医师的指令下吞服钡剂(碘剂)检查。⑥检查中注意观察患者的反应。

(3)检查后的护理要点:检查完毕后协助患者清洁口腔,根据病情嘱其多饮水,多食含粗纤维的食物,加速钡剂的排泄;同时告知患者次日解大便为白色,不用紧张;如排便困难者可使用缓泻剂和灌肠促进排便。碘水造影的患者需观察有无不良反应的发生。

(二)上消化道钡剂(碘剂)检查患者护理要点

上消化道造影是指从口咽至十二指肠水平部,包括食管、胃、十二指肠造影检查。

1.适应证

(1)食管:见食管吞钡(碘水)检查。

(2)胃:慢性胃炎、胃下垂、胃黏膜脱垂、胃排空延迟、胃癌、胃溃疡、贲门失弛缓症、胃食管反流、胃和十二指肠反流、胃空肠吻合狭窄。

(3)十二指肠:十二指肠壶腹炎、十二指肠球部溃疡、十二指肠憩室、肠系膜上动脉综合征、十二指肠手术后复查。

(4)先天性胃肠道异常者。

(5)腹上区肿块需明确与胃肠道的关系。

2.禁忌证

(1)见食管吞钡(碘水)检查禁忌证。

(2)急性胃肠道穿孔、急性胃肠炎者。

(3)急性胃肠道出血,一般在出血停止后 2 周,大便隐血试验阴性后方可检查。如临床急需检查,可在准备应急手术的条件下进行。

(4)肠梗阻,尤其是结肠梗阻者。但对单纯不全性或高位小肠梗阻,为明确原因可酌情用稀钡或碘剂检查。

3.护理要点

(1)检查前的护理要点。①患者的评估:护士仔细阅读检查申请单,核对患者信息(姓名、性别、年龄、检查部位等),详细询问病史,评估患者病情,确认患者信息、检查部位、检查方式的正确。②消化道准备:造影前 1 天不要服用含铁、碘、钠、铋、银等药物;造影前 1 天不宜多吃纤维类和不易消化的食物。造影前 1 天晚餐吃少渣、不易产气饮食,如稀饭等。禁食、水 6~8 小时。③环境准备:调节室内温度为 20~24 ℃,湿度 40%~60%,保持环境清洁、整齐,关闭门窗。冬季注意保暖。④心理护理与健康教育:向患者讲解上消化道钡剂检查的目的、过程和注意事项,训练配合技巧。说明钡剂色白、气香、无味,碘剂无色透明、味略苦涩,检查时在医师的口令下吞服钡剂,可能会出现恶心、呕吐症状,深呼吸可以缓解;检查中体位会出现改变,如有不适及时告诉医务人员;检查后嘱患者多饮水,加速钡剂的排泄,同时告之患者次日所排大便为白色,不用紧张。⑤对比剂准备:钡水比例为 1∶1.5,总量 60~100 mL 或碘水 60~100 mL。⑥急救物品、药品、器材的准备:配备急救车、各种抢救药品、氧气筒、氧气枕、血压计、心电监护仪、吸痰器、平车、急救包等,定期检查,保持 100% 完好无损。⑦碘水造影的患者检查前签署碘对比剂使用知情同意书。⑧指导或协助患者去除被检部位的金属物件及高密度伪影的衣物,以防止伪影的产生。

(2)检查中的护理要点:①再次核对患者信息。②协助患者进机房,让患者背靠于检查床上,双手交叉上举拉住头顶固定环,用约束带固定患者。有引流管的应妥善固定,防止牵拉、脱落。③将准备好的钡剂放置在固定架上,便于患者取放。④再次交代检查中的注意事项及配合事宜。⑤按照医师指令吞服造影剂,依次进行各部位的摄片检查。⑥检查过程中密切观察患者的病情变化,发现异常及时处理等。⑦加强安全管理,防止体位改变引起不适或坠床。

(3)检查后的护理要点:同食管吞钡(碘水)检查。

(三)全消化道钡剂(碘剂)检查患者护理要点

全消化道造影检查是从口咽至结肠,当对比剂到达回盲部时进行最后的摄片,检查结束,观察有无肠道梗阻,回盲部结核、肿瘤等。

1.适应证

(1)同食管吞钡(碘水)检查适应证。

(2)同上消化道钡剂(碘水)检查适应证。

(3)怀疑小肠炎症和肿瘤者。

(4)不明原因的腹痛、腹胀、腹泻者。

(5)胃肠道出血经胃、十二指肠及结肠检查阴性而怀疑出血来自小肠者。

2.禁忌证

(1)同食管吞钡(碘水)检查禁忌证。

(2)同上消化道钡剂(碘水)检查禁忌证。

3.护理要点

(1)检查前的护理要点。①对比剂准备:钡水比 1∶1.2,量约 100 mL,加入甲氧氯普胺粉剂 20~130 mg,或碘剂 100~120 mL。②其他同上消化道钡剂检查。

(2)检查中的护理要点:①检查后告知患者下次摄片的时间,嘱患者多走动或取右侧卧位,以促进对比剂尽快到达回盲部。②其他同上消化道钡剂检查。

(3)检查后的护理要点:同食管吞钡(碘水)检查。

(四)钡灌肠检查护理要点

钡灌肠即从肛门插入一根肛管,利用灌肠机灌入钡剂,再通过 X 线检查,可用于诊断结肠占位、肠息肉、炎症、溃疡、梗阻、先天性巨结肠等病变,也可作为下消化道内镜检查的补充检查。

1.适应证

(1)结肠肿瘤、息肉、溃疡、憩室、结核等器质性病变及腹腔肿瘤。

(2)肠梗阻：鉴别低位小肠梗阻与结肠梗阻。

(3)肠套叠(有一定的治疗作用，但要注意套叠的时间，避免肠道因长时间缺血而坏死，灌肠时压力过大而穿孔)。

(4)结肠先天性异常如巨结肠等。

2.禁忌证

(1)结肠活动性大出血、穿孔、坏死。

(2)急性阑尾炎、急性肠炎或憩室炎者。

(3)妊娠期妇女。

(4)结肠病理活检后(24小时内)。

(5)心力衰竭、呼吸衰竭等全身情况差者。

(6)高龄患者(相对禁忌)。

3.护理要点

(1)检查前的护理要点。①患者的评估：护士仔细阅读检查申请单，核对患者信息(姓名、性别、年龄等)，详细询问病史、过敏史，评估患者病情，确认患者信息的正确。同时了解患者有无其他检查，如同时进行 CT 腹部检查，应安排患者先做 CT，再做钡灌肠。②消化道准备：造影前 2 天不要服用含铁、碘、钠、铋、银等药物；造影前 1 天不宜多吃纤维类和不易消化的食物；造影前 1 天晚上，吃少渣饮食，如豆浆、面条、稀饭等。禁食、水 6~8 小时。检查前排空大便，清洁灌肠后 2~3 小时行钡灌肠(若查巨结肠则无需洗肠)。③环境准备：调节室内温度 22~24 ℃，湿度 40%~60%，保持环境清洁、整齐，备好屏风和窗帘，保护患者的隐私，关闭门窗，注意保暖。④心理护理与健康教育：为患者及其家属讲解钡灌肠的目的、过程和注意事项。告知患者在灌钡肠的过程中，感到腹胀有便意时，尽量憋住，深呼吸可缓解，如不能耐受，请及时告知。检查中床会转动，不要紧张。⑤灌肠溶液准备：常用 1∶4 的钡水悬浊液(800~1 000 mL 水中加入 150~200 g 的硫酸钡)。成人每次用量 800~1 000 mL，小儿 200~500 mL。溶液温度 39~41 ℃。⑥灌肠物品准备：灌肠机、肛管、血管钳、液状石蜡、棉签、卫生纸、纱布、手套、一次性中单、治疗巾、便盆、温度计。⑦急救物品、药品、器材的准备：配备急救车、各种抢救药品、氧气筒、氧气枕、血压计、心电监护仪、吸痰器、平车、急救包等，定期检查，保持 100% 完好无损。⑧指导或协助患者去除被检部位的金属物件及高密度伪影的衣物，以防止伪影的产生。

(2)检查中的护理要点：①再次核对患者信息，询问是否行清洁灌肠，评估患者的情况，有无高危因素。②携用物至检查床旁，解释操作目的、灌肠时的反应、配合要点及注意事项。③洗手、戴口罩，关闭门窗，打开屏风。④扶患者上检查床取左侧卧位，臀下垫一次性尿布，脱裤至膝部，将臀部移至床沿，双膝屈曲。用棉被遮盖患者胸、背、腹部及下肢，给患者保暖，注意保护患者隐私。⑤戴手套，将准备好的灌肠液充分搅拌后倒入灌肠机水封瓶内，连接好管道和肛管。用棉签蘸液状石蜡润滑肛管前端 8~10 cm。⑥左手暴露肛门，用液状石蜡润滑肛门，右手持肛管轻轻插入肛门 7~10 cm，嘱患者张口呼吸。⑦协助患者取平卧位，改变体位时注意防止肛管脱落(将肛管用钳子固定在床沿)，嘱患者双手交叉抓住检查床上的铁环，用约束带固定好患者，防止坠床。⑧先行腹部透视，再行钡剂灌入及适当充气。正确使用灌肠机遥控器，设置灌肠压力为 7~8 kPa；按压顺序：气泵→充气→压力→充钡→关充钡→关充气。⑨当钡剂充盈至回盲部时根据医师指示停止灌钡。⑩停止摄片后,解开约束带,用止血钳夹闭橡胶管,弯盘置于肛门前,左手暴露肛门,右手用纱布包住肛管并将其拔出,放入弯盘内,用纸巾擦净肛门,协助患者穿好衣裤,搀扶患者下检查床,嘱患者自行排便。⑪操作中的注意事项:插管时应轻柔,避免损伤直肠黏膜而引起出血与疼痛;妥善固定患者,避免床转动时患者从检查床上坠落或肢体撞伤;灌肠过程中严密观察患者神态、面色、呼吸,询问有无腹痛、腹胀等异常情况,及时发现、及时处理;观察钡剂灌入是否通畅,肛管有无打折、脱落等;严格掌握灌肠液的温度、量与灌肠的压力,温度过低易引起肠痉挛,过高易烫伤,量太少达不到回盲部,量太多会使腹内压过度增高。

(3)检查后的护理要点:①整理用物。②告知患者因钡剂不吸收,排出的大便为白色属正常现象,检查后2~7天大便仍是白色。③检查后嘱患者立即上厕所,尽量排出注入直肠内的钡剂。为老年、体质虚弱、行动不便的患者提供移动的坐便器。④嘱患者多饮水,食粗纤维食物,促进钡剂的排出。若为长期便秘者,可使用缓泻剂或灌肠帮助排便,避免钡剂长时间遗留于肠道内形成钡石。

(五)排粪造影检查护理要点

排粪造影是一种检查肛门直肠部功能性疾病的新兴检查方法,是将一定量的钡糊注入被检者直肠内,在符合生理状态下对肛门直肠及盆底行静态和动态观察。如直肠黏膜脱垂、直肠套叠、直肠前突、会阴下降综合征、盆底痉挛综合征、子宫后倾、直肠癌术后和肛门成形术后功能观察等,也是决定治疗方式的可靠依据。

1.适应证

(1)临床上有排便困难、便秘、黏液血便、肛门坠胀、排便时会阴及腰骶部疼痛,而经临床指肛、钡灌肠和内镜检查未见异常者。

(2)大便失禁、直肠癌术后及肛门成形术后了解肛门直肠功能者。

2.禁忌证

(1)病重、体质弱、心肺功能衰竭者。

(2)肛门手术或外伤未痊愈者。

3.护理要点

(1)检查前的护理要点。①患者的评估:护士仔细阅读检查申请单,核对患者信息(姓名、性别、年龄等),详细询问病史、过敏史,评估患者病情,确认患者信息的正确。同时了解患者有无其他检查,如同时进行 CT 腹部检查,应安排患者先做 CT,再做排粪造影。②环境准备:调节室内温度 22~24 ℃,湿度40%~60%,保持环境清洁、整齐,备好屏风和窗帘,保护患者的隐私,关闭门窗,注意保暖。③心理护理:讲解检查程序,帮助患者了解检查相关内容,消除紧张心理;了解患者在自制便桶上,X 线透视下进行排便有胆怯、羞愧、紧张的心理,不能正确用劲排便,钡糊排出不符合排粪要求,影响检查结果和诊断,多用激励性语言鼓励、肯定,避免用生硬、埋怨、责怪的语气。④健康宣教:检查前嘱患者排空小便,避免膀胱过度充盈压迫直肠,影响钡糊保留。检查前不需要做肠道准备,因为直肠通常处于空虚状态,对检查无影响。清洁灌肠后,直肠内残留液体将冲淡对比剂,使对比剂和直肠黏膜的黏附性降低,影响检查结果,因此不主张清洁灌肠;注入钡糊时,嘱患者收紧肛门,有便意时深呼吸,在医师的指导下排出钡糊,否则影响检查结果,在排钡糊时教会患者正确使用腹压;女性患者在检查结束后,要及时取出阴道内的标志物;对于排便困难的患者,可使用缓泻剂或灌肠促进钡剂排出,以免钡剂遗留于肠道,加重排便困难。⑤对比剂配制标准:250 mL水＋35 g 医用淀粉＋1 袋(250 g)钡剂,先将医用淀粉加入冷水搅拌均匀,水沸腾后将搅拌均匀的医用淀粉缓慢倒入,加入过程中不断搅拌以免成块,直至形成均匀稠厚的糊状物再加入钡剂,加热至沸腾后冷却备用。⑥肛门和阴道标志物的制作:为使肛管显示清楚,用市售鸡肠线,缝制成约 3.5 cm 长有一定硬度的小条浸泡钡剂,放入肛管内以显示其轮廓,便于准确画出排便前的肛管轴线。女性患者,用一浸钡纱条放入已婚女性患者阴道内,以显示直肠阴道隔。⑦其他物品准备:注钡器、镊子、止血钳、肛管、液状石蜡、自制阴道标志物送入钢条、一次性手套、自制便桶、橡胶单、治疗巾、卫生纸、纱布等。⑧指导或协助患者去除被检部位的金属物件及高密度伪影的衣物,以防止伪影的产生。

(2)检查中的护理要点:①再次核对患者信息,评估患者的情况,有无高危因素。②携用物至检查床旁,解释操作目的、配合要点及注意事项。③洗手、戴口罩;关闭门窗,打开屏风。④扶患者上检查床取左侧卧位,臀下垫橡胶单和治疗巾,脱裤至膝部,将臀部移至床沿,双膝屈曲。用棉被遮盖患者胸、背、腹部及下肢,给患者保暖,注意保护患者隐私。⑤戴手套,润滑肛管前端。⑥左手暴露肛门,用液状石蜡润滑肛门,右手将肛管轻轻插入直肠 2~3 cm,嘱患者张口呼吸。⑦右手用止血钳固定肛管位置,避免脱出,医师抽吸钡糊后经肛管注入直肠。⑧注射完毕右手持止血钳夹闭肛管,用纱布包裹住肛管轻轻拔出。⑨肛门内放入标志物,女性患者放入阴道标志物(未婚、未育女性除外)。⑩协助患者标准侧位端坐于排便桶上,两足踏平,双腿并拢,双手放于膝盖处、两股骨平行,与身体纵轴呈直角,以显示耻骨联合下缘,照片要包括尾骨尖,否则测量不准,甚至无法测量。⑪在透视下分别摄片。⑫操作中的注意事项:钡糊配制时要有一定的浓稠度和可塑性,与正常粪便相似。太稀排泄太快不能很好显示直肠黏膜的情况,影响检查结果和准确性,太浓影响操作。对于排便极其困难的患者,钡糊可相对稀薄些;详细询问女性患者有无婚史,未婚女性阴道内不能放置浸钡标志物;由于检查床过窄,患者转换体位时保护好患者,避免坠床;注射钡糊时,严密观察患者神志、面色、呼吸等,有便意时嘱患者深呼吸,收紧肛门,避免钡糊溢出,影响检查结果;插入肛管时,动作轻柔,避免损伤直肠黏膜。若患者肛周有痔(疮)或直肠脱于肛门口,左手分开组织露出肛门口,再插入肛管。

(3)检查后的护理要点:①整理用物。②检查后嘱患者立即上厕所,尽量排出注入直肠内的钡剂。为老年、体质虚弱、行动不便的患者提供移动的坐便器。③嘱患者多饮水,食粗纤维食物,促进钡剂的排泄。

(六)盆腔造影检查护理要点

盆腔造影是在 X 线透视下,经右下腹穿刺点穿刺注射碘对比剂入盆腔内,以观察盆腔的解剖形态、轮廓,或结合排粪造影以诊断盆底功能性疾病。

1.适应证

(1)有排粪造影检查的适应证者。

(2)做过肛门直肠功能性疾病手术后症状仍不改善或没有改善者。

(3)有盆底沉重感、直立时背痛、卧位症状缓解者。

(4)直肠腹膜疝、间隔腹膜疝、阴道腹膜疝、网膜腹膜疝等。

2.禁忌证

(1)碘对比剂过敏者。

(2)腹膜炎、腹壁感染、腹膜粘连。

(3)尿潴留、肠道胀气、胃腹腔引流。

(4)出血体质。

(5)病重、体质弱、心肺功能衰竭者。

(6)肛门手术或外伤未痊愈者。

3.护理要点

(1)检查前的护理要点。①患者的评估:护士仔细阅读检查申请单,核对患者信息(姓名、性别、年龄等),详细询问病史、过敏史,评估患者病情,确认患者信息的正确。②环境准备:调节室内温度22～24 ℃,湿度40％～60％,保持环境清洁、整齐,备好屏风和窗帘。③心理护理与健康教育:护士主动与患者交流、沟通,关心、爱护患者。为患者及其家属讲解盆腔造影检查的目的、过程和注意事项。告知患者碘对比剂应用的安全性及相关不良反应,碘对比剂具有一定的浓度和黏度,注入腹腔易刺激腹膜,可能会引起腹痛。④对比剂的准备:碘对比剂20～30 mL,检查前详细询问相关用药史及过敏史,签署碘对比剂使用知情同意书。⑤检查前嘱患者排尽大小便。⑥急救物品、药品、器材的准备。

(2)检查中的护理要点。①再次核对患者信息,评估患者的情况,有无高危因素。②携用物至检查床旁,解释操作目的、配合要点及注意事项。③洗手、戴口罩,打开屏风,保护患者的隐私。④穿刺的护理:检查床倾斜45°,患者斜靠上面,穿刺部位选择在右下腹或肚脐下两横指处,严格无菌操作,以防腹腔感染。穿刺针头选择9号针头,穿刺不能过深或过浅,过深对比剂会进入肠腔;过浅则注入腹腔,使对比剂刺激腹膜引起疼痛。盆腔造影穿刺时应用无痛注射技术,解除患者的思想顾虑,分散其注意力,取合适体位,便于进针。注射时做到"二快一慢",即进针快、拔针快、推药速度缓慢并均匀,在X线的透视下注射对比剂20～30 mL。⑤病情的观察:由于注射体位及穿刺部位的特殊性,患者有恐惧害怕的心理,在穿刺注射时,应严密观察患者的神志、面色、呼吸等,患者有无面色苍白、大汗淋漓等表现;与患者交流,鼓励患者表达,从患者的语言中进行病情的观察;在摄片过程中,患者若感觉不适可及时告诉医师。

(3)检查后的护理要点:①让患者在候诊室休息30分钟,观察有无腹痛、恶心、呕吐等症状。发现病情变化及时处理,并做好记录。②嘱患者多饮水,以促进对比剂的排泄。

(七)膀胱造影检查护理要点

膀胱造影是运用导尿术注100～150 mL对比剂入膀胱内,以观察排尿形态动力学变化,主要用于排尿困难或尿失禁的患者查找病因。

1.适应证

(1)膀胱肿瘤、憩室、结石、结核、慢性炎症及其所伴随的挛缩。

(2)瘘管。

(3)膀胱功能性病变。

(4)脐尿管未闭、囊肿、输尿管反流,输尿管囊肿等先天性畸形。

(5)膀胱外压性病变。

2.禁忌证

(1)严重血尿。

(2)泌尿系统感染。

(3)尿路狭窄。

(4)碘对比剂过敏。

(5)严重的心、肝、肾功能不全及其他严重的全身性疾病。

3.护理要点

(1)检查前的护理要点。①患者的评估:护士仔细阅读检查申请单,核对患者信息(姓名、性别、年龄等),详细询问病史、过敏史,评估患者病情,确认患者信息的正确。②环境准备:调节室内温度 22～24 ℃,湿度 40%～60%,保持环境清洁、整齐,备好屏风和窗帘,以保护患者隐私。③签署碘对比剂使用知情同意书。④配制对比剂:碘剂∶0.9%氯化钠注射液＝1∶1,配制量100～150 mL。⑤用物的准备:一次性导尿包、消毒剂、急救药品及物品。⑥心理护理与健康教育:护士主动与患者交流、沟通,关心、爱护患者。为患者及其家属讲解膀胱造影检查的目的、过程和注意事项。

(2)检查中的护理要点。①再次核对患者信息,评估患者的情况,有无高危因素。②携用物至检查床旁,解释操作目的、配合要点及注意事项。③医师洗手、戴口罩,打开屏风,保护患者的隐私。④体位的摆放:患者平卧于检查床上,臀下垫橡胶单及中单,脱下右裤腿,两腿分开放于检查床两侧,充分暴露会阴部;患者双手上举,握住头顶固定环。⑤插管的护理:插管时按照导尿术进行消毒,严格遵守无菌技术操作原则,动作轻柔;插管成功后,排空膀胱内的尿液,避免对比剂浓度的稀释造成膀胱及尿路显影的清晰度不够。⑥注入配制好的对比剂后先摄一张保留尿管的影像片,再摄患者排尿形态的动力学变化。患者因紧张或自身疾病的原因排不出尿而无法观察时,应多鼓励患者。⑦病情的观察:注射碘对比剂时严密观察患者病情的变化,有无不良反应的发生。

(3)检查后的护理要点:检查结束后再次询问患者有无不适的异常感受,要求患者在候诊处休息 15～30 分钟,严密观察患者血压、心率、呼吸,防止迟发反应的发生。

(八)四重造影检查护理要点

四重造影即排粪造影、盆腔造影、膀胱造影和女性阴道内放置浸钡标志物四者结合同时造影。先盆腔造影,再行膀胱造影(不摄排尿动力学变化),最后结合排粪造影观察排便及排尿形态动力学变化。

1.适应证

除有排粪造影和盆腔造影适应证者外,同时伴有泌尿系统症状,如压力性尿失禁者。

2.禁忌证

同盆腔造影禁忌证,同时有膀胱、尿道炎者。

3.护理要点

(1)检查前的护理要点。①患者的评估:护士仔细阅读检查申请单,核对患者信息(姓名、性别、年龄、检查部位等),详细询问病史、过敏史,评估患者病情,确认患者信息、检查部位、检查方式的正确。②环境准备:调节室内温度 22～24 ℃,湿度 50%～60%,保持环境清洁、整齐,备好屏风和窗帘。③心理护理与健康教育:护士主动与患者交流、沟通,关心、爱护患者。为患者及其家属讲解四重造影检查的目的、过程和注意事项。告知患者碘对比剂应用的安全性及相关不良反应;碘对比剂具有一定的浓度和黏度,注入腹腔易刺激腹膜,可能会引起腹痛。④对比剂的准备:碘对比剂 20～30 mL;碘剂∶生理盐水＝1∶1 比例配制 200 mL 备用。检查前详细询问相关用药史及过敏史,签署碘对比剂使用知情同意书。⑤检查前嘱患者排尽大小便。⑥急救物品、药品、器材的准备。⑦备一次性导尿包 1 个。

(2)检查中的护理要点。①再次核对患者信息,评估患者的情况,有无高危因素。②携用物至检查床旁,解释操作目的、配合要点及注意事项。③洗手、戴口罩,打开屏风,保护患者的隐私。

④穿刺的护理:检查床倾斜45°,患者斜靠上面,穿刺部位选择在右下腹或肚脐下两横指处,严格无菌操作,以防腹腔感染。穿刺针头选择9号针头,穿刺不能过深或过浅,过深对比剂会进入肠腔;过浅则注入腹腔,使对比剂刺激腹膜引起疼痛。盆腔造影穿刺时应用无痛注射技术,解除患者的思想顾虑,分散其注意力,取合适体位,便于进针。注射时做到"二快一慢",即进针快、拔针快、推药速度缓慢并均匀,在X线的透视下注射对比剂20~30 mL后行盆腔造影。⑤按导尿术放置尿管,排净尿液,从尿管注入配制好的对比剂200 mL,拔出尿管。⑥按排粪造影的操作步骤注入钡糊,在肛门和阴道放置标志物。⑦协助患者标准侧位端坐于排粪桶上,左侧靠近荧光屏,双腿并拢,双手放于膝盖处。⑧在X线的透视下,同时进行尿路造影、排粪造影和阴道造影检查。⑨检查完毕,协助患者穿好裤子,再次查对患者。

(3)检查后的护理要点:①让患者在候诊室休息30分钟,观察有无腹痛、恶心、呕吐等不良反应。发现病情变化及时处理,并做好记录。②嘱患者多饮水,以促进对比剂的排泄。③嘱患者多食粗纤维食物,以便钡剂的排出,若为长期便秘的患者,可口服缓泻剂或灌肠帮助排便,避免钡剂长时间遗留于肠道内形成钡石。

二、特殊造影检查护理要点

(一)T管造影护理要点

胆总管探查或切开取石术后,在胆总管切开处放置T管引流,一端通向肝管,一端通向十二指肠,由腹壁戳口穿出体外,接引流带。在电视监视下经T管注入对比剂20~30 mL,碘剂:生理盐水=1:1,动态观察胆管有无狭窄、结石、异物,胆道是否通畅。

(1)询问患者有无碘过敏史,签署碘对比剂使用知情同意书。

(2)配制对比剂20~30 mL,碘剂:生理盐水=1:1。

(3)协助患者平卧于检查床上,身下垫一次性中单。

(4)妥善固定引流管、引流带,避免在检查床转动时导致T管脱出。

(5)妥善固定患者,但应避开T管及伤口处。

(6)先夹闭引流管,消毒引流管接口,再将配制好的对比剂注入胆管。

(7)告诉患者在注射对比剂时会感觉有上腹胀痛,对比剂放出后症状将减轻。

(8)检查结束后开放引流管2~3天,使对比剂充分排出。

(二)窦道造影检查护理要点

从已知瘘道口注射入对比剂,在电视监测下了解各种窦道的深度、宽度、走向及有无其他开口等。

(1)询问患者有无碘过敏史,签署碘对比剂使用知情同意书。

(2)根据窦道的部位,正确摆放体位,充分暴露窦道口以便于操作,身下垫一次性中单。

(3)根据窦道的深浅配制碘对比剂,碘剂:生理盐水=1:1。

(4)严格按照无菌技术原则进行药物配制、消毒、注射。

(5)观察注射对比剂后有无不良反应发生。

(三)静脉肾盂造影检查护理要点

静脉肾盂造影是通过静脉注射碘对比剂后,对比剂经肾小球滤过排入尿路,使肾盂、肾盏、输尿管、膀胱显影的一种方法。此造影不但可以显示尿路的形态,还能了解肾的排泄功能。

1.造影前准备

(1)检查日前天晚上口服轻泻剂,清除肠内积粪和积气。

(2)检查日早晨禁食。

(3)造影前患者排尿,使膀胱空虚。

(4)询问患者有无碘过敏史,签署碘对比剂使用知情同意书。

(5)选择合适的血管建立静脉通道,可用留置针或头皮针。

(6)准备好急救物品及药品。

2.检查方法

(1)造影前先摄尿路平片用以对照。

(2)在腹部两侧,输尿管前方各置一棉垫,用压迫带压紧。

(3)注射对比剂后5分钟、15分钟、30分钟、40分钟各摄取前后卧位片1张,如肾功能延迟,需在1~2小时或以后再行摄片。前2张主要摄取肾盂肾盏影像,摄取第3张图像时,将压迫带取下,摄取全尿路影像,最后摄取膀胱充盈像。

(4)检查中观察患者有无异常反应。

(5)检查后观察患者30分钟且无不适方可离开。

(史云霞)

第八章

手术室护理

第一节　手术室常用消毒灭菌方法

作为医院的重点科室,手术室如何做好各项消毒隔离措施是整个手术室工作流程的关键。手术室是进行手术治疗的场所,完善消毒隔离管理是切断外源性感染的主要手段。

一、消毒灭菌基本知识

手术室护士应掌握消毒灭菌的基本知识,并且能够根据物品的性能及分类选用适合的物理或化学方法进行消毒与灭菌。

(一)相关概念

1.清洁

指清除物品上的一切污秽,如尘埃、油脂、血迹等。

2.消毒

清除或杀灭外环境中除细菌芽孢外的各种病原微生物的过程。

3.灭菌

清除或杀灭外环境中的一切微生物(包括细菌芽孢)的过程。

4.无菌操作

防止微生物进入人体或其他物品的操作方法。

(二)消毒剂分类

1.高效消毒剂

高效消毒剂指可杀灭一切细菌繁殖体(包括分枝杆菌)病毒、真菌及其孢子等,对细菌芽孢(致病性芽孢)也有一定杀灭作用,达到高水平消毒要求的制剂。

2.中效消毒剂

中效消毒剂指仅可杀灭分枝杆菌、真菌、病毒及细菌繁殖体等微生物,达到消毒要求的制剂。

3.低效消毒剂

低效消毒剂指仅可杀灭细菌繁殖体和亲脂病毒,达到消毒要求的制剂。

(三)物品的危险性分类

1.高度危险性物品

高度危险性物品是指凡接触被损坏的皮肤、黏膜和无菌组织、器官及体液的物品,如手术器械、缝针、腹腔镜、关节镜、体内导管、手术植入物等。

2.中度危险性物品

中度危险性物品是指凡接触患者完整皮肤、黏膜的物品,如气管镜、尿道镜、胃镜、肠镜等。

3.低度危险性物品

仅直接或间接地和健康无损的皮肤黏膜相接触的物品,如牙垫、喉镜等,一般可用低效消毒方法或只做一般清洁处理即可。

二、常用的消毒灭菌方法

手术室消毒灭菌的方法主要分为物理消毒灭菌法和化学消毒灭菌法两大类,而其中压力蒸汽灭菌法、环氧乙烷气体密闭灭菌法和低温等离子灭菌法是最为普遍使用的手术室灭菌方法。

(一)物理消毒灭菌法

1.干热消毒灭菌法

适用于耐高温、不耐高湿等物品器械的消毒灭菌。

(1)燃烧法包括烧灼和焚烧,是一种简单、迅速、彻底的灭菌方法。常用于无保留价值的污染物品,如污纸、特殊感染的敷料处理。某些金属器械和搪瓷类物品,在急用时可用此法消毒。但锐利刀剪禁用此法,以免刀锋钝化。

注意事项:使用燃烧法时,工作人员应远离易燃、易爆物品;在燃烧过程中不得添加乙醇,以免火焰上窜而致烧伤或火灾。

(2)干烤法:采用干热灭菌箱进行灭菌,多为机械对流型烤箱。适用于高温下不损坏、不变质、不蒸发物品的灭菌,不耐湿热器械的灭菌,以及蒸汽或气体不能穿透的物品的灭菌,如玻璃、油脂、粉剂和金属等。干烤法的灭菌条件为 160 ℃,2 小时;或 170 ℃,1 小时;或 180 ℃,30 分钟。

注意事项:①待灭菌的物品需洗净,防止造成灭菌失败或污物炭化;②玻璃器皿灭菌前需洗净并保证干燥;③灭菌时物品勿与烤箱底部及四壁接触;④灭菌后要待温度降到 40 ℃ 以下再开箱,防止炸裂;⑤单个物品包装体积不应超过 10 cm×10 cm×20 cm,总体积不超过烤箱体积的2/3,且物品间需留有充分的空间;油剂、粉剂的厚度不得超过 0.635 cm;凡士林纱布条厚度不得超过 1.3 cm。

2.湿热消毒灭菌法

湿热的杀菌能力比干热强,因为湿热可使菌体含水量增加而使蛋白质易于被热力所凝固,加速微生物的死亡。

(1)压力蒸汽灭菌法:是目前使用范围最广、效果最可靠的一种灭菌方法。适用于耐高温、耐高湿的医疗器械和物品的灭菌;不能用于凡士林等油类和粉剂类的灭菌。根据排放冷空气方式和程度不同,压力蒸汽灭菌法可分为下排式压力蒸汽灭菌器和预真空压力蒸汽灭菌器两大类。预真空压力蒸汽灭菌是利用机械抽真空的方法,使灭菌柜内形成负压,蒸汽得以迅速穿透到物品内部,当蒸汽压力达到 205.8 kPa(2.1 kg/cm²),温度达到 132 ℃ 或以上时灭菌开始,到达灭菌时间后,抽真空使灭菌物品迅速干燥。

预真空灭菌容器操作方法：①将待灭菌的物品放入灭菌容器内，关闭容器。蒸汽通入夹层，使压力达 107.8 kPa(1.1 kg/cm²)，预热 4 分钟。②启动真空泵，抽除容器内空气使压力达 2.0～2.7 kPa。排除容器内空气 98％ 左右。③停止抽气，向容器内输入饱和蒸汽，使容器内压力达 205.8 kPa(2.1 kg/cm²)，温度达 132 ℃，维持灭菌时间 4 分钟。④停止输入蒸汽，再次抽真空使压力达 8.0 kPa，使灭菌物品迅速干燥。⑤通入过滤后的洁净干燥的空气，使灭菌容器内压力回复为零。当温度降至 60 ℃ 以下，即可开容器取出物品。整个过程需 25 分钟（表 8-1）。

表 8-1　蒸汽灭菌所需时间(分钟)

	下排气(Gravity)121 ℃	真空(Vacuum)132 ℃
硬物(未包装)	15	4
硬物(包装)	20	4
织物(包裹)	30	4

注意事项：①高压蒸汽灭菌须由持专业上岗证人员进行操作，每天合理安排所需消毒物品，备齐用物，保证手术所需。②每天早晨第一锅进行 B-D 测试，检查是否漏气，具体要求为放置在排气孔上端，必须空锅做，锅应预热。用专门的 B-D 测试纸，颜色变化均匀视为合格。③下排式灭菌器的装载量不得超过柜室内容量的 80％，预真空的装载量不超过 90％。同时预真空和脉动真空的装载量又分别不得小于柜室内容量的 10％ 和 5％，以防止"小装量效应"残留空气影响灭菌效果。④物品装放时，相互间应间隔一定的距离，以利蒸汽置换空气；同时物品不能贴靠门和四壁，以防止吸入较多的冷凝水。⑤应尽量将同类物品放在一起灭菌，若必须将不同类物品装在一起，则以最难达到灭菌物品所需的温度和时间为准。⑥难于灭菌的物品放在上层，较易灭菌的小包放在下层，金属物品放下层，织物包放在上层。金属包应平放，盘、碗等应处于竖立的位置，纤维织物应使折叠的方向与水平面成垂直状态，玻璃瓶等应开口向下或侧放，以利蒸汽和空气排出。启闭式筛孔容器，应将筛孔打开。

(2)煮沸消毒法：现手术室一般较少使用此方法。适用于一般外科器械、胶管和注射器、饮水和食具的消毒。水沸后再煮 15～20 分钟即可达到消毒水平，但无法做灭菌处理。

注意事项：①煮沸消毒前，物品必须清洗干净并将其全部浸入水中；②物品放置不得超过消毒容器容积的 3/4；③器械的轴节及容器的盖要打开，大小相同的碗、盆不能重叠，空腔导管需先在管腔内灌水，以保证物品各面与水充分接触；④根据物品性质决定放入水中的时间，玻璃器皿应从冷水或温水时放入，橡胶制品应在水沸后放入；⑤消毒时间应从水沸后算起，在消毒过程中加入物品时应重新计时；⑥消毒后应将物品及时取出，置于无菌容器中，取出时应在无菌环境下进行。

3.光照消毒法

其中最常用的是紫外线灯消毒。适用于室内、物体表面和水及其他液体的消毒。紫外线属电磁波辐射，消毒使用的为 C 波紫外线，波长为 200～275 nm，杀菌较强的波段为 250～270 nm。紫外线的灭菌机制主要是破坏微生物及细菌内的核酸、原浆蛋白和菌体糖，同时可以使空气中的氧电离产生具有极强杀菌能力的臭氧。

注意事项：①空气消毒采用 30 W 室内悬吊式紫外线灯，室内安装紫外线灯的数量为每立方米不少于 1.5 W 来计算，照射时间不少于 30 分钟，有效距离不超过 2 m。紫外线灯安装高度应距地面 1.5～2.0 m。②紫外线消毒的适宜温度范围为 20～40 ℃，消毒环境的相对湿度应≤60％，如相对湿度＞60％时应延长照射时间,因此消毒时手术间内应保持清洁干燥,减少尘埃和水雾。③紫外线辐射能量低,穿透力弱,仅能杀灭直接照射到的微生物,因此消毒时必须使消毒部位充分暴露于紫外线照射范围内。④使用过程中,应保持紫外线灯表面的清洁,每周用95％酒精棉球擦拭一次,发现灯管表面有灰尘、油污时应随时擦拭。⑤紫外线灯照射时间为30～60分钟,使用后记录照射时间及签名,累计照射时间不超过1 000小时。⑥每3～6个月测定消毒紫外线灯辐射强度,当强度低于70 $\mu W/cm^2$ 时应及时更换。新安装的紫外线灯照射强度不低于90 $\mu W/cm^2$。

4.低温等离子灭菌法

低温等离子灭菌法是近年来出现的一项物理灭菌技术,属于新的低温灭菌技术。适用于不耐高温、湿热如电子仪器、光学仪器等诊疗器械的灭菌,也适用于直接进入人体的高分子材料,如心脏瓣膜等,同时低温等离子灭菌法可在50 ℃以下对绝大多数金属和非金属器械进行快速灭菌。等离子体是某些中性气体分子在强电磁场作用下,产生连续不断的电离而形成的,其产生的紫外线、γ射线、β粒子、自由基等都可起到杀菌作用,且作用快,效果可靠,温度低,无残留性。

注意事项:①灭菌前物品应充分干燥,带有水分湿气的物品容易造成灭菌失败;②灭菌物品应使用专用包装材料和容器;③灭菌物品及包装材料不应含植物性纤维材质,如纸、海绵、棉布、木质类、油类、粉剂类等。

5.电离辐射灭菌法

电离辐射灭菌法又称"冷灭菌",用放射性核素γ射线或电子加速器产生加速粒子辐射处理物品,使之达到灭菌。目前国内多以核素钴-60为辐射源进行辐射灭菌,具有广泛的杀菌作用,适用于金属、橡胶、塑料、一次性注射器、输液、输血器等,精密的医疗仪器均可用此法。

(二)化学消毒灭菌

化学消毒灭菌法是利用化学药物渗透到菌体内,使其蛋白质凝固变性,酶蛋白失去活性,引起微生物代谢障碍,或破坏细胞膜的结构,改变其通透性,使细菌破裂、溶解,从而达到消毒灭菌作用。现手术室常用的化学消毒剂有2％戊二醛、环氧乙烷、过氧化氢、过氧乙酸等,下面对几种化学消毒灭菌方法进行简介。

1.环氧乙烷气体密闭灭菌法

环氧乙烷气体是一种化学气体高效灭菌剂,其能有效穿透玻璃、纸、聚乙烯等材料包装,杀菌力强,杀菌谱广,可杀灭各种微生物,包括细菌芽孢,是目前主要的低温灭菌方法之一。适用于不耐高温、湿热如电子仪器、光学仪器等诊疗器械的灭菌。此外,由于环氧乙烷灭菌法有效期较长,因此适用于一些呈备用状态、不常用物品的灭菌。但是影响环氧乙烷灭菌的因素很多,例如环境温湿度、灭菌物品的清洗度等,只有严格控制相关因素,才能达到灭菌效果。

注意事项:①待灭菌物品需彻底清洗干净(注意不能用生理盐水清洗),灭菌物品上不能有水滴或水分太多,以免造成环氧乙烷的稀释和水解;②环氧乙烷易燃易爆且具有一定毒性,因此灭菌必须在密闭的灭菌器内进行,排出的残余环氧乙烷气体需经无害化处理。灭菌后的无菌物品存放于无菌敷料间,应先通风处理,以减少毒物残留。在整个灭菌过程中注意个人防护;③环氧乙烷灭菌的包装材料,需经过专门的验证,以保证被灭菌物品灭菌的可靠性。

2.戊二醛浸泡法

戊二醛属灭菌剂,具有广谱、高效杀菌作用,对金属腐蚀性小,受有机物影响小。常用戊二醛消毒灭菌的浓度为2％。适用于不耐热的医疗仪器和精密仪器的消毒灭菌,如腹腔镜、膀胱镜等内镜器械。

注意事项：①盛装戊二醛消毒液的容器应加盖，放于通风良好处。②每天由专人监测戊二醛的浓度并记录。浓度＞2.0%(指示卡为均匀黄色)即符合要求，若浓度＜2.0%(指示卡全部或部分白色)即失效。失效的消毒液应及时处置，浸泡缸清洗并高压蒸汽灭菌后方可使用。③戊二醛消毒液的有效期为7天，浸泡缸上应标明有效起止日期。④戊二醛对皮肤黏膜有刺激，防止溅入眼内或吸入体内。⑤浸泡时，应使物品完全浸没于液面以下，打开轴节，使管腔内充满药液。⑥灭菌后的物品需用大量无菌注射用水冲洗表面及管腔，待完全冲净后方能使用。

3.低温湿式灭菌法

使用的灭菌剂为碱性强氧化灭菌剂，适用于各种精密医疗器械，如牙科器械、内镜等多种器械(软式和硬式内视镜、内视镜附属物、心导管和各种手术器械)的灭菌。该法通过以下机制起到灭菌作用。①氧化作用：灭菌剂可直接对细菌的细胞壁蛋白质进行氧化使细胞壁和细胞膜的通透性发生改变，破坏了细胞的内外物质交换的平衡，致使生物死亡。②破坏细菌的酶系统：当灭菌剂分子进入细胞体内，可直接作用于酶系统，干扰细菌的代谢，抑制细菌生长繁殖。③碱性作用：碱性(pH=8)过氧乙酸溶液，使器械的表面不会粘贴有机物质，其较强的表面张力可快速有效地作用于器械的表面及内腔。

注意事项：①放置物品时应先放待灭菌器械，后放灭菌剂；②所需灭菌器械应耐湿，灭菌前必须彻底清洗，除去血液、黏液等残留物质，并擦干；③灭菌后工艺监测显示"达到灭菌条件"才能使用。

三、器械的清洗、包装、消毒和灭菌

正确的清洗、包装、灭菌是保障手术成功的关键之一，手术室护士应严格按规范流程对手术器械进行相应处理。

(一)器械的清洗流程及注意事项

1.器械的清洗流程

(1)冲洗：流动水冲洗。

(2)浸泡：将器械放入多酶溶液中预浸泡10分钟，根据污染程度更换多酶溶液，每天至少更换一次。

(3)超声清洗：将浸泡后的器械放入自动超声清洗箱内清洗10分钟。

(4)冲洗：放入冲洗箱内冲洗2次，每次为3分钟。

(5)上油：在煮沸上油箱内加入器械专用油进行煮沸上油。

(6)滤干：将上好油的器械放入滤干器中滤干水分。

(7)烘干：将器械放入烘干箱，调节时间为5～6分钟，温度为150～160 ℃。

2.清洗器械自我防护措施

应严格按照消毒供应中心个人防护要求进行穿戴防护措施。

3.器械清洗注意事项

机械清洗适用于大部分常规器械的清洗。手工清洗适用于精密、复杂器械的清洗和有机物污染较重器械的初步处理，遇复杂的管道类物品应根据其管径选择合适口径的高压水枪进行冲洗。精密器械的清洗，应遵循生产厂家提供的使用说明或指导手册。使用超声波清洗之前应检查是否已去除较大的污物，并且在使用前让机器运转5～10分钟，排除溶解于内的空气。

(二)器械的包装

1.包装材料

包装材料必须符合 GB/T19633 的要求。常用的包装材料包括硬质容器、一次性医用皱纹纸、一次性无纺布、一次性纸塑袋、一次性纸袋、纺织物等。纺织物还应符合以下要求：非漂白织物，包布除四边外不应有缝补针眼。

2.包装方法

灭菌物品包装分为闭合式与密封式包装。①闭合式包装适用于整套器械与较多敷料合包在一起，应有 2 层以上包装材料分 2 次包装。贴包外指示胶带及标签，填写相关信息，签名确认；②密封式包装如使用纸袋、纸塑袋等材料，可使用一层，适用器械单独包装。待包装物品必须清洁干燥，轴节打开，放入包内化学指示卡后封口。包外纸面上应有化学指示标签。

3.包装要求

(1)无纺布包装应根据待包装的物品大小、数量、重量，选择相应厚度与尺寸的材料，2 层分 2 次闭合式包装，包外用 2 条化学指示带封包，指示胶带上标有物品名、灭菌期及有效期，并有签名。

(2)全棉布包装应有 4 层分 2 次闭合式包装。包布应清洁、干燥、无破损、大小适宜，初次使用前应高温洗涤，脱脂去浆、去色。包布使用后应做到"一用一清洗"，无污迹，用前应在灯光下检查无破损并有使用次数的记录。

(3)纸塑袋封口密封宽度应≥6 mm，包内器械距包装袋封口处≥2.5 cm。密封带上应有灭菌期及有效期。

(4)用预真空和脉动真空压力蒸汽灭菌器的物品包，体积不能超过 30 cm×30 cm×50 cm，金属包的重量不超过 7 kg，敷料包的重量不超过 5 kg；下排气式压力蒸汽灭菌器的物品包，体积不能超过 30 cm×30 cm×25 cm。盆、碗等器皿类物品，尽量单个包装，包装时应将盖打开，若必须多个包装在一起时，所用器皿的开口应朝向一个方向。摆放时，器皿间应用纱布隔开，以利蒸汽渗入。

(5)能拆卸的灭菌物品必须拆卸，暴露物品的各个表面(如剪刀和血管钳必须充分撑开)，以利灭菌因子接触所有物品表面；有筛孔的容器，应将盖打开，开口向下或侧放，管腔类物品如导管、针和管腔内部先用蒸馏水或去离子水湿润，然后立即灭菌。

(6)根据手术物品性能做好保护措施，如为尖锐精密性器械应用橡皮套或加垫保护。

(三)器械的灭菌

(1)高度危险性物品，必须灭菌；中度危险性物品，消毒即可；低度危险性物品，消毒或清洁。

(2)耐热、耐湿物品灭菌首选压力蒸汽灭菌。如手术器具及敷料等。

(3)油、粉、膏等首选干热灭菌。

(4)灭菌首选物理方法，不能用物理方法灭菌的选化学方法。

(5)不耐热物品如各种导管、精密仪器、人工移植物等可选用化学灭菌法，如环氧乙烷灭菌等，内镜可选用环氧乙烷灭菌、低温等离子灭菌、低温湿式灭菌器。

四、手术室的环境管理

手术室环境管理是控制手术部位感染的重要环节，目前手术室环境可分为洁净手术室与非洁净手术室两大类。洁净手术室因采用空气层流设备与高效能空气过滤装置，达到控制一定细菌浓度和空气洁净度级别(动态),无须进行空气消毒。而非洁净手术室在手术前后,通常采用紫外线灯照射、化学药物熏蒸封闭等空气消毒方法(静态)。

(一)紫外线照射消毒法

手术室常采用 30 W 和 40 W 直管式紫外线消毒灯进行空气消毒,同时控制电压至 220 V 左右,紫外线吊装高度至 1.8～2.2 m,空气相对湿度至 40%～60%,使消毒效果发挥最佳。紫外线照射消毒方式以固定式照射法最为常见,即将紫外线消毒灯悬挂于室内天花板上,以垂直向下照射或反向照射方式进行照射消毒。照射消毒要求手术前、后及连台手术间连续照射时间均>30 分钟,紫外线灯亮 5～7 分钟后开始计时。

(二)过氧乙酸熏蒸消毒法

一般将 15%的过氧乙酸配制成有效浓度为 0.75～1.00 g/m³ 后加热蒸发,现配现用。要求室温控制在 22～25 ℃,相对湿度控制在 60%～80%,密闭熏蒸时间为 2 小时,消毒完毕后进行通风,过氧乙酸熏蒸消毒法可杀灭包括芽孢在内的各种微生物。由于具有腐蚀和损伤作用,在进行过氧乙酸熏蒸消毒时,应做好个人防护措施。

(三)甲醛熏蒸消毒法

常温,相对湿度 70%以上,可用 25 mL/m³ 甲醛添加催化剂高锰酸钾或使用加热法释放甲醛气体,密闭手术间门窗 12 小时以上,进行空气消毒。由于甲醛可产生有毒气体,该空气消毒方法已逐渐被淘汰。

五、无菌物品的存放

(一)无菌物品存放原则

无污染、无过期、放置有序等。

(二)存放环境质量控制

保证良好的温度(<24 ℃)、湿度(<70%),每天紫外线灯空气消毒 2 次,每次≥30 分钟。

(三)无菌物品存放方法

将无菌器材包置于标准灭菌篮筐悬挂式存放(从灭菌到临床使用都如此)。应干式储存,灭菌后物品应分类、分架存放在无菌物品存放区。一次性使用无菌物品应去除外包装后,进入无菌物品存放区。要求载物架离地 20～25 cm,离顶 50 cm,离墙远于 5～10 cm,按顺序分类放置。

(四)无菌物品的有效期

无菌物品存放的有效期受包装材料、封口严密性、灭菌条件、存放环境等诸多因素影响。当无菌物品存放区的温度<24 ℃,相对湿度<70%,换气次数达到 4～10 次/小时,使用纺织品材料包装的无菌物品有效期宜为 14 天;未达到环境标准时,有效期宜为 7 天。医用一次性纸袋包装的无菌物品,有效期宜为 1 个月;使用一次性医用皱纹纸、医用无纺布包装的无菌物品,有效期宜为 6 个月;使用一次性纸塑袋包装的无菌物品,有效期宜为 6 个月。硬质容器包装的无菌物品,有效期宜为 6 个月。

(李荷焕)

第二节　手术室安全防范措施

作为对患者实施手术治疗、诊断并担负抢救工作的重要场所,手术室应将保证手术患者的安全放在首位,因此在建立手术室安全管理制度的基础上,面对手术室护理工作中最易发生且后果严重的护理差错事故及护理缺陷,手术室还应建立具体的护理安全防范措施,进行有效安全管理。

一、防止开错手术部位

(一)实施术前访视,有效防止开错手术部位

术前访视不仅是手术室护士的职能和义务之一,更是手术团队防止开错手术部位所进行的第一次核对。一次正确、有效的术前访视应该包括以下内容。

1.术前知情同意书及手术医嘱

正确核对术前知情同意书及手术医嘱,术前知情同意书和手术医嘱必须是填写完整、正确、字迹清晰并且附有相关责任人签字。

2.诊断报告和影像学资料

正确核对诊断报告和影像学资料,诊断报告和影像学资料必须附有患者姓名、年龄、住院号等正确信息。影像学资料必须有可辨认左右的标识。

3.与手术患者进行核对

开放式地询问患者姓名、年龄等基本信息,与身份识别腕带、病历核对;开放式地询问患者手术部位和手术方式,与病历核对。

4.核对身份识别腕带

正确核对患者的身份识别腕带,身份识别腕带应该完整填写姓名、性别、年龄、病区、住院号、血型、药物过敏史。

5.核对手术标识

手术标识应标记在手术操作部位或切口处或附近,除非有其他必需的治疗要求,非手术部位严禁进行相关手术标识。手术标识必须保持不褪色,在消毒和铺巾后标记仍清晰可见。

(二)手术患者入手术室后的核对

手术患者进入手术室后,巡回护士应开放性提问手术患者的姓名、年龄、手术部位、手术方式,药物过敏史等基本信息,与身份识别腕带以及病历、术前知情同意书一同核对,并检查手术患者的手术标识是否完成。

(三)严格执行"Time-out",防止开错手术部位

"Time-out"是防止开错手术的关键程序,手术团队中所有成员必须遵循和执行。手术医师、麻醉师、手术室护士及相关手术团队成员,应在麻醉实施前、手术划皮前和手术患者离开手术室前三次进行核对。在执行"Time-out"的过程中,核心的核对内容包括患者身份、手术部位、手术方式、术前知情同意书、手术体位等。核对过程中,所有人员必须暂停工作,用互动式的问答完成"Time-out"。执行"Time-out"过程中,如果任何成员对核对内容有任何疑问或任何成员的回答

不一致时,均应立即暂停,手术团队共同解决疑问。同时手术团队应使用手术安全核查表,促进"Time-out"的有效进行,并进行记录。

二、防止异物遗留在体腔或切口内

(一)解读"两人四遍清点法"的概念

凡可能发生异物遗留在体腔或切口内的手术,手术室护士必须严格执行"两人四遍清点法",防止异物遗留,杜绝对手术患者造成的伤害。

1.两人

"两人"指的是巡回护士和洗手护士,当有些手术无须洗手护士时,则由巡回护士和手术医师共同完成清点。当手术过程中,洗手护士或巡回护士由另一人接替,不再负责该例手术时必须清点手术用物,进行有效交接。

2.四遍

"四遍"指的是手术开始前、关闭腔隙前、关闭腔隙后、缝合皮肤后。其中腔隙指常见的腹腔、盆腔、胸腔、后腹腔、椎管、颅内、肛门、阴道及创面较大的切口。当存在两个或两个以上切口时,每个切口关闭前必须执行规范清点。

3.清点

清点须满足基本三要素,即"视",两名负责清点的人员必须清楚看到清点的物品、数量和总数。"读",在清点过程中,洗手护士必须说出物品的名称、数量和总数,巡回护士清点记录后唱读,与洗手护士再次核对。"记录",巡回护士必须将清点过的物品数清晰地记录于护理记录单,并且清点一项记录一项。

(二)正确实施护理干预措施,防止异物遗留

(1)建立标准化手术物品包:每一个敷料包、器械包及零包内物品种类、数量恒定,并配有器械清点单。

(2)防止手术用纱布遗留体腔或切口内。①正确清点纱布:严格遵循"两人四遍清点法"制度。每一块纱布清点时必须完全展开,防止纱布叠加粘连夹带其他物品。清点手术用纱布时,应该按照顺序进行清点,遵循从大到小,从近到远原则。所有手术用纱布必须有显影条,一旦遗留在体内,能在 X 线下显影。②维持纱布完整性:手术室护士应确保所有手术用纱布都是完整的,术中禁止任何人员破坏纱布原始形状的行为。③术中纱布添加处理:手术过程中若须添加额外的手术用纱布,须及时清点并记录。由于心脏科手术出血较多,巡回护士应准备充足的手术用纱布,以备随时添加,额外添加的纱布则应第一时间与洗手护士清点数量并记录。④术后纱布处理:所有清点过的手术用纱布不得带出手术间。手术过程中清点过的手术用纱布术后不得用于伤口的包扎或其他用途。心脏搭桥手术往往剥取大隐静脉作为心脏的桥血管,剥取大隐静脉后腿上的伤口不得用术中清点过的纱布加压包扎。手术结束之后,所有的手术用纱布都应从手术房间内清除,防止与接台手术用纱布混淆,造成清点不清。

(3)防止手术器械遗留体腔或切口内。①正确清点器械:清点手术器械时,按照既定顺序进行清点。巡回护士必须将清点过的物品数清晰地记录于护理记录单,并且清点一项记录一项。一些有独立部件或有可活动部件的手术器械,必须分开清点部件的数量。心脏外科器械里,吸引头、胸腔自动拉钩等都必须清点可活动的螺丝。②术中器械添加处理:术中若添加额外的手术器械,须及时清点并记录。除心脏外科常规器械外,搭桥器械零包中所有器械同样需要进行名称和

数量的清点。③术中器械掉落处理:术中发生清点过的器械掉落出无菌区域,巡回护士应及时找到,予洗手护士确认,放在手术间指定位置。

(4)防止缝针遗留在体腔或切口内:清点缝针的名称、数量、完整性。检查针尖和针尾,是否存在裂缝和断裂。清点带线缝针时,不得用针板板数或外包装数目来取代缝针清点,仔细规范清点每一枚缝针。术中洗手护士可以利用磁性吸针计数板妥善放置无菌区域内所有缝针,避免缝针散落在无菌区内。术中掉落的缝针,巡回护士应及时搜寻到,予洗手护士确认。放在手术房间指定位置。

(5)原则上,凡可能发生异物遗留在体腔或切口内的手术,无菌区内的所有手术用物都应该进行清点。

(三)正确填写手术用物清点单

如实记录清点物品的名称、数量、清点的结果、参与清点的人员姓名、手术医师姓名、植入物名称等信息。

(四)核实术中用物数量

发生术中用物清点数量前后不符,及时将情况汇报手术主刀医师,启动紧急应对预案。如果手术患者情况允许,先暂停手术操作,随后洗手护士和手术医师共同在手术区域进行搜寻,包括体腔切口、无菌区以及视力可及范围。巡回护士在手术区域外围进行搜寻,包括地面、纱布桶、一次性物品丢弃桶、生活垃圾桶等。遗失的物品找到后,手术室护士和手术医师必须重新清点确认,数量正确后手术方能继续进行。如遗失的物品未能找到,巡回护士应汇报护士长,同时请放射科执行术中摄片显影,专业放射学医师读片,确认手术患者体腔切口内无异物遗留后,手术医师签名认可。并在手术清点单上记录手术团队所采取的应急措施及结果。手术结束后记录事件经过,根据相关制度规定上报有关部门。

(五)引起物品清点错误的高危情况

(1)急诊手术往往由于手术患者病情危急,导致手术室护士没有充足的时间进行术前清点,易造成术后清点错误。

(2)术中手术方式意外改变,如腹腔镜手术更改为开放性手术,阴式子宫切除更改为腹式子宫切除,非体外循环辅助手术更改为体外循环辅助手术等,导致清点手术物品的时间紧急。

(3)大型手术术中参与手术的人员交替进餐,手术人员频繁上下手术台。

(4)手术室护士在执行物品清点时,还同时执行其他的操作。

(5)术中添加的物品未及时记录等特殊情况都是引起物品清点错误的高危情况。

三、防止未经灭菌的器械上手术台

(一)正确实施各环节的有效灭菌监测

1.清洗质量监测

器械护士进行器械包装前,应目测或借助带光源放大镜检查器械清洗质量,如发现器械上存在血渍、污渍、水垢或锈斑等残留物质,则判定清洗无效不能进行灭菌,防止清洗不彻底造成消毒灭菌的失败。

2.术前一天监测

器械护士发放次日手术器械、敷料包等高压蒸汽灭菌物品时,应仔细检查无菌包上灭菌有效期、器械追溯带及包外化学指示胶带变色情况,同时检查外层包装的完整、干燥、清洁。值班护士必须再次核对次日手术器械、敷料包等高压蒸汽灭菌物品,发现错误及时更正。

3.手术当日监测

手术当日巡回护士在启用无菌手术器械包和敷料包等高压蒸汽灭菌物品前,必须严格核对包上灭菌有效期及包外化学指示胶带变色情况,同时检查外层包装的完整性,外层包装是否干燥和清洁。开启无菌手术器械包和敷料包等高压蒸汽灭菌物品后,必须检查包内化学指示卡的变色情况。

4.纸塑材料包装物品的监测

当遇到经环氧乙烷或过氧化氢等离子灭菌的纸塑材料包装物品时,除了检查外包装上的灭菌有效期和外包装完整性外,还应在上述相应环节对其包外化学指示胶带和包内化学指示卡进行监测,观察颜色变化,判定其是否达到灭菌合格要求。

(二)严格监控无菌物品储存有效期

当环境温度低于 24 ℃,相对湿度低于 70%,换气次数达到 4~10 次/小时,使用纺织品材料包装的无菌物品有效期宜为 14 天;未达到环境标准时,有效期宜为 7 天。使用一次性医用皱纹纸、医用无纺布包装的无菌物品,有效期宜为 6 个月;使用一次性纸塑袋包装的无菌物品,有效期宜为 6 个月;硬质容器包装的无菌物品,有效期宜为 6 个月;快速压力蒸汽灭菌后的器械,有效期为 4 小时;无菌包一经开封,有效期为 24 小时。生理盐水一经打开有效期为 2 小时。

(三)正确判断常用灭菌方法的化学监测结果

1.压力蒸汽灭菌

包外的化学指示胶带白色斜条纹图案全部变成黑色或包外纸塑袋上色块由蓝色变为黑色;包内爬行式化学指示卡由米白色变为黑色且移动条移至标准线及线以上,判断已达到灭菌合格要求。

2.环氧乙烷消毒灭菌

包外纸塑袋上化学指示胶带由粉红色变为橘黄色;包内指示卡由红褐色变为绿色,判断已达到灭菌合格要求。

3.过氧化氢等离子消毒灭菌

包外纸塑袋上化学指示胶带由棕红色变为橘黄色;包内化学指示卡由玫瑰红色变为黄色,且黄色比下方的对比色块淡,判断已达到灭菌合格要求。

(四)规范使用快速压力蒸汽灭菌

快速压力蒸汽灭菌适用于手术过程中因不慎掉落地面的器械、被遗忘消毒灭菌的器械或意料之外所需要使用的器械紧急消毒灭菌。快速压力蒸汽灭菌,不能作为常规灭菌方法,也不应该作为节省时间或操作便捷的替代灭菌方法。

1.快速压力蒸汽灭菌的规范操作

附有可拆卸部件的器械,清洗前必须将所有部件拆除。清洁是进行快速压力蒸汽灭菌的第一个关键步骤,如果器械清洗不彻底,快速压力蒸汽灭菌将无效。必须彻底去除器械上肉眼可见的血渍、污渍、锈迹、脂肪颗粒等其他物质。所有附有管腔的器械,清洗时必须使用高压水枪冲洗管腔。灭菌前必须再次仔细检查清洗质量。器械放入专用灭菌容器内,必须打开器械关节,均匀平铺于容器内的搁架上。

2.快速压力蒸汽灭菌参数的正确选择

依据器械厂商提供的指南以及器械的种类,正确调节合适的灭菌时间、灭菌温度、干燥时间等。

3.其他注意事项

(1)灭菌容器内物品载装量不得超过内容量的90%,同时也不得小于内容量的10%,残留空气过多影响灭菌效果。

(2)快速压力蒸汽灭菌后的器械在运输时注意避免污染。

(3)经快速压力蒸汽灭菌后的器械必须在4小时内使用。

(4)手术室植入物禁止使用快速压力蒸汽灭菌方式进行灭菌。

(五)有效规范手术室植入物的灭菌管理

植入物是指放置于外科操作造成的或生理存在的体腔中,留存时间为≥30天的可植入型物品。美国食品和药物管理机构(FDA)鉴于更严格的公共卫生要求,认为留存时间≤30天的物品也可认为是植入物,按照植入物进行全程管理。大部分植入物由生产厂商通过工业灭菌进行处理,如人工关节、心脏瓣膜等。但是有小部分植入物,主要为骨科的钢板、钢钉需手术室灭菌。植入物作为在手术后植入于体内的异物,不同于在操作中简单接触无菌组织的器械,需要严格规范的灭菌监测手段和体系。

1.植入物的交接与清洗

手术供应室与器械厂商应共同保证植入物提前运送到使用医院,一般推荐手术前一天中午。每件植入物应附有物品的清单和简要描述,包括分拆、清洗、包装、灭菌的书面操作要求。供应室应严格按照厂商指导进行拆卸最小化、彻底清洗,并且严格进行清洗质量检测。

2.植入物的包装

严格按照器械厂商的书面推荐和指导进行包装,常见的有普通包装、硬质容器包装。当遇到大型植入物时,应按说明分别拆卸,多层隔湿,进行多层包装。

3.植入物的灭菌

植入物应首选压力蒸汽灭菌方法,且灭菌和干燥时间应由器械厂商提供。

4.植入物的压力蒸汽灭菌效果监测及判定

进行压力蒸汽灭菌的植入物每批次必须进行生物监测,使用第五类化学指示剂和生物指示剂共同组成的综合性测试包的方法进行灭菌监测。第五类化学指示剂是一种专用于对各灭菌过程中规定范围内的所有参数起作用的指示剂,其设定值需达到灭活值。第五类化学指示剂结果得到是不需要培养的,灭菌循环结束后,打开综合测试包即可看到,这提供了紧急情况下植入物提前放行的快速通道,对于临床的使用和植入物管理都有决定性的作用。

(1)灭菌效果传统监测方法及判定:传统方法是在标准生物监测包经过一个灭菌周期后,在无菌条件下取出标准监测包的指示菌片,投入溴甲酚紫葡萄糖蛋白胨水培养基中,经56 ℃±1 ℃培养7天,观察培养结果。结果判定:阳性对照组培养阳性,阴性对照组培养阴性,试验组培养阴性,判定为灭菌合格;阳性对照组培养阳性,阴性对照组培养阴性,试验组培养阳性,判定为灭菌不合格;同时应进一步鉴定试验组阳性的细菌是否为指示菌或是污染所致。

(2)采用自动阅读器(Attest 290/290G 自动阅读器)判定灭菌效果:Attest 290G 自动阅读器通过专门荧光探测器检查特殊酶的活力,快速判断灭菌结果。当达到指定时间后,阅读器判定对照组生物指示剂为阳性,相应的消毒组生物指示剂为阴性时,判定为灭菌合格。

(3)Attest 290G 自动阅读器操作过程:①首先将快速生物指示剂帽端下压,将其关闭。②在培养器中央指定挤碎孔中,将内含培养液的玻璃细颈瓶压碎。③捏住快速生物指示剂的盖子,在桌面轻敲瓶子底部,直到培养基润湿瓶子底部的菌片。勿在设备上轻敲瓶子。④打开盖子,将快速生物指示剂放入培养阅读器孔中。⑤关闭自动阅读器上的盖子,等待红色或绿色指示灯亮发出信号。

5.植入物的提前放行

当遇到急诊手术时,先根据第5类化学指示剂结果作为提前放行的标志,同时快速生物监测3~4小时结果出来后立即告知手术医师。

6.植入物灭菌及放行的记录

在进行常规操作时,应记录灭菌日期、植入物的简单描述、放行部门、灭菌时间、灭菌锅号、锅次、生物指示物培养的时间、生物指示物的培养结果、是否为提前放行、放行时间和放行人签名等。在进行提前放行时,除了上述的信息需要记录,还应记录患者的姓名、手术医师的姓名、手术时间、需要进行提前放行的原因等。

四、防止标本遗失

(一)熟悉临床常见需送检标本的手术及标本名称
手术室护士应加强专科知识学习,熟悉必须区分左右侧手术标本的手术,见表8-2。

表 8-2　常见必须区分左右侧手术标本的手术

手术科室	手术名称
眼耳鼻喉五官科	眼科、耳科手术
妇产科	输卵管、卵巢手术
普外科	乳房、甲状腺手术
泌尿外科	肾及肾上腺手术、输尿管手术
胸外科	肺手术
其他	涉及四肢的手术

(二)准备用于放置或送检标本的合适物品
1.容器

放置或收集标本的容器必须是防渗漏、透明、可密封。手术室内应备有大小不一的容器,用于放置不同大小及类型的标本。如手术需要放置颈部淋巴结,巡回护士应准备小型标本瓶。如果标本需无菌处理,则必须准备无菌的容器。

2.标签

足够大小的标签便于巡回护士有效填写正确的手术患者与标本信息。

3.病理申报单

若手术过程中须进行冰冻检验,巡回护士应于术前检查病理申报单是否已由手术医师填写完整。

4.防腐剂或固定液

10%的甲醛溶液,置于通风情况良好的标本储藏室内。

(三)手术医师与洗手护士之间的标本交接
手术医师取下标本后,洗手护士及时用大小合适、未被污染的容器或纱布接取标本,动作应轻柔以维持标本的完整性,防止标本被压扁、撕裂或破裂。洗手护士与手术医师进行口头确认,核对标本的名称、标本部位及须做何检测。

(四)洗手护士与巡回护士之间的标本交接

1.及时告知

洗手护士接到标本后,立即告知巡回护士标本的名称、部位和检测方法。

2.标签填写

巡回护士用遇水不褪色的圆珠笔完整填写标本标签,标签内容应该包括患者姓名、病室床号、住院号、标本部位、标本名称。巡回护士将完整填写的标签粘贴于适合的容器上。

3.标本交接

标本交接前,洗手护士与巡回护士共同核对标本容器上的标签。确认标本部位和名称后,洗手护士用血管钳将所需送检的标本轻轻夹取,放入透明、贴有标签的容器内,巡回护士唱读手术患者的姓名、标本部位、标本名称和需做何检测。

(五)术中标本的冰冻送检

冰冻又称术中快速冰冻切片,指在手术过程中,手术医师采取患者局部少量组织送病理科,病理医师在低温条件下将将组织快速冷却后制成切片通过显微镜观察病变组织,在短时间内(一般为 30~40 分钟)给手术医师提供病理学信息和诊断意见。巡回护士应将术中需做冰冻的标本放于无固定液、大小合适的标本存放容器内,粘贴完整的标签,检查病理申请单是否填写完整正确,并在冰冻标本登记本上记录签名。然后将手术标本、病理申请单和冰冻送检登记本交予标本运送专职人员,送至病理科,由病理科专业人员负责签收、检验。

(六)术后标本的管理

1.标本核对

手术结束后,巡回护士与洗手护士、手术医师,依据手术医师填好的病理申请单,共同核对标本名称和数量,并在病理申请单上签名。所有从手术患者身上取下的组织必须送往病理科,除非有特殊的表单填写说明其是可以被丢弃的。

2.标本放置

巡回护士及时向存放标本的容器内注入适量的 10% 的甲醛溶液,使标本全部浸没,加盖、封闭容器,两人共同核对后放入标本柜内并上锁,同时在标本送检登记本上做好登记。值班人员对标本柜内当日未送病理科的手术标本的信息和数量与病理申请单、标本送检登记本进行仔细核对。

五、防止用错药

(一)建立标准术前核对流程

患者入手术室后,巡回护士应至少使用两种身份识别标识对患者进行身份核对,如身份识别腕带、口头询问患者、床头卡。进行婴幼儿患者身份核对时,需核对并要与其家长核对出生日期。规范使用《手术安全核查表》,正确核对患者基本信息、过敏史、抗生素皮试结果等。

(二)有效获取与患者用药有关的各类关键信息

1.过敏史

巡回护士在进行术前访视时应仔细查阅病历中有无过敏史记录,仔细检查病历、患者信息栏及床尾栏有无过敏史标识,检查患者身份识别手腕带上有无过敏史标识,开放性地询问患者及其家属有无过敏史。患者的过敏史应被所有手术团队成员所了解。巡回护士首先应仔细翻阅患者病历,查看有无过敏史,然后应询问患者,若患者回答有,则应追问对哪些药物过敏,若患者回答没有,则可确认患者无特殊过敏史;若患者因疾病无法回答,则巡回护士应寻找患者家属开放式地询问过敏史。

2.体重

许多药物的使用剂量都是通过计算患者的体重得出,术前必须核查患者的体重是否测得正确。

3.评估具有用药高风险的手术患者

评估具有用药高风险的手术患者包括老年人、婴幼儿以及孕妇,当遇到上述人群时,手术室护士应与手术医师仔细确认药物名称、剂量、浓度及用法,防止发生药物的不良反应和毒性反应。若患者是孕妇、儿童或老年人,手术室护士必须要再次确认药物信息。

4.药理学知识

手术室护士应掌握常用药物的使用禁忌证和相关药物的配伍禁忌。

(三)正确执行手术过程中的口头医嘱

手术过程中应尽量减少使用口头医嘱或电话医嘱。当必须使用口头医嘱时,巡回护士应正确、完整记录口头医嘱,并且将记录下的口头医嘱复述一遍,由手术医师确认后执行。术中巡回护士执行的口头医嘱应及时记录于护理记录单上,术毕立即督促手术医师及时补全医嘱。

(四)有效管理围术期用药安全

1.有效核对及摆放药物

术前巡回护士应仔细核对手术医嘱,确认带入手术室的药物名称及数量,确认无误后在《手术患者转运单》上签字。药物必须放置于手术房内的指定位置,外包装及读音相似的药物应安全分开放置。

2.正确配制药物

手术用药应尽量做到现配现用,防止药物受污染或错误使用。在进行药物冲配前,巡回护士和洗手护士仔细核对医嘱,执行"三查七对",正确无误后,进行药物冲配。进行冲配药物前,若发现药物标签脱落或字迹不清时严禁继续冲配该药物。冲配好的药物必须贴上标签,标签内容应包括患者姓名、床号、药名、剂量、浓度、用法和两人核对签名。

3.术中用药核对

巡回护士先拆开无菌注射器外包装,让洗手护士拿取包装内的注射器。巡回护士将预先核对过的药瓶标签向上,与洗手护士共同核对药名、剂量、浓度、有效期,然后巡回护士打开药瓶,让洗手护士抽取药液,抽后两人再次核对空药瓶上的药物信息。如果手术台上没有洗手护士,则巡回护士应在传递药物的前后,分别将药瓶给手术医师查看,并与之共同核对药物的名称、剂量、浓度、用法、有效期。巡回护士一次只传递一种药物至无菌区域。当洗手护士将无菌药物传递给手术医师准备使用时,洗手护士必须再次口头与手术医师核对所用药物的名称、剂量、浓度、用法。

4.术中用药标识

在有条件的情况下,传递药物至无菌区的装置如注射器及无菌区内放置药物的容器、注射器等都应贴有无菌的药物信息标识,内容包括药名、剂量、浓度。

5.术中药品交班

当巡回护士、洗手护士替换时,药品也必须进行详细交班。共同核对药物的名称、剂量、浓度、用法、有效期等。

6.原始药瓶保存

药物的原始药瓶和传递药物至无菌区的装置都应保存到手术患者离开手术室,不得随意丢弃,以便一旦发生与药物有关的错误或患者发生药物不良反应时,手术团队能及时找寻原因进行分析。

六、防止手术患者坠床

(一)手术患者发生坠床的危险因素

有效防止围术期患者坠床,应先从术前对手术患者进行易发生坠床的危险因素评估开始。

手术患者易发生坠床的危险因素:有坠床史、长期服用特殊药物(镇静安眠药、降压药、降糖药、利尿药、抗凝药等)、依从性差(吸毒、酗酒、药物滥用)、年龄≥65岁或小儿患者、精神状态异常(精神分裂症、忧郁症、癔症)并发症或慢性病史(直立性低血压、骨质疏松症、近期有癫痫或子痫发作史等)、体质虚弱、定向力障碍、平衡与协调能力障碍、肢体偏瘫、行动或移动受限、感觉障碍或退化(尤其是视力退化)、意识障碍、记忆丧失、智力低下、沟通障碍(语言障碍)、相关实验室指标异常(如贫血、低蛋白血症、肌酐值升高、出血时间或凝血时间延长等)。

术前访视时,若发现手术患者具有多项坠床危险因素,属坠床的高危人群,访视后需特别向手术室值班护士交班,值班护士合理安排手术患者入手术间的时间,避免该患者独处手术间内,入手术室后必须由手术间护士陪伴看护;当患者躺于患者推车上,必须使用安全带约束并带有一名医师护送。

(二)护理干预措施预防坠床发生

1.患者推车管理

手术患者推车必须定期上油保养。每天接送手术患者前,专职工勤人员进行车辆的安全检查,并在患者推车登记本上记录。如发现问题立即禁止使用,及时送检维修。公司定期进行检修。

2.转运管理

患者推车与手术床转运手术患者时,必须使患者推车和手术床处于轮锁状态,高度降至最低,床与车呈同一高度。进行转运时需由3~4名医护人员共同协作,确保手术患者转运安全。

3.安全装置使用

手术患者入手术房后,必须使用约束带固定下肢,由手术室护士看护并与手术患者沟通解释使用约束带的意义和重要性,同时告知手术床的宽窄。

4.防止体位变化时发生坠床

术中进行体位变化时,往往是手术患者发生坠床的高危时刻,因此手术室护士遇到下列情况,应格外提高安全意识,保护患者。

(1)放置半身麻醉体位:当患者进行半身麻醉体位放置时,巡回护士应站于患者身前,双手扶住患者肩部及髋部进行保护。

(2)术中更换手术床角度或体位:当手术需要改变体位时,如仰卧位翻转为侧卧位、仰卧位翻转为俯卧位时,巡回护士需参与体位放置并做好防坠床措施。特殊手术术中需较大幅度调节手术床角度时,巡回护士应密切关注,防止因手术床角度调整过大造成患者坠床。

(3)举起或抬高患者的肢体时:若患者行乳腺癌根治术,消毒时需举起患侧手臂,此时手术团队需提高警惕,防止该患者意外坠床的发生。此外当进行大隐静脉剥脱手术前消毒下肢时,需谨防过分抬高下肢引起患者坠床。

5.密切关注手术患者

杜绝手术患者单独留于手术室内情况发生,尤其是手术患者于手术间内等待术中冰冻报告和全麻手术患者在手术间内经历麻醉诱导期和复苏期这两个时间点。该患者在等待术中冰冻报告时,手术室护士和手术医师必须看护,做好相应的心理护理。

6.手术患者发生坠床应急处理流程

手术患者发生坠床应急处理流程见图 8-1。

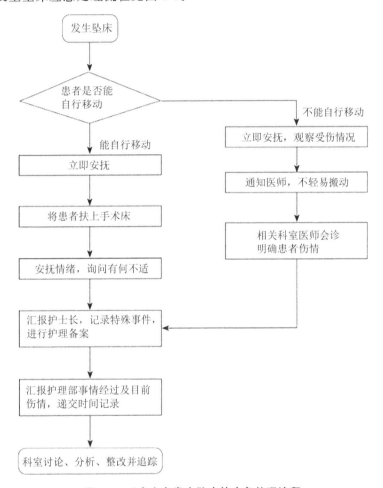

图 8-1 手术患者发生坠床的应急处理流程

七、防止因器械不足、不良造成意外

(一)手术器械准备

1.术前器械准备

术前一天,手术室护士负责器械的核对工作。器械护士应根据手术通知单认真准备器械,检查其性能是否良好,配件是否齐全,数量是否充足,待器械消毒灭菌后将器械发放至相应手术间备用。手术室值班护士根据手术通知单检查所发放的器械是否与明日手术相符。此外手术室应准备不同种类的急诊手术器械包和常用手术器械零包,以备急用。同时备快速压力蒸汽灭菌装置,专人负责,每天早晨检查锅内排水瓶液面情况并使灭菌锅呈备用状态。

2.术中器械准备

洗手护士应提前洗手上台,确保有充分时间清点器械数量是否正确、适用,检查器械是否完整、性能是否良好。若术中发现配件不足、器械损坏或手术医师评价器械性能不佳,需及时告知巡回护士更换或使用其他代用物品。巡回护士将更换下来的器械,做好标记送供应室处理。洗手护士如发现术中手术医师使用器械不正确应及时指出纠正。例如,不同类型的持针器应夹持不同型号的缝针、超声刀使用过程中不可接触金属器械等。

3.术后器械保养

术后洗手护士须及时进行器械预清洗并送供应室。特殊器械或贵重器械,洗手护士应与供应室器械护士进行当面仔细交接检查。供应室根据手术器械性能和制造商说明,选择正确合适的消毒灭菌方式。供应室定期进行器械大保养及检修。

(二)更新专业知识,建立专科手术配合手册

手术室应定期邀请手术医师为手术室护士进行最新手术技术与操作的介绍。手术室各专科建立专科手术配合手册,内容包括各科手术名称、用物准备、手术步骤和护理配合步骤等,配合手册由各科组长管理,及时更新添加内容。手术室建立手术医师档案,档案内包括各手术医师偏好的手术器械和仪器及手术操作的特殊习惯等,档案由护士长管理,各科组长及时更新添加内容。

(三)重视术前医护沟通

实施重大特殊手术或新手术时,洗手护士与巡回护士有责任在术前访视过程中,主动与手术医师联系沟通,请手术者亲自到手术室挑选所需特殊器械并检查手术物品是否齐备和适用。

八、防止电灼伤手术患者和手术人员

(一)评估手术患者的皮肤状况

在使用电刀前后,手术室护士必须评估并记录手术患者的皮肤状况。及时发现患者皮肤的特殊状况,能够及时预防和及时发现围术期电灼伤的发生。该手术患者的特殊皮肤状况包括体毛较浓密和存在瘢痕组织。

1.评估术前皮肤特殊状况

是否存在瘢痕组织、皮肤破损、体毛较多、湿疹、文身及指状或蒂状等生长物。

2.评估术后皮肤特殊状况

是否存在烧伤、电灼伤、撕脱伤等现象。

(二)术前检查电外科设备装置

接通电源,打开机器自检开关,机器通过自检方能使用。

(三)正确放置电极板,避免电灼伤发生

1.选择合适的电极板

手术室护士根据手术患者年龄选择不同尺寸大小的电极板,包括新生儿电极板、婴儿电极板、儿童电极板、成人电极板。该手术患者为成人,体型无特殊,故可选用一次性的成人电极板。术前选用的一次性电极板不应发生过折叠或裁剪。

2.电极板放置的合适、正确部位

电极板应紧贴手术患者干燥、清洁、肌肉丰富的部位,且靠近手术部位,通常选择的有大腿、臀部和小腿。该手术患者最合适放置电极板的位置应为近电刀主机一侧的大腿。

3.避开放置电极板

当遇到下列特殊状况时,应避开放置电极板,选择身体其他部位放置。包括术前皮肤存在特殊状况、骨隆突处、可能产生压力点的部位、金属饰品含身体穿孔处、含金属植入物的身体部位、含有假体的身体部位、使用止血带的肢体。

4.再次检查电极板放置情况

当遇到下列情况时,巡回护士应再次检查电极板放置情况。手术患者在最终体位放置完毕后,必须检查电极板;任何外力作用于电极板后,必须检查电极板;重新放置手术体位后,必须检查电极板。再次检查电极板时,检查内容应包括电极板的完整性、电极板是否依然和手术患者皮肤完全接触以及电极板和电刀车主机的连接情况。手术患者在放置好截石位,手术医师准备消毒前,巡回护士必须再次检查电极板是否与手术患者的大腿皮肤完全接触。

(四)正确实施护理干预措施,预防电灼伤发生

1.术前访视

直肠手术术前必须确认已做好充分的肠道准备,因为人体内产生的气体也有助燃的危险,切忌使用甘露醇灌肠,以免爆炸。

2.环境安全准备

勿在易燃气体(氢气、甲烷)、液体(乙醇擦拭后未干)或氧浓度高的环境中使用电刀,防止引起燃烧或爆炸而导致灼伤。

3.手术患者身体部位的隔离保护

头发用帽子全部包裹,防止头发接触金属手术台及头架。肢体不能接触金属物如床沿、头架、截石位脚架、体位架、器械台、安全固定装置等。放置截石位完毕后,巡回护士必须检查该患者的大腿侧面是否与截石位脚架相接触。确认患者身体各部位皮肤不要互相接触,可用手术无菌巾或棉垫隔开,防止因各部位电位不同而发生自我短路导致灼伤。

4.维持手术全程术野干燥

手术开始前彻底擦干患者躯体,尤其是凹陷部位,如阴道、脐孔处的积液,因为其中可能含有助燃成分。围术期术中保持手术床单干燥、手术无菌巾及布垫平整、干燥。术中对直肠、胃等空腔脏器进行消毒后,必须待其完全干燥才能再次使用电刀。当手术医师打开肠腔进行消毒时,洗手护士应避免其使用含消毒液成分过多的消毒棉球或纱布。

5.正确进行电刀的基本操作

使用电刀前,必须检查电刀连接线和电刀头是否存在损坏(如绝缘层破损)。术中确认电刀连接线不存在扭曲、打结等异常情况。当术中不接触目标组织时,避免使用电刀,不应使电刀处于持续输出状态。术中暂时不用电刀时,应将其置于清洁、干燥、绝缘的保护套内。术中靠近电刀的纱布必须是浸湿的,电刀不应该用干燥的纱布进行清洁。及时使用湿纱布清洁电刀头上的有机物焦痂。

6.正确调节电刀功率

手术过程中如出现电刀输出功率不够,无法正常工作时,应先检查电刀、电极连线、电极板等是否有问题,不可盲目加大功率。当选择电刀功率不能确定大小时,应由小到大逐渐调试。术中更换电刀头时,应先将电刀功率调至最小,待更换好电刀头后再调节功率至适当状态。当手术医师要求更换长电刀头时,巡回护士应先将电刀的频率调至最小功率后,洗手护士拆下电刀头,装配长电刀头,随后巡回护士重新调节电刀功率至适合状态。

九、防止压疮

(一)压疮的定义及分期

美国国家压疮专家组(NPUAP)于 2007 年给予压疮的新定义是皮肤或皮下组织由于压力,或复合有剪切力或摩擦力作用而发生在骨隆突处的局限性损伤,同时对压疮进行了重新的分期,具体为可疑的深部组织损伤、Ⅰ期、Ⅱ期、Ⅲ期、Ⅳ期和不明确分期。

(1)可疑的深部组织损伤是指由于压力或剪切力造成皮下软组织损伤引起的局部颜色的改变(如变红、变紫),但皮肤完整。

(2)压疮Ⅰ期是指皮肤完整、发红,与周围皮肤界限清楚,压之不褪色,常局限于骨突处。

(3)压疮Ⅱ期是指部分表皮缺损,皮肤表浅溃疡,基底红,无结痂,也可为完整或破溃的血疱。

(4)压疮Ⅲ期是指全层皮肤缺损,但肌肉、肌腱和骨骼尚未暴露,可有结痂、皮下隧道。

(5)压疮Ⅳ期是指全层皮肤缺失伴有肌肉、肌腱和骨骼的暴露,常有结痂和皮下隧道。

(二)对手术患者皮肤状况进行评估

手术室护士应在术前对手术患者的皮肤进行检查和评估。进行术前皮肤评估,不仅能及时发现发生压疮的隐患,及时制订干预措施,而且有助于术后发现皮肤状况的改变,从而第一时间实施护理干预。

1.术前进行皮肤状况评估

手术室护士应在术前访视、手术当日患者入手术室后立即进行术前皮肤状况的评估。

2.皮肤的异常状况包括

与皮肤相关的并发症,如皮疹、软化、皮炎、感染、淋巴水肿、破溃等;各种原因引起的皮肤潮湿,如大小便失禁、出汗等;皮肤容易发生过敏现象,如易发红,发疹等;浅表静脉功能不全,尤指腿部的酸胀、疼痛、抽筋、感觉异常等。

(三)识别、评估围术期过程中容易引起压疮的高危因素

1.术前评估压疮的高危因素

术前评估压疮的高危因素包括老年人;肥胖患者或严重消瘦患者;吸烟;营养不良、低蛋白血症;血细胞比容、血红蛋白指标低于正常值;合并某些慢些疾病,如恶性癌症、心血管疾病、外周静脉功能不全、糖尿病等;服用某些特殊药物,如类固醇类;长期卧床、制动。

2.借助压疮评估量表进行术前压疮的风险评估

术前手术室护士可以借助压疮评估量表评估哪些手术患者已经存在压疮易发的高危因素,从而引起重视并进行护理干预。常用的压疮评估量表包括 Norton 量表和 Braden 量表,当使用 Norton 量表和 Braden 量表进行评估时,评估所得分数越低,患者发生压疮风险可能性越高。

3.术中评估容易引起压疮的高危因素

术中评估容易引起压疮的高危因素包括手术时间,尤其是手术时间大于 4 小时;全身麻醉;出血量;术中建立体外循环;加温毯的使用;排泄物、血液、汗渍、冲洗液引起的手术区域潮湿;手术特殊体位引起的特殊部位的受压。

(四)正确放置手术体位

合理、正确地放置手术体位对于防止围术期压疮的发生有着至关重要的作用。

1.防压疮体位装置的使用

放置手术体位时,必须在患者的骨隆突处及易受压部位放置防压疮体位装置,常用的有泡沫

垫(圈)、气垫(圈)及新型的凝胶垫(圈)。

2.防止放置体位过程中产生的作用力引起压疮

手术团队在放置手术体位过程中避免拖、拉等动作,防止损伤患者皮肤。巡回护士应确保放置体位后的手术床单及手术巾必须平整、干燥,避免因摩擦力引起压疮,同时避免患者与手术床上的金属附件等异物直接接触,防止监护仪导线、各种导管等压于患者身下。

3.常见手术体位的压疮好发部位

手术体位呈仰卧位时,巡回护士在放置体位时,应使患者整个躯体成一直线,双腿平行。根据患者腰前凸的深度安放不同厚度的软垫,使之保持腰部的正常生理弧度。放置搁手板时,注意外展不能超过 90°;在固定手时,腕部应包上纱垫。可在患者的足跟部放置脚圈,减少足跟部受压或放置软垫使足跟部不接触手术床。

(五)实施综合护理干预措施,防止压疮发生

1.采取措施主动缓解手术患者局部受压

(1)仰卧位手术患者:巡回护士可略微抬动患者下肢,使其足跟部完全离开手术床,并轻屈膝盖放松。

(2)侧卧位手术患者:巡回护士可略微抬起患者头部,缓解脸部、耳郭、眼睛等局部受压;亦可适度抬高腿部,缓解足部、膝盖、腿部等处的受压。

(3)俯卧位手术患者:巡回护士可略微抬动患者头部,缓解其前额、眼部等局部受压,同时可轻抬腿部或足背,减缓受压处。

2.术中定时检查

对于手术时间较长的患者,巡回护士应每 30~60 分钟检查患者体位及体位垫的放置情况。术中若需临时改变或调整患者体位,巡回护士应及时观察体位调节对患者的影响,避免局部组织的非正常受压。例如,放置侧卧位手术的过程中出现手术床的调节,巡回护士必须检查头圈的位置是否合适,患者的眼睛、耳郭是否仍处于头圈的空隙之中。

3.术中及术后保持手术区域干燥

手术过程中,洗手护士应及时提醒手术医师吸去无菌区内的积血和积液,保持干燥,防止液体渗入至患者皮肤,造成皮肤潮湿引起压疮发生。手术后巡回护士彻底清理患者切口周围的血迹、污迹,保持干燥。

4.术后压疮管理

手术结束后巡回护士应仔细检查患者全身皮肤,与术前皮肤状况相比较,如发现有红肿、水疱等异常情况,应及时填写压疮预报单,并做好相关记录。若术后患者皮肤出现异常情况或患者合并压疮易发高危因素,巡回护士必须向恢复室护士或病房护士特殊交班,并于患者推车和恢复室床上加用软垫或果冻垫。

十、防止损坏和遗失精密器械

(一)重视精密器械使用培训

随着显微外科、移植外科、心血管外科等专科及亚专科的发展,精密器械的应用领域日趋广泛,主要涉及以下几个领域:①神经系统的显微外科手术;②心脏外科手术;③器官移植手术;④眼科手术;⑤男科手术及小儿泌尿外科手术;⑥吻合小管道的显微外科手术等。

为了充分发挥器械性能,防止器械意外损坏,所有手术室护士必须接受相关器械知识的授课与培训,掌握每一件器械的性能特点、使用方法,以及清洗、保养、包装、灭菌流程后方能参与涉及该件器械的手术。

(二)建立精密器械专人负责制

各科精密器械应由各专科组组长负责管理,护士长督查。专科组长对专科组组内成员进行精密器械使用、清洗、保养知识的考核。

1.建立精密器械档案

档案内应包括器械种类、品牌、型号、尺寸、数量、图片及放置位置,精密器械按照专科专柜放置,标签醒目。各专科组及供应室各备一份精密器械档案。

2.建立精密器械使用登记本,规范器械使用登记

各专科组及供应室各备一份。使用登记本内容应包括手术日期、患者姓名、住院号、手术名称、器械名称、器械编号、灭菌者、灭菌方法、清洗者、器械护士、巡回护士、手术医师。术前及术后分别核对器械数量,检查器械性能及完整性,及时登记使用情况;专科组组长定期检查登记本记录情况。

(三)规范术中精密器械的正确使用与操作

精密器械必须轻拿轻放,不得投掷,防止器械受损。手术区域内精密器械需妥善放置,避免与其他器械尤其是硬物、尖锐物品相接触。术中需及时收回精密器械,防止器械意外落地造成受损。手术室护士应提醒手术医师合理使用精密器械,防止因操作不当引起损坏,如精细笔式持针器只能夹持与其相对应大小的无损伤缝针;门静脉、下腔静脉、主动脉等各式阻断钳不可夹持其他组织或物品;各类显微剪刀不可用作剪线。

(四)规范精密器械术后的清洁、灭菌管理

手术室精密器械往往材质特殊、构造复杂且精密度较高,给术后器械的处理带来一系列挑战。因此实施规范清洗、消毒、运送管理,不仅能延长精密器械使用年限,而且能有效预防院内感染。

1.分类

手术结束后,洗手护士应将精密器械与普通器械分开进行清洗处理。

2.预处理

用柔软的湿纱布擦拭器械表面血渍、油渍及污物,打开器械各轴节,将器械浸没于多酶溶液中进行预清洗,时间超过2分钟,之后使用流动水或灭菌注射用水将器械冲洗干净。

3.超声清洗

超声清洗前,必须将精密器械分别摆放至专用器械盘内,且锐利器械与其他器械分开放置,防止超声清洗过程中器械之间意外碰撞及遗失;将精密器械置于超声清洗机内进行清洗3~5分钟,并进行干燥程序。当小型精密器械需超声清洗时,如血管阻断夹,必须将其放于小碗内进行超声清洗,防止遗失。

4.润滑

使用水溶性润滑剂进行保护。

5.检查与核对

精密器械进行清洗前后,器械护士应仔细核对器械的数量与完整性。清洗后,器械护士应在带光源的放大镜下仔细检查器械的清洁度与完整性,如带齿器械的咬合面、剪刀的刀锋等。发现精密器械损坏或遗失,需及时报告手术室护士长及专科主任。及时请专业人员维修或补充,保证

手术正常开展。

6.灭菌

精密器械应放置在专用器械盒内以备灭菌,器械之间应有弹性橡胶分割保护;若无弹性橡胶保护,则应套上保护套,以免损伤利刃部分及精细器械的头端。精密器械严格按照供货商提供的器械材料性能与灭菌方法来选择不同的方法进行灭菌。

十一、防止电动空气止血仪使用不当造成损伤

(一)操作之前必须彻底检查电动空气止血仪及其附件

术前检查气囊止血袖带及连接管道是否与电动空气止血仪型号相匹配。打开仪器,进行仪器自检,检查主机面板的显示屏、功能键、报警键性能是否完好。检查气囊止血袖带及连接管道是否有裂缝或漏气。

(二)使用电动空气止血仪前,对手术患者进行评估

1.评估手术患者是否存在电动止血带使用的禁忌证

使用电动止血带的禁忌证包括感染、开放性骨折、血栓性静脉炎、血管性疼痛、静脉栓塞、镰状细胞贫血、患侧肢体曾做过血管重建和血透治疗、止血袖带远端处有恶性肿瘤。

2.评估皮肤

检查患侧放置止血袖带处皮肤是否完整,若存在水肿、压疮、破损等异常情况,则禁用止血带。

3.选择合适的止血袖带

评估手术患者体型及其肢体的最大直径,选择大小尺寸合适的止血袖带。

(1)评估年龄:根据手术患者年龄,选择成人用止血带或儿童用止血带。

(2)评估患者肢体尺寸:根据手术及患者肢体尺寸选择合适的止血袖带。通常止血袖带的宽度应大于患者肢体最大直径的一半,同时止血袖带的长度应考虑环扎肢体后,袖带能够重叠至少超过 7.62 cm(3 英寸)但不超过 15.24 cm(7 英寸)。袖带过长引起的重叠可能会增加额外的压力,造成皮下软组织的损伤,而袖带过短可能导致有效充气的减少或袖带意外放松。止血袖带常用规格及适用范围见表 8-3。

表 8-3 止血袖带常用规格及使用范围

规格	长度(mm)	宽度(mm)	适用范围
大号	1 100	68	成人下肢
中号	800	68	成人上肢、儿童下肢
小号	500	43	儿童下肢

(3)评估体型:肥胖的手术患者或四肢肌肉特别发达的手术患者适合选择较宽的弧形止血带。

(三)手术过程中,正确使用电动空气止血仪

1.根据手术要求合理选择气囊止血袖带放置部位

通常便于无菌操作,止血袖带应置于手术部位上端且远离手术野至少 15 cm 处;止血袖带的连接口应朝上方,避免污染手术野。一般不宜选择前臂和小腿,由于四肢主要血管均位于尺-桡骨和胫-腓骨之间,止血袖带较难阻断血管。

（1）上肢袖带放置部位选择：上肢一般选择上臂近心端 1/3 处，避免在上臂中 1/3 处，此处可能会压迫桡神经。

（2）下肢袖带放置部位选择：下肢一般选择大腿上 1/3 处，若选择小腿，应选择腓肠肌周长最大处的近段边缘。

2.正确环扎止血袖带

环扎气囊止血袖带之前，选用合适的棉纸，平整无皱地环形包裹肢体作为衬垫保护皮肤，棉纸宽度应超过袖带 2~4 cm。于棉纸上平整地环扎止血袖带，无皱褶，松紧度以插入一指为宜，系好固定带。

3.正确驱除手术肢体血管床的血液

用弹力绷带或抬高肢体来驱除肢体血液。当存在开放性损伤或石膏固定时，橡胶弹力驱血带应慎用，防止血栓的形成及进入循环；当患者发生感染或恶性肿瘤，应禁止驱血，改为单纯抬高肢体驱血。

4.正确调节合适的止血袖带充气压力值

手术过程中，正确调节充气压力值，可减少袖带压力值过高或过低造成的不良反应及并发症。以下为几组常见的止血仪袖带充气压力值选择方式。

（1）美国手术室协会建议充气压力值：充气压力值的选择应依据肢体阻断压（LOP）进行选择。肢体阻断压（LOP）即肢体闭塞压，是指使用特定的止血袖带仪，施加最小的压力阻断肢体动脉血流入肢体末端，该最小压力值即为 LOP 值。具体操作为用多普勒听诊器置于袖带远端动脉，通常上肢可选择桡动脉，下肢可选择胫后动脉和足背动脉，缓慢增加袖带压直至远端动脉搏动消失，且消失持续伴随心跳数下，记录该袖带压，即是 LOP 值。

当 LOP 值＜17.3 kPa（130 mmHg）时，LOP 值＋5.3 kPa（40 mmHg）；当 LOP 值在 17.4~25.3 kPa（131~190 mmHg）时，LOP 值＋8.0 kPa（60 mmHg）；当 LOP 值＞25.3 kPa（190 mmHg）时，LOP 值＋10.7 kPa（80 mmHg）；当手术患者为儿童时，普遍推荐 LOP 值＋6.7 kPa（50 mmHg）。

（2）国内常用充气压力值：上肢充气压力值为收缩压×1.5 或收缩压＋9.3~12.0 kPa（70~90 mmHg），下肢充气压力值为收缩压×2。

（3）国内常用充气压力值：上肢充气压力值为收缩压＋10.0 kPa（75 mmHg），下肢充气压力值为收缩压＋20.0 kPa（150 mmHg）。

5.严格控制电动空气止血仪的充气时间

止血仪充气过程中，巡回护士必须及时、定时地向手术医师告知充气时间。充气时间应该依照患者的年龄、身体状况和肢体的血管供应而定。美国手术室协会建议电动空气止血仪充气时间见表 8-4。

表 8-4　美国手术室协会建议电动空气止血仪充气时间

人群及部位	充气时间
成人上肢	不超过 60 分钟
成人下肢	不超过 90 分钟
儿童下肢	不超过 75 分钟

此外，当充气止血时间需要延长，则应每隔 1 小时对止血袖带进行放气，重新灌注肢体血流，重新灌注间隔时间为 15 分钟。

6.重视止血袖带充气过程中及放气后的监测与评估

(1)袖带充气中的监测:密切关注手术患者心率和血压上升的变化。神志清醒的手术患者,充气过程中应评估和关注患者可能因止血带压迫引起的疼痛,尤其是充气后的 30~60 分钟。对于儿童患者,充气过程中应密切监测患者的核心体温是否上升过高。

(2)袖带放气后的监测:在止血袖带放气后的 15 分钟内,手术团队应持续监测以下内容。①血压:手术患者的血压由于放气后血液分流向肢体,可能引起血压的下降。②氧饱和度:由于放气后厌氧代谢物质入循环,造成短暂性的混合型酸中毒,可能引起氧饱和度的下降。③肺栓塞:栓塞的释放,当放气后,可能造成患侧肢体内的栓塞释放入循环导致致死性的肺栓塞。

(李荷焕)

第三节　手术室护理中涉及的法律与伦理问题

手术室是外科手术的中心,人员流动量大,工作节奏快,护理任务繁重,意外情况发生得多。手术既是外科治疗的重要手段,又是一个创伤的过程,会给患者的生理和心理方面带来影响。与护士相关的《护士管理办法》《护士条例》等,为依法行医、保护医患双方的合法权益提供了有力保障。

随着社会进步,生活水平、文化水平提高,人们的法律意识也随之提高,国家相继出台了《最高人民法院关于民事诉讼证据的若干规定》《医疗事故处理条例》《侵权责任法》等法律法规。一旦出现医疗护理纠纷,越来越多的患者会用法律武器保护自己的合法权益。因此在日常工作中手术室护士必须学习安全知识及法律知识,严格遵守法律、法规和规章制度,增强责任心和慎独精神,在维护患者合法权益的同时也维护自身的合法权益,保障护理安全,防止医疗纠纷的发生。

一、手术室护理中相关的法律问题

(一)手术患者的相关权利

1.生命健康权

生命健康权指患者不仅享有生理健康的权利,还享有心理健康的权利。生命面前人人平等,生命对每个人来讲只有一次,维持健康、提高生存质量是每个人的权利。患者在未被判定为脑死亡前,医务人员应尽一切可能进行救治,不能放弃抢救,避免产生医疗纠纷。如果忽视医学道德及患者的生命权,再好的技术、再先进的设备也是无用的。因此在手术室护理工作中要为手术患者提供规范、快捷、安全、高效率的护理服务,尽最大努力满足患者对健康的需求,尊重每个患者。

2.知情同意权

在《医疗机构管理条例实施细则》《医疗事故处理条例》《侵权责任法》中都有关于知情同意权的说明。法律中规定医疗机构应尊重患者对自己的病情、诊断、治疗的知情权,在实施手术、特殊检查、特殊治疗时护理人员应当向患者做出必要的解释,若因实施保护性医疗措施不宜向患者说明情况,应当将有关情况通知家属。手术患者在术前、术中、术后都有权知道有关自己病情的一切情况、所选手术方法,并有权选择手术方法。强调患者的知情同意权,主要目的在于通过赋予医疗机构及其医务人员相应的告知义务,体现医师对患者的尊重。

3.平等医疗权

平等医疗权是指任何患者都享有平等的医疗保健权,在医疗中都有得到基本的、合理的诊治及护理的权利。患者因身心疾病而就医,希望得到及时、正确的诊治。在医疗护理中,不论患者的权利大小,关系亲疏,地位高低,经济状况好坏等,医务人员应对患者一视同仁,最大限度地满足患者的需要。而极少数医务人员以貌取人,使贫困、偏远地区的患者遭受冷遇,性病患者受到鄙夷和藐视,对待熟人和生人采取不同的服务态度,这种行为可能会激化和加深医患矛盾,导致医疗纠纷的发生。

4.隐私权

隐私权一般是指自然人享有的私人生活安宁与私人信息依法受到保护,不被他人非法侵扰、知悉、搜集、利用和公开的一种人格权。隐私权是人类文明进步的重要标志。《侵权责任法》第62条规定:"医疗机构及其医务人员应当对患者的隐私保密。泄露患者隐私或者未经患者同意公开其病历资料,造成患者损害的,应当承担侵权责任。"因此手术团队成员必须维护手术患者的隐私权,不得泄露手术患者的隐私和秘密,包括手术患者的个人信息、身体隐私、手术患者不愿告知的内容等;手术团队成员不得长时间注视手术患者的生理缺陷,不得谈论涉及手术患者隐私的话题;进行术前准备时,如导尿、放置体位、给手术部位消毒时,减少不必要的裸露,并给患者盖被、关门,做好相应的遮蔽,无关人员不可停留于该手术间;手术结束时,及时为手术患者包扎伤口,穿好衣裤。

5.身体权

身体权是指自然人保持其身体组织完整,支配其肢体、器官和其他身体组织并保护自己的身体不受他人违法侵犯的权利。医务人员有维护患者权利的责任和义务,即使是非正常的组织、器官,在未经患者或其法定代理人同意时,不能将其随意处置,否则就侵犯了患者的身体权。

6.选择权

选择权指患者有选择医院、医师、护士进行诊疗、护理操作的权利,也有选择使用医疗设备、仪器、物品的权利。术中可能选择使用的一次性器械、特殊用药、特殊耗材,手术患者有权选用或不用,手术团队成员不能擅作主张,更不能强迫其使用。

(二)针对涉及法律的手术室护理问题的管理

手术室易发生差错、事故、护理隐患的环节很多,一旦发生,轻者影响手术患者的治疗,延长手术时间,消耗人力与财力;重者可导致手术患者残疾或死亡。手术室护理中涉及法律的常见护理问题包括接错手术患者,把异物遗留在手术患者的体腔或切口内,未执行消毒灭菌制度,使用未灭菌用物,手术部位核对错误,术中仪器使用不当,手术患者坠床,遗失或混淆手术标本,术中用错药,手术体位放置错误等。

1.强化护理安全与法律知识教育

通过开设法制课等方法进行法律知识的培训,加强手术室护士的法制观念和法律意识,了解手术患者的各项合法权利,依法从事手术室护理,正确履行职责,保障手术室护理安全,杜绝医疗差错或事故。

2.严格遵守手术室规章制度,规范护理行为

规章制度是预防和判定差错事故的法律依据,是正常医疗活动的安全保障。建立、健全完整的规章制度,是手术室护理的可靠保证。手术室护士必须严格遵守各项规章制度,遵守无菌操作原则、消毒隔离制度,防止手术部位感染;术前、术中、术后正确清点器械、敷料、缝针及其他物品,

防止异物残留;严格执行手术安全核查制度,防止开错手术部位;正确使用电外科设备,防止电灼伤手术患者;严格执行三查七对制度,防止术中用药错误等。在工作中不断学习,认真落实各种规章制度,防止医疗纠纷。

3.维护手术患者的合法权益,改善服务态度

以人为本,转变护理观念,尊重手术患者的权益,对手术患者要有强烈的责任感,真心实意地为患者服务,具有同情心和耐心,有效地避免有意或无意的侵权行为。手术室护士应严格规范护理行为,在医疗护理中严格要求自己,杜绝聊天、嬉笑、打闹,杜绝不良的行为和语言;应举止端正,语言文明,衣帽整洁,符合手术室的环境要求。当手术患者进入手术室时,通过亲切的问候,简短而友好的交谈,对手术患者表示安慰并鼓励;在进行护理操作前,要向手术患者解释目的及注意事项,尽量满足患者的要求;手术中不谈论与手术无关的事情,尊重手术患者。

4.严格管理医疗相关证据

(1)书证:凡是以文字、各种符号、图案等来表达人的思想,其内容对事实具有证明作用的物品都是书证。与手术患者有关的书证包括手术及麻醉知情同意书、手术护理及麻醉记录单、手术物品清点单、病理申请单、手术收费单、特殊耗材使用登记单等。对各种文字性的资料,在书写时字迹要清晰,不得涂改、缩写、简写,记录要全面、真实、准确无误、规范、合理。

(2)物证:客观物质实体的外形、性状、质地、规格等证明案件事实的证据为物证。在医疗护理中怀疑输液、输血、注射药物等引起不良后果,医患双方应当共同对现场实物(如液体、药瓶、输液器、血袋)进行封存;怀疑医疗器械引起不良后果,及时保存器械原件等。封存的现场实物由医疗机构保管。

5.实施健康宣教,确保高质量护理

由于手术患者缺乏与手术相关的知识和信息,通常会对手术室及手术有陌生感和恐惧感。手术室护士可以通过术前访视向手术患者介绍手术室环境、术前准备、入手术室后的流程等,使其对手术有大致的了解。手术医师应向手术患者介绍围术期中可能发生的情况及术后注意事项,让患者了解手术的风险性,使其术前对有关情况有全面、正确的了解,对术后可能出现的医疗并发症有充分的思想准备,避免非医务人员技术原因所造成的纠纷。

二、手术室护理中的伦理问题

(一)医学伦理学

1.医学伦理学的基本概念及原则

医学伦理学是研究医学实践中的道德问题的科学,是关于医学道德的学说和理论体系,亦称医德学,是以医务人员的医德意识、医德关系、医德行为为研究对象的科学。医学伦理学的基本原则包含不伤害原则、有利原则、尊重原则和公正原则。

(1)不伤害原则是指在医学服务中不使患者受到不应有的伤害。

(2)有利原则是指把有利于患者健康放在第一位,切实为患者谋利益。

(3)尊重原则是指医患交往时应该真诚地相互尊重,并强调医务人员尊重患者及其家属。

(4)公正原则是指在医学服务中公平、正直地对待每一位患者。

2.护理伦理

护理伦理是指护理人员在履行自己职责的过程中,调整个人与他人、个人与社会之间关系的行为准则和规范的总和。它要求护理人员尊重患者的生命和权利,维护和履行护理职业的荣誉

和责任,兢兢业业,不卑不亢,为维护人民的健康做出贡献。

3.护理伦理学的基本概念

(1)支持维护是指支持、维护患者的利益和权利。

(2)行动负责是指根据患者的实际情况采取行动,护理人员对按照标准提供的服务负有责任,对为患者提供的关怀、照顾负有责任。

(3)互助合作:鼓励护士为了患者康复的目标与其他人一起工作,将共同关心的问题置于优先地位,为了维持这种互助关系有时须牺牲个人的利益。

(4)关怀照顾:关怀、照顾患者的健康,在关怀、照顾中提供信息、咨询、药品、技术和服务。

(二)手术过程的伦理要求

1.术前准备的伦理要求

手术医师应严格掌握手术指征。手术治疗前,必须得到手术患者及家属对手术的同意并签订手术协议,这是让手术患者及其家属与医务人员一起承担手术风险。手术团队认真制定手术方案,根据疾病的性质、手术患者的实际情况选择手术方式、麻醉方法,对手术中可能发生的意外制定相应措施,确保手术安全进行。医务人员应帮助手术患者在心理上、生理上做好接受手术治疗的准备。

2.术中的伦理要求

手术进行时,手术团队成员不能只盯住手术视野而不顾及患者的整体情况,一旦观察指标出现异常,要及时、冷静地处置,并将情况告诉整个手术团队,以便相互配合,保证手术的顺利进行。手术团队成员的态度决定着手术是否能顺利进行,手术医师对手术的全过程要有全盘的考虑和科学的安排,手术操作要沉着果断、有条不紊。手术医师不应过分在意手术时间,其他手术团队成员不应去催促手术医师而影响其情绪,破坏手术节奏。每一名手术团队成员应对患者的隐私保密,不能随意将患者的隐私当作笑料,传播扩散。不要因为疲惫或方便把手臂或躯体压在患者身上。

3.术后的伦理要求

由于患者机体刚刚经历了创伤、虚弱,病情不易稳定。医务人员要严密观察患者病情的变化,发现异常时及时处理。患者术后常常会出现疼痛等不适,医务人员应体贴患者,尽力解除其痛苦,给予精神上的安慰。

(三)手术知情同意中特殊问题的伦理要求

1.手术对象为不具备自主选择能力或丧失自主选择能力的患者

医务人员首先参照我国《民法通则》对患者的自主选择能力进行判断。10周岁以下的患者不具备选择能力,应由其父母或监护人知情同意后代其做出选择;对于16～18周岁已有劳动收入的患者或18岁以上的患者,应由他们自行决定是否同意手术;对于10～18周岁、完全靠父母生活的患者,则应视具体情况而定,一般应征求本人意见,但最终应由其父母或监护人来决定是否同意手术。对病理性自主选择能力丧失的患者(如昏迷患者、精神病患者),应将选择权转移给其家属或监护人,由他们听取医务人员介绍后做出选择。

2.有选择能力的手术患者拒绝手术治疗

对非急诊手术患者,医务人员应先弄清患者拒绝的理由,通过劝说、解释、分析利害关系,如仍无效,则应尊重患者的选择,放弃或暂时放弃手术,代之以患者可以接受的其他治疗方案,同时做好详细的书面记录,请患者签字。对急诊患者,当手术是抢救患者的唯一方案时,则可以不考虑患者的拒绝,在征得其家属或监护人的同意后,立即进行手术。这样做虽然违背了当事人的意愿,但不违背救死扶伤的医学人道主义精神,是符合医学道德的。

(四)器官移植中的伦理问题

(1)使用活体器官的伦理问题:供移植的活体器官只限于人体个数为偶数的器官,活体不能提供个数为奇数的器官。供体身上被摘除一个器官后,其健康是否受到影响,至今仍为专家所争论。

(2)活体器官捐赠的伦理标准:1986年国际移植学会颁布有关活体捐赠者捐献肾脏的准则。①只有在找不到合适的尸体捐赠者,或没有血缘关系的捐赠者时,才可接受无血缘关系的捐赠。②接受者(受植者)及相关医师应确认捐赠者系出于利他的动机,而且应有一位社会公正人士出面证明捐赠者不是迫于压力而在知情同意书上签字。同时应向捐赠者保证,若切除后发生任何问题,均会给予援助。③不能为了个人利益,而向没有血缘关系者恳求或利诱其捐出肾脏。④捐赠者应已达法定年龄。⑤活体无血缘关系之捐赠者应与有血缘关系之捐赠者一样,都应符合伦理、医学与心理方面的捐赠标准。⑥接受者本人或家属,或支持捐赠的机构,不可付钱给捐赠者,以免误导器官是可以买卖的。不过可以补偿捐赠者在手术与住院期间因无法工作而造成的损失,可以有其他有关捐赠的开支。⑦捐赠者与接受者的诊断和手术,必须在有经验、有资质的医院中施行,而且希望义务保护捐赠者的权益的公正人士,也是同一医院中的成员,但不是移植小组中的成员。

(3)使用尸体器官的伦理问题:利用尸体器官的伦理问题主要存在于心脏移植之中。心脏移植要求供体的心脏必须正常,而且在移植前还要采取各种措施维持供体的生理血压,以保持心跳。心脏是人体的单一器官,器官的供体只能是尸体,决不能是活体,而这具尸体的心脏又必须还在跳动。由于心脏移植涉及死亡标准及道德观念,心脏移植必然在发展过程中遇到道德阻力。可见,确立科学的脑死亡标准,已成为心脏移植的前提。

(4)器官移植高额费用的伦理问题:器官移植技术在实施过程中需消耗高额费用,费用如此之高,而移植后的患者到底能活多久,有多少社会价值,个人的生活质量又是怎样的,对这些问题人们在研究与探讨,尚未得出定论。

(5)每一次移植手术是否可行,必须通过伦理委员会讨论。伦理委员会同意表决后才能实施移植手术。

(李荷焕)

第四节　麻醉前护理

为了保证麻醉中的安全,预防麻醉后的并发症,必须认真做好麻醉前对患者的访视和评估,建立良好的护患关系,使患者保持良好的心态配合和完成手术,保障患者围术期的安全,提高患者的满意度。

麻醉前准备是使患者在体格和精神两方面均处于可能达到的最佳状态,以增强患者对麻醉和手术的耐受力,提高患者在麻醉中的安全性,避免麻醉意外发生,减少麻醉后的并发症。涉及的内容包括患者的心理、生理准备,麻醉计划制定,器材和药品的准备、麻醉前用药等。

一、心理准备

由于麻醉和手术一样都存在一定的风险，因此恐惧和焦虑是术前患者和家属最普遍的心理状态。医患双方进行签署手术知情同意书、麻醉前谈话是医患沟通的重要环节，客观地描述手术和麻醉，要让患者及家属充分了解其手术和麻醉存在哪些风险，需要他们如何配合来减少风险，手术和麻醉医师是如何采取措施来预防风险，发生危险时又会有哪些应对措施等。护理人员在术前与患者及家属沟通的时候扮演了很重要的角色，如开展术前宣教，讲解麻醉和手术有关问题以及术后恢复过程的指导，提高患者满意度。

二、麻醉前评估

通过了解患者病史、体格检查、辅助检查等手段对其病情估计作出麻醉风险（ASA）分级：1级，患者无器质性疾病，能很好地耐受手术和麻醉；2级，患者实质性器官虽有较轻或中度病变，但功能代偿健全，对麻醉和手术的耐受性影响较小；3级，患者实质器官有病变并明显损害其功能，日常活动受限，但尚能代偿，对麻醉和手术耐受性较差；4级，患者实质性器官病变严重，功能失代偿，威胁生命，施行麻醉和手术时风险很大；5级，患者病情危重，濒临死亡。判别有无禁忌证，制定最佳的麻醉方案，采取积极措施，预防和处理可能发生的并发症及危险情况。

三、麻醉患者的一般准备及特殊准备

（一）胃肠道准备

为防止麻醉期间呕吐误吸，常规禁食 6～12 小时，禁饮 4～6 小时，婴儿禁母乳 4 小时，禁饮清饮料 2 小时，牛奶制品和其他食物则需禁 6 小时。下达禁食指令时要解释清楚，力求被理解，否则有些患者误以为"不能吃饭"，于是改吃面条。

（二）输液输血准备

有失血风险的手术术前需血型配型备血；对有贫血的患者术前纠正贫血，可减少输血风险；水、电解质或酸碱失衡者，术前应尽可能补充和纠正；选用四肢浅表静脉，开通静脉输液通路，在不影响手术的情况下尽量选上肢。

（三）手术部位核对

在患者的共同参与下，麻醉医师和手术医师确认手术部位、手术方式、麻醉方式，防止错误的身份及手术部位。

（四）其他适应性准备

指导患者进行呼吸锻炼；让患者了解术后如何在床上大小便等适应性训练和护理；如何使用患者自控镇痛泵（PCA 泵），如何用疼痛评分向医护人员诉说疼痛情况；入手术室前排空膀胱，取下义齿首饰，将随身物品交由家人保管好。

四、麻醉前用药

麻醉前用药的目的在于减轻患者焦虑，镇静镇痛，减少气道分泌物，降低胃液酸度以减轻误吸后果，另外术前预防性使用抗生素为手术开始前 0.5～1.0 小时。

五、麻醉方法的选择

有些手术可以有两种及以上的麻醉方式的选择，但有些手术可能只能有一种麻醉方式，最终选定哪种方式可以根据患者的意愿、手术医师要求和麻醉实际条件综合考虑。向患者解释麻醉方法时,应客观地描述,每一种方法都有其优势,也有其相应的并发症和风险。

（李荷焕）

第五节　麻醉中护理

现代麻醉已经不再是仅提供无痛的手术条件,而是更进一步扩展为保护围术期患者生命安全、保护重要器官功能等诸多方面。麻醉期间对患者进行有效监测是及时发现、及时处理各种危险的前提条件。

一、直观监测

手术中对患者的直观监测主要是通过看、听、摸等能发现很多有用的信息来判断患者的病情变化,另外患者的尿量和尿色也是很重要的提示信息,手术期间也要注意其变化。

二、仪器监测

心电图、无创血压、指脉搏氧饱和度是最基本的监测;呼气末二氧化碳、有创动脉压、体温、通气量也是很有价值的常用监测。其他如血气分析、生化、血常规等都会用到。

三、麻醉期间的管理与护理配合

（一）精神上的关怀和支持

自患者入手术室开始即应该本着为患者考虑的目的,通过语言交流来让患者感觉到有安全感。比如:在进行手术前核对的时候,可以握着患者的手;清醒状态下安置体位时,要注意保护患者的隐私;麻醉苏醒后应主动和患者对话,告知患者手术已经结束,通过一些简单的语言交流帮助恢复其定向力。

（二）液体管理

根据术中对患者容量的评估,选择合适的液体种类,根据先晶后胶的补液原则,对患者进行液体管理。

（三）血液保护技术

虽然输血能很快纠正患者血容量的问题,但是输血存在很多潜在的危险,如传播疾病、免疫抑制和术后感染等。为减少手术中失血,降低输血概率,临床上采用了自体输血、减少出血、成分输血等血液保护方法。

（四）体温管理

围术期患者低体温很常见,主要是术野长时间暴露、术中脏器持续冲洗、麻醉药物抑制产热和引起浅表血管扩张、输液等原因造成。低体温抑制凝血酶活性,增加出血,术后寒战增加循环呼吸应激反应,不利于患者康复。因此术中要加强体温监测,有条件的可使用加温毯,加热输液,对冲洗液预先使用保温箱加热,术后用暖风机保暖等措施。

（李荷焕）

第六节　麻醉后护理

手术结束后数小时内,麻醉作用并未终止,麻醉药、肌松药和神经阻滞仍发挥一定的作用,各种保护反射尚未恢复,常易发生气道梗阻、通气不足、呕吐、误吸、循环功能不稳定、疼痛、寒战、低温、认知障碍等并发症,严重危害术后患者的安全。因此确保手术患者舒适安全,麻醉后的护理是围术期护理重要的组成部分。

一、麻醉恢复室的建立

我国在 50 年代末期就开始设立了麻醉恢复室(PACU),但仅限全国的几家大医院,其规模小且管理不规范。后借鉴欧美国家先进的管理和技术,逐步完善和规范管理术后恢复室,采取患者集中收治监护,由受过良好培训的医务人员管理苏醒期患者,早期识别和及时有效处理各项并发症,防止患者出现意外。

二、规模及大小

(一)位置

麻醉恢复室位置最好处于手术室的清洁区内(半限制区),与术前准备室相邻,靠近手术室的入口处。手术室外廊转运通道通向恢复室入口,方便患者转运。遇有紧急情况,有利于麻醉和外科医师迅速到达处理,如条件允许的话最好能与外科重症加强护理病房(ICU)在同一层面,便于需要进一步监护诊治的重危患者的快速转运。

(二)大小

麻醉恢复室隶属于手术室下相对独立的护理单元。护理站可设在中央,采用大房间集中安排床位护理患者。

1.恢复室的监护床位

恢复室的监护床位数根据手术间数量和手术类型而定。国内综合性医院一般可考虑为手术间的 0.5～0.8 倍,国外发达国家达到 1.0～1.5 倍。可加快手术台的周转,提高手术间的利用率,同时确保手术患者有充足的术后观察时间。每个医院也可根据具体情况酌情设定。有条件的医院,可设有一独立的隔离单间复苏床,供病情危重或有特殊感染,免疫缺陷的患者使用。每床之间有 1.0～1.2 米距离间隔,便于患者转运和紧急处理。

2.室内环境配置

室内光线明亮,环境温度可调节。区域内应设有物品贮存室或适量贮物柜、污物处理间,监护床之间配置适量洗手槽。每个床单位配备中心供氧管道、中心吸引装置、压缩空气源、监护仪、多个电源插座、书写床头柜,内可置常用治疗和护理用物。

三、监测设备及人员配备

(一)基本监测设备

麻醉恢复室护士站配置中央监护站,患者在复苏期间出现生命体征的变化,有利于数据的追踪和回顾,数据电子化采集后便于麻醉质控的监测。每张监护病床均需配备基本生命体征监测仪器,监护仪带自动血压计、心电图、指脉搏氧饱和度监测、体温监测等功能。同时适量配置有创动脉压,中心静脉压,呼气末二氧化碳监测设备,可每邻近 2 个监护仪进行配置。根据恢复室床位数,适量配置呼吸机数台,确保患者复苏期间安全。

(二)抢救设备

除以上配置外,恢复室还应有基本的急救设备,包括困难气道管理车(内含各种给氧用具,口鼻咽通气管,各种型号的喉罩、气管插管导管),简易呼吸皮囊,吸痰用物,抢救车和除颤仪,可移动的紧急气管插管箱。常用的治疗和护理用物如气管切开包、动脉穿刺针、换能器及连接管、中心静脉穿刺包、导尿用物、各种敷料等,放置在 PACU 最便利处,并保持备用状态。有条件的医院还应配备有血气分析仪(含电介质)等。

(三)PACU 常备药物及管理

麻醉恢复期间,患者情况变化大,PACU 应常规配备必要的抢救药物。药物的存放和准备区域应靠近护士站,药品柜定位定量放置,并贴醒目标识,有序摆放,落实到护士定期检查记录及补充。储备药物包括两大类:第一类为常规备用药物,如抗高血压药、皮质类固醇、抗心律失常药、强心剂、抗组胺药、各种麻醉拮抗药、抗恶心呕吐药、肌松药、利尿药等;第二类为麻醉性镇痛管制类药,密码箱专柜上锁。

(四)人员配备

1.组长/护士长配备

根据规模大小,可设立一专科组长或单元护士长参与日常管理,根据每个医院的具体情况,如手术类型、日手术量、手术间的利用率等,可日间开放或 24 小时开放,为患者提供同质、安全护理。医疗由麻醉医师为主负责制,负责患者在复苏期间的诊治及评估,决定患者出科转回病房或转入监护室。

2.护士配备

按国内麻醉质控标准配备,护士数量为恢复室床位数的 0.5~0.8 倍,国外更高,为 1.0~1.5 倍。日常管理患者,护士与患者比例可根据麻醉后患者的评分,病情轻重按 1∶3、1∶2 或 1∶1 配备,灵活分配。

3.工友配备

配备适量的发送部工人,接送手术患者及化验提血,配一名清洁工人专门负责此区域的日常清洁工作,达到院感要求。

4.护士资质要求

恢复室护士必须经过医院的高级生命支持(ACLS)的培训与考核,具较熟练的气道管理能力,熟悉麻醉相关的基础和药理知识,能识别常见的麻醉和术后并发症,具各项应急处理能力。掌握各种监测方法,熟悉各外科专科术后患者的护理常规。经过本部门岗前培训与综合考核,评估合格后方能胜任。

四、护理范畴和服务流程

(一)接收患者

每个医院可根据自身运转情况制订相应的入科指征,结合手术量及人员配备采取日间或 24 小时开放。PACU 应收住全身和区域麻醉术后患者及不平稳的局麻患者。手术近结束由巡回护士电话通知恢复室,交代需准备的特殊药品及设备。由麻醉医师评估患者,呼吸循环稳定,可带气管插管或拔管后送出手术室。术后患者必须由一名了解术中情况的麻醉医师陪同,手术医师协助送至麻醉恢复室。

(二)交接内容及形式

患者进入 PACU 后,麻醉医师应向 PACU 医师和护士行书面及床边口头交班报告,内容包括:姓名、性别、年龄、简要病史、术前用药、过敏史、手术名称、麻醉方法及术中用药、输血、输液、失血、尿量、术中并发症及诊治经过、术后恢复中可能发生的其他问题;专科医师可床边/电话方式交代重点关注内容。在听取交班报告同时,恢复室护士即开始护理工作,连接氧气及监护仪进行监测各项指标。

(三)病情观察及记录

1.入科评估

目前国内一般采用美国麻醉恢复室评分标准,根据神志、肌力、呼吸、循环、脉搏血氧饱和度(颜色)5 个方面与患者生命体征相结合的方法对 PACU 患者进行评估。该评分用于患者入科、常规阶段性评估直至患者出科。在复苏期间,护士严密观测患者的意识状态、心电图、呼吸频率、血压、脉搏血氧饱和度、嘴唇及肢体颜色、神经肌肉肢体运动恢复情况,观测区域麻醉平面,评估有无恶心呕吐及疼痛。并根据各专科手术的情况,针对性监测体温、尿量,观察引流管及出血量、水电解质的平衡。准确、及时、客观记录评估的内容,制订该患者在 PACU 期间的护理计划。

2.持续评估及护理

按 Aldrete 评分标准每隔 15 min 持续评估并记录,注意呼吸、脉搏血氧饱和度、血压、心率、尿量等变化。继续观察手术野及引流的状况,考虑液体平衡,评估并治疗恶心和疼痛或心律失常情况。适当采取保暖措施,维持复苏期间呼吸循环的稳定,预见性观察有无麻醉或手术潜在的并发症,及时通知麻醉或手术医师,对症对因处理。

3.出科标准及评估

患者清醒后送出 PACU 之前,须经麻醉医师和护士共同评估,达到以下标准方可送出 PACU:Aldrete 的 5 项评分标准达 9 分,患者神志清醒,定向力恢复,呼吸道通畅,保护反射恢复,肌张力正常,通气功能正常,呼吸空气下脉搏血氧饱和度在正常范围(吸空气下 $SaO_2 \geqslant 92\%$,肤色正常),生命体征稳定至少 1 小时,术后恶心呕吐、疼痛得到有效控制,体温在正常范围。对施行区域麻醉的患者应有感觉或运动阻滞平面恢复的迹象,生命体征平稳,由麻醉医师评估签署同意后出科。

4.安全转运

出科前电话通知病区护士该患者返回时间及物品准备。由恢复室护士和工友送至病区,注意路途转运安全,确保静脉通路及各种管道的妥善固定,防止脱出。有呕吐可能者应将其头偏向一侧,防误吸及窒息。

5.非计划转科至重症监护室

在恢复室 PACU 评分等于或小于 5 分,经治疗无改善迹象或有其他存在的更严重的并发症产生,经手术医师和麻醉医师共同评估决定,转入重症监护病房进一步治疗。由麻醉医师、恢复室护士、手术室工友一起运送患者至 ICU,做好转运路途中的给氧、生命体征维护与监测,确保安全,并与 ICU 护士做好床边和书面交接。

(李荷焕)

第九章

重症护理

第一节　高血压急症

高血压急症是指短时间内(数小时或数天)血压明显升高,舒张压>16.0 kPa(120 mmHg)和/或收缩压>24.0 kPa(180 mmHg),伴有重要器官组织,如心脏、脑、肾、眼底、大动脉的严重功能障碍或不可逆性损害。高血压急症可以发生在高血压患者,表现为高血压危象或高血压脑病;也可发生在其他许多疾病过程中,主要在心、脑血管病急性阶段,如脑出血、蛛网膜下腔出血、缺血性脑卒中、急性左心衰竭伴肺水肿、不稳定型心绞痛、急性主动脉夹层和急、慢性肾衰竭等情况时。

单纯的血压升高并不构成高血压急症,血压的高低也不代表患者的危重程度;是否出现靶器官损害及哪个靶器官受累不仅是高血压急症诊断的关键,也直接决定治疗方案的选择。及时正确处理高血压急症,可在短时间内使病情缓解,预防进行性或不可逆性靶器官损害,降低死亡率。根据降压治疗的紧迫程度,高血压急症可分为紧急和次急两类。前者需要采用静脉途径给药,在几分钟到1小时内迅速降低血压;后者需要在几小时到24小时内降低血压,可使用快速起效的口服降压药。

一、发病机制

长期高血压及伴随的危险因素引起小动脉中层平滑肌细胞增生和纤维化,中动脉、大动脉粥样硬化,管壁增厚和管腔狭窄,导致重要靶器官,如心、脑、肾缺血。在此基础上或在其他许多疾病过程中,因紧张、疲劳、情绪激动、突然停服降压药、嗜铬细胞瘤阵发性高血压发作等诱因,小动脉发生强烈痉挛,血压急剧上升,使重要靶器官缺血加重而产生严重功能障碍或不可逆性损害;或由于过高的血压突破了脑血流自动调节范围,脑组织血流灌注过多引起脑水肿、脑功能障碍。

妊娠时子宫胎盘血流灌注减少,使前列腺素在子宫合成减少,从而促使肾素分泌增加,通过血管紧张素系统使血压升高。

二、临床表现

(一)高血压脑病

高血压脑病常见于急性肾小球肾炎,亦可见于其他原因高血压,但醛固酮增多症和嗜铬细胞瘤者少见。常表现为剧烈头痛、烦躁、恶心、呕吐、抽搐、昏迷、暂时局部神经体征。舒张压常≥18.7 kPa(130 mmHg),眼底几乎均能见到视网膜动脉强烈痉挛,脑脊液压力可高达 3.9 kPa(400 mmH$_2$O),蛋白增加。经有效的降压治疗,症状可迅速缓解,否则将导致不可逆脑损害。

(二)急进性或恶性高血压

此类多见于中青年,血压显著升高,舒张压持续≥18.7 kPa(130 mmHg),并有头痛、视力减退、眼底出血、渗出和视盘水肿;肾损害突出,持续蛋白尿、血尿与管型尿;若不积极降压治疗,预后很差,常死于肾衰竭、脑卒中、心力衰竭。病理上以肾小球纤维样坏死为特征。

(三)急性脑血管病

急性脑血管病包括脑出血、脑血栓形成和蛛网膜下腔出血。

(四)慢性肾脏疾病合并严重高血压

原发性高血压可以导致肾小球硬化、肾功能损害,在各种原发性或继发性肾实质疾病中,包括各种肾小球肾炎、糖尿病肾病、红斑狼疮肾炎、梗阻性肾病等,出现肾性高血压者可达 80%～90%,是继发性高血压的主要原因。随着肾功能损害加重,高血压的出现率、严重程度和难治程度也加重。

(五)急性左心衰竭

高血压是急性心力衰竭最常见的原因之一。

(六)急性冠脉综合征

血压升高引起内膜受损而诱发血栓形成致急性冠脉综合征。

(七)主动脉夹层

主动脉内的血液经内膜撕裂口流入囊样变性的中层,形成血肿,随血流压力的驱动,逐渐在主动脉中层内扩展。临床特点为急性起病,突发剧烈胸、背部疼痛,休克和血肿压迫相应的主动脉分支血管时出现的脏器缺血症状。多见于中老年患者,约 3/4 的患者有高血压。超高速 CT 和 MRI 能明确诊断,必要时行主动脉造影。一旦诊断明确,立即进行解除疼痛、降低血压、减慢心率的治疗。

(八)子痫

先兆子痫是指以下三项中有两项者:血压＞21.3/14.7 kPa(160/110 mmHg);尿蛋白≥3 g/24 h;伴水肿、头痛、头晕、视物不清、恶心、呕吐等自觉症状。子痫指妊娠高血压综合征的孕产妇发生抽搐。辅助检查:血液浓缩、血黏度升高、重者肌酐升高、凝血机制异常,眼底可见视网膜痉挛、水肿、出血。

(九)嗜铬细胞瘤

嗜铬细胞瘤可产生和释放大量去甲肾上腺素和肾上腺素,常见的肿瘤部位在肾上腺髓质,也可在其他具有嗜铬组织的部位,如主动脉分叉处、胸腹部交感神经节等。临床表现为血压急剧升高,伴心动过速、头痛、苍白、大汗、麻木、手足发冷。发作持续数分钟至数小时。通过发作时尿儿茶酚胺代谢产物香草基杏仁酸和血儿茶酚胺的测定可以确诊。

高血压次急症也称为高血压紧迫状态,指血压急剧升高而尚无靶器官损害。允许在数小时内将血压降低,不一定需要静脉用药。包括急进性或恶性高血压无心、肾和眼底损害,以及先兆子痫、围术期高血压等。

三、诊断与评估

(一)诊断依据

(1)原发性高血压病史。

(2)血压突然急剧升高。

(3)伴有心功能不全、高血压脑病、肾功能不全、视盘水肿、渗出、出血等靶器官严重损害。

(二)评估

发生高血压急症的患者基础条件不同,临床表现形式各异,要决定合适的治疗方案,有必要早期对患者进行评估,做出危险分层,针对患者的具体情况制订个体化的血压控制目标和用药方案。

在病情诊断及评估中,简洁但完整的病史收集有助于了解高血压的持续时间和严重性、并发症情况及药物使用情况;需要明确患者是否有心血管、肾、神经系统疾病病史,检查是否有靶器官损害的相关征象;进行必要的辅助检查,如血电解质、尿常规、心电图、检眼镜等。根据早期评估选择适当的急诊检查,如X线胸部平片、脑CT等。一旦发现患者有靶器官急性受损的迹象,就应该进行紧急治疗,绝不能一味等待检查结果。

四、治疗原则

(一)迅速降低血压

选择适宜有效的降压药物静脉滴注,在监测下将血压迅速降至安全水平,以预防进行性或不可逆性靶器官损害,避免使血压下降过快或过低,导致局部或全身灌注不足。

(二)降压目标

高血压急症降压治疗的第一个目标是在30～60分钟将血压降到一个安全水平。由于患者基础血压水平各异,合并的靶器官损害不一,这一安全水平必须根据患者的具体情况决定。指南建议:①1小时内使平均动脉血压迅速下降但不超过25%。一般掌握在近期血压升高值的2/3左右。但注意对于临床的一些特殊情况,如主动脉夹层和急性脑血管病患者等,血压控制另有要求。②在达到第一个目标后,应放慢降压速度,加用口服降压药,逐步减慢静脉给药的速度,逐渐将血压降低到第二个目标。在以后的2～6小时将血压降至21.3/(13.3～14.7) kPa [160/(100～110)mmHg],根据患者的具体病情适当调整。③如果这样的血压水平可耐受和临床情况稳定,在以后24～48小时逐步降低血压达到正常水平,即高血压急症血压控制的第三步。

五、常见高血压急症的急诊处理

(一)高血压脑病

高血压脑病临床处理的关键一方面要考虑将血压降低到目标范围内,另一方面要保证脑血流灌注,尽量减少颅内压的波动。脑动脉阻力在一定范围内直接随血压变化而变化,慢性高血压时,该设定点也相应升高,迅速、过度降低血压可能降低脑血流量,造成不利影响。因而降压治疗以静脉给药为主,1小时内将收缩压降低20%～25%,血压下降幅度不可超过50%,舒张压一般不低于14.7 kPa(110 mmHg)。在治疗时要同时兼顾减轻脑水肿、降颅内压,避免使用降低脑血流量的药物。迅速降压过去首选硝普钠,起始量为20 μg/min,视血压和病情可逐渐增至200～300 μg/min。但硝普钠可能引起颅内压增高,并影响脑血流灌注,以及可能产生蓄积中毒,在用药时需对患者进行密切监护。现多用尼卡地平、拉贝洛尔等。其中尼卡地平不仅能够安全平稳地控制血压,同时还能较好的保证脑部、心脏、肾等重要脏器的血供。尼卡地平急诊应用于高血压急症时,以静脉泵入为主,剂量为每分钟 $0.5\sim6.0\ \mu g/kg$,起始量为每分钟 $0.5\ \mu g/kg$,达到目标血压后,根据血压调节滴注速度。拉贝洛尔 50 mg 缓慢静脉注射,以后每隔 15 分钟重复注射,总剂量不超过 300 mg,或给初始量后以 $0.5\sim2.0$ mg/min 的速度静脉滴注。合并有冠状动脉粥样硬化性心脏病、心功能不全者,可选用硝酸甘油。颅内压明显升高者应加用甘露醇、利尿药。一般禁用单纯受体阻滞剂、可乐定和甲基多巴等。二氮嗪可反射性地使心率增快,并可增加每搏输出量和升高血糖,故有冠状动脉粥样硬化性心脏病、心绞痛、糖尿病者慎用。

(二)急性脑血管病

高血压患者在出现急性脑血管病时,脑部血流的调节机制进一步紊乱,特别是急性缺血性脑卒中患者,几乎完全依靠平均动脉血压的增高来维持脑组织的血液灌注。因而在严重高血压合并急性脑血管病的治疗中,需首先把握的一个原则就是"无害原则",避免血流灌注不足。急性卒中期间迅速降低血压的风险和好处并不清楚,因此,一般不主张对急性脑卒中患者采用积极的降压治疗,在病情尚未稳定或改善的情况下,宜将血压控制在中等水平[约 21.3/13.3 kPa(160/100 mmHg)],血压下降不要超过 20%。治疗时避免使用减少脑血流灌注的药物,可选用尼卡地平、拉贝洛尔、卡托普利等。联合使用血管紧张素转化酶抑制剂和噻嗪类利尿药有利于减少卒中发生率。

1.脑梗死

许多脑梗死患者在发病早期,其血压均有不同程度的升高,且其升高的程度与脑梗死病灶大小及是否患有高血压有关。脑梗死早期的高血压处理取决于血压升高的程度及患者的整体情况和基础血压。如收缩压在 $24.0\sim29.3$ kPa(180~220 mmHg)或舒张压在 $14.7\sim16.0$ kPa(110~120 mmHg),一般不急于降压治疗,但应严密观察血压变化;如血压>29.3/16.0 kPa(220/120 mmHg),或伴有心肌缺血、心力衰竭、肾功能不全及主动脉夹层等,或考虑溶栓治疗的患者,则应给予降压治疗。根据患者的具体情况选择合适的药物及合适剂量。如尼卡地平 5 mg/h 作为起始量静脉滴注,每5分钟增加 2.5 mg/h 至满意效果,最大 15 mg/h。拉贝洛尔 50 mg 缓慢静脉注射,以后每隔 15 分钟重复注射,总剂量不超过 300 mg,或给初始量后以 $0.5\sim2.0$ mg/min 的速度静脉滴注。效果不满意者可谨慎使用硝普钠。β受体阻滞剂可使脑血流量降低,急性期不宜用。

2.脑出血

脑出血时血压升高是颅内压增高情况下保持正常脑血流的脑血管自动调节机制,脑出血患者合并严重高血压的治疗方案目前仍有争论,降压可能影响脑血流量,导致低灌注或脑梗死,但持续高血压可使脑水肿恶化。一般认为,在保持呼吸道通畅、纠正缺氧、降低颅内压后,如血压≥26.7/14.7 kPa(200/110 mmHg)时,才考虑在严密血压监测下使用经静脉降压药物进行治疗,使血压维持在略高于发病前水平或 24.0/14.0 kPa(180/105 mmHg)左右;收缩压在 $22.7\sim26.7$ kPa(170~200 mmHg)或舒张压在 $13.3\sim14.7$ kPa(100~110 mmHg),暂不必使用降压药,先脱水降颅内压,并严密观察血压情况,必要时再用降压药。可选择血管紧张素转化酶抑制剂、利尿药、拉贝洛尔等。钙通道阻滞剂能扩张脑血管、增加脑血流,但可能增高颅内压,应慎重使用。α受体阻滞剂往往出现明显的降压作用及明显的直立性低血压,应避免使用。在调整血压的同时,防止继续出血,保护脑组织,防治并发症,需要时采取手术治疗。

(三)急性冠脉综合征

急性冠脉综合征包括不稳定型心绞痛和心肌梗死,其治疗目标在于降低血压、减少心肌耗氧量,但不可影响到冠脉灌注压,从而减少冠脉血流量。血压控制的目标是使其收缩压下降10%~15%。治疗时首选硝酸酯类药物,如硝酸甘油,开始时以5~10 μg/min速率静脉滴注,逐渐增加剂量,每5~10分钟增加5~10 μg/min。早期联合使用其他降血压药物治疗,如β受体阻滞剂、血管紧张素转化酶抑制剂、α₁受体阻滞剂,必要时还可配合使用利尿药和钙通道阻滞剂。另外,配合使用镇痛、镇静药等。特别是尼卡地平能增加冠状动脉血流、保护缺血心肌,静脉滴注能发挥降压和保护心脏的双重效果。拉贝洛尔能同时阻断α₁和β受体,在降压的同时能减少心肌耗氧量,也可选用。心肌梗死后的患者可选用血管紧张素转化酶抑制剂、β受体阻滞剂和醛固酮拮抗剂。此外,原发病的治疗如溶栓、抗凝、血管再通等也非常重要,对ST段抬高的患者溶栓前应将血压控制在20.0/12.0 kPa(150/90 mmHg)以下。

(四)急性左心衰竭

急性左心衰竭主要是由收缩期高血压和缺血性心脏病导致的。严重高血压伴急性左心衰竭治疗的主要手段是通过静脉用药,迅速降低心脏的前、后负荷。在应用血管扩张药迅速降低血压的同时,配合使用强效利尿药,尽快缓解患者的缺氧和高度呼吸困难。就心脏功能而言,应力求将血压降到正常水平。血压被控制的同时,心力衰竭亦常得到控制。血管扩张药可选用硝普钠、硝酸甘油、酚妥拉明等,广泛心肌缺血引起的急性左心衰竭,首选硝酸甘油。在降压的同时以吗啡3~5 mg静脉缓注,必要时每隔15分钟重复1次,共2~3次,老年患者酌减剂量或改为肌内注射;呋塞米20~40 mg静脉注射,2分钟内推完,4小时后可重复1次;并给予吸氧、氨茶碱等。洋地黄仅在心脏扩大或心房颤动伴快速心室率时应用。

(五)急性主动脉夹层

3/4的主动脉夹层患者有高血压,血压增高是病情进展的重要诱因。治疗目标为通过扩张血管、减缓心动过速、抑制心脏收缩、降低血压及左心室射血速度、降低血流对动脉的剪切力,从而阻止夹层血肿的扩展。主动脉夹层在升主动脉及有并发症者尽快手术治疗;主动脉夹层病变局限在降主动脉者应积极内科治疗。患者应绝对卧床休息,严密监测生命体征和血管受累征象,给予有效止痛、迅速降压、镇静和吸氧,忌用抗凝或溶栓治疗。疼痛剧烈患者立即静脉使用较大剂量的吗啡或哌替啶。不论患者有无收缩期高血压,都应首先静脉应用β受体阻滞剂来减弱心肌收缩力、减慢心率、降低左心室射血速度。如普萘洛尔0.5 mg静脉注射,随后每3~5分钟注射1~2 mg,直至心率降至60~70次/分。心率控制后,如血压仍然很高,应加用血管扩张药。降压的原则是在保证脏器足够灌注的前提下,迅速将血压降低并维持在尽可能低的水平。一般要求在30分钟内将收缩压降至13.3 kPa(100 mmHg)左右。如果患者不能耐受或有心、脑、肾缺血情况,也应尽量将血压维持在16.0/10.7 kPa(120/80 mmHg)以下。治疗首选硝普钠或尼卡地平静脉滴注。其他常用药物有乌拉地尔、艾司洛尔、拉贝洛尔等。必要时加用血管紧张素Ⅱ受体阻滞剂、血管紧张素转化酶抑制剂或小剂量利尿药,但要注意血管紧张素转化酶抑制剂可引起刺激性咳嗽,可能加重病情。肼苯达嗪和二氮嗪因有反射性增快心率、增加心排血量作用,不宜应用。主动脉大分支阻塞患者,因降压后使缺血加重,不宜采用降压治疗。

(六)子痫和先兆子痫

妊娠急诊患者的处理需非常小心,因为要同时顾及母亲和胎儿的安全。在加强母儿监测的同时,治疗时需把握三项原则:镇静防抽搐、止抽搐;积极降压;终止妊娠。

(1)镇静防抽搐、止抽搐:常用药物为硫酸镁,肌内注射或静脉给药,用药时监测患者血压、尿量、腱反射、呼吸,避免发生中毒反应。镇静药可选用冬眠1号或地西泮。

(2)积极降压:当血压升高>22.7/14.7 kPa(170/110 mmHg)时,宜静脉给予降压药物,控制血压,以防脑卒中及子痫发生。究竟血压应降至多少合适,目前尚无一致意见。注意避免血压下降过快、幅度过大,影响胎儿血供。保证分娩前舒张压在12.0 kPa(90 mmHg)以上,否则会增加胎儿死亡风险。紧急降压时可静脉滴注尼卡地平、拉贝洛尔或肼苯达嗪。尼卡地平是欧洲妊娠血压综合征治疗的首选药,它的胎盘转移率低,长时间使用对胎儿也无不良影响,能在有效降压的同时,延长妊娠,有利于改善胎儿结局,尤其适用于先兆子痫患者使用。另外,尼卡地平有针剂和口服制剂两种剂型,适合孕产妇灵活应用。但应注意其可能抑制子宫收缩而影响分娩,在与硫酸镁合用时应小心产生协同作用。肼苯达嗪常用剂量为40 mg加于5%葡萄糖溶液500 mL静脉滴注,0.5~10.0 mg/h。血压稳定后改为口服药物维持。血管紧张素转化酶抑制剂、血管紧张素Ⅱ受体阻滞剂可能对胎儿产生不利影响,禁用;利尿药可进一步减少血容量,加重胎儿缺氧,除非存在少尿情况,否则不宜使用利尿药;硝普钠可致胎儿氰化物中毒,亦为禁忌。

(3)结合患者病情和产科情况,适时终止妊娠。

(七)特殊人群高血压急症的处理

1.老年性高血压急症

老年人患高血压比例较高,容易出现靶器官损害,甚至是多个靶器官损害,高血压急症的发展速度较快,危险度更高。降压治疗可减少老年患者的心脑血管病的发生率及死亡率。但是老年高血压患者血压波动大,控制效果差。另外,老年患者多有危险因素和复杂的基础疾病,因而在遵循一般处理原则的同时,需格外注意以下几点:①降压不要太快,尤其是对于体质较弱者。②脏器的低灌注对老年患者的危害更大,建议血压控制目标为收缩压降至20.0 kPa(150 mmHg),如能耐受可进一步降低。舒张压若<9.3 kPa(70 mmHg)可能产生不利影响。③大多数患者的药物初始剂量宜降低,注意药物不良反应。④常需要两种或更多药物控制血压。由于尼卡地平具有脏器保护功能的优势,对于老年人高血压急症,建议优先使用。⑤注意原有的和药物治疗后出现的直立性低血压。

2.肾功能不全患者

治疗原则为在强效控制血压的同时,避免对肾功能的进一步损害,通常需要联合用药,根据患者的具体情况选择合适的降压药物。血压一般以降至20.0~21.3/12.0~13.3 kPa(150~160/90~100 mmHg)为宜,第1小时使平均动脉压下降10%,第2小时下降10%~15%,在12小时内使平均动脉压下降约25%。选用增加或不减少肾血流量的降压药,首选血管紧张素转化酶抑制剂和血管紧张素Ⅱ受体阻滞剂,常与钙通道阻滞剂、小剂量利尿药、β受体阻滞剂联合应用;避免使用有肾毒性的药物;经肾排泄或代谢的降压药,剂量应控制在常规用量的1/3~1/2。病情稳定后建议长期联合使用降压药,将血压控制在<17.3/10.7 kPa(130/80 mmHg)。

六、常用于高血压急症的药物评价

高血压急症的降压治疗除了选择起效迅速、作用持续时间短、停药后作用消失较快、不良反应小的静脉用药外,为增强降压作用、减少不良反应、保护重要脏器血流,以及出于特殊人群的需要,常需联合使用口服降压药,并且在血压控制后逐步减少静脉用药,转而用口服降压药物长期维持治疗。选择药物时应充分权衡血压与组织灌注、心脏负荷、血管损害、出血、凝血等的关系,合理控制降压的幅度与速度,考虑各种降压药物的作用和不良反应。

临床上用于降低血压的药物主要分为钙通道阻滞剂、血管紧张素转化酶抑制剂、血管紧张素

Ⅱ受体阻滞剂、α受体阻滞剂、β受体阻滞剂、利尿药及其他降压药7类,其中,常用于高血压急症的静脉注射药物为硝普钠、尼卡地平、乌拉地尔、二氮嗪、肼苯达嗪、拉贝洛尔、艾司洛尔、酚妥拉明等。其他药物则根据患者的具体情况酌情配合使用,如紧急处理时可选用硝酸甘油、卡托普利等舌下含服;血管紧张素转化酶抑制剂、血管紧张素Ⅱ受体阻滞剂对肾功能不全的患者有很好的肾保护作用;α受体阻滞剂可用于前列腺增生的患者;在预防卒中和改善左心室肥厚方面,血管紧张素Ⅱ受体阻滞剂优于β受体阻滞剂;心力衰竭时需采用利尿药联合使用血管紧张素转化酶抑制剂、β受体阻滞剂、血管紧张素Ⅱ受体阻滞剂等药物。

部分常用药物比较如下。

(一)硝普钠

硝普钠能直接扩张动脉和静脉,降压作用迅速,停药后效果持续时间短,可用于各种高血压急症。但是由于快速降低血压的同时也带来一系列不良反应,从而使硝普钠在临床的应用具有一定的局限性。如其控制血压呈剂量依赖性,同时还可以降低脑血流量,增加颅内压;对心肌供血的影响可引起冠脉缺血,增加急性心肌梗死早期的死亡率。静脉滴注时需密切观察血压,以免过度降压,造成器官组织血流灌注不足。长期或大剂量应用时可导致血中氰化物蓄积中毒,引起急性精神病和甲状腺功能低下等。小儿、冠状动脉或脑血管供血不足、肝和肾或甲状腺功能不全者禁用;代偿性高血压、动静脉并联、主动脉狭窄者和孕妇禁用。高血压急症伴急性冠状动脉综合征、高血压脑病、急性脑血管病或严重肾功能不全者使用时应谨慎。

(二)尼卡地平

尼卡地平为二氢吡啶类钙通道阻滞剂,是世界上第一个取得抗高血压适应证的钙通道阻滞剂。尼卡地平主要扩张动脉,降低心脏后负荷,对椎动脉、冠状动脉、肾动脉和末梢小动脉的选择性远高于心肌,在降低血压的同时,能改善脑、心脏、肾的血流量,并对缺血心肌具有保护作用。另外,它还具有利尿作用,也不影响肺部的气体交换。基于以上机制,尼卡地平在治疗高血压急症时具有以下特点:降压作用起效迅速、效果显著、血压控制过程平稳、血压波动性小;能有效保护靶器官;不易引起血压的过度降低,用量调节简单、方便;不良反应少且症状轻微,停药后不易出现反跳,长期用药也不会产生耐药性,安全性很好。与硝普钠相比降压效果上近似,而其安全性及对靶器官的保护作用明显优于硝普钠,因而尼卡地平不仅是治疗高血压的一线药物,也是急诊科在处理大多数高血压急症的理想选择。

(三)乌拉地尔

乌拉地尔为选择性α₁受体阻滞剂,具有外周和中枢双重降压作用,起效快,效果显著,不影响心率,无反跳现象,对嗜铬细胞瘤引起的高血压危象有特效。暂不提倡与血管紧张素转化酶抑制剂合用;主动脉峡部狭窄者、哺乳期妇女禁用;妊娠妇女仅在绝对必要的情况下方可使用;老年患者需慎用,初始剂量宜小,在脏器供血维持方面欠佳。

(四)拉贝洛尔

拉贝洛尔对α₁受体和β受体均有阻断作用,能减慢心率,减少心排血量,减小外周血管阻力。其降压作用温和,效果持续时间较长。特别适用于妊娠高血压患者。充血性心力衰竭、房室传导阻滞、心率过缓或心源性休克、肺气肿、支气管哮喘、脑出血患者禁用;肝、肾功能不全及甲状腺功能低下等患者慎用。

(五)艾司洛尔

艾司洛尔为选择性β₁受体阻滞剂,起效快,作用时间短。能减慢心率、减少心排血量、降低血压,特别是收缩压。支气管哮喘、严重慢性阻塞性肺病、窦性心动过缓、二度至三度房室传导阻滞、难治性心功能不全、心源性休克及对本品过敏者禁用。

七、急救护理

(一)保持安静

绝对卧床休息,半卧位。减少患者搬动,教会患者缓慢改变体位。避免一切不良刺激和不必要的活动。消除紧张恐惧心理、稳定情绪,必要时按医嘱使用镇静药。

(二)保持呼吸道通畅

吸氧 4~5 L/min,如呼吸道分泌物较多,患者呼吸功能较差,应用吸引器吸出。呕吐时头偏向一侧,防止误吸导致窒息。

(三)建立有效静脉通路

立即建立静脉通路,迅速按医嘱使用降压药及时降低血压。降低血管阻力,解除血管的痉挛状态。一般首选硝普钠,应避光静脉注射,以微量泵控制注入速度,缓慢降压。4~6 小时更换1 次,持续静脉注射一般不超过 72 小时,以免发生硫氰酸盐中毒,严重肝、肾疾病患者应慎用。

(四)密切监测病情变化

严密观察血压变化,尤其在更换药物或改变给药速度时;降压不宜过快或过低,应在短时间内把血压降至安全范围,并不要将血压降至完全正常水平,以免造成脑供血不足和肾血流量下降,如出现出汗、不安、头痛、心悸、胸骨后疼痛等血管过度扩张现象,应立即停止用药。也可选用硝酸甘油、硝苯地平舌下含服;制止抽搐用地西泮肌内注射或静脉注射;降低颅内压、减轻脑水肿用呋塞米或甘露醇快速静脉滴注。

严密观察脉搏、呼吸、心率、血压、神志、瞳孔、尿量变化,如发现异常,随时与医师联系。准确记录24 小时出入量。

(五)提供保护性护理

患者意识不清时应加床栏以防止坠床;发生抽搐时用牙垫置于上、下磨牙间防止唇舌咬伤;避免屏气用力呼气或用力排便;保持周围安静,减少噪声的刺激。

(六)饮食护理

合理饮食,给予低盐、低脂、低胆固醇、清淡饮食,少量多餐,避免过饱及食用刺激性食物。适当控制总热量,多食含维生素和蛋白质食物,增加蔬菜、水果、高膳食纤维食物的摄入,限烟酒,达到减轻心脏负荷、防止水钠潴留、预防便秘、降低血压的效果。

(七)心理护理

长期的抑郁或情绪激动、急剧而强烈的精神创伤可使交感-肾上腺素活性增强、血压升高,因此,保持良好的心理状态非常重要。可通过了解患者性格特征及有关心理社会因素进行心理疏导,说明本病需长期甚至终身治疗,取得患者的充分理解和配合,教会患者训练自我控制能力,消除紧张恐惧心理、安定情绪,保持最佳的心理状态。

(八)康复护理

指导并鼓励患者坚持非药物治疗,如给予低盐、低脂、低胆固醇和富含维生素食物,少量多餐,适当控制总热量;减肥、控制体重;合理安排休息和活动,保证充足的睡眠,参加适当的体育锻炼和劳动,避免重体力劳动、精神过度紧张和情绪激动等诱发因素。帮助患者建立长期治疗的思想准备,按时遵医嘱服药。定期门诊随访,教会患者及家属测量血压,病情变化时随时就医。

（高　原）

第二节　心源性猝死

一、疾病概述

(一)概念和特点

心源性猝死是指由心脏原因引起的急性症状发作后以意识突然丧失为特征的自然死亡。世界卫生组织将发病后立即或24小时以内的死亡定为猝死,2007年美国心脏病学会会议上将发病1小时内死亡定为猝死。

据统计,全世界每年有数百万人因心源性猝死丧生,占死亡人数的15%~20%。美国每年有约30万人发生心源性猝死,占全部心血管病死亡人数的50%以上,而且是20~60岁男性的首位死因。在我国,心源性猝死也居死亡原因的首位,虽然没有大规模的临床流行病学资料报道,但心源性猝死比例在逐年增高,且随年龄增加发病率也逐渐增高,老年人心源性猝死的概率高达80%~90%。

心源性猝死的发病率男性较女性高,美国Framingham 20年随访冠状动脉粥样硬化性心脏病猝死发病率男性为女性的3.8倍;北京市的流行病学资料显示,心源性猝死的男性年平均发病率为10.5/10万,女性为3.6/10万。

(二)相关病理生理

冠状动脉粥样硬化是最常见的病理表现,病理研究显示心源性猝死患者急性冠状动脉内血栓形成的发生率为15%~64%。陈旧性心梗也是心源性猝死的病理表现,这类患者也可见心肌肥厚、冠状动脉痉挛、心电不稳与传导障碍等病理改变。

心律失常是导致心源性猝死的重要原因,通常包括致命性快速心律失常、严重缓慢性心律失常和心室停顿。致命性快速心律失常导致冠状动脉血管事件、心肌损伤、心肌代谢异常和/或自主神经张力改变等因素相互作用,从而引起的一系列病理生理变化,引发心源性猝死,但其最终作用机制仍无定论。严重缓慢性心律失常和心室停顿的电生理机制是当窦房结和/或房室结功能异常时,次级自律细胞不能承担起心脏的起搏功能,常见于病变弥漫累及心内膜下浦肯野纤维的严重心脏疾病。

非心律失常导致的心源性猝死较少,常由心脏破裂、心脏流入和流出道的急性阻塞、急性心脏压塞等原因导致。心肌电机械分离是指心肌细胞有电兴奋的节律活动,而无心肌细胞的机械收缩,是心源性猝死较少见的原因之一。

(三)病因与危险因素

1.基本病因

绝大多数心源性猝死发生在有器质性心脏病的患者。Braunward认为心源性猝死的病因有10类:①冠状动脉疾病;②心肌肥厚;③心肌病和心力衰竭;④心肌炎症、浸润、肿瘤及退行性变;⑤瓣膜疾病;⑥先天性心脏病;⑦心电生理异常;⑧中枢神经及神经体液影响的心电不稳;⑨婴儿猝死及儿童猝死;⑩其他。

(1)冠状动脉疾病:主要包括冠状动脉粥样硬化性心脏病及其引起的冠状动脉栓塞或痉挛

等。而另一些较少见的病因,如先天性冠状动脉异常、冠状动脉栓塞、冠状动脉炎、冠状动脉机械性阻塞等都是引起心源性猝死的原因。

(2)心肌问题和心力衰竭:心肌的问题引起的心源性猝死常在剧烈运动时发生,其机制认为是心肌电生理异常的作用。慢性心力衰竭患者由于其射血分数较低常常引发猝死。

(3)瓣膜疾病:在瓣膜病中最易引发猝死的是主动脉瓣狭窄,瓣膜狭窄引起心肌突发性、大面积的缺血而导致猝死。梅毒性主动脉炎、主动脉扩张引起主动脉瓣关闭不全时引起的猝死也不少见。

(4)电生理异常及传导系统的障碍:心传导系统异常、Q-T间期延长、不明或未确定原因的心室颤动等都是引起心源性猝死的病因。

2.主要危险因素

(1)年龄:从年龄关系而言,心源性猝死有两个高峰期,即出生后至6个月内及45~75岁人群。成年人心源性猝死的发病率随着年龄增长而增长,而老年人是成年人心源性猝死的主要人群。随着年龄的增长,高血压、高血脂、心律失常、糖尿病、冠状动脉粥样硬化性心脏病和肥胖的发生率增加,这些危险因素促进了心源性猝死的发生率。

(2)冠状动脉粥样硬化性心脏病和高血压:在西方国家,心源性猝死约80%是由冠状动脉粥样硬化性心脏病及其并发症引起。冠状动脉粥样硬化性心脏病患者发生心肌梗死后,左心室射血分数降低是心源性猝死的主要因素。高血压是冠状动脉粥样硬化性心脏病的主要危险因素,且在临床上两种疾病常常并存。高血压患者左心室肥厚,维持血压应激能力受损,交感神经控制能力下降易出现快速心律失常而导致猝死。

(3)急性心功能不全和心律失常:急性心功能不全患者心脏机械功能恶化时,可出现心肌电活动紊乱,引发心力衰竭患者发生猝死。临床上多种心脏病理类型几乎都是由心律失常恶化引发心源性猝死的。

(4)抑郁:其机制可能是抑郁患者交感或副交感神经调节失衡,导致心脏的电调节失调所致。

(5)时间:美国Framingham 38年随访资料显示,猝死发生以7:00~10:00和16:00~20:00为两个高峰期,这可能与此时生活、工作紧张,交感神经兴奋,诱发冠状动脉痉挛,导致心律失常有关。

(四)临床表现

心源性猝死可分为四个临床时期:前驱期、终末事件期、心脏骤停期与生物学死亡期。

1.前驱期

前驱症状表现形式多样,具有突发性和不可测性,如在猝死前数天或数月,有些患者可出现胸痛、气促、疲乏、心悸等非特异性症状,但也可无任何前驱症状,瞬间发生心脏骤停。

2.终末事件期

终末事件期是指心血管状态出现急剧变化到心搏骤停发生前的一段时间,时间从瞬间到1小时不等。心源性猝死所定义时间多指该时期持续的时间。其典型表现包括严重胸痛、急性呼吸困难、突发心悸或眩晕等。在猝死前常有心电活动改变,其中以致命性快速心律失常和室异位搏动为主因心室颤动猝死者,常先有室性心动过速,少部分以循环衰竭为死亡原因。

3.心脏骤停期

心搏骤停后脑血流急剧减少,患者出现意识丧失,伴有局部或全身的抽搐。心搏骤停刚发生时可出现叹息样或短促痉挛性呼吸,随后呼吸停止,皮肤苍白或发绀,瞳孔散大,脉搏消失,大小便失禁。

4.生物学死亡期

从心搏骤停至生物学死亡的时间长短取决于原发病的性质和复苏开始时间。心搏骤停后4~6分钟脑部出现不可逆性损害,随后经数分钟发展至生物学死亡。心搏骤停后立即实施心肺复苏和除颤是避免发生生物学死亡的关键。

(五)急救方法

1.识别心搏骤停

在最短时间内判断患者是否发生心搏骤停。

2.呼救

在不影响实施救治的同时,设法通知急救医疗系统。

3.初级心肺复苏

初级心肺复苏即基础生命活动支持,包括人工胸外按压、开放气道和人工呼吸。如果具备自动电除颤仪,应联合应用心肺复苏和电除颤。

4.高级心肺复苏

高级心肺复苏即高级生命支持,是在基础生命支持的基础上,应用辅助设备、特殊技术等建立更为有效的通气和血运循环,主要措施包括气管插管、电除颤转复心律、建立静脉通道并给药维护循环等。在这一救治阶段应给予心电、血压、血氧饱和度及呼气末二氧化碳分压监测,必要时还需进行有创血流动力学监测,如动脉血气分析、动脉压、中心动脉压、肺动脉压、肺动脉楔压等。早期电除颤对于救治心搏骤停至关重要,如有条件越早进行越好。心肺复苏的首选药物是肾上腺素,每3~5分钟重复静脉推注 1 mg,可逐渐增加剂量到 5 mg。低血压时可使用去甲肾上腺素、多巴胺、多巴酚丁胺等,抗心律失常药物常用胺碘酮、利多卡因、β受体阻滞剂等。

5.复苏后处理

处理原则是维护有效循环和呼吸功能,特别是维持脑灌注,预防再次发生心搏骤停,维护水、电解质和酸碱平衡,防治脑水肿、急性肾衰竭和继发感染等,其中重点是脑复苏提高营养补充。

(六)预防

1.识别高危人群、采用相应预防措施

对高危人群,针对其心脏基础疾病采用相应的预防措施能减少心源性猝死的发生率,如对冠状动脉粥样硬化性心脏病患者采用减轻心肌缺血、预防心梗或缩小梗死范围等措施;对急性心梗、心梗后充血性心力衰竭的患者应用β受体阻滞剂;对充血性心力衰竭患者应用血管紧张素转化酶抑制剂。

2.抗心律失常

胺碘酮在心源性猝死的二级预防中优于传统的Ⅰ类抗心律失常药物。抗心律失常的外科手术治疗对部分药物治疗效果欠佳的患者有一定的预防心源性猝死的作用。近年来研究证明,埋藏式心脏复律除颤器能改善一些高危患者的预后。

3.健康知识和心肺复苏技能的普及

高危人群尽量避免独居,对其及家属进行相关健康知识和心肺复苏技能普及。

二、护理评估

(一)一般评估

(1)识别心搏骤停:当发现无反应或突然倒地的患者时,首先观察其对刺激的反应,并判断有无呼吸和大动脉搏动。判断心搏骤停的指标:意识突然丧失或伴有短阵抽搐;呼吸断续,喘息,随后呼吸停止;皮肤苍白或明显发绀,瞳孔散大,大小便失禁;颈、股动脉搏动消失;心音消失。

(2)患者主诉:胸痛、气促、疲乏、心悸等前驱症状。

(3)相关记录:记录心搏骤停和复苏成功的时间。

(4)复苏过程中须持续监测血压、血氧饱和度,必要时进行有创血流动力学监测。

(二)身体评估

1.头颈部

轻拍肩部呼叫,观察患者反应、瞳孔变化情况,气道内是否有异物。手指于胸锁乳突肌内侧沟中检测颈总动脉搏动(耗时不超过 10 秒)。

2.胸部

视诊患者胸廓起伏,感受呼吸情况,听诊呼吸音判断自主呼吸恢复情况。

3.其他

观察全身皮肤颜色及肢体活动情况,触诊全身皮肤温湿度等。

(三)心理-社会评估

复苏后应评估患者的心理反应与需求,家庭及社会支持情况,引导患者正确配合疾病的治疗与护理。

(四)辅助检查结果评估

(1)心电图:显示心室颤动或心电停止。

(2)各项生化检查情况和动脉血气分析结果。

(五)常用药物治疗效果的评估

1.血管升压药的评估要点

(1)用药剂量和速度、用药的方法(静脉滴注、注射泵/输液泵泵入)的评估与记录。

(2)血压的评估:患者意识是否恢复,血压是否上升到目标值,尿量、肤色和肢端温度的改变等。

2.抗心律失常药的评估要点

(1)持续监测心电,观察心律和心率的变化,评估药物疗效。

(2)不良反应的评估:应观察用药后不良反应是否发生,如使用胺碘酮可能引起窦性心动过缓、低血压等现象,使用利多卡因可能引起感觉异常、窦房结抑制、房室传导阻滞等。

三、主要护理诊断/问题

(一)循环障碍

与心脏收缩障碍有关。

(二)清理呼吸道无效

与微循环障碍、缺氧和呼吸形态改变有关。

(三)潜在并发症

脑水肿、感染、胸骨骨折等。

四、护理措施

(一)快速识别心搏骤停,正确及时进行心肺复苏和除颤

心源性猝死抢救成功的关键是快速识别心搏骤停和启动急救系统,尽早进行心肺复苏和复律治疗。快速识别是进行心肺复苏的基础,而及时行心肺复苏和尽早除颤是避免发生生物学死亡的关键。

(二)合理饮食

多摄入水果、蔬菜和黑鱼等易消化的清淡食物,可通过改善心律变异性预防心源性猝死。

(三)用药护理

应严格按医嘱用药,并注意观察常用药的疗效和毒副作用,发现问题及时处理等。

(四)心理护理

复苏后部分患者会对曾发生的猝死产生明显的恐惧和焦虑心情,应帮助患者正确评估所面对情况,鼓励患者积极参与治疗和护理计划的制订,使之了解心源性猝死的高危因素和救治方法。帮助患者建立良好有效的社会支持系统,帮助患者克服恐惧和焦虑的情绪。

(五)健康教育

1.高危人群

对高危人群,如冠状动脉粥样硬化性心脏病患者应教会患者及家属了解心源性猝死早期出现的症状和体征,做到早发现、早诊断、早干预。教会家属基本救治方法和技能,患者外出时随身携带急救物品和救助电话,以方便得到及时救助。

2.用药原则

按时、正确服用相关药物,让患者了解常用药物不良反应及自我观察要点。

五、急救效果的评估

(1)患者意识清醒。

(2)患者恢复自主呼吸和心跳。

(3)患者瞳孔缩小。

(4)患者大动脉搏动恢复。

(高　原)

第三节　溶血危象

溶血危象是指在慢性溶血病程中突然出现严重的急性溶血,或具有潜在溶血因素的患者在某些诱因作用下突然发生大量血管外或血管内溶血。溶血危象是一严重威胁患者生命的综合征,若不及时救治常可危及生命。

一、病因与诱因

(一)病因

1.红细胞结构和功能异常

如遗传性椭圆或球形红细胞计数增多、口形红细胞增多症、自体免疫性溶血性贫血等。

2.血红蛋白病

海洋性贫血、不稳定血红蛋白病、血红蛋白结构异常等。

3.红细胞酶缺乏

6-磷酸葡萄糖脱氢酶缺乏症、丙酮酸激酶缺乏症。

4.其他

血型不合输血、药物性溶血等。

（二）诱因

常见诱因有感染、外科手术、创伤、妊娠、过度疲劳、大量饮酒、情绪波动、服酸性药物及食物等。

二、发病机制

本病的发病机制尚不十分明了。正常红细胞平均寿命100～120天,当红细胞平均寿命短于20天时,将出现溶血性贫血。根据红细胞的破坏部位分为血管内溶血和血管外溶血。大量溶血使血浆中游离血红蛋白含量急骤增加而发生血红蛋白血症。如游离血红蛋白含量大于1.49 g/L时,溶血12小时后可发生黄疸,并通过肾排泄而出现血红蛋白尿。大量血红蛋白刺激和沉淀可使肾血管痉挛和肾小管梗阻,致使肾小管坏死,发生急性肾衰竭。另外,大量红细胞破坏,可引起严重贫血,甚至发生心功能不全、休克、昏迷。部分溶血危象患者可继发急性骨髓功能障碍,即再生障碍性危象。

三、临床表现

（一）寒战与发热

大部分患者先有寒战、面色苍白、四肢发凉,继之体温可达40 ℃。

（二）四肢、腰背疼痛

患者多有全身及腰背酸痛,伴有腹痛,或伴明显肌紧张。溶血严重者可继发少尿、无尿及急性肾衰竭;还可出现恶心、呕吐、腹胀等消化道症状。

（三）血压下降

血型不合所致的溶血危象,血压下降不易纠正,这与抗原、抗体反应所致的过敏性休克、血管舒缩功能失调有关。骤然大量溶血,还可导致高钾血症、心律失常,甚至心脏停搏。

（四）出血倾向与凝血障碍

大量红细胞破坏可以消耗血液内的凝血物质,导致明显出血倾向。部分患者常因感染、休克、肾衰竭、电解质紊乱而并发弥散性血管内凝血。

（五）贫血加重、黄疸加深

原有贫血突然加重,全身乏力,心悸气短。危象发生12小时后可见全身皮肤、黏膜黄染急剧加深。

（六）肝、脾明显肿大

溶血危象时,患者的肝脾均明显肿大,尤以脾大为著,常与贫血及黄疸程度成正比。另外,因大量溶血,胆红素排泄过多,在胆道沉积,易并发胆结石。

四、实验室及其他检查

（一）红细胞破坏增加

血清间接胆红素增高,尿中尿胆原增加。血浆游离血红蛋白含量增高,血清结合球蛋白降低或消失,出现高铁血红素清蛋白血症,血红蛋白尿(尿可呈淡红色、棕色),含铁血黄素尿。红细胞寿命缩短。

(二)红细胞系代偿增生的表现

网织红细胞增加,骨髓幼红细胞增生,周围血液中出现幼红细胞。

五、治疗要点

(一)治疗原则

迅速终止溶血,消除血红蛋白血症,纠正重度贫血,防治急性肾衰竭和其他并发症。

(二)治疗措施

1.去除病因

查寻有无变应原或药物,去除一切可能的诱因和病因,控制感染,接受输血者出现溶血可疑症状时,应立即停止输血。

2.控制溶血

输入 500～1 000 mL 右旋糖苷,阻止血红蛋白尿的发作,适用于伴有感染、外伤、输血反应和腹痛危象者。急性溶血可经服用或静脉滴注 5％碳酸氢钠而减轻。肾上腺皮质激素主要用于自身免疫而致的获得性溶血性贫血的溶血危象。重症者可选用地塞米松或氢化可的松静脉快速给药,病情稳定后改用泼尼松口服;必要时可选用硫唑嘌呤、环孢素等免疫抑制剂。

3.输血、纠正贫血

当大量溶血造成严重贫血时,输血是抢救患者生命的关键措施之一,但要根据原发病的不同采用成分输血。如病情危急且无分离洗涤红细胞的条件,可在输血前用大量糖皮质激素。

4.防治急性肾衰竭

纠正血容量后,尽早应用 25％甘露醇 250 mL 于 15～30 分钟内快速滴注,使尿量维持在 100 mL/h 以上,24 小时尿量应达 1 500～2 400 mL,适量给予 5％碳酸氢钠还可以碱化尿液,防止肾小管机械阻塞。已发生急性肾衰竭者按急性肾衰竭处理。

六、护理措施

(一)紧急护理措施

发生溶血危象时,立即使患者卧床,抬高床头以利肺扩张及气体交换;输血的患者立即停止输血,同时将余血、患者血标本和尿标本送检;给予吸氧,建立静脉通道,迅速医嘱用药。

(二)严密观察病情

严密观察患者生命体征、意识的变化,注意尿色、尿量的变化,观察有无黄疸或贫血加重,及时了解化验结果。输血时注意严格执行规章制度,输血速度应缓慢,并密切观察患者反应。使用糖皮质激素期间注意避免感染,使用环磷酰胺者指导其多饮水以防出血性膀胱炎等;使用硫唑嘌呤、环孢素等免疫抑制剂时,必须密切观察药物的不良反应。

(三)一般护理

(1)患者卧床休息,保持呼吸道通畅。寒战或发热者,注意保暖和降温,躁动者注意保护安全。

(2)做好生活护理,保持病房安静、舒适,避免各种精神因素刺激。

(3)给予心理护理,减轻患者恐惧、不安情绪,积极配合治疗。

(四)健康宣教

慢性溶血患者应该注意休息,防止劳累,清淡饮食,随季节加减衣物,预防感染,可减少溶血危象的发生。保持情绪稳定,可减少并发症,促进疾病康复。

(高　原)

第四节　超高热危象

体温超过 41 ℃ 称为高热。超高热危象是指高热同时伴有抽搐、昏迷、休克、出血等,多有体温调节中枢功能障碍。超高热可使肌肉细胞快速代谢,引起肌肉僵硬、代谢性酸中毒及心脑血管系统等的损害,严重者可导致患者死亡。

一、病因

(一)感染性发热

任何病原体(各种病毒、细菌、真菌、寄生虫、支原体、螺旋体、立克次体等)引起的全身各系统器官的感染。

(二)非感染性发热

凡是病原体以外的各种物质引起的发热均属于非感染性发热,常见病因如下。

1.体温调节中枢功能异常

体温调节中枢受到损害,使体温调定点上移,造成发热,常见于中暑、安眠药中毒、脑外伤、脑出血等。

2.变态反应与过敏性疾病

变态反应时形成抗原抗体复合物,激活白细胞释放内源性致热原而引起发热,如血清病、输液反应、药物热及某些恶性肿瘤等。

3.内分泌与代谢疾病

如甲状腺功能亢进、硬皮病等。

二、临床表现

(一)体温升高

患者体温达到或超过 41 ℃,出现呼吸急促、烦躁、抽搐、休克、昏迷等症状。

(二)发热的特点

许多发热疾病具有特殊热型,根据不同热型,可提示某些疾病的诊断,如稽留热常见于伤寒、大叶性肺炎;弛张热常见于败血症、严重化脓性感染等。

(三)伴随症状

发热可伴有皮疹、寒战、淋巴结或肝大、脾大等表现。

三、实验室及其他检查

有针对性地进行血常规、尿常规、便常规、脑脊液等常规检查,病原体显微镜检查,细菌学检查,血清学检查,血沉、免疫学检查,X线、超声、CT检查等。

四、治疗要点

(一)治疗原则
迅速降温,有效防治并发症,加强支持治疗,对因治疗。

(二)治疗措施
1.降温

迅速而有效地将体温降至 38.5 ℃是治疗超高热危象的关键。

(1)物理降温的常用方法。①冰水擦浴:对高热、烦躁、四肢末梢灼热者可用。②温水擦浴:对寒战、四肢末梢厥冷的患者,用 32～35 ℃温水擦浴,以免寒冷刺激而加重血管收缩。③乙醇擦浴:30%～50%乙醇擦拭。④冰敷:用冰帽、冰袋置于前额及腋窝、腹股沟、腘窝等处。

物理降温的注意事项:①擦浴方法是自上而下,由耳后、颈部开始,直至患者皮肤微红,体温降至 38.5 ℃左右。②不宜在短时间内将体温降得过低,以防引起虚脱。③伴皮肤感染或有出血倾向者,不宜皮肤擦浴。④降温效果不佳者可适当配合药物降温等措施。

(2)药物降温的常用药物:①复方氨基比林 2 mL 或柴胡注射液 2 mL 肌内注射。②阿司匹林、对乙酰氨基酚,地塞米松等。③对高热伴惊厥的患者,可用人工冬眠药物(哌替啶 100 mg、异丙嗪 50 mg、氯丙嗪 50 mg)全量或半量静脉滴注。

药物降温的注意事项:降温药物可以减少产热和利于散热,故用药时要防止患者虚脱。及时补充水分,冬眠药物可引起血压下降,使用前应补足血容量、纠正休克,注意血压的变化。

2.病因治疗

(1)对于各种细菌感染性疾病,除对症处理外,应早期使用广谱抗生素,如有病原体培养结果及药物敏感试验,可针对感染细菌应用敏感的抗生素。

(2)非感染性发热,一般病情复杂,应根据患者的原发病进行有针对性的处理。

五、护理措施

(一)一般护理
保持室温在 22～25 ℃,迅速采取有效的物理降温方式,高热惊厥的患者,置于保护床内,防止坠床或碰伤,备舌钳或牙垫防止舌咬伤;建立静脉通路,保持呼吸道通畅。

(二)严密观察病情
注意观察患者生命体征、神志、末梢循环和出入量的变化,特别应注意体温的变化及伴随的症状,每 4 小时测一次体温,降至 39 ℃以下后,每天测体温 4 次,直至体温恢复正常。观察降温治疗的效果。避免降温速度过快,防止患者出现虚脱现象。

(三)加强基础护理
(1)患者卧床休息,保持室内空气新鲜,避免着凉。

(2)降温过程中出汗较多的患者,要及时更换衣裤被褥;保持皮肤清洁舒适,卧床的患者,要定时翻身,防止压疮。

(3)给予高热量、半流质的食物,鼓励患者多进食,多饮水,每天液体入量达 3 000 mL;保持大便通畅。

(4)加强口腔和呼吸道护理,防止感染及黏膜溃破;协助患者排痰;咳嗽无力或昏迷无咳嗽反射者,可气管切开,保持呼吸道通畅。

（高　原）

第五节　甲状腺功能亢进危象

甲状腺功能亢进危象简称甲亢危象,是甲状腺毒症急性加重的一个临床综合征。甲亢危象是甲状腺功能亢进症患者在急性感染、精神创伤、高热、妊娠、甲状腺手术或放射碘治疗等诱因刺激下,病情突然恶化而发生的最严重并发症。主要表现为高热、大汗、心动过速、呕吐、腹泻、烦躁不安、谵妄甚至昏迷。甲亢危象病情凶险,必须及时抢救,否则患者常因高热、心力衰竭、肺水肿及水、电解质紊乱而导致死亡。

一、病因与诱因

(一)病因

本病病因尚未完全阐明,目前认为可能与交感神经兴奋,垂体-肾上腺皮质轴应激反应减弱,大量 T_3、T_4 释放入血有关。

(二)诱因

1.严重感染

严重感染是临床上最常见的危象诱因,约占全部诱因的 40%,其中以呼吸道感染最为常见,其次为胃肠道、胆道及泌尿道,少数为败血症、腹膜炎、皮肤感染等,原虫、真菌、立克次体等全身性感染亦可诱发。危象发生一般与感染的严重程度成正比,且多发生于感染的高峰阶段。

2.各种应激

过度紧张、高温环境、过度疲劳、情绪激动等应激可导致甲状腺素突然大量释放。

3.精神创伤

甲亢患者受精神刺激时,交感神经-肾上腺兴奋性增强,机体对儿茶酚胺敏感性增加,很容易诱发危象的发生。

4.药物治疗不当

突然停用抗甲状腺药物,致使甲状腺素大量释放;口服过量甲状腺药物,使甲亢症状迅速加重。

5.严重躯体疾病

如心力衰竭、低血糖、脑卒中、急腹症等。

6.其他

手术前准备不充分、[131]I治疗及过度挤压甲状腺,使大量甲状腺素释入血。

二、发病机制

甲状腺危象确切的发病机制未完全阐明,目前认为是由多种因素综合作用所导致的,其中血液中甲状腺素含量的急骤增多,是甲状腺危象发病的基本条件和中心环节。甲状腺手术、放射性碘治疗后,大量甲状腺激素释放至循环血液中。使患者血中的甲状腺素升高,而感染、手术等应激因素使血中甲状腺素结合蛋白浓度减少,游离甲状腺激素含量增加,而各系统的脏器及周围组织对过多的甲状腺激素适应能力减低,同时应激因素导致血液中儿茶酚胺增加,在游离甲状腺激素含量增加的基础上,机体对儿茶酚胺的敏感性增强,最终导致机体丧失对甲状腺激素反应的调节能力,从而出现甲亢危象的各症状和体征。

三、临床表现

患者除原有甲亢症状加重外,典型表现为高热、大汗淋漓、心动过速、频繁呕吐、腹泻、谵妄,甚至昏迷。

(一)高热

体温骤然升高可达 39 ℃以上,甚至达 41 ℃,一般降温措施无效,患者面色潮红、大汗淋漓、呼吸急促,继而汗闭、皮肤黏膜干燥、苍白、明显脱水甚至休克。

(二)神经精神改变

患者可因脱水、电解质紊乱、缺氧等导致脑细胞代谢障碍而出现精神神经症状,表现焦虑、极度烦躁不安、谵妄、表情淡漠、嗜睡甚至昏迷。

(三)心血管系统

心动过速出现较早,心率可达140~240 次/分,心率的增快与体温的升高的程度不成比例,心率越快,病情越严重。可出现其他各种心律失常,如期前收缩、房颤等。心脏搏动增强、心音亢进,可闻及收缩期杂音,血压升高,以收缩压升高明显,脉压增大,可有相应的周围血管体征。一般来说,伴有甲亢性心脏病患者,容易发生甲状腺危象,当发生危象以后,促使心脏功能进一步恶化,较易发生心力衰竭、肺水肿。

(四)消化系统

患者可出现厌食、恶心、频繁呕吐、腹痛、腹泻、体重锐减,严重者可致水、电解质紊乱;肝功能损害明显者,可有肝大、黄疸,少数患者可发生腹水、肝性脑病。

(五)水、电解质紊乱

频繁呕吐、腹泻、大量出汗、进食减少等常导致水、电解质紊乱,表现为脱水、低钠、低钾、低钙血症等。

部分患者的临床症状和体征很不典型,无明显高代谢综合征及甲状腺肿大和眼征,而主要表现为表情淡漠、嗜睡、木僵、反射减弱、低热、乏力、心率减慢、血压下降、进行性衰竭等,最后陷入昏迷,临床上称为"淡漠型"甲亢,多见于老年甲亢患者,容易被漏诊或误诊而延误救治,易发生危象,应予以重视。

四、辅助检查

(一)血清甲状腺激素测定

血清甲状腺激素(T_4)、三碘甲状腺原氨酸(T_3)可明显增高,也可在一般甲亢范围,少数患者由于 TBG 浓度下降使 TT_3、TT_4 下降,而甲亢危象患者血清中游离甲状腺激素水平(FT_3、FT_4)明显增高,可直接反映甲状腺功能状态,其敏感性明显高于总 T_3(TT_3)和总血清甲状腺激素 T_4(TT_4)。

(二)血常规

血中白细胞计数、血清转氨酶及胆红素可升高。

五、护理诊断及合作性问题

(一)体温过高

体温过高与血中甲状腺激素明显增高引起产热增多有关。

(二)有体液不足的危险

体液不足与高热、频繁呕吐、腹泻、大量出汗引起脱水有关。

(三)焦虑

焦虑与交感神经兴奋性增高、担心预后等有关。

(四)知识缺乏

缺乏疾病的预防观察的知识。

(五)潜在并发症

水、电解质紊乱,心力衰竭。

六、护理措施

(一)紧急救护

1.迅速降低血液中甲状腺激素水平

(1)抑制甲状腺激素的合成:首选丙硫氧嘧啶(PTU),可以抑制甲状腺内 T_3、T_4 的合成。同时抑制外周组织中 T_4 向 T_3 转化。首剂 600 mg,口服或由胃管灌入,以后每次 PTU 200 mg,每天 3 次,口服待危象消除后改用常规剂量。也可用其他抗甲状腺药。

(2)减少甲状腺激素释放:复方碘溶液可以抑制已经合成的甲状腺激素的释放,能够迅速降低循环血液中甲状腺激素水平。服用抗甲状腺药 1 小时后,用碘/碘化钾,首剂 30~60 滴,以后 5~10 滴,每 8 小时 1 次,口服或由胃管灌入,或碘化钠 0.5~1.0 g 加入 5% 葡萄糖盐水 500 mL 中,缓慢静脉滴注 12~24 小时,视病情好转后逐渐减量,危象消除即可停用,一般使用 3~7 天停药。

(3)降低周围组织对甲状腺激素的反应:应用肾上腺素能阻滞药普萘洛尔可抑制甲状腺激素对交感神经的作用,并阻止 T_4 转化为 T_3。若无心功能不全,40~80 mg,每 6~8 小时口服 1 次。或 2~3 mg 加于 5% 葡萄糖盐水 250 mL 中缓慢静脉滴注。同时密切注意心率、血压变化。一旦危象解除改用常规剂量。

(4)拮抗应激:可用糖皮质激素提高机体应激能力,降低周围组织对甲状腺激素的反应性。一般氢化可的松 100 mg 或地塞米松 20~30 mg 加入 5% 葡萄糖盐水 500 mL 中静脉滴注,每 6~8 小时 1 次。危象解除后可停用或改用泼尼松(强的松)小剂量口服,维持数天。

(5)降低和清除血液中甲状腺激素:上述治疗效果不满意时,可进行血液透析、腹膜透析或血浆置换等措施,能够迅速降低血浆甲状腺激素浓度。

2.迅速降温

尽快采取降温措施,多用物理降温,如冰袋、酒精擦浴、冷生理盐水保留灌肠、输入低温液体等或物理降温加人工冬眠,使体温控制在 34~36 ℃,持续数天或更长,直至患者情况稳定为止。在应用人工冬眠时,注意体温的变化并以测肛温为准。

(二)护理要点

1.严密观察病情变化

持续进行心电监护,监测患者生命体征、神志、瞳孔等变化,以及时发现有无危及生命的心律失常,发现异常情况及时通知医师,配合抢救。

2.活动与休息

绝对卧床休息,保持环境安静,避免一切不良刺激,协助做好生活护理。

3.对症护理

保持气道通畅,缺氧者给予氧气吸入。烦躁不安者遵医嘱给予地西泮 10 mg 肌内注射或静脉注射,或 10% 水合氯醛 10～15 mL 灌肠。

4.饮食护理

能进食者给予高热量、高蛋白、高纤维素、忌碘饮食,鼓励患者多饮水,每天饮水量不少于 2 000 mL;昏迷患者给予鼻饲;极度消瘦、进食困难或厌食者,遵医嘱予以静脉补充营养。忌用咖啡、浓茶等兴奋性饮料。

5.用药护理

心功能不全、支气管哮喘、房室传导阻滞的患者慎用或禁用普萘洛尔;使用碘剂治疗者,应注意观察是否有碘过敏症状。

6.并发症观察护理

监测血清电解质,监护各重要器官功能,积极抗感染治疗,纠正水、电解质紊乱和防治各种并发症。

7.心理护理

以熟练的技术配合医师抢救,安慰患者及家属,稳定情绪,运用积极、镇静的态度给予心理支持。

(三)健康教育

(1)疾病知识指导:向患者及家人介绍甲亢及并发症防治知识,尤其是引起甲状腺危象的常见诱因,如感染、严重精神刺激、创伤、突然停抗甲状腺药等,指导如何预防及避免。合理安排工作与休息,避免过度紧张、劳累。学会自我调节,保持情绪稳定,增强应对能力。

(2)用药指导:指导教育患者严格按医嘱服药,强调抗甲状腺药物长期服用的重要性,不可随意减量、停药;指导患者避免摄入含碘多的饮食及药物;教会患者及家属观察病情,一旦出现发热、呕吐、大汗等表现,立即就医。

(3)上衣宜宽松,严禁用手挤压甲状腺以免甲状腺受压后甲状腺素分泌增多,加重病情。

(4)甲亢患者手术者,必须完善各项检查,做好充分的术前准备,防止手术诱发危象发生。

(高　原)

第六节　急性呼吸窘迫综合征

急性呼吸窘迫综合征(acute respiratory distress syndrome,ARDS)是指严重感染、创伤、休克等非心源性疾病过程中,肺毛细血管内皮细胞和肺泡上皮细胞损伤造成弥漫性肺间质及肺泡水肿,导致的急性低氧性呼吸功能不全或衰竭,属于急性肺损伤(acute lung injury,ALI)的严重阶段。以肺容积减少、肺顺应性降低、严重的通气/血流比例失调为病理生理特征。临床上表现为进行性低氧血症和呼吸窘迫,肺部影像学表现为非均一性的渗出性病变。本病起病急、进展快、病死率高。

ALI 和 ARDS 是同一疾病过程中的两个不同阶段,ALI 代表早期和病情相对较轻的阶段,而 ARDS 代表后期病情较为严重的阶段。发生 ARDS 时患者必然经历过 ALI,但并非所有的 ALI 都会发展为 ARDS。引起 ALI 和 ARDS 的原因和危险因素很多,根据肺部直接和间接损伤对危险因素进行分类,可分为肺内因素和肺外因素。肺内因素是指致病因素对肺的直接损伤,包括:①化学性因素,如吸入毒气、烟尘、胃内容物及氧中毒等。②物理性因素,如肺挫伤、放射性损伤等。③生物性因素,如重症肺炎。肺外因素是指致病因素通过神经体液因素间接引起肺损伤,包括严重休克、感染中毒症、严重非胸部创伤、大面积烧伤、大量输血、急性胰腺炎、药物或麻醉品中毒等。ALI 和 ARDS 的发生机制非常复杂,目前尚不完全清楚。多数学者认为,ALI 和 ARDS 是由多种炎性细胞、细胞因子和炎性介质共同参与引起的广泛肺毛细血管急性炎症性损伤过程。

一、临床特点

ARDS 的临床表现可以有很大差别,取决于潜在疾病和受累器官的数目和类型。

(一)症状、体征

(1)发病迅速:ARDS 多发病迅速,通常在发病因素攻击(如严重创伤、休克、败血症、误吸)后 12~48 小时发病,偶尔有长达 5 天者。

(2)呼吸窘迫:是 ARDS 最常见的症状,主要表现为气急和呼吸频率增快,呼吸频率大多在 25~50 次/分。其严重程度与基础呼吸频率和肺损伤的严重程度有关。

(3)咳嗽、咳痰、烦躁和神志变化:ARDS 可有不同程度的咳嗽、咳痰,可咳出典型的血水样痰,可出现烦躁、神志恍惚。

(4)发绀:是未经治疗 ARDS 的常见体征。

(5)ARDS 患者也常出现呼吸类型的改变,主要为呼吸浅快或潮气量的变化。病变越严重,这一改变越明显,甚至伴有吸气时鼻翼翕动及三凹征。在早期自主呼吸能力强时,常表现为深快呼吸,当呼吸肌疲劳后,则表现为浅快呼吸。

(6)早期可无异常体征,或仅有少许湿啰音;后期多有水泡音,亦可出现管状呼吸音。

(二)影像学表现

1.胸部 X 线检查

早期病变以间质性为主,胸部 X 线片常无明显异常或仅见血管纹理增多,边缘模糊,双肺散在分布的小斑片状阴影。随着病情进展,上述的斑片状阴影进一步扩展,融合成大片状,或两肺均匀一致增加的毛玻璃样改变,伴有支气管充气征,心脏边缘不清或消失,称为"白肺"。

2.胸部 CT 检查

与胸部 X 线检查相比,胸部 CT 检查尤其是高分辨 CT(HRCT)检查可更为清晰地显示出肺部病变分布、范围和形态,为早期诊断提供帮助。由于肺毛细血管膜通透性一致性增高,引起血管内液体渗出,两肺斑片状阴影呈现重力依赖性现象,还可出现变换体位后的重力依赖性变化。在 CT 中上表现为病变分布不均匀:①非重力依赖区(仰卧时主要在前胸部)正常或接近正常。②前部和中间区域呈毛玻璃样阴影。③重力依赖区呈现实变影。这些均提示肺实质的实变出现在受重力影响最明显的区域。无肺泡毛细血管膜损伤时，两肺斑片状阴影均匀分布，既不出现重力依赖现象，也无变换体位后的重力依赖性变化。这一特点有助于与感染性疾病鉴别。

(三)实验室检查

1.动脉血气分析

$PaO_2 < 8.0$ kPa(60 mmHg)，有进行性下降趋势，在早期 $PaCO_2$ 多不升高，甚至可因过度通气而低于正常；早期多为单纯呼吸性碱中毒；随病情进展可合并代谢性酸中毒，晚期可出现呼吸性酸中毒。氧合指数较动脉氧分压更能反映吸氧时呼吸功能的障碍，而且与肺内分流量有良好的相关性，计算简便。氧合指数参照范围为 $53.3 \sim 66.7$ kPa($400 \sim 500$ mmHg)；在 ALI 时，$\leqslant 40.0$ kPa(300 mmHg)；ARDS 时，$\leqslant 26.7$ kPa(200 mmHg)。

2.血流动力学监测

通过漂浮导管，可同时测定并计算肺动脉压(PAP)、肺毛细血管楔压等，不仅对诊断、鉴别诊断有价值，而且对机械通气治疗亦为重要的监测指标。肺毛细血管楔压一般 < 1.6 kPa (12 mmHg)，若 > 2.4 kPa(18 mmHg)，则支持左心衰竭的诊断。

3.肺功能检查

ARDS 发生后呼吸力学发生明显改变，包括肺顺应性降低和气道阻力增高，肺无效腔/潮气量是不断增加的，肺无效腔/潮气量增加是早期 ARDS 的一种特征。

二、诊断及鉴别诊断

中华医学会呼吸病学分会制定的诊断标准如下：①有 ALI 和/或 ARDS 的高危因素。②急性起病、呼吸频数和/或呼吸窘迫。③低氧血症：ALI 时氧合指数 $\leqslant 40.0$ kPa(300 mmHg)；ARDS 时氧合指数 $\leqslant 26.7$ kPa(200 mmHg)。④胸部 X 线检查显示两肺浸润阴影。⑤肺毛细血管楔压 $\leqslant 2.4$ kPa(18 mmHg)或临床上能除外心源性肺水肿。

符合以上 5 项条件者，可以诊断 ALI 或 ARDS。必须指出，ARDS 的诊断标准并不具有特异性，诊断时必须排除大片肺不张、自发性气胸、重症肺炎、急性肺栓塞和心源性肺水肿(表 9-1)。

表 9-1　ARDS 与心源性肺水肿的鉴别

类别	ARDS	心源性肺水肿
特点	高渗透性	高静水压
病史	创伤、感染等	心脏疾病
双肺浸润阴影	+	+
重力依赖性分布现象	+	+
发热	+	可能
白细胞计数增多	+	可能
胸腔积液	-	+
吸纯氧后分流	较高	可较高
肺毛细血管楔压	正常	高
肺泡液体蛋白	高	低

三、急诊处理

ARDS 是呼吸系统的一个急症,必须在严密监护下进行合理治疗。治疗目标:改善肺的氧合功能,纠正缺氧,维护脏器功能和防治并发症。治疗措施如下。

(一)氧疗

应采取一切有效措施尽快提高 PaO_2,纠正缺氧。可给高浓度吸氧,使 $PaO_2 \geqslant 8.0$ kPa (60 mmHg)或 $SaO_2 \geqslant 90\%$。轻症患者可使用面罩给氧,但多数患者需采用机械通气。

(二)去除病因

病因治疗在 ARDS 的防治中占有重要地位,主要是针对涉及的基础疾病。感染是 ALI 和 ARDS 常见原因也是首位高危因素,而 ALI 和 ARDS 又易并发感染。如果 ARDS 的基础疾病是脓毒症,除了清除感染灶外,还应选择敏感抗生素,同时收集痰液或血液标本分离培养病原菌和进行药敏试验,指导下一步抗生素的选择。一旦建立人工气道并进行机械通气,即应给予广谱抗生素,以预防呼吸道感染。

(三)机械通气

机械通气是最重要的支持手段。如果没有机械通气,许多 ARDS 患者会因呼吸衰竭在数小时至数天内死亡。机械通气的指征目前尚无统一标准,多数学者认为一旦诊断为 ARDS,就应进行机械通气。在 ALI 阶段可试用无创正压通气,使用无创机械通气治疗时应严密监测患者的生命体征及治疗反应。神志不清、休克、气道自洁能力障碍的 ALI 和 ARDS 患者不宜应用无创机械通气。如无创机械通气治疗无效或病情继续加重,应尽快建立人工气道,行有创机械通气。

为了防止肺泡萎陷,保持肺泡开放,改善氧合功能,避免机械通气所致的肺损伤,目前常采用肺保护性通气策略,主要措施包括以下两方面。

1.呼气末正压

适当加用呼气末正压可使呼气末肺泡内压增大,肺泡保持开放状态,从而达到防止肺泡萎陷,减轻肺泡水肿,改善氧合功能和提高肺顺应性的目的。应用呼气末正压应首先保证有效循环血容量足够,以免因胸内正压增加而降低心排血量,而减少实际的组织氧运输;呼气末正压先从低水平 $0.29 \sim 0.49$ kPa($3 \sim 5$ cmH$_2$O)开始,逐渐增加,直到 $PaO_2 > 8.0$ kPa(60 mmHg)、$SaO_2 > 90\%$ 时的呼气末正压水平,一般呼气末正压水平为 $0.49 \sim 1.76$ kPa($5 \sim 18$ cmH$_2$O)。

2.小潮气量通气和允许性高碳酸血症

ARDS 患者采用小潮气量($6 \sim 8$ mL/kg)通气,使吸气平台压控制在 $2.94 \sim 34.3$ kPa($30 \sim 35$ cmH$_2$O)以下,可有效防止因肺泡过度充气而引起的肺损伤。为保证小潮气量通气的进行,可允许一定程度的 CO_2 潴留[$PaCO_2$ 一般不宜高于 13.0 kPa(100 mmHg)]和呼吸性酸中毒(pH $7.25 \sim 7.30$)。

(四)控制液体入量

在维持血压稳定的前提下,适当限制液体入量,配合利尿药,使出入量保持轻度负平衡(每天 500 mL 左右),使肺脏处于相对"干燥"状态,有利于肺水肿的消除。液体管理的目标是在最低($0.7 \sim 1.1$ kPa 或 $5 \sim 8$ mmHg)的肺毛细血管楔压下维持足够的心排血量及氧运输量。在早期可给予高渗晶体液,一般不推荐使用胶体液。存在低蛋白血症的 ARDS 患者,可通过补充清蛋白等胶体溶液和应用利尿药,有助于实现液体负平衡,并改善氧合。若限液后血压偏低,可使用多巴胺和多巴酚丁胺等血管活性药物。

(五)加强营养支持

营养支持的目的在于不但纠正现有的患者的营养不良,还应预防患者营养不良的恶化。营养支持可经胃肠道或胃肠外途径实施。如有可能应尽早经胃肠补充部分营养,不但可以减少补液量,而且可获得经胃肠营养的有益效果。

(六)加强护理、防治并发症

有条件时应在 ICU 中动态监测患者的呼吸、心律、血压、尿量及动脉血气分析等,以及时纠正酸碱失衡和电解质紊乱。注意预防呼吸机相关性肺炎的发生,尽量缩短病程和机械通气时间,加强物理治疗,包括体位、翻身、拍背、排痰和气道湿化等。积极防治应激性溃疡和多器官功能障碍综合征。

(七)其他治疗

糖皮质激素、肺泡表面活性物质替代治疗、吸入一氧化氮在 ALI 和 ARDS 的治疗中可能有一定价值,但疗效尚不肯定。不推荐常规应用糖皮质激素预防和治疗 ARDS。糖皮质激素既不能预防 ARDS 的发生,对早期 ARDS 也没有治疗作用。ARDS 发病>14 天应用糖皮质激素会明显增加病死率。感染性休克并发 ARDS 的患者,如合并肾上腺皮质功能不全,可考虑应用替代剂量的糖皮质激素。肺表面活性物质,有助于改善氧合,但是还不能将其作为 ARDS 的常规治疗手段。

四、急救护理

在救治 ARDS 过程中,精心护理是抢救成功的重要环节。护士应做到及早发现病情,迅速协助医师采取有力的抢救措施。密切观察患者生命体征,做好各项记录,准确完成各种治疗,备齐抢救器械和药品,防止机械通气和气管切开的并发症。

(一)护理目标

(1)及早发现 ARDS 的迹象,以及早有效地协助抢救。维持生命体征稳定,挽救患者生命。

(2)做好人工气道的管理,维持患者最佳气体交换,改善低氧血症,减少机械通气并发症。

(3)采取俯卧位通气护理,缓解肺部压迫,改善心脏的灌注。

(4)积极预防感染等各种并发症,提高救治成功率。

(5)加强基础护理,增加患者舒适感。

(6)减轻患者心理不适,使其合作、平静。

(二)护理措施

1.及早发现病情变化

ARDS 通常在疾病或严重损伤的最初 24～48 小时后发生。首先出现呼吸困难,通常呼吸浅快。吸气时可存在肋间隙和胸骨上窝凹陷。皮肤可出现发绀和斑纹,吸氧不能使之改善。

护士发现上述情况要高度警惕,及时报告医师,进行动脉血气和胸部 X 线等相关检查。一旦诊断考虑 ARDS,立即积极治疗。若没有机械通气的相应措施,应尽早转至有条件的医院。患者转运过程中应有专职医师和护士陪同,并准备必要的抢救设备,氧气必不可少。若有指征,行机械通气治疗,可以先行气管插管后转运。

2.生命体征检测

迅速连接监测仪,密切监护心率、心律、血压等生命体征,尤其是呼吸的频率、节律、深度及血氧饱和度等。观察患者意识、发绀情况、末梢温度等。注意有无呕血、黑便等消化道出血的表现。

3.氧疗和机械通气的护理

治疗ARDS最紧迫问题在于纠正顽固性低氧,改善呼吸困难,为治疗基础疾病赢得时间。需要对患者实施氧疗甚至机械通气。

严密监测患者呼吸情况及缺氧症状。若单纯面罩吸氧不能维持满意的血氧饱和度,应予以辅助通气。首先可尝试采用经面罩持续气道正压吸氧等无创通气,但大多需要机械通气吸入氧气。遵医嘱给予高浓度氧气吸入或使用呼气末正压呼吸(positive end expiratory pressure,PEEP)并根据动脉血气分析值的变化调节氧浓度。

使用PEEP时应严密观察,防止患者出现气压伤。PEEP是在呼气终末时给予气道以一恒定正压使之不能回复到大气压的水平。可以增加肺泡内压和功能残气量改善氧合,防止呼气使肺泡萎陷,增加气体分布和交换,减少肺内分流,从而提高PaO_2。由于PEEP使胸腔内压升高,静脉回流受阻,致心搏减少,血压下降,严重者可引起循环衰竭,另外正压过高,肺泡过度膨胀、破裂有导致气胸的危险。所以在监护过程中,注意PEEP观察有无心率增快、突然胸痛、呼吸困难加重等相关症状,发现异常立即调节PEEP压力并报告医师处理。

帮助患者采取有利于呼吸的体位,如端坐位或高枕卧位。

人工气道的管理有以下几方面。

(1)妥善固定气管插管,观察气道是否通畅,定时对比听诊双肺呼吸音。经口插管者要固定好牙垫,防止阻塞气道。每班检查并记录导管刻度,观察有无脱出或误入一侧主支气管。套管固定松紧适宜,以能放入一指为准。

(2)气囊充气适量。充气过少易产生漏气,充气过多可压迫气管黏膜导致气管食管瘘,可以采用最小漏气技术,用来减少并发症发生。方法:用10 mL注射器将气体缓慢注入,直至在喉及气管部位听不到漏气声,每次向外抽出气体0.25~0.50 mL,至吸气压力到达峰值时出现少量漏气为止,再注入0.25~0.50 mL气体,此时气囊容积为最小封闭容积,气囊压力为最小封闭压力,记录注气量。观察呼吸机上气道峰压是否下降及患者能否发音说话,长期机械通气患者要观察气囊有无破损、漏气现象。

(3)保持气道通畅。严格无菌操作,按需适时吸痰。过多反复抽吸会刺激黏膜,使分泌物增加。先吸气道再吸口、鼻腔,吸痰前给予充分气道湿化、翻身叩背、吸纯氧3分钟,吸痰管最大外径不超过气管导管内径的1/2,迅速插吸痰管至气管插管,感到阻力后撤回吸痰管1~2 cm,打开负压边后退边旋转吸痰管,吸痰时间不应超过15秒。吸痰后密切观察痰液的颜色、性状、量及患者心率、心律、血压和血氧饱和度的变化,一旦出现心律失常和呼吸窘迫,立即停止吸痰,给予吸氧。

(4)用加温湿化器对吸入气体进行湿化,根据病情需要加入盐酸氨溴索、异丙托溴铵等,每天3次雾化吸入。湿化满意标准为痰液稀薄、无泡沫、不附壁能顺利吸出。

(5)呼吸机使用过程中注意电源插头要牢固,不要与其他仪器共用一个插座;机器外部要保持清洁,上端不可放置液体;开机使用期间定时倒掉管道及集水瓶内的积水,集水瓶安装要牢固;定时检查管道是否漏气、有无打折、压缩机工作是否正常。

4.维持有效循环,维持出入液量轻度负平衡

循环支持治疗的目的是恢复和提供充分的全身灌注,保证组织的灌流和氧供,促进受损组织的恢复。在能保持酸碱平衡和肾功能前提下达到最低水平的血管内容量。①护士应迅速帮助完成该治疗目标。选择大血管,建立2个以上的静脉通道,正确补液,改善循环血容量不足。②严

格记录出入量、每小时尿量。出入量管理的目标是在保证血容量、血压稳定前提下,24 小时出量大于入量 1 000 mL,利于肺内水肿液的消退。充分补充血容量后,护士遵医嘱给予利尿剂,消除肺水肿。观察患者对治疗的反应。

5.俯卧位通气护理

由仰卧位改变为俯卧位,可使 75% ARDS 患者的氧合改善。可能与血流重新分布,改善背侧肺泡的通气,使部分萎陷肺泡再膨胀达到"开放肺"的效果有关。随着通气/血流比例的改善进而改善了氧合。但存在血流动力学不稳定、颅内压增高、脊柱外伤、急性出血、骨科手术、近期腹部手术、妊娠等为禁忌实施俯卧位。①患者发病 24～36 小时后取俯卧位,翻身前给予纯氧吸入 3 分钟。预留足够的管路长度,注意防止气管插管过度牵拉致脱出。②为减少特殊体位给患者带来的不适,用软枕垫高头部 15°～30°,嘱患者双手放在枕上,并在髋、膝、踝部放软枕,每 1～2 小时更换 1 次软枕的位置,每 4 小时更换 1 次体位,同时考虑患者的耐受程度。③注意血压变化,因俯卧位时支撑物放置不当,可使腹压增加,下腔静脉回流受阻而引起低血压,必要时在翻身前提高吸氧浓度。④注意安全、防坠床。

6.预防感染的护理

(1)注意严格无菌操作,每天更换气管插管切口敷料,保持局部清洁干燥,预防或消除继发感染。

(2)加强口腔及皮肤护理,以防护理不当而加重呼吸道感染及发生压疮。

(3)密切观察体温变化,注意呼吸道分泌物的情况。

7.心理护理,减轻恐惧,增加心理舒适度

(1)评估患者的焦虑程度,指导患者学会自我调整心理状态,调控不良情绪。主动向患者介绍环境,解释治疗原则,解释机械通气、监测及呼吸机的报警系统,尽量消除患者的紧张感。

(2)耐心向患者解释病情,对患者提出的问题要给予明确、有效和积极的信息,消除心理紧张和顾虑。

(3)护理患者时保持冷静和耐心,表现出自信和镇静。

(4)如果患者由于呼吸困难或人工通气不能讲话,可提供纸笔或以手势与患者交流。

(5)加强巡视,了解患者的需要,帮助患者解决问题。

(6)帮助并指导患者及家属应用松弛疗法、按摩等。

8.营养护理

ARDS 患者处于高代谢状态,应及时补充热量和高蛋白、高脂肪营养物质。能量的摄取既应满足代谢的需要,又应避免糖类的摄取过多,蛋白摄取量一般为每天 1.2～1.5 g/kg。

尽早采用肠内营养,协助患者取半卧位,充盈气囊,证实胃管在胃内后,用加温器和输液泵匀速泵入营养液。若有肠鸣音消失或胃潴留,暂停鼻饲,给予胃肠减压。一般留置 5～7 天后拔除,更换到对侧鼻孔,以减少鼻窦炎的发生。

(三)健康指导

在疾病的不同阶段,根据患者的文化程度做好有关知识的宣传和教育,让患者了解病情的变化过程。

(1)提供舒适安静的环境以利于患者休息,指导患者正确卧位休息,讲解由仰卧位改变为俯卧位的意义,尽可能减少特殊体位给患者带来的不适。

(2)向患者解释咳嗽、咳痰的重要性,指导患者掌握有效咳嗽的方法,鼓励并协助患者咳嗽,排痰。

(3)指导患者自己观察病情变化,如有不适及时通知医护人员。

（4）嘱患者严格按医嘱用药,按时服药,不要随意增减药物剂量及种类。服药过程中,需密切观察患者用药后反应,以指导用药剂量。

（5）出院指导,指导患者出院后仍以休息为主,活动量要循序渐进,注意劳逸结合。此外,患者病后生活方式的改变需要家人的积极配合和支持,应指导患者家属给患者创造一个良好的身心休养环境。出院后 1 个月内来院复查 1～2 次,出现情况随时来院复查。

（岳文萍）

重症康复护理

第一节 重症相关营养问题的康复护理

一、概述

(一)医学营养治疗

医学营养治疗包括口服营养补充剂、肠内营养和肠外营养。传统上将后两者称为"人工营养",但这一术语被医学营养疗法所取代。

(二)实际体重

实际体重指住院期间测得的体重,或者住院之前记录的体重。

(三)理想体重

理想体重指根据身高估算的体重。计算方法:BMI=体重(kg)÷身高的平方(m²);或按照体重(kg)=2.2×BMI+3.5×BMI×(身高−1.5 m)。

(四)校正后体重

校正后体重适用于肥胖人,计算公式:校正后体重=理想体重+1/3 实际体重。

(五)低潮期

低潮期指超急性早期阶段,血流动力学不稳。

(六)高潮期

随后的代谢紊乱和分解代谢的延长或者缩短,之后的合成代谢增加。

急性期和急性后期是 Flow 时期的组成,急性期包括代谢紊乱、分解代谢急增的早期阶段和肌肉消耗、持续代谢紊乱的后期阶段。急性后期旨在改善和修复持续性炎症/分解代谢状态。

二、临床分型

营养障碍/营养相关问题分成五种形式:①营养不足/营养缺乏,消瘦(相对身高体重不足)、发育迟缓(相对年龄身高不足)和体重不足(相对年龄体重不足)。②肌少症,以骨骼肌质量、容积、力量、耐受力、活动范围以及功能降低为主要特征的综合症候群。③体重过重/肥胖,体重是反映和衡量一个人健康的重要指标,是身体所有器官重量的总和,直接反映身体长期的热量平衡状态,可采用 BMI 进行测量。按照成人的体重分级与标准分级:BMI＜18.5 为体重过轻,

18.5≤BMI＜24.0为体重属于正常范围,24.0≤BMI＜27.9为体重超重,27.9≤BMI＜30.0为轻度肥胖,30≤BMI＜35为中度肥胖,BMI≥35为重度肥胖。④微量元素异常,包括微量营养素缺乏(缺乏重要的维生素和矿物质)或微量营养素过剩。⑤再喂养综合征,是机体经过长期饥饿或营养不良,重新摄入营养物质后发生的以低磷血症为特征,电解质代谢紊乱及由此产生的一系列症状,通常在营养治疗后3～4天内发生。

三、病因病理

重症康复患者多涉及神经损伤,神经重症患者多处于昏迷状态,无法主动进食,机体丧失营养较多,常伴有脱水、高钠、血浆渗透压升高,继而引发神经细胞内营养缺失,导致病情不断加重,特别是重型颅脑损伤患者处于高分解、高代谢状态,能量需求增加,蛋白质更新加快。研究显示,重型颅脑损伤者48小时内开始肠内营养与患者生存率、GCS评分改善及预后呈正相关。神经重症患者的营养不足可使并发症增加,呼吸机撤机困难、病情恶化、ICU住院时间延长及病死率增加。因此,营养管理尤为重要。

重症病房中影响营养不良/营养障碍的危险因素:①疾病导致的与炎症有关的营养不良/营养障碍,包括急性期/损伤导致的营养不良/营养障碍,慢性期伴有炎症的营养不良/营养障碍。②疾病导致,与炎症无关的营养不良/营养障碍。③吞咽障碍。

影响重症康复营养因素:①意识严重障碍,不能进食;②伤后应激反应,导致机体消耗增加,肌肉组织分解明显增加,负氮平衡等高代谢反应,相当于20%～40%的重度烧伤患者的反应强度;③与此同时,出现如高血糖、急性胃肠道功能障碍(如胃动力减弱、急性胃黏膜病变等)等代谢紊乱。

重症康复患者早期的营养支持途径主要受制于以下因素:①患者昏迷、神志不清。临床医护人员担心的不仅是患者不能自己进食的问题,更重要的是患者自我保护气道的能力差。②脑损伤后贲门括约肌松弛,胃肠动力(蠕动)减弱,此时喂养会引起胃潴留,极易导致胃内容物反流,甚至误吸至气道。

四、临床诊断与评定

(一)针对患者营养状态与风险的评定

1.年龄

不同年龄的代谢率、瘦体重、营养基础以及营养需求均有所不同,高龄患者营养不足的耐受性更差,更容易发生营养不良,更应得到关注。

2.营养病史

营养病史包括近期(1～4周)进食以及排便情况;是否患肿瘤或消化系统疾病;是否存在营养、代谢相关的慢性疾病等。

3.疾病严重程度

疾病严重程度决定营养的需要与时机,病情严重者更能够从早期营养支持,特别是早期肠内营养支持中获益。

4.特定的并存异常

特定的并存异常如高血糖、慢性阻塞性肺病(COPD)、心肝肾功能不全、是否接受肾脏替代治疗等,因为这些疾病往往影响着患者的营养状态。研究显示,对存在营养风险的胃、结直肠、肝胆胰肿瘤患者,给予营养支持可改善临床结局。

5.体重及其变化

了解患者的体重和理想体重,需要计算 BMI,这不仅是判断营养状态所需,也是制订营养处方时的核心参数。

(二)营养风险评定

1.单一评定指标

(1)人体体表组织或结构指标:如测量患者的身高和体重,以计算 BMI,或测量肱三头肌、肩胛下皮褶厚度。BMI 易受到患者性别、年龄、疾病严重情况等因素影响,该指标并不能准确反映出机体组织构成与功能损失的关系,并且难以反映机体近期及预测未来的营养状况变化。

(2)生化系列指标:①血浆蛋白,起着营养储备功能,反映体内蛋白的营养状况,包括清蛋白、前清蛋白、转铁蛋白如血浆蛋白等;②淋巴细胞,可以参与机体体液免疫和细胞免疫;③氮平衡,计算机体摄入和排出的氮量,评价体内蛋白质的合成与分解是否处于平衡状态。氮平衡为氮的摄入量等于排出量,表明体内蛋白质的合成与分解处于动态平衡;正氮平衡为氮的摄入量大于排出量,表明体内蛋白质合成大于分解。负氮平衡为氮的摄入量小于排出量,表明体内蛋白质的分解大于合成。

(3)膳食调查:调查期间患者每天摄入食物的品种、数量,然后分析饮食制度和餐次是否合理。膳食调查时间不少于 4 天。适用各种患者,缺点是内容复杂,不易掌握。

2.复合性营养状况评定

(1)预后营养指数(PNI):由 Buzby 等人提出,用于评定手术危险性,以及预测术后并发症的发生率及病死率高低,若 PNI 值>40%,该工具预测患者发生脓毒血症的敏感可达 89%。但PNI 指标评定过程较为繁琐,临床较少应用。

(2)主观整体评定表(SGA):由 Detsky 等人提出,用于预测腹部大手术患者术后并发症发生率的高低,其敏感性达到 90%。不足之处在于所纳入指标未考虑到患者年龄因素及血清清蛋白水平。另外,评定全程更偏向于主观判断。根据患者最近的体重变化、食欲情况、胃肠道症状、功能异常、皮下组织和肌肉体积进行七分制评分,确认评分等级和患者的营养状况。

患者主观整体评定表(PG-SGA):由患者自我评定部分及医务人员评定部分两部分组成。①适用对象:恶性肿瘤患者。②评定内容:体重、摄食情况、症状、活动和身体功能、疾病与营养需求的关系、代谢方面的需要、体格检查 7 个方面,前 4 个方面由患者自己评定,后 3 个方面由医务人员评定,总体评定包括定性评定及定量评定两种。临床研究提示,PG-SGA 是一种有效的肿瘤患者特异性营养状况评定工具。PG-SGA 共分为 5 部分,包括体重丢失评分、疾病状态评分、代谢应激评分、体格检查部分评分、PG-SGA 总体评定分级。各项评分标准见表 10-1～表 10-5。

表 10-1　体重丢失评分

1个月体重丢失情况	评分	6个月体重丢失情况
10%	4	20%
5.0%～9.9%	3	10.0%～19.9%
3.0%～4.9%	2	6.0%～9.9%
2.0%～2.9%	1	2.0%～5.9%

续表

1个月体重丢失情况	评分	6个月体重丢失情况
0~1.9%	0	0~1.9%
评分(急性+亚急性)		

注:体重丢失包括急性和亚急性两种情况,亚急性是指过去1个月体重丢失情况,只有在不能获得1个月体重丢失的情况下需要获取过去6个月体重丢失的情况。急性是指过去2周的体重丢失,在亚急性的基础上增加1分。如过去2周体重不变或增加不计分。

表 10-2 疾病状态评分

分类	计分	分类	计分
癌症	1	存在创伤	1
AIDS	1	年龄在65岁以上	1
肺源性或心源性恶病质	1		
出现压疮、开放伤口或瘘	1		

表 10-3 代谢应激评分

应激因素	没有(0分)	轻度(1分)	中度(2分)	高度(3分)
发热(℃)	没有发热	37.2<T<38.3	38.3≤T<38.9	T≥38.9
发热持续时间	没有发热	<72小时	72小时	>72小时
激素	没有使用激素	低剂量<10 mg泼尼松/d	≥10 mg,<30 mg泼尼松/d	≥30 mg泼尼松/d
总分				

注:代谢应激评分是评定各种已知的可增加蛋白质和热量需要的因素。如一患者体温>38.9 ℃(3分),长期使用泼尼松10 mg/d(2分),这部分的评分为5分。

表 10-4 体格检查部分评分

	没有异常	轻度异常	中度异常	严重异常
脂肪储存				
颊部脂肪垫	0	1+	2+	3+
三头肌皮褶厚度	0	1+	2+	3+
下肋脂肪厚度	0	1+	2+	3+
总体脂肪缺乏程度				
肌肉情况				
颞部(颞肌)	0	1+	2+	3+
锁骨部位(胸部三角肌)	0	1+	2+	3+
肩部(三角肌)	0	1+	2+	3+
骨间肌肉	0	1+	2+	3+
肩胛部(背阔肌、斜方肌、三角肌)	0	1+	2+	3+
大腿(四头肌)	0	1+	2+	3+
总体肌肉评分				

续表

	没有异常	轻度异常	中度异常	严重异常
水分情况				
踝水肿	0	1+	2+	3+
胫骨水肿	0	1+	2+	3+
腹水	0	1+	2+	3+
总体水平分				

表 10-5　PG-SGA 总体评定分级

分级	类别	体重	营养摄入影响营养的症状	功能	体格检查
A 级	营养良好	没有体重丢失或水潴留	没有障碍或近期明显改善没有或近期明显改善	没有障碍或近期明显改善	没有损害或有慢性损害近期明显改善
B 级	轻度营养不良或可疑营养不良	1 个月体重丢失 5% (或 6 个月丢失 10%)体重不稳定,不增加(如持续丢失)	摄入减少,有影响营养的症状存在	轻度功能障碍或近期功能恶化	有轻度到中度脂肪和/或肌肉组织丢失和/或肌肉张力下降
C 级	严重营养不良	a:1 个月体重丢失 >5%(或 6 个月丢失>10%)b:体重不稳定,不增加(如持续丢失)	摄入严重减少,有影响营养的症状	严重功能障碍或近期功能明显恶化	有明显的营养不良症状(肌体组织严重丢失,可能有水肿)

营养分类建议如下。①0~1 分:目前不需营养支持,在未来治疗中常规再评定。②2~3 分:营养师、护士或其他医护人员依据症状调查与实验室检查,对患者及家属进行药物治疗指导。③4~8 分:需要营养师进行营养支持,根据症状调查表与护士或医师联系。④≥9 分:急切地需要改善不适应症和/或营养支持治疗。

(3)微型营养评定简表(MNA-SF):主要适用于老年人,既是筛选工具又是评定工具,不需要进一步的侵袭性检查,且与传统的人体营养评定方法有良好的线性相关性。不足在于有些项目的调查方法需要调查者经过训练才能获得。Rubenstein 等对 MNA 进行精简形成 MNA-SF,包括患者的 BMI 值、近期体重下降程度、急性疾病史、患者卧床情况、目前是否存在痴呆或抑郁状态及患者食欲 6 项评定指标。

(4)营养不良通用筛查工具(MUST):英国研究小组提出,MUST 有很好的一致性,灵敏度为 73.4%,特异度为 65.6%。且 MUST 调查需时短,所以应用 MUST 对住院患者进行营养状况评定简单、迅速而易行。

（5）营养风险评定表：欧洲营养不良风险调查方法（NRS）（表 10-6）是欧洲肠内肠外营养学会（ESPEN）推出的住院患者营养评定指南。评分内容包括疾病状态、营养状态和年龄。优点是完全适用率高，且操作简单，费时少。不足之处在于：对神志不清、无法站立、因严重胸水或腹水而导致 BMI 准确值无法获得的患者，此工具适用性不佳。

表 10-6　住院患者营养风险筛查表

项目	是	否	评分	评分标准
BMI				＜18.5（3 分） 若严重胸腔积液、腹水、水肿得不到准确 BMI 值时，用清蛋白替代（按 ESPEN 2006），即＜30 g/L（3 分）
在最近 3 个月内是否有体重减轻				体重下降＞5％是在： 3 个月内（1 分） 2 个月内（2 分） 1 个月内（1 分）
在最近一周内有膳食摄入减少				较从前减少：25％～50％（1 分） 50％～75％（2 分） 75％～100％（3 分）

注：小结得分取表中 1 个最高平均值，或以上项目均不符合评分标准者，小结得分为 0 分。

NRS 列出了有文献支持的疾病诊断		否	是	评分
营养需要量轻度增加	髋骨骨折、慢性疾病在急性并发症、肝硬化、COPD、血液透析、糖尿病			1
营养需要量中度增加	腹部大手术、脑卒中、严重肺炎、血液恶性疾病			2
营养需要量重度增加	颅脑损伤、骨髓移植、ICU 住院患者（APACHE＞10 分）			3

注：（1）对于符合上述列出项目的明确诊断者，则无需评价下表。
　　（2）对于不符合上述列出项目的明确诊断者，请参考下表标准，依照调查者的理解进行分析。

疾病程度严重	否	是	评分
轻度：慢性疾病患者因出现并发症而住院治疗。患者虚弱但不需卧床。蛋白质需要量略有增加，但可以通过口服和补充来弥补			1
中度：患者需要卧床，如大手术后，蛋白质需要量相应增加，但大多数人仍可以通过人工营养得到恢复			2
重度：患者在加强病房中靠机械通气支持，蛋白质需要量增加而且不能被肠外或肠内营养支持所弥补，但是通过肠外或肠内营养支持可使蛋白质分解和氮丢失明显减少			3

注：小结得分取表中相应的评分值；若以上项目均不符合疾病营养需要量程度者，小结得分为 0 分。

年龄评分	
评分标准:年龄<70岁(0分);年龄>70岁(1分)	
营养风险总评分:　　　分(营养状态受损评分+疾病严重程度评分+年龄评分)	

结果判断:

(1)营养风险总评分≥3分:患者处于营养风险,制订一般性营养支持计划。

(2)营养风险总评分<3分:每2周复查营养风险筛查。

五、康复评定

(一)测量法

测量法中主要依据对人体脂肪堆积的部位进行测量来评定患者的营养状况。

1.上臂围

上臂围是指上臂中点的围长,是反映热能摄取情况的良好指标。测量时患者取站立位或坐位,呈放松状态,充分暴露左侧上肢,手臂自然下垂。测量者一般站于患者侧后方,使用软尺下缘平齐患者左臂后肩峰到尺骨鹰嘴连线中点,对该位置进行围度测量。上臂围标准值为男性27.5 cm,女性25.8 cm。测量结果达到标准值的80%~90%为轻度营养不良、60%~80%为中度营养不良、小于60%为重度营养不良。

2.三头肌皮褶厚度

测量三头肌皮褶厚度时,患者站立位或坐位,测试者站于患者侧后方,先找到肩峰到尺骨鹰嘴连线中点,在该点上方2 cm处将患者皮肤及皮下组织提起,使用皮褶计测量其厚度。参考值为男性12.5 cm,女性16.5 cm。测量结果达到参考值的90%为正常、80%~90%为轻度营养不良、60%~80%为中度营养不良、小于60%为重度营养不良。

3.上臂肌围

上臂肌围是体内蛋白质储存水平的间接指标。

$$上臂肌围=上臂围-3.14×三头肌皮褶厚度$$

参考值为男性25.3 cm,女性23.2 cm。达到参考值的90%为正常、80%~90%为轻度营养不良、60%~80%为中度营养不良、小于60%为重度营养不良。

4.握力测定

握力与临床结果的关联性在一定程度上支持了握力具有一定的临床价值。通过测量握力判断的肌无力,常常单独或与其他指标结合,用于描述营养状态或身体构成(例如肌肉质量)。按性别和BMI分层的握力已经和自然的减重以及其他变量一起被用来定义虚弱。握力不仅体现人体的整体力量,预测机体营养状况、肌肉质量、身体功能和健康状况,还可预测疾病死亡率、住院时间长短和身体功能等情况。因此握力应当被视为日常体检常用的一个重要指标。

(二)问卷法

临床工作中常用的问卷法包括住院患者营养风险筛查表(NRS)和患者提供的主观整体营养状况评量表(PG-SGA)。NRS主要由医务工作者进行填写,而PG-SGA由患者填写。

(三)重症患者能量消耗的测定

通过测量重症患者静息状态下的耗氧量推算能量消耗(energy expenditure,EE),机械通气的危重症患者使用间接热量测定法确定 EE。

重症康复患者病情具有复杂、多变等的特点,其机体物质代谢常处于紊乱失衡的状态。由于影响重症康复患者能量消耗的因素比较复杂,患者昏迷程度、肌张力和肢体活动情况、各种穿刺操作、机械通气及镇静剂的使用,以及癫痫、感染等并发症的发生都可对能量代谢产生影响,临床上常采用 Harris-Benedict(HB)公式值乘以应激系数来计算患者的能量需求。根据公式计算的能量需求是相对固定的数值,而依据应激系数来反映各种复杂影响因素就十分困难。研究显示,HB 公式法不能精确到个体,容易造成大量的营养不足和营养过度,因此有学者质疑 HB 公式法指导营养支持的科学性。临床上,患者常因营养摄入不当导致营养状态、免疫状态、内环境等发生变化,进而导致蛋白质-热量营养不良等多种代谢相关疾病。此外,过高的营养摄入并不能促进机体蛋白质的合成,相反,过量摄入营养物质可加重患者代谢紊乱情况。因此,维持机体能量平衡,避免过度喂养或营养不足导致的并发症是至关重要的。男性计算公式为 $66.5+13.8\,\mathrm{W}+5\,\mathrm{H}-6.8\,\mathrm{A}$;女性计算公式为 $65.5+9.6\,\mathrm{W}+1.9\,\mathrm{H}-4.7\,\mathrm{A}$(BEE 单位为 kcal/d;W 为体质量,单位为 kg;H 为身高,单位为 cm;A 为患者年龄,单位为岁;1 cal=4.186 8 J)。

如果间接热量测定不可行,从呼吸机中得到 VCO_2 计算静息能量消耗(rest energy expenditure,REE,REE=$VCO_2\times8.19$)比方程准确,也可以从肺动脉导管得到 VO_2 计算。

如果不能使用热量测定法,肺动脉导管的 VO_2(氧气消耗)和呼吸机的 VCO_2(二氧化碳产生)估算 EE;在间接热量测定和 VCO_2 或 VO_2 测定都没有的情况下,采用简单的体重权重方程如 $20\sim25$ kcal/(kg·d)(1 kcal=4.186 8 kJ)。

(四)吞咽评定

重症康复患者吞咽障碍典型病理生理过程:吞咽困难、胃食管反流和误吸。吞咽困难是指食物等从口腔到胃的过程中发生的功能障碍。发生于气管插管拔管后的吞咽困难被称为拔管后吞咽困难(post-extubation dysphagia,PED)。胃食管反流是指胃内容物逆行至咽喉水平。误吸是指固体食物、液体或药片通过会厌进入气管。吞咽困难和胃食管反流均可引起误吸。感觉通路完整的患者发生吞咽障碍的症状和体征包括吞咽时疼痛、咳嗽、咽喉梗阻感、进食后声音嘶哑、反流感或者自气道内吸出食物或胃内容物。但并非所有吞咽障碍患者都有明显的症状和体征。Garon 等报道,在 ICU,超过 50% 的有误吸记录的患者表现为无症状的吞咽障碍,同时,在 ICU 诊断为吞咽障碍的患者中,只有约 1/3 的患者有明显症状。

进食及吞咽动作需要:①完整的皮层功能;②口服摄入;③舌推进与咽部挤压和喉部抬高;④喉部闭合和环咽肌松弛;⑤适当的食管功能。在这五个组成部分中,口咽功能是吸气保护的关键。吞咽障碍有许多可能合并症,可延长患者的住院时间,增加死亡风险。重症患者吞咽障碍发生率极高,早期评定、诊断及治疗可提高患者吞咽功能、改善营养状态、降低死亡率。

临床吞咽评定(CSE)称为非仪器评定或床旁检查。CSE 为所有确诊或疑似吞咽障碍患者治疗的必要组成部分。CSE 包括全面病史、口腔运动功能评定(或脑神经评定)和进食评定三部分。对于已确诊吞咽障碍的患者,CSE 有助于改进和更新吞咽障碍治疗计划,避免和减少潜在的病情恶化。对于疑似吞咽障碍的患者,CSE 有助于进一步确认是否存在吞咽障碍以及制订最适合的治疗措施,如进一步仪器评定、咨询其他医疗专家或者量身定做治疗方案等。CSE 是吞咽障碍诊断与治疗的基础,是评定患者吞咽障碍的核心部分。CSE 可通过主观评定、床旁沟通评定、脑神经评定及床旁进食评定等完成。

六、康复治疗

重症康复患者常常有多系统多器官的病变,病情危重且错综复杂,需要多科室通力合作。为了能针对患者疾病和身体状况制订最合理的诊疗方案、最优化的治疗流程,以解决临床疑难病例的诊疗问题,特制定本协作和支持机制。

(一)体位管理

鼻饲时床头均应抬高 30°～45°,取左侧卧位,保持 30～60 cm。可以有效降低胃内容物从胃向食管反流的概率,还能使口咽部的分泌物向咽部聚集,刺激患者吞咽,从而降低口咽部发生感染的概率。

合并吞咽功能障碍的患者,口腔内分泌物极易发生积聚,一旦变换体位,容易导致食物反流、误吸、呛咳等症状。因此,鼻饲后持续抬高床头,并保持 30～60 分钟。

鼻饲后 30 分钟尽量不进行拍背、翻身、吸痰等刺激性护理操作。保持呼吸道通畅,减少咽喉部刺激,以免胃内压升高引起食物反流。

观察患者面色及有无呕吐、腹泻等情况。一旦发生误吸、呛咳、呼吸困难等症状,立即取右侧卧位,头部放低,吸出气道内的反流液,并回抽胃内容物,防止进一步反流。

(二)体重的管理

对于体重下降,尤其是瘦体重(骨骼肌)减少为主要表现的 ICU 患者及出院的患者,及时补充蛋白质和能量是改善临床结局的重要措施。

(三)吞咽管理

促进吞咽功能恢复,通过改善生理功能来提高吞咽的安全性和有效性,如提高肌肉收缩力、速率和协调能力,以达到安全有效的吞咽。专家推荐使用的训练与治疗手段包括口腔感觉训练、口腔运动训练、气道保护方法、低频电刺激、表面肌电生物反馈训练、球囊扩张术、针刺治疗、通气吞咽说话瓣膜的应用等。

采用代偿法,用一定的方式代偿口咽功能,改善食团摄入,而并不会改变潜在的吞咽生理的治疗技术。专家们认为下列代偿技术应优先推荐:食物调整,液体稠度、食物质地、一口量的调整,吞咽姿势的调整、饮食工具的调整以及环境改造等方式,另外对经康复治疗或代偿无效的严重的吞咽障碍以及误吸,可采取外科手术矫治。

(四)认知训练

重型颅脑损伤是临床常见疾病之一,受伤后机体处于高代谢状态,会耗费大量的能量和蛋白质。然而,ICU 重型颅脑损伤患者存在不同程度的意识障碍,会影响其正常进食,诱发营养不良。

(五)运动训练

肌肉是人体内最大的蛋白池,重症患者显著地分解代谢增加和肌肉的丢失同 ICU 的获得性虚弱相关。高蛋白摄入和运动可以改善老年人和重症患者的合成代谢的抵抗。有研究显示,运动可以降低 ICU 患者的死亡率,增加活动能力,不过也有不同的意见,运动和高蛋白摄入似乎是一个很有前景的方案。

长期的机械通气是慢重症患者的特征,在机械通气期间,由于身体消耗大,加之长期绝对卧床,容易导致肌肉萎缩和呼吸肌肌力下降,而长期的机械通气常会引发大量并发症,如呼吸机相关性肺炎,肌肉萎缩导致的自理能力下降,情绪变化如抑郁或焦虑等症状。研究认为,强化的运动训练可促进重症患者的身体康复,减少焦虑和抑郁的发生。研究结果显示,经过严格的运动训练程序,59％的危重症患者出院时可恢复至独立生活状态,而对照组仅有 35％能达到这种状态,且治疗组患者有更高的生活质量评分,更好的独立生活能力,以及更显著的独立活动能力。多项研究表明,运动训练可恢复慢重症患者的身体功能。运动训练可显著改善危重患者的呼吸机制和功能,提高肌肉组织的氧供,进而降低危重患者对呼吸机的依赖,缩短撤机时间,促进患者康复。

七、康复护理

(一)管路的护理

周围静脉营养时套管针的护理:方法之一是每天患者静脉注射完之后就拔出套管针,到第二天静脉注射时选择另一侧手臂插管注输;另一种更为常用的方法是,只要不出现静脉炎,就不拔出套管针,第二天接着注射,如果出现静脉炎则选择第一种注射方法。

深静脉导管的护理:中心静脉导管出口处须覆盖无菌纱布或防水薄膜。每 48 小时或纱布潮湿、变脏就需要更换,薄膜可每周更换 2 次。每次输液后要用生理盐水冲洗导管,长时间不输液时,应在冲管后用肝素冒封管。用于输营养液的管道只输营养液,不能用于抽血,如果必须从此处抽血,需注意无菌操作。

(二)口腔护理

鼻饲时由于营养液不从口腔进入,患者唾液分泌减少,口腔黏膜和舌头干燥,口腔内细菌容易滋生,因此需注意口腔护理。每天用清水漱口或者用生理盐水棉球清洁口腔,以保持口腔湿润,避免口腔炎和感染的发生。

每天 2 次口腔护理。既不要使用蓝色的食用色素也不要使用其他着色制剂作为肠内营养反流误吸的标记。根据专家共识,我们建议在重症康复症患者中也不能使用葡萄糖氧化酶条作为反流误吸的替代标志。

(三)营养液的配置和管理

营养液应在层流环境、按无菌操作技术配置;保证配置的营养液在 24 小时内输完。

(四)康复健康指导

ICU 患者教育有别于一般健康指导,教育对象是特殊的群体(病情重、年龄、知识层次各异等)。故教学方法应符合 ICU 住院患者的需要、期望,在整个教育过程中穿插多种方式进行,以便提高效果。包括以下方式:①口头讲解,是最基本也是最主要的教育方式,针对患者的病情,讲解疾病过程症状处理、用药、危险因素处理、使用各种监测仪器的目的、注意事项、术前术后的指导、恢复期的锻炼。②提问回答,重视教育信息沟通的双向性。加深对讲解内容的认识及理解,从中可评价出患者接受教育后的掌握程度、效果。对于不能进行语言交流的患者,如气管插管、接受呼吸机辅助治疗等,神志清楚,通过患者的表情、手势、体动、口型可判断他们所要表达的意图,手可以活动的,在纸或手上写简单的文字也可以交流。③示教模仿,如体位的摆放、翻身、咳嗽、排痰、早期床上功能训练等。治疗师加以纠正和指导,直至掌握为止。④文字图册阅读,对于有一定文化程度的患者或家属,采取健康指导小册子、宣传卡片、图文相册等书面形式,将教育内容交给他们自己阅读,使其正确理解标准教育的内容,此方式教育内容全面,又可节省时间,是健康指导的一种好方式。

八、预防及预后

(一)肠内营养并发症的预防

1.胃肠道并发症的预防

重症康复患者肠内营养过程中,并发症发生率较高。尤其是便秘、胃潴留、腹泻、应激性消化道出血等,主要与患者原发病有关,尤其是神经康复的患者,脑损伤后可累及到延髓、迷走神经、下丘脑以及后循环等,直接造成胃肠调控中枢障碍、应激性损伤等并发症。

(1)腹泻:神经重症患者一旦出现腹泻,不仅会导致吸收障碍,同时会引起失禁性皮炎。为了预防腹泻,需要从患者的相关并发症、抗生素使用、营养制剂的渗透压以及减少污染等多个环节进行治疗。需注意肠内营养过程中的无菌操作,营养制剂现配现用,缩短禁食时限,使用含膳食纤维营养制剂以及益生菌,改善喂养过程的护理细节等多个环节。重症康复患者可以采用室温下恒温给予营养液,不仅减少腹泻发生,同时可避免加温器带来的危险。为此,尽早查找腹泻原因,不要轻易停止或推迟给予肠内营养是重症康复患者有效达到营养目标值的关键。

(2)应激性消化道出血:根据出血量的多少给予不同方案肠内营养支持。对于有活动性大出血者,肠内营养需要延迟,一旦出血指征消失,需要立即持续给予。

(3)腹胀:给予肛管排气、胃肠减压等措施,但出现格拉斯哥昏迷评分(GCS)<8分,机械通气与腹胀明显时需监测腹内压。由于腹内压增高导致病情变化,则需延迟或暂停给予肠内营养。

(4)喂养不耐受:肠内营养期间存在着胃食管反流、胃排空延迟、排便延迟等现象。肠内营养期间,需观察胃残留量,注意肠内营养的输注速度和温度,以静脉应用的红霉素作为一线促动力药,也可以应用甲氧氯普胺或者红霉素和甲氧氯普胺联合使用作为胃促药。酌情使用针灸、理疗、运动方法。

2.机械性并发症的预防

机械性并发症的预防包括因导管过粗、材料较硬等造成的咽部刺激和黏膜损伤、营养管堵塞以及导管异位。在导管选择上应注意其管径不宜太粗,直径0.3~0.5 cm一般可以满足需要,片剂药物应尽量研碎,并充分溶解后注入,注入后用水冲洗导管以确保无堵塞,对于溶解后成糊状或胶冻样的药品避免使用。

3.呼吸道并发症的预防

误吸与肺部感染,多发生于昏迷、导管位置及胃排空不良时,尤其是在接受了食管、胃手术使解剖结构发生改变后。在进行肠内营养时,床头抬高30°以上,调整导管位置使其尖端通过幽门,最好达到十二指肠悬韧带以下,适当采取空肠置管,并避免采用分次注射或滴注的方式,可以应用经皮胃造瘘。

对于吞咽障碍的患者,需了解患者的病情,综合分析后确定患者是否能够进行进食评定,判断患者是否存在吞咽障碍及吞咽障碍程度,吞咽是否安全,是否存在误吸风险,营养是否足够,水和食物是否都能满足基本需求,影响其吞咽能力的关键因素是哪些,预后如何,给出患者吞咽障碍的大致诊断。确定吞咽障碍程度的关键因素是进食安全性、误吸和/或窒息的危险程度。给予患者合理进食方式、食物性状等建议,可以采用早期吞咽训练及口腔护理。

(二)肠外营养的并发症的预防

1.静脉穿刺置管的并发症和预防

(1)气胸:气胸是常见的静脉穿刺置管并发症。一旦出现气胸症状,患者表现为呼吸困难加重、胸闷、胸痛等,应及时处理。若穿刺回抽出气体,提示可能穿破胸膜腔或肺组织,应立即拔出针头,并密切观察有无气胸的症状和体征,予半卧位、吸氧,监测生命体征,并行胸片检查。若气胸量少,可让其自行吸收;若大量气胸,应穿刺抽气,必要时行胸腔闭式引流。

(2)血管损伤:如果在患者同一部位反复多次穿刺,很容易造成静脉损伤,导致血管局部出血,严重者可形成血肿,该情况下需要及时拔出针管并做局部按压缓解。锁骨下静脉穿刺,当术者误穿动脉时,因动脉血压力较高,多数情况下发生动脉血液倒流,应立即拔除穿刺针,局部压迫。可选择同时压迫穿刺点和锁骨上窝,该法更易止血,且血肿形成较小。

(3)胸导管损伤:胸导管损伤多发生于左侧锁骨下静脉穿刺。临床表现为出现透明的淋巴液体渗出,应立即拔除针管,改成周围静脉,防止损伤恶化。

(4)空气栓塞:静脉注射时,如果有大量空气进入会使患者立即死亡,因此进行锁骨下静脉穿刺治疗时,患者要平卧,屏气,置管完成之后要立即连接输液管道,加强连接的牢固性。如果有空气进入导管,要立即将患者呈左侧卧,防止空气栓塞形成。

(5)导管移位:导管移位的临床表现为输液速度变慢,患者感觉胸部不适、憋闷、呼吸困难等,可以通过 X 线检查确定导管位置,及时做相应措施。导管移位会使患者的局部组织短时间内肿胀,如果发生导管移位的现象,应立即停止液体输注并进行拔管和重置处理。

(6)血栓性浅静脉炎:发生于经外周静脉输注营养液时,局部组织的静脉出现条状红肿、发硬,少数患者会出现发热状况,建议湿热敷,更换管路部位,外涂可经皮吸收的具有抗凝、消炎作用的软膏。

2.代谢性肠外营养并发症的预防

代谢性并发症的致病因素则为补充不足、肠外营养物质本身选用不合理等。

(1)糖代谢紊乱:糖代谢紊乱主要是指血糖升高,又超出正常指标的现象。糖代谢紊乱的临床表现为脱水严重、尿量增大、电解质紊乱,严重者甚至昏迷不醒。检测血糖确认后,立即停止含有大量糖的静脉注射,如葡萄糖溶液等,同时输入低渗或等渗氯化钠溶液,添加胰岛素,逐步降低患者血糖;低糖性休克,即患者四肢冰冷、面色苍白、脉搏跳动加快,测定血糖确定低血糖后,向患者注射葡萄糖溶液。故肠外营养支持时,葡萄糖的输入速度应<5 mg/(kg·min)。

(2)脂肪代谢紊乱:脂肪代谢紊乱的主要临床表现为消化道溃疡发作、高热不退、肌肉酸痛、肝大、脾大、血小板计数减少等。如果出现脂肪代谢紊乱的现象,要立即停止注射脂肪乳剂。通常,250 mL 的 20%脂肪乳剂需输注 4~5 小时。

3.感染性肠外营养并发症的预防

长期深静脉置管和禁食、TPN,易引起导管性和肠源性感染,需及时去除感染源,规范进行抗感染治疗。

(陈晓凯)

第二节　重症相关疼痛问题的康复护理

一、概述

(一)疼痛

疼痛是因躯体受到损伤、炎症刺激,或因情感痛苦而产生的一种不适的躯体感觉及精神体验。疼痛在重症患者中普遍存在,原因包括原发疾病、烧伤、创伤、手术、癌性疼痛,翻身、气管插管、吸痰、伤口护理和导管插入等相关操作以及长时间制动、炎症反应等。除了 ICU 或 HDU 住院期间的急性疼痛外,疾病相关的物理性损伤及某些精神因素还可能导致患者出现慢性 ICU 相关疼痛。

(二)焦虑

焦虑是一种强烈的忧虑、不确定或恐惧状态。55%以上的 ICU 或 HDU 患者可能出现焦虑症状,其特征包括躯体症状(如心慌、出汗)和紧张感。ICU 或 HDU 患者焦虑的原因:①病房环境,包括噪音、灯光刺激、室温过高或过低;②频繁的监测、治疗,被迫更换体位等医源性刺激;③对自己疾病和生命的担忧;④各种疼痛;⑤原发病造成的机体伤害;⑥对诊断和治疗措施的不了解与恐惧;⑦对家人和亲朋的思念等。

(三)躁动

躁动是一种伴有不停动作的极度焦虑状态。70%以上的 ICU 患者发生过躁动。引起焦虑的原因均可以导致躁动。另外,某些药物的不良反应、休克、低氧血症、低血糖、乙醇及其他药物的戒断反应、机械通气不同步等也是引起躁动的常见原因。

二、临床分型

(一)疼痛的一般分类方法

1.按疼痛的传导速度

按疼痛的传导速度分为快痛(Aδ 纤维)和慢痛(C 纤维)。

2.按疼痛的部位

按疼痛的部位分为中枢性疼痛(脑、脊髓)和末梢性疼痛(表浅疼痛、体性疼痛、内脏疼痛、放射痛)。

3.按疼痛的原因

按疼痛的原因主要可分为生物学的、化学的、物理的及心理的四大原因,也可分为癌性及非癌性等两大类。其他如神经病变性疼痛(外伤、炎症、退化、肿瘤、血行障碍等)、心因性疼痛。

4.疼痛的治疗效应

疼痛的治疗效应分为急性疼痛、慢性疼痛、顽固性疼痛。

(二)慢性疼痛分类

2015 年国际疼痛学会(International Association for the Study of Pain,IASP)成立了慢性疼痛分类工作小组,他们共同为出台的 ICD-11 制定了一套新的实用性的慢性疼痛分类。在疼痛分类中,IASP 工作小组决定优先考虑疼痛的病因,然后考虑疼痛潜在的病理生理学机制,最后考虑疼痛产生的部位。基于"多母系"准则,允许将同一慢性疼痛划归到多个种类。新的 ICD 分类方法将慢性疼痛划分为以下 7 大类:①慢性原发性疼痛;②慢性癌性;③慢性术后痛和创伤后疼痛;④神经病理性疼痛;⑤慢性头部和颌面部疼痛;⑥慢性内脏疼痛;⑦慢性骨骼肌疼痛。其中①属于病因不明,②③④属于病因明确,⑤⑥属于按部位分类,⑦属于按系统分类。

(三)基于病理生理学基础进行疼痛分类

基于病理生理学进行疼痛分类方法涵盖了绝大部分临床常见的急慢性疼痛。分为以下 6 类:①神经病理性疼痛;②癌性疼痛;③炎性疼痛;④心因性疼痛;⑤痉挛性疼痛;⑥其他疼痛。

(四)重症康复病房常见的疼痛

1.重型颅脑损伤后疼痛

重型颅脑损伤是神经外科中较为常见的一种危急重症,是由于患者脑部受到暴力的直接或间接作用而引起的颅脑组织损伤病症,需要紧急入院抢救,在接受手术治疗后,意识不清,加上创口疼痛,容易出现不同程度的躁动症状,此时患者可能会伤害到自己,影响到吸氧和输液,颅内压和血压会明显升高,最好能及时给予镇静治疗,否则会影响到疗效。颅脑损伤患者的疼痛、躁动可引起血压增高、心率增快,增加再出血、颅内压增高、导管脱落和误伤等风险。镇痛镇静治疗能有效减轻患者的疼痛及躯体不适感,减少应激和炎性损伤,降低脑代谢,避免进一步脑损伤,达到脑保护的目的。

2.脊髓损伤后疼痛

脊髓损伤(spinal cord injury,SCI)可导致许多并发症,是重症患者中常见的疾病,慢性疼痛为其主要并发症。有研究显示,至少 80% 的 SCI 患者存在慢性疼痛,其中 33% 为重度疼痛。Bryce/Ragnarsson 分类法将脊髓损伤后疼痛分为 3 级:第一级根据损伤平面分为损伤平面疼痛、损伤平面以下疼痛及损伤平面以上疼痛 3 类;第二级是将第一级中每个类型再分为一般伤害感受性疼痛和神经性疼痛两类;第三级是再进一步根据疼痛来源定位进行的详细分类。SCI 后除疼痛本身困扰外,其对患者的身体、心理及日常生活都有严重的影响。然而,SCI 后发生疼痛的机制至今不明,其临床表现极其复杂,不同的疼痛形式常同时出现,而且描述症状的术语的多样化导致目前缺乏一种能普遍接受和应用的分类方法。

三、病因病理

(一)疼痛病因

伤害性刺激主要有刀割、棒击等机械性刺激,电流、高温、强酸、强碱等物理化学因素等。组织细胞发炎或损伤时释放入细胞外液中的钾离子、5-羟色胺、乙酰胆碱、缓激肽、组胺等生物活性物质亦可引起疼痛或痛觉过敏。受损局部前列腺素的存在可极大地加强这些化学物质的致痛作用,因此,抑制前列腺素合成的药物,如阿司匹林具有止痛作用。作为伤害性感受器,全身皮肤和有关组织中分化程度最低的游离神经末梢将各种能量形式的伤害性刺激转换成一定编码形式的神经冲动,沿着慢传导的直径较细的有髓鞘和最细的无髓鞘传入神经纤维,经背根神经节传到脊髓后角或三叉神经脊束核中的有关神经元,再经由对侧的腹外侧索上传至较高级的疼痛中枢——丘脑、其他脑区以及大脑皮质,引起疼痛的感觉和反应。与此同时,快传导的直径较粗的传入神经纤维所传导的触、压等非痛信息可先期到达中枢神经系统的有关脑区,并与细纤维传导的痛信息发生相互作用。

患者的疼痛和不适不仅可由急性和基础性疾病引起,也可由治疗和护理操作引起,如导管、气管内插管、吸引、物理治疗、更换衣物及移动等。ICU 或 HDU 的特殊环境是引起危重患者不适的主要原因,如 ICU 或 HDU 中的噪声、医护人员忙碌的活动和经常性光线明亮的场面等,这些因素外加疾病本身和治疗因素一起,常常导致危重患者睡眠紊乱,甚至由此引发严重的神经症。无意识的患者会经历与侵入性手术、机械通气和 ICU 或 HDU 的身体状况相关的疼痛。

(二)疼痛的病理生理机制

1.机体对疼痛信号的处理过程

无论是生理性疼痛还是病理性疼痛,机体对疼痛信号的处理过程都要经过以下 4 个过程。

（1）转导。机体受到伤害性刺激（如热、冷、机械性刺激或化学刺激）或组织损伤后，外周伤害性感受器将刺激或损伤信号转换为神经电信号（动作电位），这一过程称为痛的转导。不同类型的伤害性刺激只有被伤害性感受器转换并编码为电信号传递到大脑的相关核团才能产生疼痛行为，不同类型的伤害性刺激的电信号转换机制也存在差异，但总的来说，都是不同的伤害性刺激作用于相应的伤害性感受器上的受体形成受体电位，进一步改变膜传导特性和膜上离子泵活性，产生由相应离子通道介导的膜内外的离子交换（包括钠离子、钙离子、钾离子和氯离子），最终导致膜的去极化，产生可扩布的、编码伤害性信息的动作电位。

（2）传递。伤害性刺激转换为神经电信号后，神经电信号沿着痛传递通路（Aδ 和 C 纤维→背根神经节→脊髓背角→脊髓丘脑束→丘脑→皮质及相关脑结构）最终到达与痛的感知和调节等相关的脑结构，这一过程称为痛的传递。携带编码疼痛刺激的生物电（动作电位）沿着 Aδ 类和 C 类传入纤维传入脊髓背角，通过脊髓投射神经元完成疼痛信号的第一级传递，进而经过脊髓丘脑束将疼痛信号传递至丘脑相应神经元，完成疼痛信号的第二级传递。

（3）感知。痛信号在皮质（如第一、第二体感皮质）及相关脑结构（如扣带皮质、岛叶和前额叶皮质）进行整合，产生与意识相关的多维性的痛主观感受和情感体验，该过程称为痛的感知。丘脑分为负责感觉-分辨的外侧核群和负责动机-情感的内侧核群。丘脑外侧核群具有躯体定位投射系统，其轴突投射到躯体感觉区 S1 和 S2 区，主要识别疼痛刺激的定位和特性，该核群神经元放电频率和时程与刺激强度变化呈正相关，能定量反映外界刺激，可将外周刺激的部位、范围、强度和时间等属性进行编码，再传递到皮质；而丘脑髓板内核群其轴突广泛投射到大脑皮质，主要包括与情感有关的扣带皮质，该核群神经元对外周刺激缺乏明确的躯体投射关系，感受野大，反应阈值高，这些神经元可能主要行使痛觉情绪反应功能。

（4）调控。当机体感知疼痛后，机体调动所有的调控机制改变或抑制伤害性刺激的产生和伤害性信号的传递，以避免组织进一步损伤或避免急性疼痛转化为慢性疼痛，这一过程称为痛的调控。痛信号处理的每个过程都有特定的解剖学和生理学基础，任何一个过程发生了超出正常生理性调控范围（包括强度、性质和时程）的反应都会导致病理性疼痛或急性疼痛的慢性化。最经典的疼痛内源性调控理论是闸门控制学说和下行抑制理论。由英国生理学家 Wall 和加拿大心理学家 Melzack 提出的"闸门控制学说"的核心就是脊髓的节段性调制和非伤害性刺激抑制伤害性刺激的上传。疼痛的下行抑制系统主要由中脑导水管周围灰质、延髓头端腹内侧核群（中缝大核及邻近的网状结构）和一部分脑桥背外侧网状结构（蓝斑核、臂旁腹外侧核）等组成，它们的轴突经脊髓背外侧束和腹外侧束下行对脊髓背角痛觉信息传递产生调制作用。

2.神经病理性疼痛

神经病理性疼痛是由躯体感觉神经系统的损伤或疾病所直接引起的疼痛。可能起源于神经传导通路任一位点的损伤，包括从外周伤害感受器末梢到脑内的皮层神经元，根据病变的部位可分为中枢型（由大脑或脊髓的损伤引起）和外周型（由外周神经、神经丛、背根神经节的损伤引起）。其病理生理机制主要包括以下几个方面。

（1）伤害感受器的敏感性增加，伤害性感受器既能被外源性刺激也能被内源性物质激活。神经损伤时常释放多种内源性物质，如炎症调控因子、神经递质以及神经营养因子等。某些脂质代谢产物也在神经病理性疼痛中发挥了重要作用，如溶血磷脂酸。神经损伤还能导致某些伤害感受器上的受体蛋白上调，进一步引起伤害感受器敏感性增加，如瞬时感受器电位离子通道蛋白家族。

（2）传入神经的异常电活动与中枢抑制网络失控，传入神经的异常电活动是指在缺乏外界刺激的情况下，伤害性信号传入通路上发出的异常脉冲，表现为持续性或阵发性疼痛。在神经病理性疼痛状态下，无论外周组织是否发生损伤，感觉神经纤维都表现出持续的异常电活动。研究表明，电压门控的钠离子通道蛋白 mRNA 水平上调可能与此有关。同样，当发生中枢性病变时，二级伤害性感觉神经元也有类似的改变，进而导致中枢型神经病理性疼痛。此外，另一些实验结果也表明，电压门控钠离子通道在慢性疼痛中有重要作用。这些特点使神经元能够感应微小的刺激并持续兴奋，对疼痛的敏感性增加。除了钠离子通道，一些其他的离子通道在神经损伤后也发生了改变，如电压门控钾离子通道、钙离子通道等也与伤害性感觉神经的膜兴奋性改变有关。脊髓背角抑制性中间神经元和脑干下行抑制系统是两种主要的中枢抑制通路。在外周神经损伤后，脊髓中释放抑制性神经递质 γ-氨基丁酸的中间神经元缺失，而减少这种中间神经元的凋亡可以减轻机械痛觉过敏和热痛觉过敏。同时，一些脑干下行系统中的抑制性神经元，也参与了疼痛的调控，这类神经元的损伤或凋亡也会引起中枢失抑制而加重疼痛。

（3）脊髓背角放大伤害性感觉，外周神经损伤后，其附近未受损的神经也会出现痛觉过敏，这种继发性疼痛的产生主要是由于中枢神经系统（central nervous system，CNS）的参与造成的。此时，脊髓及脊髓上水平（如丘脑、脑干、大脑皮质）将疼痛传递反应过度放大，该过程被定义为中枢敏化。中枢敏化可能是原发性损伤导致传入神经异常的结果，而 CNS 本身的损伤并不是必需的。外周传入神经释放大量兴奋性氨基酸和神经肽，进入脊髓背角后，导致二级伤害性感觉神经元的突触后改变，异噁唑丙酸受体的磷酸化增强，或者电压门控钠离子通道的表达增高等。外周神经损伤后引起的脊髓炎症反应是引起中枢敏化的又一个重要原因。小胶质细胞是中枢神经系统特有的免疫细胞，在多种神经病理痛模型中均发现脊髓小胶质细胞活化。活化小胶质细胞可通过释放多种炎性因子，导致并维持神经病理痛。鞘内注射 ATP 活化的小胶质细胞能够降低实验动物机械痛阈及热痛阈，这一结果提示小胶质细胞活化可能是导致神经病理性疼痛的重要原因。尽管在药理学和行为学上有大量的研究，但仍缺乏活化的小胶质细胞能增加脊髓伤害性感觉信号传入的直接证据，需要分子和突触水平的研究来证实。与小胶质细胞活化在疼痛发生早期的触发作用不同，活化的星形胶质细胞对神经病理性疼痛的维持起到重要的作用。

（4）交感神经系统在伤害性感受中的维持作用，在一些截肢、带状疱疹后疼痛、复杂性区域疼痛综合征（complex regional pain syndromes，CRPS）以及创伤后疼痛的病例中，局部皮下注射去甲肾上腺素或者身着控温服装使全身降温可提高生理性交感神经系统活性，并能增加自发性疼痛和痛觉过敏。交感神经参与神经病理性疼痛的机制，有直接和间接两种方式。①直接机制：外周神经损伤后交感神经节后纤维轴突长入背根神经节，且传入神经上肾上腺素受体表达增加，从而对儿茶酚胺类神经递质敏感性增加。②间接机制：交感神经活性加强促进血管舒缩活动，通过改变微循环，破坏养分及氧的供应，使酸中毒的环境成为一个潜在的伤害性刺激。尽管证据还不够充分，但局部交感神经阻滞治疗已在临床上运用于顽固性 CRPS 患者，类似的治疗方法还有药物或手术交感神经切断。

（5）中枢重构，动物实验已经证明，外周的伤害性刺激可导致中枢神经元结构重塑。近年来的脑功能成像技术如功能性磁共振成像、正电子发射计算机断层扫描（positron emission computed tomography，PET）、磁共振频谱分析及基于体素的形态测量（voxel-based morphometry，VBM）等为观察患者的中枢重塑提供了有力的帮助。在单神经病和创伤引起的神经病理性疼痛患者中，用 PET 扫描发现了对侧丘脑出现了区域性脑血流（regional cerebral blood flow，rCBF）

的减少,这可能是对正在发生的伤害性刺激的一种保护机制。

3.癌性疼痛

癌性疼痛是一系列不同病理生理改变所引起的综合征,目前对癌痛产生的机制认识尚不足,其病理生理机制可能涉及炎症、神经病理性疼痛和癌症特异性疼痛等机制。目前主要包括以下几个方面。

(1)外周和中枢敏化。外周和中枢敏化是包括癌痛在内的慢性疼痛发病的主要机制。初级感觉神经元在癌痛的发生与发展中均起到重要作用,化学、机械或热刺激激活脊髓背根神经的初级感觉神经元。伤害感受器主要是传入神经,对伤害性刺激较敏感,使传入神经产生动作电位,将伤害性刺激从外周传导至同侧脊索,突触在脊索背角表面激活上行性伤害感受系统。新脊髓丘脑束上行投射至丘脑,后交叉投射至顶叶的皮质感觉区,准确鉴别痛觉(刺激定位和强度)。另一脊髓丘脑束上行投射至网状结构、丘脑后核、丘脑内核,后至大脑皮质,识别疼痛刺激以及疼痛引起的情绪和情感体验。后侧丘脑的特定核团与痛温觉有关。外周和中枢系统功能的变化可能是产生癌痛的潜在机制。

(2)骨溶解。癌症引起的骨痛涉及不同外围机制复杂的相互作用,肿瘤刺激破骨细胞,引起骨溶解和骨再生的失衡,产生骨质破坏,其破坏程度与疼痛行为、脊髓和背根神经节的神经化学改变呈正相关。疼痛的严重程度与骨损伤的程度和破骨细胞活性有关,因此破骨细胞可能参与了癌痛过程。

(3)分子学机制。癌痛是由肿瘤微环境中癌细胞产生和分泌致痛介质,导致肿瘤细胞释放的趋化因子或介质使其他细胞如神经细胞、淋巴细胞、内皮细胞和成纤维细胞进一步分泌肿瘤坏死因子-α(tumor necrosis factor-α,TNFα)、前列腺素 E(prostaglandin E,PGE)、内皮素(endothelin,ET)、白细胞介素-1(interleukin-1,IL-1)、白细胞介素-6(interleukin-6,IL-6)、上皮生长因子、转化生长因子 B 及血小板源性生长因子等,这些介质通过致敏或激活初级传入感觉神经元上的特异受体而发挥作用,导致癌痛的产生和维持。癌痛相关的介质包括内皮素、神经生长因子(nerve growth factor,NGF)、三磷酸腺苷(adenosine triphosphate,ATP)、蛋白酶等。

(4)社会和心理因素。癌痛是一个复杂和多维的感受,不仅具有生物学基础,也受到心理和社会因素的影响,包括不安、愤怒、抑郁三种状态。如子宫颈癌全切除术或乳腺癌切除术,术后患者因丧失生理功能而产生自卑感,工作能力丧失与家庭生活能力的相应消失,导致其在心理上产生孤独感,对死亡产生的不安和恐惧心理,均可增强疼痛。

4.炎性疼痛

炎性疼痛具有共同的组织病理:炎症。炎症又可分为组织源性、免疫源性和神经源性炎症。其主要病理生理机制包括以下几个方面。

(1)一些炎症介质的释放,如缓激肽、前列腺素、P 物质等,它们通过扩张血管,引起炎症部位红肿发热,同时它们也能作用于相应的受体,引起痛觉过敏。

(2)由于炎症时的细胞损伤和代谢异常,炎症局部 pH 可以降低至 6.0 以下,形成酸性环境。此时产生的氢离子可激活外周伤害感受器,在炎性疼痛中具有重要作用。目前已发现外周伤害感受器中有多个受体和离子通道参与了炎性痛的产生,酸敏感离子通道(acid-sensing ion channels,ASICs)就是其中之一。ASICs 是上皮钠离子通道/退化蛋白(epithelial Na$^+$ channel/degenerin,ENaC/DEG)超家族的成员之一,能被细胞外 pH 下降或氢离子浓度上升激活。

(3)脊髓背角神经元突触可塑性的改变被认为是痛觉中枢调制的重要机制之一,诱导脊髓背角产生长时程增强的刺激在整体动物和人身上均可导致痛觉超敏。炎症时脊髓背角 ASIC1a 的表达显著增加,它可能参与了伤害性信息的传递和调节,以及对持续性疼痛的中枢致敏。

5.心因性疼痛

人体中枢神经系统在接受外周伤害性感受传入过程中不仅整合了疼痛感觉的产生,同时伴有疼痛情绪的变化与体验。功能性磁共振成像(fMRI)对大脑功能的研究显示,在机体疼痛产生时,人体对中度及以上疼痛产生明确的分析整合,并能引起控制情绪调节的脑内核团功能增强,从而影响情感认知和疼痛调节等生理反应。此类疼痛不能用解剖学病变加以解释,单纯使用镇痛药物无效,疼痛的产生与社会心理因素在时间及程度上保持一致,且伴随抑郁和焦虑的情绪状态。

6.痉挛性疼痛

痉挛性疼痛又称缺血性疼痛。其组织病理生理改变包括血管、骨骼肌或内脏平滑肌等结构性(或功能性)变化,导致血管狭窄、组织缺血、水肿、功能障碍等。

7.其他

其他方面包括特发(原发)性疼痛、反射性疼痛(牵涉痛)以及非疼痛性疾病(如多汗症、睡眠障碍等)。这一类疾病发病病因不明确,病理生理改变复杂多样,发病机制尚未探明。

四、临床诊断与评定

(一)病史要点

1.问诊

疼痛的问诊通常围绕以下 10 个方面展开:疼痛原因、是否放射、疼痛性质、严重程度、疼痛强度、起病方式、持续时间、发生时间、加重和减轻的因素等。

2.既往史

除常规既往史外发病后的用药史及相关治疗史也十分重要。

3.工作生活史

尤其应关注工作生活中有无相关的损伤史。

4.保险情况

医疗保险的类别及期限,尤其要关注工伤险。

(二)体检

除了一般体检外,脊柱、骨骼肌肉、神经系统等 3 个部分的特殊体检非常重要,需要详细检查评估并记录。

(三)检查

从病史特征可以推测疼痛可能的病因及病灶可能的部位,应遵循以下原则推荐患者进行相应的检查(表 10-7)并进一步获取影像学及病理学证据。

表 10-7　检查方式的选择

疼痛来源	部位及原因	实验室检查
骨	四肢	X 线、CT
软组织	脊柱四肢	MRI、超声
脊柱	不明原因	MRI

续表

疼痛来源	部位及原因	实验室检查
	感染、瘢痕粘连	高对比度 MRI
	椎管内占位	CT 脊髓造影
	椎间盘病变	MRI、椎间盘造影
关节	四肢关节	X 线、MRI、MRI 关节造影、超声
	脊柱关节	X 线、CT、MRI、MRI 关节造影
神经	周围神经	EMG、NCV、超声、MRI
	中枢神经	MRI、SEP、MEP、EMG、NCV
不明原因		诊断性阻滞

注:CT——计算机断层成像;MRI——磁共振成像;EMG——肌电图;NCV——神经传导速度;SEP——躯体感觉诱发电位;MEP——运动诱发电位。

五、康复评定

ICU 或 HDU 环境嘈杂,患者即使在休息时也会感到疼痛。因此,所有成人重症康复患者均应定期进行疼痛评估,疼痛评估应包括疼痛的部位、特点、加重及减轻因素和强度,判断患者疼痛最可靠的评估指标是患者的陈述。在 ICU 或 HDU 患者往往无法进行口头交流,疼痛评价和镇静评估对临床医师、康复医师和康复治疗师来说是一个巨大的挑战,使用一种能够检测甚至量化疼痛行为的客观有效的测量方法,将在调整这些患者的镇痛水平方面非常有用,并将有助于获得最佳的疼痛缓解。研究发现,进行疼痛评估的患者机械通气时间会更短,更少接受安眠药物,更快转出 ICU 或 HDU。

常用评分方法有:数字评分表(NRS)、面部表情评分表(FPS)、行为疼痛量表(BPS)及重症监护疼痛观察量表(CPOT)等。建议对于能自主表达的患者应用 NRS 评分,对于不能表达但具有躯体运动功能、行为可以观察的患者应用 CPOT 或 BPS 评分。信度和效度最好的镇静深度评估工具包括 Richmond 躁动镇静评分(RASS)和镇静躁动评分(SAS)。对于脑损伤患者,有研究显示了修订版成人非言语疼痛量表(NVPS-R)的可行性,可选择这些镇静和疼痛评估工具应用于重症脑损伤患者(证据级别低、推荐级别弱)。

(一)数字评分表(NRS)

对能自主表达的患者推荐应用 NRS 评分,对于接受机械通气治疗且能自主表达的重症康复患者,NRS 评分也具有较好的疼痛评价效果。NRS 是一个 0~10 的点状标尺,0~3 分属于轻度疼痛,4~7 分属于中度疼痛,8~10 分属于重度疼痛,10 代表剧痛难忍,由患者从上面选一个数字描述疼痛。其在评价老年患者急、慢性疼痛的有效性及可靠性上已获得证实。

(二)面部表情评分表(FPS)

FPS 为 6 个水平排列的面部表情,面部表情疼痛评定量表更接近正常人的表情,便于患者选择。研究显示其具有较好的效度和信度。

(三)行为疼痛量表(BPS)

在不能表达、具有躯体运动功能、行为可以观察的患者,BPS 是评估创伤性脑损伤患者所经历的疼痛的有用工具,对疼痛程度的评价具有较高的可信性和一致性。BPS 包括面部表情、上肢活动及机械通气顺应性 3 个疼痛行为领域的评估,每个条目根据患者的反应情况分别赋予 1～4 分,将 3 个条目的得分相加,总分 3～12 分,总分越高说明患者的疼痛程度越高。一般使用 BPS 完成对患者的疼痛评估需要 2～5 分钟。但这一评分量表有一定的局限性,在没有行机械通气的患者中无法使用,所以 Chanques 等对该量表进行了改良,将原量表中"通气依从性"这个条目更换为"发声",另外两个条目保留不变,发展为 BPS-NI,每个条目同样根据患者的反应情况分别赋予 1～4 分,将 3 个条目的得分相加,总分为 3～12 分,总分越高说明患者的疼痛程度越高。

(四)疼痛观察量表(CPOT)

CPOT 是一种有效的评估成年 ICU 和 HDU 患者神志不清、无法可靠地自我报告疼痛的工具。CPOT 包括 5 种行为类别。①面部表情。放松的评为 0 分,皱眉、面部肌肉紧张评为 1 分,包含以上所有变化并有轻度眼睑闭合评为 2 分。②身体运动状态。无运动或正常位置评为 0 分,缓慢、谨慎的移动或碰触抚摸疼痛部位以寻求关注评为 1 分,不安/躁动评为 2 分。③肌肉紧张。被动运动时无阻力评为 0 分,被动运动时有阻力,紧张、僵硬评为 1 分,被动运动时阻力非常大,无法完成肢体伸缩运动评为 2 分。④呼吸机顺应性(针对气插/气切者)。机械通气正常,无警报评为 0 分,出现警报但自动停止评为 1 分,机械通气被阻断、频繁报警评为 2 分。⑤发声(针对无气插/气切者)。患者讲话正常或不发声评为 0 分,叹息、呻吟评为 1 分,有喊叫、哭泣评为 2 分。每一种行为类别得分在 0～2 之间,总分 0～8 分。其中 0 代表不痛,分数大于 2 表示可能存在疼痛,8 代表最痛。研究表明,CPOT 得分大于 2 的患者,在危重医疗、外科和其他领域,其预测外伤患者和机械通气患者显著疼痛的敏感性为 86%,特异性为 78%。

对于不能表达,但具有躯体运动功能,行为可以观察的患者,BPS 和 CPOT 两个量表对疼痛程度的评价具有较高的可信性和一致性,虽然 BPS 易于记忆,但两者没有显著统计学差异,同时对清醒患者 BPS 或 CPOT 评分与 NRS 评分具有较好的相关性。一些在特殊人群中的研究,如心脏外科重症患者、创伤患者和神经外科患者、未昏迷谵妄患者,表明 CPOT 评分是一种有效的疼痛评估工具。

(五)PAIN 算法

PAIN 算法是一种引导临床医师对患者的疼痛进行系统评估和管理策略制订的工具,其通过三个步骤来完成。在 PAIN 算法中。一些可能由疼痛引起的生理反应比如心率增快和血压增高等被视为评估疼痛的生理指标,而这在其他的疼痛评估方法中还相对比较少。目前 PAIN 算法步骤较繁多、观察指标较繁杂,有待于进一步精简。

(六)脑电双谱指数监测系统(bispectral index,BIS)

BIS 是评估脑损伤危重患者疼痛的可靠而有效的工具,可能更适合于检测无意识患者的疼痛。BIS 监测是一种量化的非侵入性的脑电图监测设施,采用 Drager-Infinity Delta 监护系统、Aspect BIS 监测插件,是将脑电图的功率和频率经双频分析做出的混合信息拟合成一个最佳数字,提供介于 0(无皮层活动)至 100(完全清醒)的皮层活动的复合值,数字减少时表示大脑皮质抑制加深。BIS 值在 40～60 代表全身麻醉的状态,而 60～80 代表镇静,可以动态反映患者的镇静深度,合理调节镇静药物的剂量,控制患者镇静深度,保证患者良好的镇静状态。使用 BIS 监测可以明显减少镇静药物用量,减少镇静药物使用时间,避免过度镇静的发生,达到良好的镇静状态。由于 BIS 综合了脑电图中频率、功率、位相及谐波等特性,包含了更多的原始脑电图信息,能迅速反映大脑皮质的功能状况,被认为是评估意识状态,包括镇静深度最为敏感、准确的客观指标,不受主观因素的影响,可以减少医务人员的工作量及医疗不良事件的发生。

有研究发现,脑电图和肌电图的干扰可能是 BIS 监测中的主要缺陷,可使麻醉患者 BIS 值假性增高。在 ICU 的机械通气患者,BIS 也常因肌电图的干扰而被高估。这种误差是不可预计的,因此也可能造成对清醒患者 BIS 的错误判读。常见的可能干扰肌电的因素:缺氧、寒战、抽搐、导联线接触不良、清醒患者的身体活动等。

(七)疼痛阈值的测量

疼痛是一种主观感觉,疼痛阈值是指能够引起生物个体感觉到疼痛的最小刺激强度。痛阈测定以受试者主观感受为基础,同时受多种因素影响,因此是一种定量半客观的测量指标。目前推荐定量感觉检查用于疼痛的评估,常用的疼痛测量方法包括对压痛阈、电刺激痛阈、温度觉痛阈、化学痛阈、激光痛阈以及对局部缺血性痛阈的测量等,其中,前三种是最主要的测量方法。

1.压痛阈测量

采用压力测试仪进行测量。该仪器包含压力信号采集模块,信号处理模块,数据显示模块。将仪器尖端置于患者受试部位并逐渐加压,随着压力的增加,患者会有刺痛感,疼痛程度随压力的增加而增加。需结合疼痛评估量表及时记录相关数据。测试结果的单位是 kg/cm^2。该方法的优点是简单易操作,缺点是准确性较差,受外界影响大,灵敏度较低。

2.电刺激测量

采用电刺激测痛仪进行测量。该仪器包含脉冲信号发生模块、输出电极或电针部分、刺激检测显示模块。常采用恒流型低频脉冲电刺激,波形为方波。测试时,电流由弱到强增加,及时记录患者刚出现疼痛时的电流强度。需结合疼痛评估量表及时记录相关数据。该方法的优点是简单易操作,仪器便携。缺点是安全性较低,有不良反应。

3.温度觉痛阈测量

采用温度觉痛觉测试仪进行测量。该仪器包含热电偶探头、温度控制器、数据显示模块,可测量冷痛阈和热痛阈。冷痛阈测试是将非优势手浸入 0.1~2.0 ℃的冰水中,浸没手腕,手不触及容器底,每 10 秒询问受测者感受一次,并分别记录痛阈和耐痛阈:即患者感受到疼痛的时间以及不能忍受痛感而拿出手的时间。热痛阈测试是将非优势手浸入水中,水温由 32 ℃开始以1.5 ℃的速度上升,分别记录受测者感受到疼痛的温度及不能忍受疼痛的温度。缺点是仪器不便携,受外界温度影响大,易引起肌肤损伤,还会产生温度习惯性。

4.化学痛阈的测量

采用痛阈测试仪进行测量。将浸有化学离子电极片和纱布置于受试位置,使化学离子在电流的作用下透入皮肤。测试时,电流由弱到强增加,及时记录患者刚出现疼痛时的电流强度,单位是 mA。常用的化学离子为钾离子。测定部位通常为小腿。

5.激光痛阈的测量

采用激光痛阈测试仪进行测量。测定部位多为前臂屈侧,刺激因子是氩激光。

6.局部缺血性痛阈的测量

测试时使受试者右手举过头顶,再用血压计袖带扎紧右臂,活动一下右手后,使血压计加压至 26.7 kPa(200 mmHg),计时至受试者不能忍受疼痛时的时间作为疼痛忍耐时间。

7.镇静深度的评定

据研究,用于评估成人重症患者的镇静质量和深度信度和效度最好的镇静深度评估工具包括 Richmond 躁动镇静评分(RASS,表 10-8)和镇静躁动评分(SAS,表 10-9)。

表 10-8　Richmond **躁动镇静评分**(RASS)

分数	分级	描述
+4	有攻击性	非常有攻击性,暴力倾向,对医务人员造成危险
+3	非常躁动	非常躁动,拔出各种导管
+2	躁动焦虑	身体激烈移动,无法配合呼吸机
+1	不安焦虑	焦虑紧张,但身体活动不剧烈
0	清醒平静	清醒自然状态
−1	昏昏欲睡	没有完全清醒,声音刺激后有眼神接触,可保持清醒超过 10 秒
−2	轻度镇静	声音刺激后能清醒,有眼神接触,<10 秒
−3	中度镇静	声音刺激后能睁眼,但无眼神接触
−4	深度镇静	声音刺激后无反应,但疼痛刺激后能睁眼或运动
−5	不可唤醒	对声音及疼痛刺激均无反应

表 10-9　**镇静躁动评分**(SAS)

分数	分级	描述
7	危险躁动	拉拽气管内插管,试图拔除各种导管,翻越窗栏,攻击医护人员,在床上辗转挣扎
6	非常躁动	需要保护性束缚并反复语言提示劝阻,咬气管插管
5	躁动	焦虑或身体躁动,经言语提示劝阻可安静
4	安静合作	安静,容易唤醒,服从指令
3	镇静	嗜睡,语言刺激或轻轻摇动可唤醒并能服从简单指令,但又迅速入睡
2	非常镇静	对躯体刺激有反应,不能交流及服从指令,有自主运动
1	不能唤醒	对恶性刺激无或仅有轻微反应,不能交流及服从指令

ICU 和 HDU 中常见认知及言语表达能力部分或全部丧失的患者,对于其进行疼痛评估,可以考虑诊断性的镇痛试验。通常,在尚未明确疼痛的存在和具体部位时,诊断性镇痛治疗可通过静脉给予低剂量的一线镇痛药物,然后观察患者疼痛相关行为是否发生变化。如果给予镇痛药物后,患者的疼痛相关行为未发生改变,则下次剂量可以参照患者前一次剂量的百分比率增加镇痛药物的剂量。如果给予药物后患者的疼痛相关行为有所下降,则可以计划进一步的干预措施,例如给予患者持续的镇痛维持剂量。如果已经给予所认为的最佳诊断镇痛剂量,患者的疼痛相关行为仍然没有变化,则可以考虑所观察到的疼痛相关行为是由其他原因如缺氧、败血症或代谢紊乱等造成的。

总之,ICU 和 HDU 危重症患者的疼痛评估与治疗是其整体和系统治疗方案中不可或缺的一部分,任何一个环节被忽略都可能影响患者的整体康复治疗疗效。危重症患者的镇静镇痛治疗与其他各种治疗手段和药物一样重要,并已经成为重症监护治疗及重症康复中的重要内容,需要 ICU 临床医师、康复医师和康复治疗师给予重视,并掌握和力求合理应用,方能促进患者的康复。

六、康复治疗

（一）运动疗法

在 ICU 和 HDU 只有当患者镇静水平较低时,才能实现早期活动。在重症病房患者早期活动和参与物理治疗时,即使是在机械通气的患者中,也被证明是安全的,可增加患者在 ICU 无机械通气天数并减少谵妄。因此,早期运动是指南的一个组成部分。运动疗法以被动、辅助运动为主,以改善运动组织(肌肉、骨骼、关节、韧带等)的血液循环和代谢,促进神经肌肉功能,提高心肺功能为目的。如果患者有主动活动的能力,要提倡主动活动。运动疗法对骨关节和肌肉、骨代谢、免疫功能及心理精神的影响均有助于减轻疼痛。

（二）经皮神经电刺激

经皮神经电刺激(transcutaneous electrical nerve stimulation,TENS)是一种非药物的镇痛方法,用来减轻不同患者的疼痛。它是通过放置在皮肤上的电极来控制疼痛的电流。TENS 刺激针刺穴位可降低机械通气插管患者的疼痛并减少阿片类药物的用量。

（三）经皮穴位电刺激

经皮穴位电刺激(transcutaneous electrical acupoint stimulation,TEAS)是融入我国中医针灸理论的一种治疗方法,是无创性的,因为它不涉及实际的针插入身体,但具有与针灸治疗相当的效果。针刺和相关技术可以作为传统镇静剂、止吐剂和镇痛剂的补充或替代用于预防和治疗疼痛。TEAS 可以减少术中麻醉剂的消耗和全身麻醉的不良反应,亦可以减轻 ICU 患者的疼痛,减少阿片类药物和镇静药物的使用,且无任何不良反应。随着 TEAS 使用频率的增加,疼痛缓解和疗效的提高,减少了对镇痛药物的需求,减少了对疼痛缓解侵入性方法的需求。另外,TEAS 没有断针的危险,而且不会污染。

（四）针灸

针灸已有几千年的历史,是一种物理干预,包括在不同的穴位将小针刺入皮肤,常用来治疗不同类型的疼痛。近年来,针灸镇痛迅速发展,逐渐成为西方乃至全球主流医学的一部分。门控理论、中枢内阿片肽(β-内啡肽和脑啡肽)、神经调质的激活、脊髓丘脑通路的传导阻滞对中枢 c-fos 表达的影响被认为是针刺镇痛作用明显的原因。针灸疗法被誉为一种很有前途的缓解疼痛的替代方法。针灸穴位刺激可以通过以下方式来实现电针灸,设置为连续电流,频率 1～10 Hz,波长 200 μm,电流强度 5～10 μA,使患者在没有肌肉收缩的情况下感受到最大限度的可忍受的嗡嗡声或刺痛感。针灸治疗疼痛可大幅度减少阿片类药物和其他止痛药的使用。针灸治疗疼痛的有效性已被大型随机对照试验和荟萃分析强有力的证实。因此,全球越来越多的疼痛患者正在接受针灸治疗。

（五）体外冲击波

有研究报道了体外冲击波治疗(extracorporeal shock wave therapy,ESWT)可以减轻创伤性脑损伤者神经源性异位骨化导致的疼痛。研究过程中,通过对重症病房患者的观察及反复研究,发现应用体外冲击波治疗能全方位地减少疼痛。研究的结果突出了 ESWT 在减轻患有重症脑外伤者疼痛方面的作用,并认为其是一种具有潜在临床效益的治疗方法。

（六）脊髓电刺激

目前全球每年大约有 3 万例慢性疼痛患者选择脊髓电刺激进行疼痛治疗。脊髓背角广动力域(wide dynamic range,WDR)神经元是脊髓背角中与痛觉信息传递关系密切的二级神经元,也是脊髓中唯一发现接受多种类型初级感觉纤维传入的神经元。研究发现,WDR 神经元在神经病理性疼痛模型中呈现高兴奋状态,这种状态与兴奋性氨基酸数量的增多以及脊髓局部抑制性氨基酸系统功能紊乱有关。对神经病理性疼痛模型进行研究,发现传统脊髓电刺激缓解疼痛的过程主要分 3 步:首先诱导脊髓背角抑制性氨基酸 GABA 释放,继而降低兴奋性氨基酸谷氨酸浓度,最终解除 WDR 神经元的高兴奋状态。此外,在硬膜外间隙电刺激坐骨神经慢性结扎后的大鼠神经病理性疼痛模型,发现脊髓电刺激可抑制脊髓高迁移率族蛋白 B1(HMGB1)/Toll 样受体 4(TLR4)/核因子κB(NF-κB)信号通路,同时降低脊髓 P 物质及降钙素基因相关肽的表达。可见,脊髓电刺激不仅能调控与疼痛相关的信号通路及神经递质平衡,还可影响炎症以及疼痛相关神经肽的产生,从而抑制或减轻疼痛,这种疼痛信号的平衡可能是脊髓电刺激缓解疼痛的主要机制。对于传统药物、物理疗法、心理疗法及神经阻滞疗法均无效的慢性疼痛,脊髓电刺激被认为是备选方案,往往会取得良好的效果,此外,脊髓电刺激不仅能减轻疼痛,还可改善患者心理状态和生活质量,减少药物滥用。

(七)重复经颅磁刺激

重复经颅磁刺激(rTMS)借助脉冲磁场作用于脑组织,从而改变神经功能。现有的疼痛治疗研究中,所采用的 rTMS 频率可分为高频(5~20 Hz)和低频(0.2~1.0 Hz),其中,低频 rTMS 尚无确切的镇痛效果。高频 rTMS 使刺激区皮质兴奋,而低频 rTMS 则产生抑制作用。高频 rTMS(10 Hz 或 20 Hz)对于难治性神经病理性疼痛的缓解率可达 50%。有学者利用 25 Hz 的 rTMS 刺激大脑皮质治疗脊髓损伤后神经病理性疼痛,疼痛水平显著缓解,同时脊髓内胶质纤维酸性蛋白表达下降 30%,推测 rTMS 可通过调节脊髓内星型胶质细胞功能而缓解疼痛,具体的调节通路还有待进一步研究。

(八)高压氧治疗

高压氧不仅能保护颅脑损伤患者的神经功能,还可以减轻对中、重度颅脑损伤睡眠障碍伴焦虑和抑郁患者的疼痛,改善其认知功能和预后。高压氧治疗能够减轻神经损伤引起的组织水肿,促进微循环,对神经和肌肉的超微结构具有保护作用,同时减少肿瘤坏死因子-α 的释放和神经细胞凋亡,减轻疼痛。

(九)心理治疗

针对性的心理护理在对患者进行护理与交流时,捕捉患者细微的心理变化,对患者病情的特殊性、个性化的心理问题实施对应的心理护理。由于疾病对患者的部分身体功能和生活质量造成的恶劣影响,患者对术后身体功能以及生活质量变化的恐惧程度会增加。患者在术后会产生疼痛难忍的现象,因此,医护人员在进行换药等操作时,应与患者进行适当的交流,动作轻缓,把患者痛苦降到最低。

(十)音乐疗法

因为患者的喜好不同所以喜欢的音乐类型也就不同,为减慢心率、缓解患者焦虑和抑郁的心理状态,优美的旋律当为首选,可以减低患者的疼痛感。

(十一)松弛疗法

集中患者的注意力,指导患者全身肌肉全部放松。这种治疗方法可以减轻患者的疼痛感,使患者耐痛的能力提高,使患者有规律的放松,可以降低慢性疼痛所引起的疲倦及肌肉紧张程度。

(十二)指导想象

集中患者注意力,使其处在某个意境或者风景中,可减轻患者的疼痛感觉。在对患者做指导性想象之前,先进行规律性的呼吸运动和渐进性松弛运动,或进行规律性按摩(指导患者双眼注视某一定点,让患者根据想象,猜想物体的形态,在此同时对患者做环形按摩),深呼吸(对术后处于疼痛的患者指导其进行深呼吸动作,首先用鼻子吸气,而后从口中呼出气体,重复进行)等会使效果更佳。

七、康复护理

(一)创造减轻疼痛的环境

病房内光线不应过强、温度不宜过高、湿度不宜过大,保持环境整齐、床铺清洁干燥。保持病房环境安静,严格控制探访人数和时间,避免亲属探视时在患者身旁哭闹、拍打、呼喊患者。

(二)宣教

由管床护士向患者家属讲解有意识障碍患者疼痛产生的原因、程度,规范化疼痛管理干预的主要内容,镇痛措施、镇痛药的使用原则和利弊,使患者家属了解疾病相关知识及疼痛对机体产生的不良影响,对镇痛有进一步的认识。能够更好地配合和支持医护人员对患者采取的镇痛措施。

(三)护理操作

护理人员要掌握全程疼痛护理干预措施,必须对重症病房的患者进行密切的评估。应帮助患者进行体位改变并给予适当的活动指导。此外,尽量减少监测(血压、血糖平稳后频繁监测血压、血糖)和检查(查房时医师查体、医师交接班判断病情时查体、护士交接班时查体),避免给予患者的恶性刺激,避免肌紧张和抽搐,易引起患者不适的护理活动尽可能在镇静、镇痛药效持续时间内进行。在对患者进行各项治疗前,应清楚准确地对患者进行解释,可以减轻患者的焦虑,使患者获得安全感,有利于减轻患者的疼痛。实施全程护理干预措施,对护理的各项操作技术必须熟练掌握,使患者对护士产生信任,与护士成为朋友,提高患者战胜病魔的信心,能够明显减轻患者的疼痛程度,降低患者的不适感,提高患者生活质量,同时可以改善患者的焦虑心理,提高患者的治疗效果。

八、预防及预后

加强对患者的疼痛教育,可预防疼痛的产生。可采用口头宣教、宣传册、影像资料下载观看等方式,针对疼痛的诱发因素及注意事项等对患者进行宣传教育,将专业知识改编成简单易懂、图文并茂、生活化的语言,有效的预防疼痛及其并发症的再次发生。

疼痛和镇静药物及康复治疗的实施可改善患者的预后。使用镇静方案使得机械通气时间、ICU 住院时间、持续静脉注射镇静药物的治疗时间缩短,可显著改善接受机械通气的危重患者的预后。

(陈晓凯)

第三节　重症精神障碍的康复护理

一、概述

器质性精神障碍根据国际疾病分类标准,其病因是大脑疾病、脑损伤或其他导致大脑功能紊乱的伤害。其功能紊乱可能是原发性的,如直接或主要影响脑的疾病、损伤和伤害;或继发性的,如某些全身性疾病和障碍,脑只是众多受侵害的器官或系统之一。

二、临床分型

(一)急性期精神障碍

急性起病,多以意识障碍、遗忘症为临床表现。

(二)后期精神障碍

脑外伤所致精神障碍可表现为脑外伤后综合征、脑外伤后神经症、脑外伤性精神症、脑外伤性痴呆、外伤后人格障碍等。脑血管意外所致精神障碍,情感脆弱是常见症状,表现为情感控制能力减弱、易伤感、易激惹,或无故烦躁、苦闷、悔恨、忧虑等。

1.谵妄

谵妄是一组表现为急性、一过性、广泛性的认知障碍,尤以意识障碍为主要特征。因急性起病、病程短暂、病情发展迅速,故又称为急性脑综合征。注意力、记忆和定向障碍是诊断谵妄的 3 个必要的条件,还可有情绪障碍、睡眠不良或不眠、感知及行为障碍。临床表现千变万化,常呈昼轻夜重波动。

2.神经行为障碍

获得性脑损伤后出现的一类器质性行为障碍表现。根据法国物理与康复医学学会 2016 年发布的脑外伤后神经行为障碍的治疗指南,将亚急性和慢性重度颅脑损伤的神经行为障碍在总体上分为累及不同脑区的行为过度障碍(失抑制、激越、攻击性行为)、行为不足障碍(淡漠、抑郁)、累及神经递质或激素系统并引起失衡。

3.创伤后应激障碍(post-traumatic stress disorder,PTSD)

创伤后应激障碍是指突发性、威胁性或灾难性应激事件(如脑卒中、脑外伤等)导致个体延迟出现或长期持续存在的精神障碍。

4.脑卒中后抑郁(post-stroke depression,PSD)

脑卒中后抑郁是指发生于脑卒中后,表现出脑卒中症状以外的一系列以情绪低落、兴趣缺失为主要特征的情感障碍综合征,常伴有躯体症状。

三、临床诊断与评定

(一)谵妄

器质性意识障碍指一种器质性疾病导致的综合征,也称急性脑病综合征。临床特点是同时有意识、注意、知觉、思维、记忆、情绪和行为障碍,以及睡眠-觉醒周期紊乱。

1.症状标准

(1)有程度不同的意识障碍和注意受损。

(2)全面的认知障碍,至少有下列中的 3 项:①错觉或幻觉(多为幻觉);②思维不连贯或抽象思维和理解力受损,可有妄想;③即刻记忆和近记忆力受损,远记忆力相对完整;④时间定向障碍,严重时也有人物和地点定向障碍。

(3)至少有下列中的 1 项精神运动障碍:①不可预测地从活动减少迅速转到活动过多;②反应时间延长;③语速增快或减慢;④惊跳反应增强。

(4)情感障碍,如抑郁、焦虑、易激惹、恐惧、欣快、淡漠,或困惑。

(5)睡眠觉醒周期紊乱。

(6)躯体疾病或脑部疾病史、大脑功能紊乱的依据(如脑电图异常)有助于诊断。

2.严重标准

日常生活或社会功能受损。

3.病程标准

往往迅速起病,病情每天波动,总病程不超过 6 个月。

4.排除标准

排除其他可导致意识障碍的器质性综合征。尤其是智能损害、急性短暂的精神病性障碍、分裂症,或情感性精神障碍的急性状态。

(二)器质性精神障碍

器质性精神障碍是一组由脑部疾病或躯体疾病导致的精神障碍。

1.症状标准

(1)有躯体、神经系统及实验室检查证据。

(2)有脑病、脑损伤,或可引起脑功能障碍的躯体疾病,并至少有下列中的 1 项:①智能损害综合征;②遗忘综合征;③人格改变;④意识障碍;⑤精神病性症状(如幻觉、妄想、紧张综合征等);⑥情感障碍综合征(如躁狂综合征、抑郁综合征等);⑦解离(转换)综合征;⑧神经症样综合征(如焦虑综合征、情感脆弱综合征等)。

2.严重标准

日常生活或社会功能受损。

3.病程标准

精神障碍的发生、发展,以及病程与原发器质性疾病相关。

4.排除标准

缺乏精神障碍由其他原因(如精神活性物质)引起的足够证据。

四、康复评定

(一)生物-心理-社会方面的评估

对于神经行为障碍患者,应进行生物-心理-社会方面的评估。需要了解患者的精神健康和/或药物滥用史;家族精神病史和一般病史,包括处方药和非处方药的使用情况;社会经历,包括受教育情况和职业史,以及家庭变故等。还需要了解受伤或疾病情况,神经系统疾病的性质及其迄今为止的病程,对治疗的反应,以及神经行为症状的变化情况等信息。

(二)体格检查

体格检查应当包括床旁认知功能检查,可以利用相关的成套行为量表对特定的症状或疾病进行评估。

(三)谵妄评定方法

谵妄评定方法(CAM)是一种筛查谵妄的标准化工具。CAM 基于谵妄的 4 项核心症状:急性发作或症状波动、注意受损、思维不连贯、意识水平变化。有 3D-CAM(3 分钟就可完成的精简版)、CAM-ICU(ICU 谵妄评估表)、CAM-S(谵妄严重程度评估表)等版本。

(四)明尼苏达多项人格调查表第 2 版

明尼苏达多项人格调查表第二版(MMPI-2)适用于 18～70 岁的被试者,文化程度在小学毕业以上。MMPI-2 是一个在国际上用途广泛的人格测验量表。该表共包括 567 个自我报告形式的题目,分基础量表、内容量表和附加量表三大类,其中基础量表包括 10 个临床量表和 7 个效度量表。主要用于精神疾病的辅助临床诊断、心理咨询及心理治疗。

(五)艾森克人格问卷

艾森克人格问卷(EPQ)有成人问卷和儿童问卷两种格式。艾森克人格问卷包括 4 个分量表:内外倾向量表(E)、情绪性量表(N)、心理变态量表(P,又称精神质)和掩饰性量表(L)。有男女常模。P、E、N 量表得分随年龄增加而下降,L 则上升。精神病患者的 P、N 分数都较高,L 分数极高,有良好的信度和效度。

(六)米隆临床多轴调查表

米隆临床多轴调查表(MCMI)适用于 17 岁以上被试者。MCMI 是跟 MMPI 类似的正误判断(true-false)人格问卷,共 175 项,由 20 个重叠的量表构成。该量表是根据米隆的人格理论编制的,并且与美国心理学会制定的《心理异常的诊断和统计手册》非常契合,可用于辅助诊断。

(七)通用数据元素

通用数据元素(CDEs)由美国国立研究院及其他联邦机构共同支持开发。CDEs 可以对患者进行多方面的评估:认知、行为和参与。CDEs 也可记录急性脑外伤特征、结构成像结果、治疗经过以及并发症的情况等。

(八)神经-生活质量量表

神经-生活质量量表(quality of life,neuro-QOL)同样是美国国立研究院支持开发的,包括 8～9 项评估。从患者的角度评估:日常功能、社会参与、应用认知(如日常记忆力)、行为及心理健康(如抑郁)等。

另外,神经影像、脑电图、诱发电位等也可以用于神经行为的评估。

(九)创伤后应激障碍症状自评量表

创伤后应激障碍症状自评量表(PTSD-SS)为自评量表,由 24 个条目构成,分为主观评定、反复重现体验、回避症状、警觉性增高和社会功能受损 5 个部分。每个条目根据心理感受分为没有到很重 0～5 级评定,将各个条目分数累加得出 PTSD 分数,得分越高应激障碍越重。有较好的信度、效度及灵敏度。

(十)PSD 的评定

常见的评定量表有汉密尔顿抑郁量表(HAMD)、Zung 自评抑郁量表(SDS)、Beck 抑郁自评量表(BDI)以及汉密尔顿焦虑量表(HAMA)等。需要注意的是,部分筛查量表中含有躯体症状条目,而脑卒中本身可导致躯体功能受损及失眠等障碍,应注意鉴别。

五、康复治疗

器质性精神障碍患者的康复涉及个体、家庭和社会 3 个层面。另外,患者所处的环境也值得关注,后者可以促进行为干预或调整环境以减少激越、攻击性等行为。

(一)应用行为分析

应用行为分析(applied behavior analysis,ABA)最早由美国的洛瓦斯教授应用于自闭症儿童的治疗。ABA 将目标任务(即教学的知识、技能、行为、习惯等)按照一定的方式和顺序分解成一系列较小的或者相互相对独立的步骤,然后采用适当的强化方法,按照任务分解确定的顺序逐步训练每一个小步骤,直到患者掌握所有步骤,最终可以独立完成任务,并且在其他场合下能够应用其所学会的知识、技能。

1.ABA 的基本原理

(1)行为改变原理:通过改变外部诱因(刺激)可以改变人的行为。

(2)刺激-反应理论:包括反应性条件反射论,在行为训练(学习)中,进行强化刺激的做法会产生条件反射。

(3)操作性条件反射论:一个人的行为并非单纯是刺激的反应,往往行为是根据他人的反应,而加强他是否去发展此行为。ABA 的目的是建立适应性(正性)行为,减少不适应(问题)行为。在实践中操作行为的改变主要包含以下步骤:①安排情境(一个行为发生之前的场景和其他事情);②控制结构(行为发生之后的结果);③改变或调整三个元素中的一项或两项。

2.功能行为评估

功能行为评估是 ABA 的重要前提。行为评估是为了了解患者,发现问题所在,对可观察行为进行系统、综合的描述和评价,为进一步制订干预方案提供依据,并对干预效果进行评价。

(二)认知行为疗法

认知行为疗法(cognitive behavioral therapy,CBT)是通过解释使求治者改变认识,得到领悟而使症状得以减轻或消失,从而达到治病目的的一种心理治疗方法。良好的康复效果与患者和家属的积极参与是密不可分的,鼓励家属陪伴与亲友探视,有助于形成良好的家庭氛围,并给予患者更多的关心与照顾,缓解患者的压力,减轻患者的负担;同时利用护士本身这一重要的社会资源,启发、鼓励患者保持乐观情绪,引导患者发泄消极情绪,促进患者身心健康。

(三)创新疗法

1.神经反馈疗法

神经反馈疗法是借助于脑电生物反馈治疗仪将大脑皮质各区的脑电活动节律反馈出来,并对特定的脑电活动进行训练,通过训练选择性强化某一频段的脑电波以达到预期的治疗目的。该疗法将患者暴露在可延展的实时环境中,同时显示大脑活动(主要是脑电图显示),训练患者调节创伤后应激障碍相关的脑功能障碍。初步研究显示,使用神经反馈改变脑电波活动或功能性磁共振成像的连通性可以减轻创伤后应激障碍症状。

2.经颅磁刺激(transcranial magnetic stimulation,TMS)

经颅磁刺激是一种非侵入性脑刺激技术,高频(>1 Hz)主要是兴奋的作用,低频($\leqslant 1$ Hz)则是抑制的作用,通过双向调节大脑兴奋与抑制功能之间的平衡来治疗疾病。通过不同的强度、频率、刺激部位等,可以对同患者的大脑功能状况进行调节。TMS 可以治疗精神分裂症(阴性症状)、抑郁症、强迫症、躁狂症、创伤后应激障碍(PTSD)等精神疾病,其中对抑郁症的治疗在美国已经通过 FDA 的认证。前额叶背外侧皮质区与边缘结构脑区高度相关,对抑郁症和情绪调节发挥着重要作用,是目前最常用的刺激靶点;另外,左侧颞顶叶皮层低频刺激可以减轻幻觉症状等。

3.经颅直流电刺激(transcranial direct current stimulation,tDCS)

经颅直流电刺激是一种非侵入性的,利用恒定、低强度直流电调节大脑皮质神经元活动的神经调控技术。阳极刺激通常使皮层增强兴奋性提高,阴极刺激则降低皮层的兴奋性。通过电极尺寸和定位、电流强度、刺激持续时间、每天的刺激序列数量以及刺激序列间隔等,可以产生不同的生理影响。研究表明,选取前额叶皮层作为刺激区域,通过调节皮层兴奋性来治疗抑郁症,能够有效缓解抑郁症状和改善受损的认知功能,疗效明显且持久稳定。

(四)传统医学治疗

1.针灸治疗

补充与替代疗法在精神障碍类疾病中应用越来越多。其中,针灸疗法的报道较为广泛,如头针、电针、耳针等。有分析发现:与对照组相比,针灸治疗改善 PTSD 症状有明显的短期疗效和长期疗效。

已有大量关于针灸疗法治疗 PSD 的研究发表,结果表明:针灸疗法用于治疗 PSD 安全有效;针灸疗法用于治疗 PSD 的效果等同氟西汀、舍曲林、阿米替林,且无不良反应。

常取穴位:额中线、顶中线、额旁 2 线、颞后线、人中、印堂、百会、神门、内关、后溪、申脉、照海、太冲等。

2.中药治疗

传统中药方剂亦在精神障碍类疾病中广泛应用。如现代药理研究表明,血府逐瘀汤(基本处方由当归、桃仁、柴胡、牛膝、生地、红花、川芎、赤芍、枳壳、桔梗、甘草等组成)结合西药能够快速缓解抑郁症状与上述机制有关。临床应用表明,单纯中药治疗脑外伤所致精神障碍疗效不如西药和中西药结合。中西药结合可以快速缓解情志症状,优于单纯西药治疗。

中药在抗抑郁的治疗方面应用更广。其中,南葶苈子、合欢花常作为单味中药治疗抑郁症;而在中药复方中,柴胡类方剂临床应用及研究更为广泛(如:疏肝解郁饮、越鞠丸、逍遥散等),柴胡、郁金、香附等为常用药对,具有疏肝解郁、理气安神之功效。在临床及研究中,单用中药或联合西药对抑郁症都能取得较好的治疗效果。目前,已形成中药制剂(代表药物有乌灵胶囊和疏肝解郁胶囊)在临床中广泛应用。

(五)音乐治疗

音乐治疗作为一种有效、无不良反应的治疗手段,在保证稳定药物治疗的基础上,对于帮助患者改善总体精神状态,控制患者的精神病性症状,减少负性症状,改善社会功能,增强患者的表达,使患者能与人更好的接触,适应社会环境等方面确实有一定的作用。有学者根据宫、商、角、徵、羽 5 种民族调式音乐的特性与五脏五行的关系来选择曲目进行治疗。

(六)环境干预

1.产生原因

重症监护病房(ICU)为每一位需要生命监测和支持的患者提供服务。不少患者住进 ICU后,由于 ICU 特殊的治疗环境,使得患者对环境不适应,往往产生恐惧、焦虑甚至思维紊乱等一系列精神障碍现象。其原因主要有以下几个方面。

(1)仪器设备的影响。监测仪对患者心理的影响,可引起恐惧焦虑感、卧位不适感、拥挤压力感和视觉刺激感,同时因为患者的活动受限制,使不适感增加,并影响患者的休息和睡眠。

(2)噪声的影响。ICU病房内存在30余种声响,如脚步声、说话声、咳嗽声、流水声、电话铃声、开关门窗声、仪器运转声等。这些噪声强度可达45～80 dB,而超过60 dB就会使交感神经兴奋性增强,心率加快、血压升高,同时降低对疼痛的耐受阈值,使患者烦躁不安,产生较强的压力感和焦虑感,导致心理紧张、抑郁、头痛、幻觉、入睡困难、昼夜睡眠节律倒转等。

(3)危重及抢救患者多,特殊治疗及护理多。ICU病房床单位的空间狭小,床铺固定,移动困难,床单位设计摆放及仪器设备放置不合理,患者个人空间受到侵犯,隐私权被剥夺等,很容易造成患者心情不愉快。特别是目击了同病房患者的死亡,更易产生严重的精神心理压力。

(4)光线的影响。光线能影响患者的心理变化,患者需要充足的阳光,但光线过强并直接照射患者有可能使患者过度兴奋,耀眼刺目的光线使人眼花缭乱、心神不安;光线太弱,如病房阴暗,会使人感到沉闷、压抑、忧愁及恐惧。

(5)环境封闭,信息缺如。ICU病房为控制感染的发生而限制探视,患者与亲友隔离,极易产生分离性焦虑、患者感到孤独、寂寞、举目无亲。另外,ICU病房内气氛严肃,医护人员忙于各种救护处置,无暇与患者进行充分交流,使患者得不到外界的相关信息;有些患者则由于气管插管及气管切开不能与医护人员交流,均可导致信息缺如而产生孤独、恐惧、忧郁、厌世等消极情绪反应。

(6)睡眠剥夺,由于抢救、治疗、护理等,使患者睡眠被迫减少,产生心理变化。

2.干预措施

采取的干预措施主要为了改善ICU的环境,减少不良刺激。

(1)仪器设备应摆放整齐,位置合理。暂时不用的仪器设备摆放应尽量避开患者的视线,避免给患者带来不良的心理刺激。根据病情需要分室安置患者或增加单间的设置,两患者床位之间最好用屏风或挂帘隔开,以保护患者的个人空间和隐私权不受侵犯,同时减少患者之间及其因多种治疗抢救造成的相互干扰,可避免抢救处置给病友心理带来的消极影响。

(2)减少ICU产生的各种噪音,使各种声响宜控制在40 dB以下。使患者逐渐习惯于ICU内有节奏及例行的声响,尽快适应ICU的环境。

(3)改善病房照明设计,夜间除非必需外,应降低病房的照明度,光线应使用柔和光线,不要直接对着患者的眼睛。尽量保持患者白天清醒,夜晚睡眠,为患者创造一个良好的休养环境。

(4)适当放宽探视制度或实行弹性探视制度,减少患者的孤独感和隔离感。

六、康复护理

精神障碍患者由于受精神症状的影响出现伤人或自伤甚至自杀的行为,同时患者由于自知力受损可能导致治疗依从性差;另一方面由于行为的改变导致自我照护能力缺陷、社交能力下降,明显影响其社会功能。需要护士根据患者的具体情况,制订个性化的护理方案,通常要从以下几个方面提供护理。

(一)基础护理

基础护理包括个人卫生、饮食护理、睡眠护理等。

(二)用药护理

由于其用药的特殊性,给药要做到"送药到手,看服到口、咽下再走",必要时还要检查患者两腮及舌下。另外,对常见药物的不良反应进行针对性护理。

(三)安全护理

患者常常由于自知力受损,或受精神症状的支配,可出现暴力、冲动行为,威胁自身及周围环境安全,最严重的是自杀、自伤、伤人、走失等意外事件。应注意如下几个方面。

1.环境设施安全

门窗、病房设施、电源等。

2.物品安全

不得随身携带任何危险品;必须使用但有可能带来危险的物品,如剃须刀、指甲剪、自备药、手机充电器等,必须由护士统一保管,需要时由护士监督使用,用后及时收回。

3.患者的安全

掌握病情,预防为主,加强巡视,恰当使用约束等。

(四)对症护理

对于患者出现的幻觉、妄想等症状,护士要用恰当的方式应对。避免与患者争执幻觉、妄想的内容;对待患者的症状的态度应该是理解和接纳。

(五)心理护理

运用语言、表情、行为向患者施加积极的心理影响。可以采用解释与指导、鼓励与安慰、保证与支持、教育及疏导等方法。

(六)护患人际冲突的处理

以预防为主,注意自我保护,控制冲动,必要时适当示弱,进行事后处理。

七、预防与预后

(一)多组分非药物干预策略

1.环境和治疗活动

提供照明、标志、日历、时钟;对患者进行时间、地点、人物、角色再定向;进行认知刺激活动(例如回忆);促进家人、朋友的定期访问。

2.补足液体

鼓励患者喝水,必要时考虑静脉输液;对伴有液体平衡合并症的患者(如心力衰竭、肾功能衰竭)应寻求治疗建议。

3.早期活动

鼓励术后早期活动,经常走动;随时在附近放置助行器(手杖、助行器);鼓励所有患者进行积极的运动训练。

4.进食辅助

遵循一般营养指南,必要时向营养师寻求建议;佩戴合适的义齿。

5.视觉和听觉

治疗可逆的损害;确保助听器和视觉辅助工具可供需要的人使用。

6.改善睡眠

尽可能避免在睡眠中进行医疗或护理操作;服用药物时避免干扰睡眠;减少夜间噪音。

7.预防感染

寻找和治疗感染;避免不必要的导管置入;实施感染控制程序。

8.疼痛管理

评估疼痛,尤其是对存在沟通困难的患者;对已知或疑似疼痛的患者进行监测疼痛管理。

9.缺氧的治疗

评估患者的血氧饱和度以及是否存在缺氧,必要时及时进行干预治疗。

10.精神药物治疗方案

查看药物类型和剂量列表。

11."ABCDE"策略

在 ICU 呼吸机治疗患者中,每天唤醒(awaken)和自主呼吸试验(breathing trail)、选择(choice)合适的镇静镇痛药物、谵妄监测(delirium monitoring)和早期下床活动(early mobilization and exercise),简称为 ABCDE,可有效预防和发现谵妄,改善患者预后。

(二)药物方案

由于无可靠证据表明药物或联合非药物的预防策略可以减少成年患者谵妄的发生率和持续时间,因此不做推荐常规用抗精神病药预防术后谵妄。

(三)术后患者的预防

大多数涉及使用不同类型镇静或麻醉药物的围术期措施都不能有效地降低谵妄的发生率。围术期严格控制血糖水平和输血可能对预防谵妄发生有益;也有证据显示利用双谱指数监测麻醉深度可以减少谵妄的发生。

(四)预后

谵妄症状的转归与患者的基础疾病、平时健康状况等相关。其预后与转归包括以下 3 种:①不少患者在短期内(如一周内)会恢复正常,通常对病中情况不能完全回忆。②并发其他疾病或造成功能损害。③谵妄引起的死亡率较高,研究结果显示其死亡率为 22%～76%。

一般认为急性器质性精神障碍病程短,如果及时、正确处理,可于 1～2 个月内恢复。精神症状如果持续时间长,则病程多迁延,如外伤性神经症和外伤性综合征可持续多年,但经过适当治疗仍有可能痊愈。外伤性痴呆和人格改变预后较差。

脑卒中后几天内抑郁发作多可自行缓解;数周或数月后发生抑郁很难自发恢复。PSD 对脑卒中预后的影响:PSD 会严重损害患者的日常生活能力,在相似的脑卒中程度下,PSD 较非 PSD 患者的日常生活能力显著下降,且表现出更严重的残疾程度;PSD 可能加重脑卒中患者认知功能的损害;多项研究发现,PSD 增加脑卒中患者的自杀观念以及短期和长期的致死率。

(陈晓凯)

第四节　神经重症意识障碍的康复护理

一、概述

意识是在大脑数十亿神经元的相互作用中产生的,一旦人的大脑受到严重损伤,与意识相关的组织结构及内环境遭受毁损,就会发生不同类型的意识障碍(disturbance of consciousness, DOC)。这些意识障碍可按觉醒和觉知两种元素来描述和分型,昏迷(COMA)、植物状态(vegetative state,VS)、最小意识状态(minimally conscious state,MCS)是本节的重点,为资鉴别,闭锁综合征(locked-in syndrome,LIS)也会提及。

意识障碍这个术语是指一组相关的疾病,包括昏迷、植物状态、最小意识状态。意识有两个核心要素:觉醒和觉知。觉醒,为意识的层次;觉知,为意识的内容。各种意识障碍都可以用这两个要素来描述。

(一)昏迷

昏迷被定义为一种既缺乏觉知又缺乏觉醒的短程无反应状态。患者对呼唤没有反应,也没有显示出有意识的迹象,观察不到睁眼。药理学诱发的昏迷,如全身麻醉的个体会出现可逆的类似状态。

(二)植物状态

意识的两个核心要素的分离定义了植物状态,即患者从昏迷状态中觉醒,但对自身和周围环境却没有觉知。超过 1 个月为持续植物状态(persistent vegetative state,PVS)。研究证实,有一部分植物人的大脑可以保留几个高层次的认知功能,包括语言处理和学习能力。这些剩余认知功能可能会重新反映完整但功能环路不相连的皮质模块,这些模块不会产生现象学的意识。由于人们觉得"植物状态"这个词有明显的贬低和歧视,有学者提议,应改为无反应觉醒综合征(unresponsive wakefulness syndrome,UWS)。在许多重要学术活动和文献中为避免混乱,会同时使用 VS/UWS。

(三)最小意识状态

最小意识状态被定义为行为证据有限,不一致,但清晰可辨的一种微(最)小意识。有可重复的自我意识的迹象或者对周围环境的认知,但感觉缺陷、言语运动功能障碍或动力减弱导致认知能力表现不足。最小意识状态可以是暂时的,但也可能表现为一种永久的严重残疾状态。出现功能性交流和/或正确使用物品,即定义为脱离最小意识状态。

(四)闭锁综合征

闭锁综合征不属于意识障碍,但由于脑桥腹侧核上运动神经元传出功能丧失,导致四肢及后组颅神经支配区域瘫痪,但不伴有意识和认知障碍。因不能说话,四肢瘫痪,表现极似意识障碍而易被误诊,有必要提出以资区别。

二、临床分型

(一)以觉醒障碍分型

1.嗜睡

嗜睡表现为病理性持续睡眠状态。可被轻度刺激唤醒并能正确回答提问,或做出各种反应,但当刺激停止后又很快入睡。

2.昏睡

昏睡仅对强烈的或重刺激可能有短暂的觉醒,对语言无反应或反应不正确,一旦停止刺激就马上陷入昏睡。

3.昏迷

昏迷是严重的意识障碍,患者觉醒状态、意识内容及随意运动严重丧失。根据严重程度又分为浅昏迷、中昏迷和深昏迷。

(1)浅昏迷:患者表现为意识丧失,对呼唤无响应,对强烈的疼痛刺激尚可有简单反应。如压眶上缘可出现痛苦表情或躲避动作,腱反射存在,生命体征一般尚稳定。

（2）中昏迷:较浅昏迷重。对强烈疼痛刺激无反应,四肢完全处于瘫痪状态,瞳孔反射、角膜反射、吞咽反射及咳嗽反射等明显减弱,腱反射亢进,病理反射阳性,呼吸和循环功能一般尚可。

（3）深昏迷:患者眼球固定,瞳孔散大;瞳孔对光反射、角膜反射、咳嗽反射及吞咽反射消失,腱反射消失,病理征消失,生命体征不稳定。

4.脑死亡

脑死亡是一种不可逆的脑损害。其主要表现为全脑功能丧失,脑循环终止,神经系统不再能维持机体环境的稳定性,自主呼吸消失,脑电图呈直线。

（二）以觉知障碍分型

1.谵妄状态

谵妄状态表现为定向力障碍,注意力涣散,智能情感出现严重紊乱。多伴有激惹、焦虑、恐怖、视幻觉及片段妄想,可间歇性嗜睡或彻夜不睡。

2.植物状态/无反应觉醒综合征

植物状态/无反应觉醒综合征时患者双眼睁开,闭合自如,貌似清醒。但思维情感、记忆、意志及言语完全丧失,对自身及外界环境不能理解,肢体无自主运动。

3.微小意识状态

微小意识状态下患者是觉醒的,可见有与环境有关的可以辨别、不稳定的、可重复的微小行为表达。

4.意识模糊

意识模糊又叫意识混浊,是一种较轻的意识障碍,主要包括觉醒和认知两方面的障碍,多见于老年人、缺血性脑卒中、肝肾功能障碍引起的代谢性脑病、精神创伤、营养缺乏等。主要表现为淡漠、嗜睡,对时间定向障碍最明显,其次是地点定向障碍,注意力缺陷,思维错误,有时烦躁不安、出现幻觉、精神错乱。

5.闭锁综合征

闭锁综合征不属于意识障碍范畴,但很易和植物状态、微小意识状态混淆。患者觉醒/自发睁眼,失语,四肢瘫痪,保留认知功能,通过眼球上下运动及眨眼来交流。

三、病因病理

导致意识障碍的病因是多样且复杂的,可归纳为创伤性颅脑损伤和非创伤性颅脑损伤。

（一）创伤性颅脑损伤

车祸、外力打击导致的创伤性重型颅脑损伤的机制有:①加速性损伤;②减速性损伤;③挤压性损伤;④旋转性损伤;⑤挥鞭样损伤;⑥传递性损伤;⑦创伤性窒息损伤。以上损伤都会导致血-脑屏障形态、功能、代谢不同程度的损害,通透性增加;颅内压改变,脑水肿甚至脑疝;血流调节机制障碍,血管内皮细胞损害、血管闭塞、灌注减少;钙超载、氧自由基形成、神经递质及代谢紊乱;组织细胞凋亡、软化等一系列病理改变。

（二）非创伤性颅脑损伤

包括心跳呼吸骤停,癫痫持续状态,大脑缺血缺氧,或神经系统中毒、感染等。以上脑组织损伤均有脑水肿,灌注不良,进一步会出现神经元缺血性改变,脑皮质萎缩,白质脱髓鞘或软化坏死。

四、临床诊断与评定

(一)脑死亡

无觉醒/睁眼,无觉知征象,无呼吸,脑功能(脑干反射)丧失。

(二)昏迷

无觉醒/睁眼,觉知显著减退或消失,对周围事物及声光刺激无反应;随意运动消失;自主神经功能失控,尿失禁;自主呼吸损害,脑干反射损害;无发声。持续时间>1小时。昏迷程度可不一。

(三)植物状态

认知功能丧失,无意识活动,不能执行指令;保持自主呼吸和血压;有睡眠-觉醒周期;无言语或理解语言;能自动睁眼或刺激下睁眼;无有目的的行为;下丘脑和脑干功能基本保存。持续1月以上,为持续植物状态。

(四)最小意识状态

觉醒/自发睁眼,持续的凝视和视物追踪,波动但可重复的意识行为征象,与所给指令有对应的逻辑关系的行为,与外界环境变化有关的哭笑,物品定位和使用,言语有目的性但无法有效交流。如有功能性交流,会正确使用物品,则属脱离最小意识状态。

(五)闭锁综合征

觉醒/自发睁眼,保留认知功能,通过注视或眼球上下运动来交流,四肢瘫。

五、康复评估

患者颅脑结构的异质性及灌注、代谢、神经化学和电生理异常改变等,都会从不同角度影响意识水平,我们在进行昏迷、植物状态、最小意识状态评估时,应考虑所有的综合影响因素。目前评估意识水平及预后的主要是行为量表评定、多模态影像和电生理检查。

(一)行为量表评定

因大脑结构、功能定位极其复杂,使得意识障碍评估尤其是植物状态和微小意识状态的评估显得十分困难,误诊率达40%左右,慎重选择标准化行为评估工具显得尤其重要。

1.格拉斯哥昏迷评分(GCS)

GCS在创伤和急诊处置中使用最广泛,其内容包括觉醒水平、运动功能和语言能力3个部分,总分为3~15分。格拉斯哥昏迷评分最高分为15分,表示意识清楚;13~15分为轻度意识障碍;9~12分为中度意识障碍;8分以下为昏迷;3分一般预后较差。其对急性期意识水平及预后评估的价值已被大量研究所证明,但对眼外伤、气管切开或使用呼吸机的患者难以评定,因而其准确性受到质疑。

2.无反应状态整体分级量表(FOUR)

FOUR量表在ICU取代了GCS评估严重脑损伤气管切开/呼吸机辅助呼吸患者。量表包括运动、视觉、脑干反射及呼吸四个部分,总分0~16分。FOUR中,0分代表无脑干反射和呼吸,有助于诊断脑死亡;专门设计的眼球运动指令,有助于检测LIS仅有的眼球垂直运动和眨眼功能,有助于甄别LIS。

3.修订的昏迷恢复量表(CRS-R)

CRS-R包括视觉、听觉、运动、言语、沟通和觉醒6个层次排列的亚量表,是对VS与MCS进行诊断、鉴别诊断更为敏感的方法。在一项基于证据的临床实践和研究建议中,专家一致认为,CRS-R 具有良好的内容效度、可接受的标准化管理和评分程序,可以作为评估意识障碍(DOC)患者的金标准,其中运动功能亚量表中的"功能性物品使用",是区分 VS 与 MCS 的关键项目。一项前瞻性随机对照研究证实,与非个性化对象相比,个性化功能对象使用,即与自我相关因素的使用(如香烟、棋牌)会影响 DOC 患者行为评定量表的得分,能更有效地激发患者的反应。尽管如此,患者视听感觉通路和身体的缺陷等影响因素还是会混淆评估的准确性,应综合其他评估方法,识别患者的隐性意识,降低误诊率。

4.感觉模式评估与康复技术(SMART)

SMART 作为评估脑损伤后意识障碍的工具之一,同时具有治疗技术指引及长期预后判断的作用。SMART 包含非正式和正式评估,非正式部分包括来自家庭和护理人员关于观察到的行为的信息,这个组成部分鼓励家庭和看护者参与,以确保所有的反应都被记录下来并分类。正式评估包括行为观察评估和感觉评估两个部分。首先进行行为观察评估:评估人员安静观察休息中的意识障碍患者的行为情况,重点观察行为表现是反射性、自发性还是目的性的,并且注意其发生的频次;感觉评估共 8 种形式,包括 5 种感官模式(视觉、听觉、触觉、嗅觉和味觉),以及运动功能、有意义的交流和觉醒。SMART 强调优化评估前环境、长时间的观察评估、评估中纳入家属和照顾团队,以及评估内容的标准化,从而能检测意识障碍患者意识存在的迹象和有意义的反应,能够有效降低意识障碍误诊率。

有研究已证实了在诊断准确性方面进行多种评估的好处。同时必须强调的是,经验丰富并熟悉临床变化的医师经过评分程序培训,重复评估,并加强 DOC 量表管理,是促进行为学评估诊断准确性的先决条件。

(二)影像学评估

采用不基于行为评估的影像技术捕捉大脑可能存在的意识活动,了解大脑修复及功能重组所必需的颅内结构及代谢环境,有助于判断 VS 患者是否存在隐性意识和预后,是确定诊疗计划的补充依据。

1.磁共振成像(MRI)和电子计算机断层扫描(CT)

一系列研究报告揭示了意识障碍的影像学基本特征。缺血缺氧性脑病导致 VS 患者脑皮层严重萎缩;无显性原因的意识水平渐进性下降显示是亚急性进展性脑积水;PVS 患者仅有单侧大脑软化灶,大部分预后良好,可以恢复意识,而双侧都有软化灶,并且>5 cm 者预后很差,很少能完全恢复意识;伴有严重脑干损害者预后极差。大脑意识默认网络(双侧前额区腹、背外侧部、颞顶联络皮质、顶叶内侧面楔前叶、后扣带回、顶下小叶等),脑干、丘脑,脑皮质下神经传导环路等区域严重受损的 PVS 患者,意识难以恢复。因此,对结构连接的评估具有重要的临床价值,尤其是损伤的结构与觉知功能有关联时。

2.磁共振波谱学(magnetic resonance spectroscopy,MRS)

MRS 是目前能够无创检测活体组织器官能量代谢、生化改变和特定化合物定量分析的唯一方法。通过波普可以观察到 MRI 看似正常的脑区存在胆碱能反应异常或神经元损害。因此,两种技术有很强的互补性,特别是当意识通路的 MRI 影像不能为临床表现做出合理解释时。同时,还可以通过连续观察 MRS 的变化,在一定程度上了解意识障碍发生及演变的机制,尤其是枕顶叶灰质和白质中 N-乙酰天[门]冬氨酸/肌酸比值(N-acetyl-aspartate/creatine,NAA/Cr),

该比值变化和磁共振弥散张量成像与患者的预后存在显著相关性，推荐用于预测 VS、MCS 的结局，为临床确定治疗策略提供帮助。

3.磁共振弥散张量成像（diffusion tensor imaging，DTI）

DTI 是显示活体脑组织中白质纤维束走行的一种磁共振技术。利用 DTI 可以计算各向异性分数（fraction anisotropy，FA）等指标。FA 的值可以衡量组织中水分子扩散的各向异性指数。使用不同的颜色表示水分子扩散的方向，则可以得到脑白质组织中不同纤维束的走行图。在 DTI 中可以观察到白质纤维束是受压移位，还是受损减少或中断。

在意识障碍患者，有多个脑区和核团的 FA 值发生变化，包括脑桥背侧、大脑脚及半卵圆中心的白质区。将磁共振波谱 NAA/Cr 值和弥散张量成像 FA 值结合在一起预测脑损伤患者的预后，敏感性和特异性分别是 86％和 97％，明显优于单独运用。通过检测 NAA/Cr 和 FA 值的动态变化可以检测脑创伤患者脑功能恶化或恢复的趋势。

4.正电子发射计算机断层显像（positron emission tomography-CT，PET-CT）

PET-CT 可以测量休息时局部脑组织葡萄糖代谢率或局部脑血流量的变化，间接测量神经突触活动。VS 患者脑葡萄糖代谢可下降到正常的 30％～40％。MCS 患者的平均脑活动一般维持在正常的 50％～70％。VS/MCS 患者代谢下降最明显的是楔前叶、后扣带回和颞顶叶交界处。MCS 和 VS 患者区域代谢变化的差异在额顶叶、感觉皮质和运动皮质最为明显。全部或部分额顶叶葡萄糖代谢存在，预示着严重的脑损伤有可能即将恢复，而额顶叶皮层葡萄糖代谢完全抑制就没有脑复苏的象征。PET-CT 结果可作为预测 VS/MCS 意识恢复可能性的参考。

5.功能性磁共振成像（functional magnetic resonance imaging，fMRI）

fMRI 可对有隐性意识，即认知-运动分离的患者进行识别。可选择性采用主动范式、被动范式及静息态范式进行测试。静息态 fMRI 非常合适 VS/MCS 患者，这项技术不受任务执行和观察带来的差异或偏差的影响，患者在既不给予外部刺激，也不要求刻意思考的情况下测量其自发脑功能，通过考察其脑区间自发血氧水平依赖（blood-oxygen-level dependent，BOLD）信号来推测相关性神经活动的同步性（即功能连接）。VS/MCS 患者默认网络内部的功能连接是受损的，并且受损程度和意识障碍的程度有相关性。内在功能连接强度主要随着与后扣带回/楔前叶、内侧前额叶皮质和外侧顶叶皮质的受损而降低，这些连通性下降的模式可以预测 VS 和 MCS 患者是否会恢复意识，准确率为 81％，其中最具鉴别性的区域是楔前叶。功能性磁共振成像被动范式可以显示受外部刺激时 BOLD 信号的变化。由一个熟悉的声音说出患者的名字而引起的听觉皮层的信号，提示患者存在意识活动，以此能可靠地预测 VS/MCS 患者的结局。

与经颅磁刺激联合脑电图、脑-机接口测评严重脑损伤患者意识一样，功能性磁共振成像检测甄别认知-运动言语分离的患者有着良好的前景，但因其对设备及技术有较高的要求，使得临床运用普及还较难实现。从事意识障碍诊治的医疗机构可在充分了解意识评估最新技术的前提下，根据实际情况，酌情选择拓展应用。

（三）神经电生理评估

1.诱发电位（evoked potential，EP）

借助 EP 可以了解重症患者某些神经通路损伤与意识障碍程度、预后的相关性。目前临床常用的诱发电位主要包括躯体感觉诱发电位（somatosensory evoked potentials，SEP）和脑干听觉诱发电位（brainstem auditory evoked potentials，BAEP）。SEP 分为上肢及下肢两个部分，因上肢电位 N20（顶叶中央后回）与意识皮层环路相关，从而更多被临床所关注；BAEP 可反映耳蜗神经至脑干通路的功能状态,尤其是脑干中的脑桥及中脑以下通路的功能。BAEP 主要测量参数包括Ⅰ、Ⅲ和Ⅴ波的峰潜伏期以及波间潜伏期。推荐引用国内外最具代表性的 Hall(BAEP 采用)和 Judson(SEP 采用)分级标准判断预后。在临床,SEP 和 BAEP 联合运用。

诱发电位在临床运用中对不同原因导致的 VS、MCS 有不同临床意义。对缺血缺氧性脑病患者,双侧 N20 消失是预测植物状态最可靠的指标。在严重脑卒中患者中,N20 的消失预测不良预后的特异性也较高。而对外伤性脑损伤患者,即使双侧 N20 消失,也有一部分患者仍有渐进性恢复。另外,有皮层神经元严重损害而未累及脑干者,BAEP 可完全正常,这并不意味着意识有望恢复。动态观察对判断意识障碍患者转归意义更大。

2.事件相关性诱发电位(event-related potential,ERP)

ERP 是与识别、比较、判断、记忆与决策等认知过程有关的神经电生理改变,观察大脑认知功能活动的窗口,是对严重意识障碍患者残存认知功能的有效评估方法。其失匹配负波对意识的判断和评估是一个很重要的指标,作为 ERP 的经典范式,是预后的强预测因子,具有较高的特异性。有分析支持了这一观点,这有助于避免 SEP 和 BAEP 对意识判断的局限性,和行为学量表相结合可能更有益。

3.睡眠脑电图(sleep EEG)

睡眠脑电图对脑的病理生理变化异常敏感,特别对大脑皮质病变的评估有明确价值,易受麻醉、镇静催眠药物影响,使其呈"电静息"状态。临床可在避免药物干扰前提下有针对性选择运用,并定期动态观察。睡眠脑电图是否出现纺锤波是判断预后的指标之一。睡眠纺锤波是非快速动眼睡眠的特征,可以反映丘脑和皮层间的交互关系。缺少行为反应患者的睡眠纺锤波的丢失,与患者丘脑皮层损伤的数据相匹配,是意识障碍患者神经连接的间接反映。

睡眠脑电图提供了 VS 患者睡眠-觉醒周期客观脑电记录,可以提示,在患者更警觉时段展开特异的促醒治疗可能更为有利。持续和更有效的睡眠模式可能可靠地预测 VS/MCS 患者的预后,这些特征可能比现有的确定预后因素(如患者年龄和临床状况)更有效地预测结局。

六、康复治疗

(一)常规康复治疗

常规康复治疗包括关节被动活动、良肢位摆放、站立床训练、呼吸训练、吞咽训练等,可有效预防并发症,维持残存的功能,增加感觉的输入,促进意识的恢复。康复护理是维持患者长期生存的关键。除了对患者的皮肤、呼吸道、营养、大小便等全面管理,良肢位摆放、关节活动度训练、翻身等可以预防长期卧床出现的肌萎缩、肌腱挛缩、关节活动度受限、骨质疏松、直立性低血压等症状。发病后早期初次坐起或长期卧床要坐起时,为避免产生直立时低血压,应采用逐渐增加角度的被动坐起的方法。

(二)感觉刺激

提供多种感觉刺激,达到促进意识恢复的目的。鼓励家人呼唤患者的名字,对患者交谈、讲故事,在患者非休息期间播放轻音乐或根据以往的偏好选择音乐、戏曲、视频,接受声、光等刺激加快意识恢复。主要包括以下几个方面。

1.音乐治疗

依据患者的情况,选择病前熟悉和喜好的音乐,如肢体能活动,可以在辅助下敲击打击乐器刺激患者。

2.各种感觉刺激

给予患者亲人的照片,光亮的物体等视觉刺激;亲人的呼唤,爱听的音乐或是响声等听觉刺激;皮肤触摸等触觉刺激;患者肢体被动活动等运动刺激;坐位、立位、卧位等体位转换刺激;有挥发性、刺激性物体的嗅觉刺激;不同味道口腔内的味觉刺激;口腔刺激等等,让患者的感觉器官感受多方位的信息传入,加快意识恢复。

(三)神经刺激

1.正中神经刺激

右侧正中神经可作为一个通向中枢神经系统的外周入口,因为正中神经通路中的脊髓网状成分同上行网状激活系统建立突触连接。推测其作用机制包括增加脑血流、提高多巴胺和去甲肾上腺素水平并且激活 Broca 区。必须早期开始,慢性意识障碍患者可能需要数月甚至数年的治疗。

2.经颅直流电刺激(transcranial direct current stimulation,tDCS)

tDCS 是利用恒定、低强度直流电调节大脑皮质神经元活动的非侵入性技术,操作简单、整体依从性较好,患者耐受性良好,未发现严重不良反应。研究证明,在研究机构或医院外,患者的亲属或护理人员经过培训均能以家庭为基础充分开展 tDCS,在意识恢复中可以广泛地应用。

3.重复经颅磁刺激(repetitive transcranial magnetic stimulation,rTMS)

rTMS 调节神经兴奋性,激活处于休眠状态的神经元网络和脑干上行网状激活系统,和脑电图相结合,是一种既可以检测意识水平又可以进行神经调控的有效手段。

4.深部脑刺激

深部脑刺激包括丘脑电刺激、脑干中脑电刺激、小脑电刺激、高颈髓后索电刺激等。有研究证明,深部脑刺激能在微意识状态患者产生可重复的持续意识改善,其作用机制可能是影响突触可塑性、正常学习和记忆程序以及结构变化。

(四)高压氧治疗

高压氧使大脑内毛细血管血氧增加,改善缺血半暗区的缺氧状态,促进侧支循环的生成,使神经细胞功能得以恢复。虽然目前没有高压氧治疗意识障碍患者的一级临床证据,但是临床上高压氧仍不失为一种应用广泛而且普遍被认可的治疗方法,推荐在意识障碍患者中使用。高压氧治疗开始要早,疗程也可能需要较长,同时要注意高压氧的禁忌证和不良反应。研究报道,1.5 个大气压对患者是相对安全的。

(五)中医治疗

中医治疗包括中药、针灸、按摩等治疗,可协助促醒、改善肢体运动、抑制痉挛等。针刺作为一种特殊的刺激方式,国内一直被广泛应用于意识障碍患者的治疗。中医学认为很多穴位具有促进意识恢复的作用,例如,百会、人中、涌泉等。这些穴位的共同特点就是能够提供一种强烈的感觉输入,提高大脑兴奋性。

七、康复护理

康复护理是维持患者长期生存的关键。除了对患者的皮肤、呼吸道、营养、大小便等全面管理外,良肢位摆放、关节活动度训练、翻身等可以预防长期卧床出现的肌萎缩、肌腱挛缩、关节活动度受限、骨质疏松、直立性低血压等并发症。这些活动以被动活动为主。另外,还要注意提供感觉刺激,达到促进意识恢复的目的。

（一）体位管理

为了防止患者的肌肉出现萎缩,采用仰卧位、患侧及健侧卧位3种不同的体位进行良肢位的交替摆放,避免出现患侧肢体的痉挛。发病后早期初次坐起或长期卧床要坐起时,为避免产生直立性低血压,应采用逐渐增加角度的被动坐起的方法。

（二）促醒护理

早期促醒措施的介入能有效改善昏迷患者的结局。在患者昏迷期间呼唤患者的名字,鼓励家人对患者交谈、讲故事,在患者非休息期间播放轻音乐或根据以往的偏好选择音乐、戏曲、视频等,这些都有利于患者意识的恢复。

（三）人工气道管理

留置人工气道的目的是保持气道通畅,充分引流痰液。规范的气道分泌物吸引操作可以预防肺部感染及误吸。

（四）营养与胃肠道管理

对患者进行营养筛查,存在营养风险的患者,根据医师与营养师的建议,选择合适的营养途径。调整膳食结构,做到定时、定量、定质多食纤维素较多的食物。同时建立定时排便习惯、选择合适的排便体位、进行腹部按摩、盆底肌训练等,恢复肠道功能。

（五）膀胱管理

早期以留置导尿为主,以预防膀胱过度储尿。病情稳定后尽早拔出导尿管,以预防感染。间歇导尿被国际尿控协会推荐为治疗神经源性膀胱的首选方法,间歇导尿配合规范的膀胱管理,有助于尽早恢复患者自主排尿。

八、预防及预后

（一）常见并发症的预防

超过80%的重型颅脑损伤意识障碍患者至少经历过一次医疗并发症。

1.各种感染性并发症普遍存在

肺炎在康复早期患者中发病率最高,可达25%～48%。气管切开术、吞咽障碍、缺乏有效的咳嗽及深呼吸,这些都是肺感染发生率高的原因;尿路感染也很常见,保留导尿管和尿动力学异常可能是原因之一。

2.脑出血和/或创伤性脑积水

患者占比18%～20%,其中50%发生在康复阶段。与脑脊液环路损伤导致分泌与吸收失衡,或通路梗阻有关,可以影响意识恢复,清醒后的患者可出现步态异常、尿失禁和认知功能障碍三联征。

3.发作性交感神经过度兴奋（paroxysmal sympathetic hyperactivity,PSH）

发病率8%。PSH的特点是自主神经对非伤害性刺激的高反应性。患者均出现心动过速、高血压和出汗。呼吸暂停发生率82.8%,高热82.8%,有44.8%的患者出现全身肌紧张发作。44.8%的患者均有PSH的6种症状,每天发作PSH的次数为（10.7±8.0）次。PSH若不能及时识别并进行有效控制,则预后不良。

躁动/攻击、睡眠障碍、深静脉血栓也较为常见,脑积水、脓毒血症、胃肠道问题、高热、癫痫等,均需早期防控,尽量避免造成脑组织二次损伤。

（二）预后

对意识障碍的预后可从 3 个维度来考虑：是否会死亡；是否能苏醒；功能恢复的程度。

1.增加死亡率的因素

脑损伤严重的患者有以下因素会增加死亡率：①格拉斯哥昏迷量表评分≤3；②瞳孔和/或角膜反射消失；③癫痫持续状态；④等电位脑电图（平坦脑电图）；⑤双侧体感诱发电位（N20）缺失。

2.严重并发症

有严重并发症的患者存活率降低。如：持续低血压、反复高热、高血糖、严重感染或长期机械通气等。在重症监护病房及重症康复病房最常见的死亡原因是泌尿系统感染、肺部感染、血行感染、心力衰竭、多器官脑功能衰竭及恶病质。即使由延长昏迷过渡到植物状态，苏醒的可能也会减少。

3.不同病因及年龄意识障碍的结局不同

不同病因及年龄意识障碍的结局也不相同。外伤性意识障碍 3 个月内死亡率低于非外伤患者；无论病因如何，VS/UWS 患者的死亡率都比 MCS 患者高；同样，MCS 患者功能恢复比VS/UWS患者更好。5～6 岁的儿童比成人更能呈现良好的预后。年龄＞40 岁的患者与年轻患者相比，功能预后相对较差。

4.重要脑功能区受损

重要脑功能区受损程度严重也可影响苏醒。如意识、认知、言语、运动功能区损伤轻者，易醒，功能恢复较好，反之难以苏醒，功能障碍重，生活依赖度高。

5.康复介入时机

康复介入时机对功能预后的影响也是不可忽略的重要因素。神经重症康复在颅脑损伤救治开始就及时介入，在评估风险及规避禁忌证的前提下，协同临床预防并发症，促进功能恢复，能改善结局。

（陈晓凯）

第五节　神经重症吞咽障碍的康复护理

一、概述

吞咽障碍是神经系统疾病后常见的功能障碍之一，但在神经重症患者吞咽障碍的康复评估与治疗方面，相应的研究尚十分缺乏，同时也缺乏统一的认识。神经重症患者吞咽障碍是指原发病为神经系统疾病，患者早期病情危重常需要 ICU 监护，同时合并有吞咽障碍，多见于病情危重、复杂的脑卒中、颅脑损伤、脑肿瘤、代谢性脑病、中枢神经系统感染性疾病、中枢神经系统自身免疫性疾病、中枢神经系统中枢神经退行性疾病、周围神经和肌肉病变等。

二、临床分型

吞咽障碍可根据病因分为器质性吞咽障碍、神经性吞咽障碍及功能性吞咽障碍。

(一)器质性吞咽障碍

器质性吞咽障碍是指口腔、咽、喉部的恶性肿瘤手术后,由解剖构造异常引起的吞咽障碍。常见疾病为肿瘤、吞咽通道及邻近器官炎症性疾病(多为急性的)、颈椎骨刺引起的压迫、甲状腺肿引起的压迫、食管裂孔疝、放疗、气管插管等均可引起此型吞咽障碍。患者常主诉吞咽时疼痛、很难吞咽,或食物卡在某处,一般可进流食。

(二)神经性吞咽障碍

神经性吞咽障碍是由中枢神经系统及末梢神经系统障碍、肌病引起,在解剖构造上没有问题,为运动异常引起的吞咽相关肌肉无力或运动不协调引起的吞咽障碍。常见疾病包括脑血管意外、脑外伤、脑肿瘤、吉兰-巴雷综合征、重症肌无力、多发性硬化、帕金森病、多发性肌炎、脑炎等。

(三)功能性吞咽障碍

功能性吞咽障碍是指解剖结构及神经系统均无异常,吞咽生理机制正常,而患者害怕吞咽,对吞咽表现出一种癔症性反应,或拒绝进食。常由于心理障碍引起,诊断此类型时必须做全面的吞咽功能评估,慎重诊断。

三、病因病理

神经重症患者吞咽障碍(其中包括拔管后吞咽障碍)的发生机制主要包括以下几方面:①导致吞咽相关肌肉运动控制受损的神经肌肉病变。②吞咽的感觉中枢因疾病受损。③局部损伤。由于气管插管和气管切开的直接损伤,和任何类型的人工管道(例如,气管内插管、气切套管、经食管超声探头和经食管营养管)都可能对局部解剖结构造成直接的损伤,对于黏膜下组织的机械性刺激可能会导致局部溃疡和诱发局部炎症反应。带气囊的套管本身也能抑制正常的吞咽功能和主动的喉上提,阻碍上食管括约肌的被动开放,影响食物快速通过食管。④喉部感觉功能减退。由于直接的机械性损伤、局部炎症/水肿或者危重症多发性神经病(CIP)导致的传入性感觉通路受损,进而导致吞咽障碍。临床上,当食团达到咽腭弓的反射激发区,由于感觉传入受损导致吞咽启动延迟和误吸,然而,危重症患者感觉障碍的准确作用似乎还不清楚,仍有争议。⑤胃食管反流。⑥呼吸和吞咽的非同步。喉关闭、呼吸暂停、上食管括约肌开放三者间精确协调受损可能也是神经重症患者吞咽障碍的机制之一,在危重患者中,这被称为呼吸和吞咽的失同步。对于有呼吸窘迫的危重患者,吞咽时呼吸暂停时间缩短,在食团通过食管之前,喉提前开放。⑦ICU获得性肌无力(ICU-AW)。ICU-AW导致患者出现总体肌肉无力和肌肉萎缩,也可能会影响吞咽相关肌肉。

四、临床诊断与评定

诊断主要依据导致吞咽肌肉运动控制受损的原发病史、导致吞咽功能可能进一步受损的治疗过程(如气管插管、气管切开及长时间机械通气)、提示存在吞咽障碍的症状(如呛咳、流涎、反复肺炎等)及相关辅助检查结果(如纤维内镜和视频透视吞咽检查)来进行。

临床实践中可以根据吞咽障碍患者是否意识清醒和气管切开大致分为4种类型:意识清醒无气管切开、意识清醒有气管切开、意识障碍无气管切开、意识障碍有气管切开。也可以根据临床病灶位置和临床表现,分为4种类型:口腔前期、口腔期、咽期、食管期。

五、康复评定

神经重症患者吞咽障碍的康复评定包括两部分：非工具性评估和工具性评估。

（一）非工具性评估

通常由康复医师和熟练的言语治疗师来评定，具体包括询问详细病史、危险因素分析、口颜面舌的运动评定、吞咽测试等。吞咽测试方法包括反复唾液吞咽测试、容积和黏度吞咽测试等，这些方法可用于能配合的患者，不宜用于有严重认知和意识障碍患者。对于严重认知障碍或意识障碍患者，可采用口面气道治疗法（FOTT）对吞咽、口腔卫生、呼吸、言语表达、非言语交流进行评价，初步评估这一部分患者的吞咽状况和误吸风险。另外，可通过应用多种颜色染料测试技术，测试不同黏稠度的食物吞咽时的误吸状况，该方法可用于有气管切开的神经重症吞咽障碍患者床边评估，尤其适宜意识障碍患者。

（二）工具性评估

工具性评估方法包括：吞咽纤维内镜检查（FEES）。FEES能够在ICU床边实施，用一个小柔性内镜通过鼻孔，进入咽上方，使口咽、咽腔下方及声门区能够被看见。在检查时，可以评估声带的运动、吞咽诱发的时间、梨状隐窝中的食物残留、喉部渗入、气管误吸、吞咽后咽部清除、喉部敏感度和咳嗽反射，喉部敏感度可以用内镜的头部轻触会厌来测试。渗透和误吸的严重程度可按照Rosenbek渗透/误吸量表（PAS）来评定，按程度轻重分8级，1分代表没有渗透，8分为无咳嗽误吸，即为沉默性误吸。

六、康复治疗

关于吞咽障碍康复治疗的证据总体是缺乏的，针对神经重症患者更是如此。目前，针对神经重症患者吞咽障碍的治疗方法与常规吞咽障碍大致相同，主要方法包括食物性状的调整、姿势的改变/替代技术和旨在恢复吞咽功能的康复干预。替代技术包括使用鼻饲胃管、鼻饲肠管、经皮胃造瘘管、经皮空肠造瘘管和间歇性经口食管饲等；恢复吞咽功能的康复干预方法包括口腔感觉运动训练（如唇舌颊的力量和运动练习、主动吞咽训练、舌肌被动训练、冷和触觉刺激、冰和酸刺激、气脉冲感觉刺激、口面部震动刺激及K点刺激等）、吞咽肌体表低频电刺激、咽腔内电刺激、吞咽区重复经颅磁刺激、经颅直流电刺激等。K点刺激可用于有认知障碍或意识障碍不能配合张口的患者，可改善对该刺激敏感的患者张口，为进一步吞咽治疗创造条件。

鉴于神经重症患者个体间在病损部位、临床表现等方面的差异性，在选择治疗方案时需要予以区别。具体如下：①对于意识清醒、无气管切开的吞咽障碍患者，上述康复治疗方法均可使用。②对于意识清醒、有气管切开的吞咽障碍患者，在采用上述康复治疗方法同时，为增强气道保护能力，可以练习咳嗽和声带内收训练，并可推荐使用通气说话瓣膜，该方法有助于促进吞咽及生理气道功能的恢复，减少肺炎发生。只要生命体征稳定，无禁忌证的情况下，还需鼓励包括体位改变在内的综合康复训练，这对早日拔除气管套管是有利的，同时也有利于患者气道保护能力的恢复和回归经口进食。③对于有意识障碍、无/有气管切开的吞咽障碍患者，以口咽部感觉刺激和口面部被动运动为主，如口唇部冰或气脉冲刺激、咽部电刺激和舌被动运动等，以提高患者气道保护能力，降低误吸性肺炎的发生。

神经重症患者除了可能存在吞咽障碍之外，尚可能合并存在意识、认知、言语及肢体运动障碍，所以除了针对吞咽障碍行积极的康复治疗，尚需积极促进意识、认知、言语和肢体运动障碍的康复治疗,这些功能的改善会显著促进吞咽功能的恢复。

七、康复护理

由护士执行床边吞咽障碍筛查对于神经重症患者吞咽障碍的早期识别具有重要意义。有研究提示,早期护士执行吞咽筛查,尽早开展吞咽障碍康复,能够显著提高拔除气管插管后患者在离开 ICU 时经口进食率、降低拔管后肺炎发生率及住院时间。

床边筛查是在拔管后 1 小时内分别先让患者饮水 5 mL 和 60 mL,由经培训合格的护士观察患者是否有误吸征象,包括呛咳或发出汨汨声,如果没有该征象,可以考虑经口进食。如果有误吸征象,则在第二天上午 6:00 到 9:00 再次重复上述试验,如无误吸则可以予以经口进食;如仍有误吸,则于第三天上午 6:00 到 9:00 再次重复上述试验,如仍有误吸,则将患者转介到言语吞咽治疗组。

除了参与早期吞咽障碍的筛查之外,团队中的护士尚需关注神经重症吞咽障碍患者口腔卫生评估和护理,研究表明,这对于改善口腔健康评估工具评分、降低肺炎的发生率具有显著意义。同时,在口腔卫生的管理过程中,也会增加口面部感觉刺激、改善患者心理状态。团队中护士也可参与到间歇性经口至食管管饲(IOE)中,IOE 在无认知障碍、咽反射减弱的患者中操作成功率高。最后,吞咽障碍的康复宣教也需要专科护士的积极参与。

八、预防与预后

(一)并发症的预防

神经重症患者吞咽障碍一方面可因摄入减少导致患者出现营养不良、贫血和低蛋白血症;同时,矿物质和水摄入不足可引起水电解质紊乱,如,低钾血症和高钠血症等。另一方面,因为误吸可导致吸入性肺炎的发生率显著增高,引起发热、咳嗽、咳痰及精神萎靡等肺炎症状。这些均会不同程度阻碍患者康复,导致住院周期延长,再插管率、死亡率和致残率增加。

神经重症患者吞咽障碍也可合并出现肌肉减少症。有分析表明,60 岁以上人群肌肉减少症与吞咽障碍发生存在正相关关系。肌肉减少症患者吞咽相关肌肉会出现萎缩,引发吞咽障碍;吞咽障碍继发的营养不良也会引起肌肉减少症。然而两者之间的确切关系尚需更多前瞻性研究来阐明。

(二)预后

神经重症患者吞咽障碍经过积极的康复治疗,部分患者能够拔除气管套管、恢复正常经口饮食、减少误吸性肺炎发生。还有部分患者由于吞咽障碍严重,气管保护能力差,可能需要长期使用袖套式气管套管,以防止误吸性肺炎的发生,以及需要长期使用非经口进食的替代营养摄入途径(如鼻饲、胃造瘘、空肠造瘘)等。

(陈晓凯)

第六节　神经重症运动功能障碍的康复护理

运动障碍是神经重症常见的功能障碍,是压疮、关节挛缩的主要原因,如果不积极康复介入,会对后续的康复治疗造成困难,甚至使患者失去运动功能恢复的机会,它是限制幸存者日常生活活动、降低生存质量的主要原因之一,也是临床康复医学、社会学备受关注的重要问题。

一、概述

运动障碍是由各种神经肌肉疾病引起锥体束或锥体外系损伤,以肌力、肌张力、关节活动、平衡及步行等障碍为主要表现。神经重症患者常见运动功能减退。我国对运动障碍的术语描述较多,其中西医学较常见的描述:肌力障碍、肌张力障碍、肌张力增高/减低、肌阵挛、关节活动障碍、步行障碍、平衡障碍等。

(一)肌力障碍

广义的肌力障碍指不同原因引起的肌肉或肌群收缩过程发生障碍,导致肌肉或肌群收缩的速度、程度及收缩后放松异常。狭义的肌力障碍指不同原因引起肌肉或肌群收缩程度异常,导致肌肉或肌群收缩产生的肌力减低或消失。

(二)肌张力障碍

肌张力障碍指持续过度的不协调肌肉收缩,导致动作和姿势异常为特征的运动障碍疾病。

(三)肌张力增高

肌张力增高指肌张力高于正常静息水平,肌张力增高的状态包括痉挛和强直。

1.痉挛

痉挛多见于锥体束病变。表现为速度依赖性的牵张反射亢进,在被动活动患者肢体时,起始感觉阻力较大,但会在运动过程中突然感到阻力减小,也称折刀现象。

2.强直

强直多见于锥体外系病变。表现为在肢体的被动运动过程中,主动肌和拮抗肌同时收缩,各方向上的阻力均匀一致,与弯曲铅管的感觉类似,也称铅管样强直。

(四)肌张力减低

肌张力减低指肌张力低于正常静息水平。表现为对关节被动运动时感觉阻力降低或消失,关节活动范围增加。

(五)肌阵挛

肌阵挛指自发的、短暂的一块或多块肌肉的收缩,导致跨关节的运动。

(六)关节活动障碍

关节活动障碍指骨关节与肌肉伤病后,关节内外或周围的纤维组织紧缩或缩短所导致的关节活动范围受限。

(七)步行障碍

步行障碍指步行和/或步态出现的功能异常,是最常见的下肢功能障碍,也是患者最迫切期待恢复的功能障碍。

(八)平衡障碍

平衡障碍指神经系统损伤后,身体保持一种姿势及在运动或受到外力作用时自动调整并维持姿势的能力出现障碍。

二、临床分型

患者年龄、性别、营养、基础疾病、中枢神经系统损伤部位及程度等因素,导致神经重症患者运动障碍的临床表现多种多样。根据神经重症患者运动障碍的临床特点,大致可分为肌力障碍、肌张力障碍、肌张力增高/减低、肌阵挛、关节活动障碍、步行障碍、平衡障碍等。

三、病因病理

运动障碍的发生与遗传、感染、免疫、理化等多种因素相关,脑血管病变及中枢神经损害是其主要病理环节。人体的运动是在相关的神经系统(锥体系与锥体外系)支配及调控下由人体运动系统(骨、骨连接和骨骼肌)完成的。锥体系可支配骨骼肌进行随意运动,它随人本身的需要,可以是单关节的分离运动,也可以是选择性的多关节的复合运动,甚至高度复杂的动作。而锥体外系主要功能是调节肌张力、协调肌肉的运动、维持体态姿势及平衡、担负半自动的刻板运动和反射性运动等。锥体系与锥体外系两者不可截然分割,功能是协调一致的。两个系统从大脑皮质-皮质下结构-脑干-小脑-脊髓-外周神经-神经肌肉接头,到肌肉组织的收缩,到牵动一定的骨结构,这个复杂的链条中任何一个环节功能的障碍,都会使运动的能力受损,甚至丧失。

四、临床诊断与评定

目前国内外尚缺乏统一的运动障碍诊断标准。由于运动障碍具有明显的运动功能减退症状,症状诊断大多不难。临床多根据不同类型运动障碍的典型症状、体征、病史,并结合神经影像学、神经电生理学、经颅多普勒超声、分子病理学、基因诊断学等技术进行诊断。

五、康复评定

神经重症运动障碍患者可从以下几方面进行评定。

(一)开始康复时机的评估

专家共识认为,在血流动力学及呼吸功能稳定后,便可立即开始康复治疗介入。具体来说,即入 ICU/NICU 24～48 小时后,符合以下标准:心率＞40 次/分或＜120 次/分;收缩压≥12.0 kPa(90 mmHg)或≤24.0 kPa(180 mmHg),和/或舒张压≤15.0 kPa(110 mmHg),平均动脉压≥9.0 kPa(65 mmHg)或≤15.0 kPa(110 mmHg);呼吸频率≤35 次/分;血氧饱和度≥90%,机械通气吸入氧浓度(FiO_2)≤60%,呼气末正压≤1.0 kPa(10 cmH_2O);在延续生命支持阶段,小剂量血管活性药支持,多巴胺≤10 $\mu g/(kg \cdot min)$或去甲肾上腺素/肾上腺素≤0.1 $\mu g/(kg \cdot min)$,即可实施康复介入。

(二)神经重症运动障碍康复评定方法

运动康复量表的选择需要考虑重症患者的意识、药物治疗、诊疗手段等多种因素的影响。

1.昏迷且运用大剂量血管活性药物维持生命体征的患者

昏迷且运用大剂量血管活性药物方可维持生命体征的患者,在运动功能评定前需进行格拉斯哥昏迷量表(GCS 量表)、Richmond 躁动镇静评分(RASS)或标准化 5 问题问卷(S5Q),以此来判断患者的意识状态及配合程度,并预测运动康复介入的可行性;若患者可进行运动康复,则可选用肌张力和关节活动度量表。肌张力评定推荐采用改良 Ashworth 量表(MAS),关节活动度评定推荐采用关节活动测量仪进行主动和/或被动关节活动度评定。

2.一定程度上可以配合的患者

对于生命体征稳定、意识状态清晰、理解力尚可、在一定程度上可以配合的患者,即使有气管插管接有创呼吸机辅助通气或带有引流管(应有严格防止脱落措施),也可选择肌力评定及活动能力评定量表。肌力评定推荐徒手肌力测定(MMT)或 MRC 分级法(MRC)。转移和行走能力评定推荐采用 DE Morton 活动指数(DEMMI)评定。

3.徒手肌力达 3 级以上的患者

当患者局部肌肉(或肌群)的徒手肌力已达 3 级以上时,可借助一些简单的测力计(如握力计、捏力计、拉力计等)进行肌力测定,并可直接获得以力量、压强等为单位的定量肌力数值。当使用器械进行肌力评定时,特别是要求最大用力的等长收缩肌力评定时,易使血压明显升高,并伴有屏气使劲,而引起 Valsalva 效应,对心脏活动造成一定影响,因此,心脏病或高血压病患者慎用,有严重心血管疾病者禁用。

4.以运动障碍为主要表现的神经重症患者

对于意识状态清晰、心肺功能良好、血流动力学稳定且以运动障碍为主要表现的神经重症患者,可选择的运动康复量表比较广泛。常见的包括 Brunnstrom 运动功能量表、上田敏评定法,此两种量表主要评估患者运动模式。对于肌张力障碍患者,可选用肌痉挛评定量表:主要包括改良 Ashworth 量表(MAS),还有痉挛累及关节的主被动活动度评估(ROM),痉挛肢体疼痛程度可采用视觉模拟评分法(VAS)。此外,简化 Fugl-Meyer 运动功能评估(FMA)量表也是临床常用的综合躯体功能评定量表,其内容包括运动、平衡、感觉、关节活动度及疼痛,总分为 226 分,其中运动占 100 分、平衡占 14 分、感觉占 24 分、关节活动度及疼痛占 88 分,临床上可根据需要选择应用;Lindmark 评定法功能与 FMA 相同,其优点是更易测出微小的康复进展,评定更加灵敏;实用性来说,若评定在日常实际中的综合运动功能,可选用 Rivermead 运动指数(RMI)。RMI 是康复治疗中对患者运动障碍程度和治疗进展情况进行简便的定量测定方法之一。

(三)意识状态的评估(参照第四节)

对于使用镇静药物的神经重症患者,意识状态的评定量表除 GCS 量表外,需选用 RASS。RASS 量表评分从 −5 分到 +4 分,−5 分为重度镇静,对声音及身体刺激均无反应,+4 分提示患者有躁动及暴力行动,此量表对于下一步康复治疗的介入时机及患者的配合度预测均有指导意义。

(四)运动功能评定

1.肌力评定

(1)肌力评定量表:推荐徒手肌力测试(MMT)或 MRC 分级法(MRC),其操作简便,应用范围广泛,但只能对关节在某一角度时的肌力进行评定,且主观性强,不能对肌力进行定量评估,临床上主要用于周围神经损伤检查。

(2)器械评定:适用于 3 级以上肌力。需要注意的是,在进行等长收缩肌力评定时,由于需要患者达到最大用力状态,易使其血压明显升高,并伴有屏气使劲而引起 Valsalva 效应,对心脏活动造成一定影响,因此,心脏病或高血压病患者慎用,有严重心血管疾病者禁用。

2.肌张力评定

(1)肌痉挛评定:主要包括改良 Ashworth 量表(MAS)。MAS 量表将肌张力分为 0~4 级。如果在 1 级和 2 级之间增加一个级别(1+级)则称为改良 Ashworth 量表。该表简单易用,具有较好的信度和效度。

(2)痉挛累及关节的主被动活动度评估(如 ROM)、痉挛肢体疼痛程度评估(如 VAS)、痉挛肢体功能状态评估(如 FMA)。

3.平衡功能评定

(1)粗略评定:三级平衡检测法即Ⅰ级平衡是指在静态下不借助外力,患者可以保持坐位或站立位平衡;Ⅱ级平衡是指在支撑面不动(坐位或站立位)身体某个或几个部位运动时可以保持半衡;Ⅲ级平衡是指患者在外力作用或外来干扰下仍可以保持坐位或站立平衡。

(2)精细评定选用 Berg 平衡评定量表(Berg balance scale,BBS)。

4.运动模式评定

(1)Brunnstrom 运动功能量表:主要用来评估上下肢运动功能在脑卒中后恢复过程中变化的等级,即低级中枢所表达的异常运动模式恢复到高级中枢控制的正常运动模式的建立过程。该量表的优点:内容精简,省时,易为患者接受,也易为同行所重复,不足之处在于敏感度不强,常出现患者的功能恢复虽有进步,而功能级别却无变化的现象,所以不适合用于科研,但可用此法对脑卒中患者运动功能恢复进行预测。

(2)上田敏评定法:此量表基于 Brunnstrom 评定法分为 12 级,并进行了标准化。此评定方法可信度高而适当,其特点是患侧下肢的功能障碍与移动能力之间有高度相关的意义,下肢的分级对步行有 50% 的决定作用。

5.运动综合功能评定

(1)简化 Fugl-Meyer 运动功能评估量表(FMA):它是临床常用的综合躯体功能评定量表,其内容包括运动、平衡、感觉、关节活动度及疼痛,总分为 226 分,其中运动占 100 分、平衡占 14 分、感觉占 24 分、关节活动度及疼痛占 88 分,临床上可根据需要选择应用。

(2)Lindmark 评定法:功能与 FMA 相同,其优点是更易测出微小的康复进展,评定更加灵敏。

(3)Rivermead 运动指数(RMI):它是康复治疗中对患者运动障碍程度和治疗进展情况进行简便的定量测定方法之一,实用性来说,若评定在日常实际中的综合运动功能,可选用 RMI。

6.日常生活活动能力(ADL)评定

在所有运动障碍评定过程中,需注意评定患者日后的生活能力,这对于患者康复及回归社会家庭都有重要意义,临床上通常选用量表如下。

(1)对于偏瘫和截瘫患者的 ADL 评定可采用改良 Barthel 指数(MBI)。

(2)FIM 量表。

(3)四肢瘫患者可采用四肢瘫功能指数。

7.临床神经功能缺损程度评定

美国国立卫生研究院脑卒中量表(NIHSS)是由美国国立卫生研究院所制,主要用来评判患者患脑卒中以后的神经缺损程度。量表包含对意识、语言、运动、感觉、共济运动、眼球运动、视野等方面的评判,评分为 0~42 分,分数越高,神经缺损程度越严重。NIHSS 评分≤4 分为轻型脑卒中,≥21 分为严重脑卒中。量表的不足之处在于对后循环的梗死评分不敏感,且缺少对认知功能以及步态异常的评价。

8.脊髓损伤水平评定

国际上目前普遍采用美国脊髓损伤学会(ASIA)分级法,包括 ASIA 运动指数评分法(MIS)及步行运动指数评定量表(AMI)。MIS 量表通过对 10 块脊髓神经节段的运动神经轴突所支配的关键肌运动能力的检查和总的运动评分,来判断脊髓损伤的神经平面、部分保留区和残损分级。AMI 量表主要用来预测脊髓损伤后截瘫步行功能。

9.其他评定

如神经影像检查、神经电生理检查等。

六、康复治疗

对于神经重症卧床患者,良肢位摆放、体位转移和关节活动度训练技术,是康复护理的基础和早期康复介入的重要方面,能减少并发症,如压疮、肺炎、肌肉萎缩等,提高护理质量,加快神经重症患者的康复速度。在早期病情稳定时,可根据患者意识状态及具体运动障碍情况,选择合适的康复治疗。

(一)良肢位摆放

对于神经重症患者,大多数为肢体瘫痪较为严重,应维持肢体良肢位摆放,可预防肢体痉挛。鼓励患侧卧位以增加本体感觉的传入,适当健侧卧位,注意定时翻身改变体位,一般每 2 小时转变 1 次体位。可借助辅具来固定昏迷患者软瘫期时的正常体位,防止关节过度屈伸。

(二)体位转移

早期体位转移训练有助于神经重症患者平衡功能的恢复,主要包括被动体位转移、辅助体位转移和主动体位转移等方式,训练应循序渐进,由完全被动到辅助和完全主动的顺序进行。体位转移的训练内容包括床上翻身训练及卧-坐转移等。

(三)关节活动度训练

关节活动度训练可改善关节活动受限引起的肌肉萎缩和关节囊粘连、挛缩,促进全身功能恢复。卧床期的被动活动是神经重症患者早期治疗中的重要成分。做被动活动时,患者应于舒适体位,多数情况下被动活动可在仰卧位下完成。每一个关节均要全范围、全方位、平滑而有节律地进行。一般每天 2~3 次。注意训练时防止关节损伤及肌肉、肌腱的损伤。关节活动度训练不仅包括肢体关节,还包括躯干的脊柱关节活动度训练,训练以患侧为主,长期卧床者要兼顾健侧肢体。也可同时进行床边或坐位踏车训练。

(四)坐位训练

对于昏迷或不能主动配合的患者可进行床上被动坐位,不同角度体位适应性训练;对于能主动配合的患者可进行床上被动或主动坐位适应性训练。

(五)站立训练

为避免长期卧床所致的各种并发症,神经重症患者应在病情稳定后(指生命体征平稳,且 48 小时内病情无进展)尽快借助器械进行站立训练,可以有效地抑制下肢痉挛。

(六)肌力训练

肌肉无力是神经系统损伤后的缺失症状,对于神经重症意识清醒可以配合的患者,应重视其瘫痪肌肉的肌力训练。在训练前,应先评估训练部位的关节活动范围和肌力是否受限及程度,根据肌力等级选择运动方式,如肌力 0~1 级时可选择被动运动方式如电刺激、运动想象疗法,2 级时可给予辅助运动等。

(七)痉挛治疗

痉挛可见于多种神经重症疾病,肌肉痉挛可导致肌肉短缩、姿势异常、疼痛和关节痉挛。对已发生痉挛的患者,可以通过消除诱发因素、手法治疗、药物、肉毒毒素局部注射、手术治疗等缓解或解除痉挛。

1.长期卧床、尚未发生痉挛

对长期卧床、尚未发生痉挛的神经重症患者,早期应注重瘫痪肢体良姿位摆放。不良的体位姿势、肺部感染或压疮等并发症及不适均可能诱发或加重痉挛。

2.消除诱发因素

常见的诱发因素有尿路感染、便秘、压疮、深静脉血栓、疼痛、膀胱过度充盈、骨折、异位骨化、内生足趾甲、精神紧张因素(焦虑、抑郁)、过度用力、疲劳等。

3.手法治疗

手法治疗包括关节活动度训练、牵伸训练、肌腱挤压法、轻刷法、关节负重法、运动训练等。

4.物理因子治疗

物理因子治疗包括低频电刺激、生物反馈、冷/热疗法等。

5.药物治疗

替扎尼定、巴氯芬、丹曲林和苯二氮䓬类是常用的治疗痉挛的口服药物。英国国家卫生与临床优化研究所(National Institute for Health and Clinical Excellence,NICE)推荐巴氯芬作为一线用药。替扎尼定和丹曲林为二线用药。苯二氮䓬类有显著嗜睡等不良反应需严格把握其适应证和用法用量。对于肌阵挛的患者,推荐药物氯硝西泮、丙戊酸钠、左乙拉西坦等。治疗开始应尽量选用单药治疗,但最终可能需要多药联用。

6.肉毒毒素局部注射

对于局部肢体肌肉痉挛影响功能患者,建议使用注射用 A 型肉毒毒素局部注射治疗,目前是治疗局灶性痉挛的首选方法。

7.辅具治疗

可利用上肢或下肢矫形器矫正痉挛,其作用不仅能防止肌肉痉挛加重,还可以防止挛缩,应早期积极采用。挛缩的矫正方法还包括夹板疗法、肌内效布贴。

8.手术治疗

药物治疗无效的严重痉挛和肌腱痉挛,可采用外科手术方法进行治疗,手术方法包括肌腱延长术、肌腱转移术和肌腱切断术。

9.注射巴氯芬

在条件允许的情况下,可以试用鞘内注射巴氯芬。

(八)平衡功能训练

神经重症运动功能障碍患者大部分存在平衡功能障碍,早期恢复或重新建立新平衡有助于运动功能的恢复。因此神经重症患者在早期病情稳定后,可在床上进行各方向的翻身训练及卧位-坐位转换适应训练。

(九)躯干控制能力训练

对于能主动配合的神经重症患者,早期于病床上做桥式及躯干旋转等运动可提高患者脊柱及骨盆的核心控制能力。并提高运动时由核心向四肢及其他肌群的能量输出,改善肌肉的协调与平衡,增强本体感受功能,为日后的坐位及立位平衡训练打好基础。

(十)物理因子治疗

卧床早期,当患者病情稳定时即可针对性使用物理治疗,包括经颅电刺激、磁刺激、神经肌肉电刺激、生物反馈疗法、电疗法等。

1.经颅直流电刺激(tDCS)

经颅直流电刺激是一种非侵入性的调节大脑皮质神经元活动的物理治疗方法。通过低强度微量电流刺激大脑,改变患者大脑异常的脑电波,促使大脑分泌一系列与焦虑、抑郁、失眠等疾病存在密切联系的神经递质和激素,在临床疾病康复治疗中应用十分广泛。

2.重复经颅磁刺激(rTMS)

目前经颅磁刺激技术已广泛应用于脑卒中后运动、吞咽功能、失语症、空间忽略的治疗。通过刺激视皮质、躯体感觉皮质等大脑皮质,引起局部的兴奋或抑制效应起到治疗作用,对于昏迷或者清醒的神经重症患者皆可应用,并根据不同患者的大脑功能状况,需要不同的强度、频率、刺激部位、线圈方向来调整,根据强度和频率分为高频刺激和低频刺激。理论上高频刺激兴奋神经,低频刺激抑制神经。

(1)低频率经颅磁刺激:通过双向调节大脑兴奋与抑制功能间的平衡来治疗疾病。

(2)高频率经颅磁刺激:通过产生兴奋性突触后电位总和,导致刺激部位神经异常兴奋来治疗疾病。

3.生物反馈疗法

目前应用于脑卒中后肢体偏瘫的生物反馈技术主要是肌电生物反馈技术,可进一步激活中枢神经系统潜在性突触,重建神经环路,以此促进瘫痪肢体的功能恢复。

4.神经肌肉电刺激(neuromuscular electrical stimulation,NMES)

目前临床上用于治疗运动功能障碍的主要是功能性电刺激(functional electrical stimulation,FES),可改善瘫痪肢体的血液循环,增加脑内侧支循环对脑内的各种组织细胞供血,供氧能力增强,降低肌张力,促进功能恢复,延缓和防止肌肉萎缩。

5.电脑调制中频电疗法

采用电体操处方或肌萎缩处方预防肌萎缩。

(十一)神经生理学疗法

神经生理学疗法又称神经发育学疗法、神经肌肉促进疗法,是为了缓解症状或改善功能而进行全身或局部的运动以达到治疗目的的方法,可用于改善脑病导致的运动障碍。

1.Bobath 方法

根据运动的神经发育原则,通过抑制运动的异常反应,促进正常运动模式而达到康复目的。

2.PNF 方法

通过对本体感受器进行刺激,从而促进神经和肌肉反应能力。

3.Brunnstrom 疗法

在中枢神经系统损伤初期,利用协同运动等病理运动模式和反射模式作为促进手段,然后再把这些运动模式逐步修整成为功能性运动,以恢复运动控制能力的康复技术。

4.Rood 疗法

通过施加在皮肤上的刺激对运动系统产生促进或抑制的影响。目前认为 Rood 疗法进一步发展了传统的 PNF 技术。

(十二)运动想象疗法

运动想象疗法指提高运动功能而进行的反复运动想象,没有任何运动输出,根据运动记忆在大脑中激活某一活动的特定区域,从而提高运动功能的目的。一般在进行此疗法前,应先对患者的运动想象能力进行评定,方法有运动觉及视觉想象问卷(KVIQ)和运动想象筛选试验(MIST)。运动想象疗法必须与相应的康复性活动结合起来才能取得良好的效果。

(十三)传统中医治疗

传统中医对于运动功能障碍的治疗包括中药内服治疗、针灸、中药外用、穴位按摩、太极云手及八段锦等传统导引术等。

1.中药治疗

(1)中药内服:根据神经重症患者的不同发病时期及不同症状等辨证分型,施以单方或组方。

(2)中药外用:中药外用的方法有患肢中药湿敷、中药热敷、中药熏蒸以及中药洗剂擦洗等。

2.针灸治疗

通过辨证施治,予以不同的针灸治疗,进行相应的配穴处方。意识不清伴运动功能障碍患者选用石氏醒脑开窍法,主穴选用:水沟、百会、内关、三阴交、涌泉、合谷、印堂、足三里;意识清醒患者选用靳三针治疗,治疗脑血管意外后遗症及脑外伤所致的半身不遂主穴选用颞三针;健侧耳尖直上发际上 2 寸为第一针,在第一针水平向前后各旁开一寸为第二、第三针,向下刺。

3.推拿按摩

对患肢进行推拿按摩,促进血液循环,循经按摩或局部穴位按摩。目前穴位按摩的手法有针点按疗法(指尖掐法、指面压法、两指相夹法和二三指掐压法)、擦法、按法、揉法、拿法、捻法等。

4.太极云手、八段锦等传统导引术

对于意识清楚,且可配合运动的患者,可将现代康复手段与传统导引术结合运用。

七、康复护理

康复护理是早期康复的重要内容,护士需要接受正规的康复培训,除掌握基本的护理知识之外,还需要掌握基本的康复护理知识,包括患者的皮肤管理、大小便功能的管理和康复、良肢位的摆放和体位转移、吞咽障碍的临床评估和吞咽康复指导、营养管理和进食管理技术训练、呼吸道管理和基本的呼吸功能康复技术等。早期有效的康复护理能提高患者功能恢复、减少并发症、提高 ADL 能力,从根本上提升患者的运动功能并改善其生活质量。

八、预防和预后

(一)预防

1.一级预防

积极治疗各种可控危险因素,同时定期监测其他危险因素的发生并采取针对性措施,减少运动障碍发生。

2.二级预防

对于已发生运动障碍的患者,尽早开展有效的康复干预,可防止运动障碍进一步加剧,并调控可干预的危险因素,减少运动障碍并发症。如肌肉的失用性萎缩、骨质疏松、肌肉与关节挛缩、关节疼痛、异位骨化、起立性低血压、站立恐惧综合征、压疮、下肢水肿、坠积性肺炎、泌尿系统感染、深静脉血栓等。

3.三级预防

对于已发生运动障碍并发症的患者,加强康复管理及康复护理,防止病情加重。

(二)预后

患者的预后与早期功能恢复情况相关,预后不良的因素包括原发病、高龄、营养状况、感染及其他并发症等相关。

(陈晓凯)

参 考 文 献

[1] 刘丹,徐艳,计红苹.护理理论与护理实践[M].北京:中国纺织出版社,2023.

[2] 于翠翠.实用护理学基础与各科护理实践[M].北京:中国纺织出版社,2022.

[3] 成育玲,张智慧.康复护理[M].武汉:华中科技大学出版社,2021.

[4] 杨丽华,蒋嫚,孙娟.乳腺癌与淋巴水肿康复护理[M].西安:陕西科学技术出版社,2023.

[5] 张海燕,陈艳梅,侯丽红.现代实用临床护理[M].武汉:湖北科学技术出版社,2022.

[6] 陈朝亮,兰庆新,班华琼.外科护理[M].武汉:华中科技大学出版社,2023.

[7] 谭锦风.临床专科护理实践[M].南昌:江西科学技术出版社,2021.

[8] 强万敏,樊代明,郝希山.肿瘤护理[M].天津:天津科技翻译出版有限公司,2022.

[9] 刁咏梅.现代基础护理与疾病护理[M].青岛:中国海洋大学出版社,2023.

[10] 董桂银,卢唤鸽.临床常见急危重症护理研究[M].北京:中国纺织出版社,2021.

[11] 吴晓珩.临床护理理论与实践[M].武汉:湖北科学技术出版社,2022.

[12] 梁艳,甄慧,刘晓静,等.临床护理常规与护理实践[M].上海:上海交通大学出版社,2023.

[13] 苗梅静.康复护理的研究与应用[M].长春:吉林大学出版社,2021.

[14] 苏文婷,赵衍玲,马爱萍,等.临床护理常规与常见病护理[M].哈尔滨:黑龙江科学技术出版社,2022.

[15] 宋桂珍,吴小霞,刘莎,等.现代护理理论与专科护理[M].上海:上海交通大学出版社,2023.

[16] 李华,李晶晶,陈春玲,等.基础护理与疾病护理[M].哈尔滨:黑龙江科学技术出版社,2021.

[17] 王燕,韩春梅,张静,等.实用常见病护理进展[M].青岛:中国海洋大学出版社,2023.

[18] 刘敏,袁巍,王慧.临床护理技术与常见疾病护理[M].长春:吉林科学技术出版社,2021.

[19] 姜洁,姜伟玮,房玲,等.常见疾病护理与重症护理[M].北京/西安:世界图书出版有限公司,2022.

[20] 程艳华.临床常见病护理进展[M].上海:上海交通大学出版社,2023.

[21] 马芳,梁红敏,白阳娟.护理学临床知识精要[M].昆明:云南科技出版社,2021.

[22] 李艳.临床常见病护理精要[M].西安:陕西科学技术出版社,2022.

[23] 杨晓璐,曲淑娜,董玉翠.常见疾病护理技术[M].长春:吉林科学技术出版社,2021.

[24] 兰洪萍.常用护理技术[M].重庆:重庆大学出版社,2022.

[25] 蔡忠民.实用手术室护理[M].西安:陕西科学技术出版社,2021.

[26] 仝建.临床疾病护理精析[M].南昌:江西科学技术出版社,2022.

［27］夏述燕.护理学理论与手术护理应用［M］.汕头:汕头大学出版社,2023.

［28］秦倩.常见疾病基础护理［M］.武汉:湖北科学技术出版社,2022.

［29］李婷.外科疾病护理实践与手术护理［M］.上海:上海交通大学出版社,2023.

［30］程东阳,郝庆娟.外科护理［M］.上海:同济大学出版社,2021.

［31］孙慧,刘静,王景丽,等.基础护理操作规范［M］.哈尔滨:黑龙江科学技术出版社,2022.

［32］韩美丽.临床常见病护理与危重症护理［M］.上海:上海交通大学出版社,2023.

［33］金静芬,胡斌春.急诊护理专科实践［M］.北京:人民卫生出版社,2021.

［34］郑紫妍.常见疾病护理操作［M］.武汉:湖北科学技术出版社,2022.

［35］李建波,刘畅,齐越.现代护理技术与疾病护理方法［M］.北京:中国纺织出版社,2023.

［36］李秀云,孟玲.吞咽障碍康复护理专家共识［J］.护理学杂志,2021,36(15):1-4.

［37］苏娅丽,王丕琳,刘均娥,等.早期综合护理干预对乳腺癌患者希望水平及生存质量的影响［J］.中国护理管理,2019,19(2):310-313.

［38］骆林利.妇科护理中实施人性化护理的应用效果探析［J］.中国医药指南,2023,21(10):34-37.

［39］霍仁超,张晔,李瑞,等.经颅直流电刺激在意识障碍治疗中的应用进展［J］.中国康复医学杂志,2021,36(5):600-605.

［40］徐燕,曹艳佩,任学芳,等.神经外科患者术后谵妄非药物预防的循证护理实践［J］.复旦学报:医学版,2021,48(6):791-797.